高职高专康复治疗技术专业教材

康复治疗解剖生理基础

主编　侯小丽　王世广

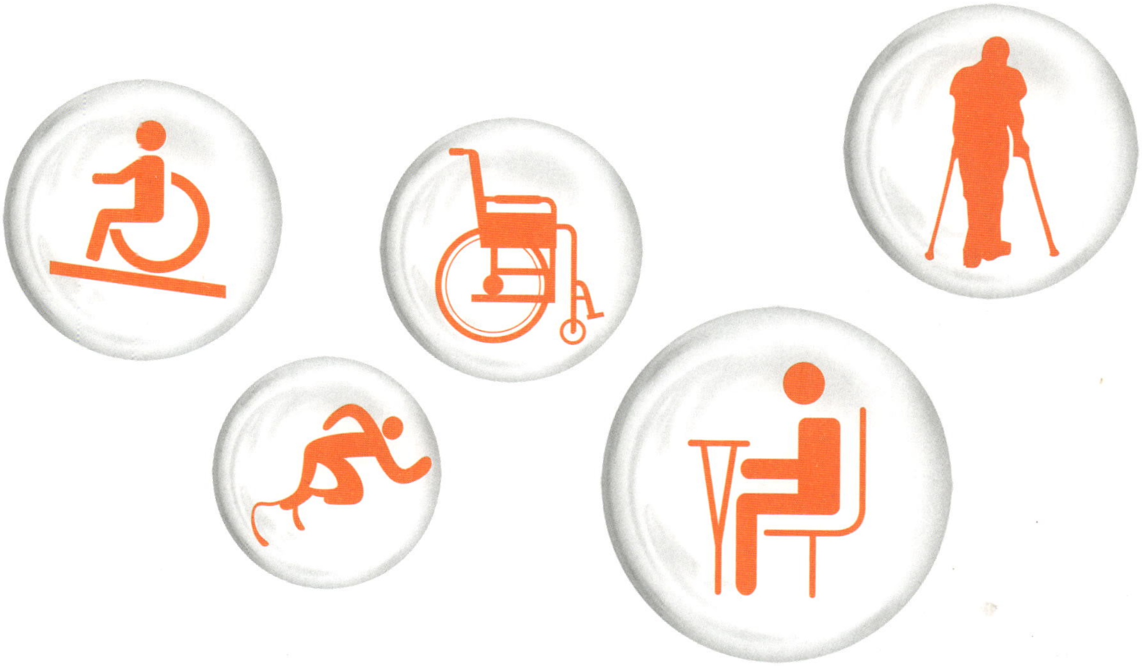

郑州大学出版社

图书在版编目(CIP)数据

康复治疗解剖生理基础 / 侯小丽，王世广主编. — 郑州 ：郑州大学出版社，2022. 3

高职高专康复治疗技术专业教材

ISBN 978-7-5645-8155-8

Ⅰ. ①康… Ⅱ. ①侯…②王… Ⅲ. ①康复医学 - 高等职业教育 - 教材 ②人体解剖 - 高等职业教育 - 教材 Ⅳ. ①R49②R322

中国版本图书馆 CIP 数据核字(2021)第 176377 号

康复治疗解剖生理基础

KANGFU ZHILIAO JIEPOU SHENGLI JICHU

策划编辑	陈文静	封面设计	苏永生
责任编辑	陈文静	版式设计	苏永生
责任校对	吕笑娟	责任监制	凌 青 李瑞卿
出版发行	郑州大学出版社	地 址	郑州市大学路 40 号(450052)
出 版 人	孙保营	网 址	http://www.zzup.cn
经 销	全国新华书店	发行电话	0371-66966070
印 刷	河南瑞之光印刷股份有限公司		
开 本	850 mm×1 168 mm 1 / 16		
印 张	26.75	字 数	772 千字
版 次	2022 年 3 月第 1 版	印 次	2022 年 3 月第 1 次印刷
书 号	ISBN 978-7-5645-8155-8	定 价	89.00 元

高职高专康复治疗技术专业教材
编审委员会

作者名单

主　编　侯小丽　王世广

副主编　张秋莹　陈四清

编　者　（以姓氏笔画为序）

王世广　郑州工业应用技术学院

王晓静　济源职业技术学院

刘　阳　南阳医学高等专科学校

朱丽娟　郑州大学附属郑州中心医院

陈四清　河南中医药大学

李建华　郑州澍青医学高等专科学校

李晓婷　郑州工业应用技术学院

张志乾　河南省洛阳正骨医院（河南省骨科医院）

张秋莹　郑州澍青医学高等专科学校

杨　璞　郑州澍青医学高等专科学校

侯小丽　郑州澍青医学高等专科学校

贺　生　郑州澍青医学高等专科学校

赵天使　郑州卫生健康职业学院

雷有杰　周口职业技术学院

秘　书　杨　璞　郑州澍青医学高等专科学校

序言

为贯彻全国教育大会、全国卫生与健康大会及全国中医药大会精神，落实《中国教育现代化2035》《国务院办公厅关于加快医学教育创新发展的指导意见》（国办发〔2020〕34号）要求，加快培养尚德精术的卓越医学人才，深化医学教育综合改革，创新医学实践教学体系，全面提升医学人才培养质量，持续推进新时代医学教育创新发展，我们在多年教学经验的基础上组织一线专家编写了本套高职高专康复治疗技术专业教材。

本套教材将“学科本位”改变为“能力本位”，体现了工作过程导向、任务引领的教学模式，体现了课程结构的均衡性、综合性和选择性，具有以下几点优势：①突出了实用型人才培养目标和工作岗位能力；②适应“岗、证、赛”对接，通过课程融通实现了课程内容由“繁、难、旧”向“新、特、精”的转变；③基础课程学科间知识技能有机整合，凝练精要知识，突出“必需、够用”；④专业基础课程与专业课程有机衔接，新医科视野统领医学的新知识、新技术、新方法与工作岗位需求有效结合，好学易懂，激发学习兴趣。本套教材共9种，具体特色如下。

《康复治疗解剖生理基础》是根据康复治疗技术专业人才培养要求，将人体解剖学、人体组织胚胎学、生理学及部分人体运动学知识的相关知识点，进行整合、凝练和精简，将运动系统、神经系统、心肺系统的内容编入到三本伤病康复治疗教材中。

《康复治疗医学基础》包含生物化学、分子生物学、微生物与免疫学、人体寄生虫学、病理解剖学和病理生理学内容，打破传统学科界限，淡化课程之间纵向联系，强调课程之间横向结合，以知识介绍为目标，为学生提供必需的、实用的导致人类疾病的原因，患病后的身体结构、生理、代谢等变化的相关知识。

《康复治疗临床基础》紧密结合康复治疗技术专业特点，整合症状学、体格检查、辅助检查、常用临床治疗技术、药理学的基本知识和技能，为学生提供疾病诊疗知识和为其后续专业课程学习奠定基础。

《康复治疗技术导论》是康复治疗技术专业入门课程，它改变传统教材固有思维模式，强化康复治疗技术专业必需的医学相关基础内容，弱化与康复医师有关的内容，强调了康复治疗及康复治疗师在现代康复医学中的地位和作用，从而加深学生对本专业的认识和了解，激发学习动力。

《运动治疗技术导论》和《作业治疗技术导论》是康复治疗的核心技术，重点介绍了各种治疗技术的基本理论、基本知识和方法，其相关技能操作在后续的三本具体常见伤病康复教材中介绍，使治疗技术与临床康复有机衔接，避免不必要的重复。同时引入常用有效的新知识、新技术和新方法，拓宽视野，获取前沿信息。

《神经伤病康复治疗》《骨关节伤病康复治疗》和《心肺与代谢疾病康复治疗》三本常见疾病康复治疗教材，是前沿课程知识与技能综合应用的课程。三本教材改变原有教材的知识本位、学科框架模式，对相关基础知识和治疗技术与伤病临床康复治疗进行有机整合和融合，构建了对接工作过程、贴近工作岗位的能力本位与知识体系，同时引入新知识、新技术，使学生既能熟练掌握疾病康复的系统知识与技能，又能在临床实习时快速进入准治疗师角色，实现与职业岗位无缝对接。

康复治疗专业是医学的一个重要分支，它来自医学，又有别于医学而自成体系，本套教材为职业教育改革创新教材，希望为培养新时代德医双修、仁心仁术的康复治疗师做出贡献。

本套教材编写人员，多为来自各高等院校的教师和医院临床一线康复医师和康复治疗师，在编写结构和内容上难免有不足之处，望各位专家和读者给予批评指正。

王左生

2021 年 10 月

前言

本教材紧密结合高职高专康复治疗专业人才的培养目标，遵循高等职业教育培养应用型、实用型人才的教育理念，力求“新、特、深、精”，贯彻基础学科知识“必需、够用、实用”的原则，以有利于后续专业课程学习的对接和促进学生知识、能力、素质的全面发展为宗旨，以此构建了课程编写体系、整合了课程内容、强化了课程知识模块。

本教材在编写体系上以“系统”为主线，按照大专层次医学教育的需求，整合了人体解剖学、组织胚胎学、生理学、人体运动学等多门学科的内容，有助于学生从宏观上理解和掌握人体各系统、器官的结构、功能及康复治疗对其功能的影响，更贴近于康复治疗工作岗位。

本教材在编写形式上充分体现“遵循课程教学大纲、重视执业资格考纲”的特色，尤其强调“五大对接”，即内容选取与专业课程知识对接；教材大纲与康复治疗师考纲对接；课程内容与行业、职业标准对接；教学过程与职业岗位任务对接；自主学习与学科行业发展对接。教材每个章节的内容包括教学目标、案例导入、正文、知识链接、思考题、实验 6 个板块，并同步电子资源，包含各章节相应的 PPT、关键知识点的动画、微课等，有助于理解和掌握。

本书由来自郑州澍青医学高等专科学校、郑州工业应用技术学院、济源职业技术学院、南阳医学高等专科学校、郑州卫生健康职业学院等 7 所高等职业院校和郑州大学附属郑州中心医院、河南省洛阳正骨医院（河南省骨科医院）共 14 位老师辛勤编撰而成。在编写过程中得到河南中医药大学陈四清、周口职业技术学院雷有杰和郑州澍青医学高等专科学校贺生 3 位教授的支持，他们对书稿进行了细致的审阅和修改，提高了全书的内容质量。

由于编者的水平有限，教材在内容和编排上难免出现不妥和疏漏之处，敬请广大师生批评、指正。

编者

2021 年 9 月

目录

第一章 绪论

★教学目标

1. 掌握：解剖学姿势；解剖学常用的方位术语；人体的分部和系统划分；生命活动的基本特征；兴奋性与阈值的关系；内环境与稳态；人体生理功能的调节。

2. 熟悉：解剖生理基础的研究内容及其在康复治疗中的作用；组织、器官和系统的概念；正、负反馈的概念及其生理意义。

3. 了解：康复治疗解剖生理基础的研究内容和学习方法。

4. 具有认识人体组成和分部，描述人体的形态，识别机体生命活动基本特征的能力。

★问题思考

张某，女，21岁，幼儿教师。主诉几天前滑冰时摔倒，右肩部疼痛。检查发现：患者右肩部肿胀明显，右肩关节功能活动受限，骨折近侧端呈外展、外旋位，远侧端则向前内侧移位。诊断为肱骨外科颈骨折。

请问：什么是近侧端和远侧端？什么是前内侧？

第一节 解剖生理学的知识体系

一、康复治疗解剖生理基础的研究内容及地位

康复治疗解剖生理基础是研究正常人体器官的形态结构、机体生理功能、个体发生发育规律及康复治疗对功能影响的一门学科，将人体解剖学、组织胚胎学、人体生理学、人体运动学等多门学科有机融合为一体，是一门重要的综合性医学基础课程。前二者研究人体各部正常形态、结构，后二者研究人体生理状态和运动相关功能。结构是功能的物质基础，而某种生理功能则是某特定结构的运动形式。

人体解剖学（human anatomy）是研究正常人体形态结构、发生发展及其功能关系的科学，其主要任务是揭示人体各器官的形态特征、位置和毗邻及其功能意义等，为进一步学习后续的医学基础课程和临床医学课程奠定基础。

组织学（histology）是借助显微镜研究正常人体的细胞、组织和器官微细结构的科学。胚胎学（embryology）是研究人体发生发育规律的科学。

人体生理学（human physiology）是研究人体及其各组成部分的正常功能活动规律的科学，其主要内容是研究人体正常生命活动现象和规律，内、外环境变化对人体生命活动功能的影响及人体生命活动的调节机制，并揭示人体各种生理功能活动在整体生命活动中的意义。

通过本课程的学习，学生能够正确掌握人体主要器官的位置、形态、结构、毗邻，并能解释正常的生命现象，了解人体发生与发展变化的基本规律，判断正常与异常，区别生理和病理状态，理解疾病发生发展的规律及康复治疗的规律、特点，进一步认识和掌握疾病诊断和康复治疗的基础，科学

有效地运用解剖生理基础知识为防病治病、疾病康复服务。所以,解剖生理基础是康复治疗专业学生走进康复医学大门的“敲门砖”,是一门重要的医学基础课程,学好康复解剖生理基础才能为进一步学习后续专业技能课程、提高专业素质、适应康复治疗专业岗位需求奠定基础。

二、解剖生理学的发展简史

解剖学和生理学都是实践性很强的科学,生理学的发展是建立在解剖学发展的基础之上。解剖学是一门历史悠久的科学,在我国战国时代(公元前 500 年)的第一部医学著作《内经》中,就已明确提出了“解剖”,以及一直沿用至今的脏器名称。汉代名医、外科大师华佗(145—208 年)用麻醉剂做剖腹手术,指出适当运动帮助消化等。宋代王惟一铸铜人,是我国最早的人体模型;宋慈著《洗冤录》,详细记载全身骨,并附检骨图。清代名医王清任(1768—1831 年)亲去义冢,解剖童尸三十余具,著有《医林改错》。

西欧古希腊名医希波克拉底(Hippocrates,公元前 460—公元前 377 年)和哲学家亚里士多德(Aristotles,公元前 384—公元前 322 年)都进行过动物解剖,并有论著。第一部较完整的解剖学论著当推盖伦(Galen,130—201 年)的《医经》,但由于当时西欧正处于宗教统治的黑暗时期,禁止解剖人体,该书主要资料均来自动物解剖观察所得,故错误之处甚多。文艺复兴时代,维扎里(Andreas Vesalius,1514—1564 年)冒着宗教迫害的危险,执着地从事人体解剖实验,终于完成了《人体构造》的巨著,系统完善地记叙了人体各器官系统的形态和构造,纠正了盖伦许多错误的论点,成为现代人体解剖学的奠基人。意大利组织学家马尔皮基(Marcello Malpighi,1628—1694 年)于 1661 年应用显微镜发现毛细血管,真正完成全部血液循环的线路,创立组织学,推动了组织学的发展。

17 世纪一些医生结合人体各部的观察和动物活体实验来解释功能,迈出了现代生理学的第一步。英国名医威廉·哈维(William Harvey,1578—1657 年)通过实验于 1615 年发现了血液循环的基本规律,并出版了名著《心血运动论》,这是历史上第一本基于生理学实验的著作。随着科学技术的进步,生理学的研究得以不断地进步,并实现了从宏观到微观的飞跃,使人们对许多生命现象的认识已经能够深入细胞、分子水平。

解剖生理学的发展史,是一部悲壮辛酸的血泪史,也是一部锲而不舍的发展史。解剖学家、生理学家的敬业、探索和献身精神,值得每个从事康复治疗专业的学生学习。

三、学习康复治疗解剖生理基础的基本观点与方法

1. 结构与功能相联系　人体的结构和功能是相适应的,组织结构是人体功能活动的物质基础,而人体功能活动则是组织结构的运动形式。如果组织结构异常,可导致人体功能活动异常;而长期的功能改变,又可引起组织结构的发展和变化。例如骨骼肌细胞长似纤维,适宜进行收缩运动。加强体育锻炼,可使骨骼肌粗壮发达;长期卧床,则骨骼肌细弱,甚至萎缩。因此,要用辩证思维的方法学习、理解和记忆,既要在掌握形态结构知识的基础上理解功能活动的机制及其规律,同时又要注意联系功能活动以加深对形态结构的认知。

2. 局部与整体相联系　人体是由许多分子、细胞、组织、器官和系统组成的整体,它们的功能活动相互联系、互相配合、互相制约、互相依存,作为一个完整的机体进行着规律的活动,局部不能离开整体而独立存在。例如,人们在进行体育锻炼等剧烈的运动时,在骨骼肌收缩和舒张的同时,呼吸加深加快,促进气体交换;心跳加强加快,使骨骼肌血流量增多;消化、泌尿等活动减弱,减少血液供给。

3. 进化发展的观点　人类是由亿万年前的灵长类古猿进化而来,在形态结构上还保留着灵长类哺乳动物的结构特点。例如,两侧对称的身体,体腔被分成胸腔和腹腔等。人体器官的位置、形

态、结构常出现变异和畸形，有些是胚胎发育过程中的返祖（如多乳）或进化（如手部出现额外肌）的表现，有些则是胚胎发育不全（如缺肾）、发育停滞（如隐睾）、发育过度（如多指）、异常分裂或融合（如双输尿管、马蹄肾）或异位发育的结果。人出生以后形态结构仍在不断地发展和变化，如人体的细胞、组织和器官一直处于新陈代谢、分化发育的动态之中，血细胞处于不断更新之中。不同社会生活及劳动条件均可影响人体结构的发展，不同性别、不同地区及不同种族的人，个体都有差异。

4. 人体与环境相联系　人是生态系统的组成部分，其生命活动必然受到自然环境和社会、心理因素的影响，故应从生物的、心理的、社会的水平综合观察和理解人体的功能活动。例如，当环境气温降低时，皮肤血管收缩，散热减少，骨骼肌紧张性提高，产热增加，维持体温；人体通过神经-体液的调节和控制，不断地统一人体内部的功能活动，以适应周围环境；同时，人类深深懂得科学发展与保护环境相统一，努力营造和谐的社会环境，进而保障人人享有健康、高质量的生活。

5. 理论与实践相联系　理论来源于实践，又能更好地指导实践。解剖生理基础是以人体解剖学和人体生理学为主高度融合的学科，解剖名词繁多，生理机制复杂，要学习和掌握人体的基本知识，应以辩证唯物主义的观点为指导，学习中要注意理论联系实践。认真上好实验课，结合教材图谱、视频和学习软件，通过观察标本、模型，理解平面与立体的关系，并在活体上触摸定位，把书本上的理论知识与活体结合起来；同时观察实验现象，思考实验结果，验证实验结论，巩固理论知识，培养临床基本技能；还要注意联系生活和临床实际，把已学到的知识和技能，运用到个人、家庭和社会的卫生保健及临床实践中去。

第二节　人体的组成和分部

一、人体的组成

构成人体最基本的形态结构和功能单位是细胞（cell）。人体的细胞大小不一、形态多样、功能各异，但都具有共同的基本结构，即细胞膜、细胞质和细胞核三部分。许多形态结构相似、生理功能相近的细胞借细胞间质有机地结合在一起构成组织（tissue），人体的组织有上皮组织、结缔组织、肌组织和神经组织。几种不同的组织组合成具有一定形态、完成特定功能的结构称为器官（organ），如胃、心、肝、肺、脑等。一些在结构和功能上紧密联系的器官结合在一起共同完成某种生理功能，构成系统（system），人体有运动系统、消化系统、呼吸系统、泌尿系统、生殖系统、脉管系统、感觉器官、神经系统及内分泌系统等。各器官、系统虽都有其特定的功能，但在神经-体液的调节下，彼此联系，相互协调，构成完整统一的人体，进行正常的生命活动。

二、人体的分部

人体按形态和部位可分为头、颈、躯干和四肢四部分。头部分为颅部和面部；颈部分为固有颈部和项部；躯干前面分为胸、腹、盆部和会阴部，后面又分为背部和腰部；四肢分为上肢和下肢，上肢包括肩、臂、前臂和手部；下肢包括臀、大腿、小腿和足部（图 1-1）。

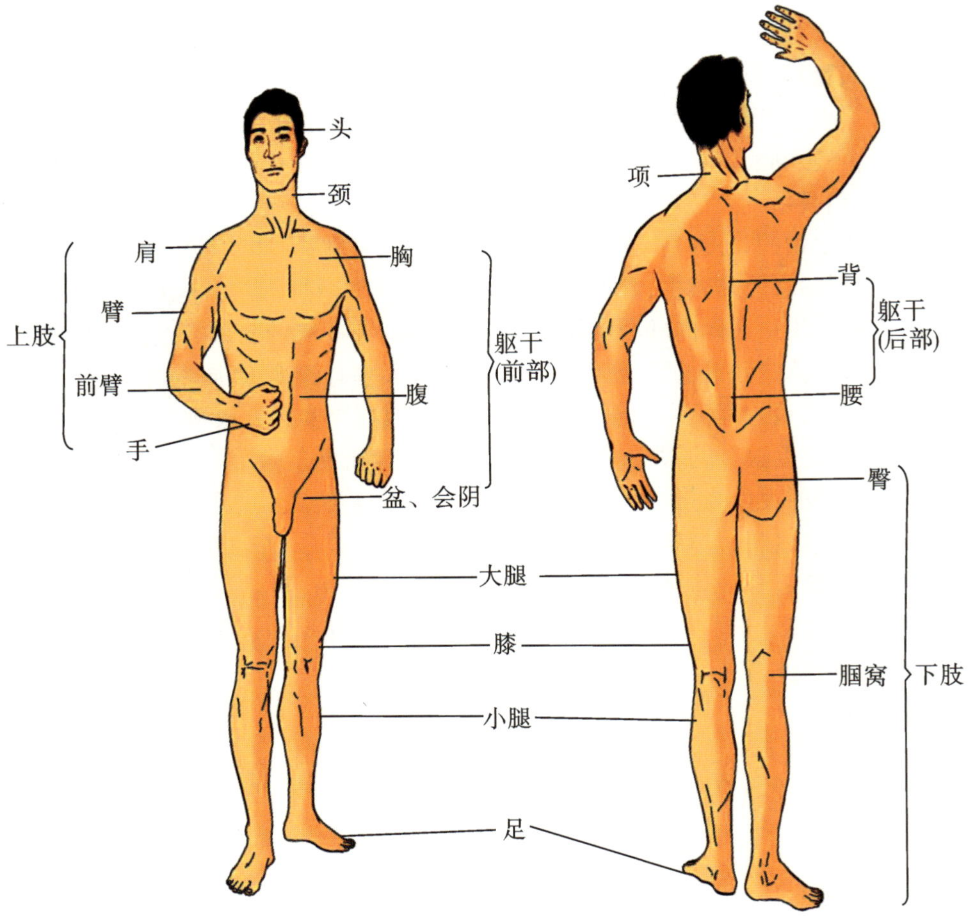

图 1-1　人体的分部

第三节　解剖学姿势及常用方位术语

人体的构造十分复杂，在生活中，人体各部与器官结构的位置关系不是恒定不变的。为了准确描述人体各部位和各器官的形态结构及其相互间的位置关系，需要有公认的统一的标准和规范的语言，国际上规定了通用的解剖学姿势，并以此为依据，统一了人体的轴、面及方位术语，以便统一认识，避免误解。

一、解剖学姿势

身体直立，面向前，双眼平视前方，双上肢下垂于躯干两侧，掌心向前，双下肢并拢，足尖向前的姿势称解剖学姿势（anatomical position），也叫标准姿势（图 1-2）。在描述人体任何结构时，都必须以解剖学姿势为标准。

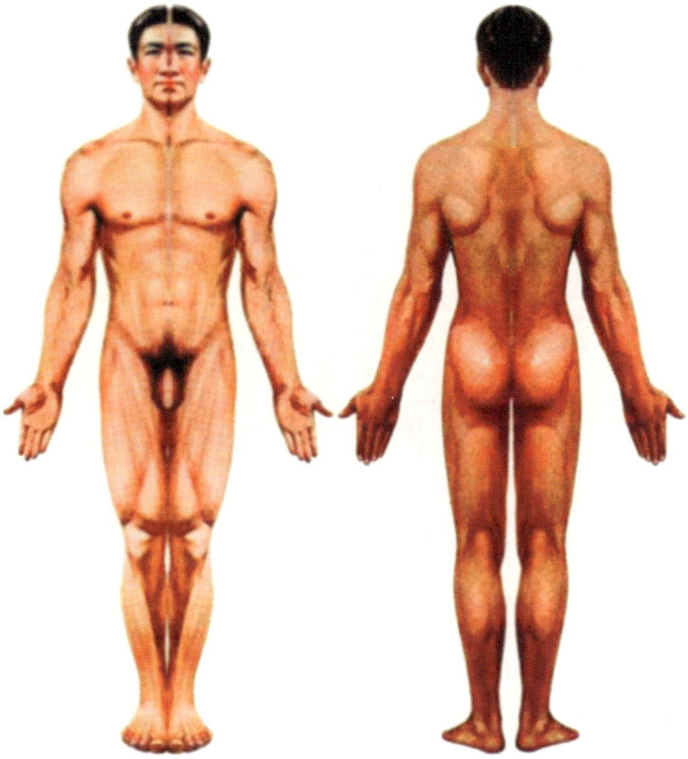

图 1-2　解剖学姿势

二、轴

为了分析关节运动时骨的位移轨迹，在解剖学姿势下设计出相互垂直的 3 种轴，即垂直轴（vertical axis）、矢状轴（sagittal axis）、冠状轴（coronal axis）（图 1-3）。

1. 垂直轴　上、下方向，垂直于水平面，与人体长轴平行的轴。

2. 矢状轴　前、后方向，和水平面平行，与人体长轴垂直的轴。

3. 冠状轴　又称额状轴，左、右方向，和水平面平行，与垂直轴和矢状轴相垂直的轴。

三、面

在解剖学姿势下，沿着轴线可将人体或器官做不同的切面，以便从不同的角度观察某些结构。典型的切面是相互垂直的 3 个面，即矢状面（sagittal plane）、冠状面（frontal plane）、水平面（horizontal plane）（图 1-3）。

1. 矢状面　沿矢状轴方向所做的切面，将人体分成左、右两部分的剖面，此切面与地平面垂直。通过人体正中线的矢状面，称正中矢状面，它将人体分成左、右基本对称的两半。

2. 冠状面　又称额状面，沿冠状轴方向所做的切面，将人体分成前、后两部分的剖面，该切面与地平面及矢状面相互垂直。

3. 水平面　又称横切面，与地平面平行，将人体分为上、下两部分的切面，与矢状面和冠状面相互垂直。

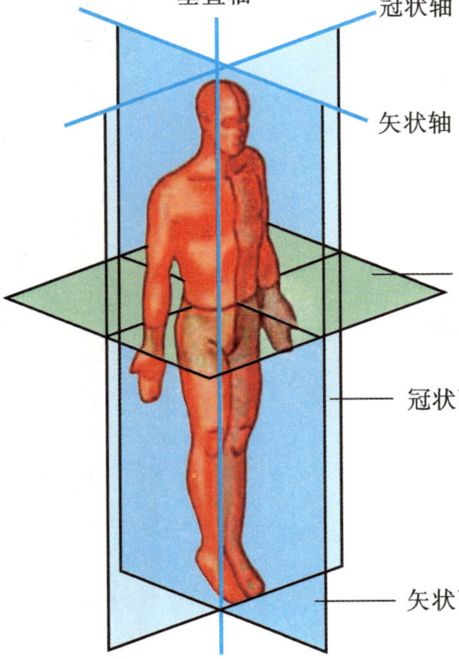

图 1-3 人体的轴和面

在描述器官的切面时，一般不以人体的长轴为准，而以其自身的长轴为准，沿其长轴所做的切面称纵切面，而与其长轴垂直的切面称横切面。

四、常用方位术语

在解剖学姿势下，正确描述人体各部位、器官的形态结构、相互位置关系。常用方位术语如下。

1. 上和下　近颅者为上(upper)，近足者为下(lower)。如眼位于鼻之上，而口则位于鼻之下。在比较解剖学和胚胎学，由于动物和胚胎体位的关系，常用颅侧、尾侧分别代替上和下。

2. 前和后　近腹面者为前(anterior)，近背面者称后(posterior)。前、后也可分别称腹侧(ventral)和背侧(dorsal)。

3. 内侧和外侧　以人体正中面矢状面为准，近正中矢状面者称内侧(medial)，远者为外侧(lateral)。在四肢，由于上肢前臂有尺骨、桡骨并列，尺骨在内侧、桡骨在外侧，故前臂的内侧又称尺侧(ulnar)，外侧又称桡侧(radial)；下肢小腿有胫骨、腓骨并列，胫骨在内侧，腓骨在外侧，故小腿的内侧又称胫侧(tibial)，外侧又称腓侧(fibular)。

4. 内和外　用以描述空腔器官相互位置关系。在腔内或近腔者为内(interior)，在腔外或远腔者为外(exterior)。如肺位于胸腔内，位于胸膜腔外；眼球壁由外向内分为外膜、中膜和内膜 3 层等。

5. 浅和深　用以描述器官或结构与体表的位置关系。靠近体表者为浅(superficial)，远离体表者为深(deep，profound)。

6. 近侧与远侧　多用于四肢。距肢体根部较近者称近侧(proximal)，反之为远侧(distal)。

需要注意的是：方位都是相对的，没有绝对的方位。

第四节 生命活动的基本特征

人体生命活动的基本特征主要有新陈代谢、兴奋性、应激性、适应性和生殖5个方面。

一、新陈代谢

新陈代谢(metabolism)是机体与外界环境之间进行物质交换和能量转换以实现自我更新的过程。新陈代谢包括物质代谢和能量代谢,物质代谢包括物质的合成、分解、氧化、还原等;能量代谢包括蕴藏在物质中能量的释放、转移、储存和利用的过程。物质代谢和能量代谢是机体内两个密不可分的过程。新陈代谢也可以分为合成代谢和分解代谢。合成代谢是指机体利用外界环境中摄取的营养物质用来合成自身的组成成分并储存能量;分解代谢指机体把自身的组成物质分解并释放能量,供机体生命活动需要。新陈代谢是生命活动最重要的基本特征,机体的新陈代谢一旦停止,其生命活动就宣告结束。

二、兴奋性

兴奋性(excitability)是指机体的可兴奋组织或者细胞具有接受刺激后产生反应的能力或特性。刺激(stimulus)是作用于机体的环境条件变化。刺激根据其来源和特性可分为四大类:物理性刺激、化学性刺激、生物性刺激、社会心理因素的刺激。刺激引起机体或者组织发生反应,必须要具备3个条件:足够的刺激强度,足够的刺激作用时间,适宜的刺激时间-强度变化率。在刺激作用时间和刺激时间-强度变化率不变的情况下,只改变刺激强度,刚能引起组织细胞发生反应的最小刺激强度称为阈强度(threshold intensity),简称阈值(threshold value)。相当于阈强度的刺激叫阈刺激(threshold stimulus)。刺激强度低于阈值的刺激称为阈下刺激,刺激强度高于阈值的刺激称为阈上刺激。所谓有效刺激就是指能使组织细胞产生兴奋的阈刺激或者阈上刺激。阈值被称为兴奋性的评价指标,阈值高,兴奋性低;阈值低,兴奋性高。故兴奋性与阈值呈反比关系。有时组织细胞的阈值随环境的条件变化而改变,故兴奋性也会随之而变化。

反应(reaction)是指机体或者组织受到有效刺激时,其生理功能和理化性质发生的一切变化过程。反应可以分为兴奋和抑制。所谓兴奋(excitation)是指机体或组织细胞受到刺激,由相对静止状态变为活动状态或者活动由弱变强。比如,兴奋心脏的药物肾上腺素作用于心肌细胞时,心肌收缩力增强,心脏活动加强,心脏泵血功能增强,即肾上腺素的作用是使心脏产生兴奋。所谓抑制(inhibition)是指机体或者组织细胞受到刺激,由活动状态变为相对静止状态或者活动由强变弱。比如,抑制心脏活动的药物乙酰胆碱作用于心肌细胞时,心肌收缩力减弱,房室传导减慢,心率降低,心输出量减少,即乙酰胆碱的作用是使心脏产生抑制。

人体兴奋性较高的三大组织:神经组织、肌肉组织和腺体组织,在进行动物生理实验中常采用上述三种可兴奋组织作为实验对象。

三、应激性

人体内各种组织对外界环境变化(刺激)具有不同的反应,如肌肉表现为收缩、腺体表现为分泌、神经的反应则表现为发放并传导神经冲动。机体或一切活体组织对周围环境变化发生反应的能力或特性称为应激性。活体组织应激性的表现形式是多方面,既可是生物电活动,也可是细胞的代谢变化。

四、适应性

机体根据内、外环境变化而调整各部分的功能活动，使其功能状态产生与内、外环境变化相适应的变化，机体这种适应环境变化的能力称为适应性(adaptability)。正常生理功能条件下，机体的适应可分为行为性适应和生理性适应。行为性适应常有躯体活动的变化，如在低温环境中机体会出现趋热活动，通过加强运动、增加衣着、使用取暖设备等达到御寒的目的，遇到伤害性刺激时会出现躲避活动等。行为性适应在生物界普遍存在，属于本能性行为。生理性适应是指机体内部的协调反应，如当环境气温下降时，通过皮肤血管收缩、寒战，使体温不致降低；在强光照射下，瞳孔缩小以避免大量光线进入眼内对视网膜的损伤。

虽然人体对环境变化的适应能力是有一定限度的，但人类能运用客观规律来改变和征服环境，这是人类更高层次的适应性的表现。

五、生殖

生物体生长发育成熟后，能产生与自身相似的子代个体的功能活动称为生殖(reproduction)。个体的寿命是有限的，个体的生长、发育、成熟、衰老、死亡是不可抗拒的自然规律，只有通过生殖功能活动产生新的个体才能使生命得以延续，种族得以繁衍。所以，生殖是机体生命活动的基本特征之一。

第五节　人体内环境及其稳态

一、内环境

内环境即细胞外液，是细胞直接生活的体内环境。其组成主要包括血浆、组织液、淋巴液和脑脊液。体液(body fluid)是人体内液体的总称。正常成年人体液的量约占体重 60%，其中约 2/3 分布于细胞内，称为细胞内液(in-tracellular fluid, ICF)；其余约 1/3 分布于细胞外，称为细胞外液(ex-tracellular fluid, ECF)。细胞外液中约 1/4 在血管中不断地循环流动，即为血浆(plasma)；约 3/4 分布于细胞间隙内，称为组织间液(interstitial fluid, ISF)或组织液(tissue fluid)。此外，还有少量的淋巴液、脑脊液和腹膜腔内的浆液及眼球内的房水等。血浆是沟通各部分体液的流动液体，并与环境进行物质交换的重要场所，因而是各部分体液中最为活跃的部分。

二、内环境的稳态

内环境的稳态(homeostasis)简单地认为就是内环境相对恒定的状态，具有重要的生理意义。稳态是指在正常情况下，人体内环境成分和理化性质(如温度、酸碱度、渗透压及各种物质浓度等)保持相对恒定的状态。内环境理化性质的相对恒定并非固定不变，而是可在一个狭窄的范围内波动但又保持相对恒定的状态，简言之，是一种动态平衡。如人的体温正常时可以在 37 ℃左右，人体的血浆 pH 值可在 7.35 ~7.45 之间波动。

内环境稳态的维持是机体不断进行自我调节的结果。在机体的生存过程中，内环境的稳态总是受到双重干扰：一方面受外环境多种因素变化的影响，如气温的升高和降低可影响体温；另一方面受体内细胞代谢活动的影响，如由于细胞的代谢，机体将不断消耗氧和营养物质，并不断产生 CO_2

和 H^+ 等代谢产物。机体可通过多个系统和器官的活动，使遭受破坏的内环境及时得到恢复，从而维持其相对稳定。例如，通过加强散热或产热可调节体温；经由呼吸系统的活动可摄入 O_2 和排出 CO_2。人体的生命活动是在内环境稳态不断被破坏和不断恢复过程中得以进行，并保持其动态平衡。

稳态对生命活动正常进行具有十分重要的生理意义。组织细胞的各种代谢活动都是酶促生化反应，细胞外液中需要有足够的营养物质、氧和水分，以及适宜的温度、离子浓度、酸碱度和渗透压等，细胞才能正常进行功能活动。如果内环境稳态被破坏，将影响细胞功能活动的正常进行，引起疾病，甚至危及生命。因此，稳态是维持机体正常生命活动的必要条件。

第六节　人体生理功能的调节

机体内环境的相对稳定是因为各器官、系统的功能活动能随机体内、外环境的变化及时进行调整以适应这种变化。当内、外环境发生改变时，机体的各种功能活动发生相应变化的过程叫作生理功能的调节(regulation)。

一、人体生理功能的调节方式

1. 神经调节　通过神经系统的活动来实现对机体各系统及器官功能活动的调节称为神经调节(neuroregulation)。神经调节的基本方式是反射(reflex)。反射是机体在中枢神经系统的参与下，对内、外环境变化所做出的规律性适应性的反应。机体的绝大多数活动，就其本质来说，都是反射活动。只要感受器感受到内、外环境的变化，机体就可通过相应的神经反射，对内、外环境的变化产生恰当的应答，以适应环境的变化，维持内环境的稳态。因此，神经调节是机体功能活动最主要的调节方式，具有反应迅速、部位精确、持续短暂、范围局限等特点。

2. 体液调节　体液调节(humoral regulation)是指体内某些特殊的化学物质通过体液途径对机体功能进行的调节。体液调节作用的对象称为靶器官或靶细胞。参与体液调节的化学物质主要是指内分泌腺或内分泌细胞分泌的激素，还包括人体某些组织细胞产生的代谢产物(如 CO_2,H^+ 等)和一些生物活性物质(如组胺、缓激肽等)。例如，胰腺的内分泌部位胰岛 B 细胞分泌的胰岛素，经血液循环运送到全身各处，促进组织细胞对葡萄糖的摄取和利用，以维持机体血糖浓度的相对稳定。激素通过血液运送到全身的组织细胞，对其功能活动进行的调节，称为全身性体液调节，是体液调节的主要方式。此外，由组织细胞产生的代谢产物，如 CO_2、H^+、乳酸等，可经局部组织液扩散调节邻近细胞的活动，这种调节称为局部性体液调节，也称为旁分泌调节，它是体液调节的辅助方式。体液调节的特点是反应缓慢、范围较广、时间持久。

3. 自身调节　自身调节(autoregulation)是指机体的器官或者组织细胞不依赖于神经或体液调节的因素，自身对环境变化产生的一种适应性反应。例如，当机体的动脉血压在 80～180 mmHg 范围内升高时，肾血管收缩，血流阻力增大，使肾血流量不致过多；降低时，肾血管舒张，血流阻力减小，使肾血流量不致过少，从而保证肾的功能性血流量在肾的泌尿活动中适度变化，在一定范围内不受动脉血压改变的明显影响。自身调节的范围局限，幅度较小，灵敏度较低，是一种原始的、简单的调节方式，但对维持某些组织器官功能的相对稳定仍具有一定作用。

二、人体功能调节的控制系统

人体各种功能的调节主要以反馈控制系统为主。反馈控制系统是一种双向的“闭环”系统，具有自动控制的能力。即控制部分发出指令控制受控部分的活动,而控制部分自身的活动又接受来自受控部分返回信息的影响。根据反馈作用的效果不同,反馈分为负反馈和正反馈。

1. 负反馈　受控部分发出的反馈信息减弱控制部分的活动,使受控部分的活动朝着与它原先活动相反的方向发展,称为负反馈(negative feedback)。人体内的负反馈极为多见,维持各种生理功能活动的稳态主要是通过负反馈实现的。动脉血压的压力感受性反射就是一个负反馈。当动脉血压升高时,可通过反射抑制心脏和血管的活动,使心脏活动减弱,血管舒张,血压便下降;相反,当动脉血压降低时,也可通过反射增强心脏和血管的活动,使血压回升,从而维持血压的相对稳定。

2. 正反馈　受控部分发出的反馈信息促进与加强控制部分的活动,使受控部分的活动朝着与它原先活动相同的方向发展,称为正反馈(positive feedback)。正反馈远不如负反馈多见,其意义在于使某种生理过程逐步加强,迅速达到并完成某种需要的状态或水平。如在排尿反射过程中,当排尿中枢发动排尿后,由于尿液刺激了后尿道的感受器,后者不断发出反馈信息进一步加强排尿中枢的活动,使排尿反射一再加强,直至尿液排完为止。常见的正反馈还有排便、分娩、血液凝固与射精活动等过程。

本章小结

解剖生理基础是研究正常人体及其各组成部分的形态结构、功能活动及其规律的一门科学。要学好解剖生理基础,必须做好课前预习,上课认真听讲,下课及时复习。复习的方法有画图法、观察法、实践法、实验法等。要常深入实验室、标本室,多观察标本、模型,多活体触摸定位,多做动物实验。通过综合学习和训练,提高自主学习能力、实践能力、合作能力、创新能力等。

认识人体的组成及分部,正确描述人体的形态结构。生命活动的基本特征主要包括新陈代谢、兴奋性、生殖和适应性等,新陈代谢是生命活动最基本的特征。细胞外液是细胞直接接触和赖以生存的环境,称为机体的内环境。在正常情况下,内环境的化学成分及其理化性质维持相对稳定的状态,称为内环境的稳态,稳态是维持机体进行正常生命活动的必要条件。人体生理功能的主要调节方式有神经调节、体液调节和自身调节。神经调节的基本方式是反射。反馈调节分为正反馈和负反馈,维持机体各种生理功能活动的稳态主要是通过负反馈调节来实现的。

(侯小丽　贺　生)

思考题

(一)单项选择题

1. 人体的基本结构和功能单位是

A. 细胞　　B. 组织　　C. 器官

D. 系统　　E. 蛋白质

2. 将人体分为前、后两部分的面是

A. 矢状面　　B. 水平面　　C. 冠状面

D. 正中矢状面　　E. 纵切面

3. 下列关于方位术语的描述,错误的是

A. 近颅者为上,近足者为下

B. 近腹者为腹侧,近背者为背侧

C. 距正中矢状面近者为内侧,远者为外侧

D. 以体表为准,距表面近者为近侧,远者为远侧

E. 以体表为准，距表面近者为浅，远者为深

4. 上肢的外侧又称

A. 尺侧　　B. 近侧　　C. 远侧

D. 桡侧　　E. 外侧

5. 能引起人体发生反应的各种内、外环境变化称为

A. 刺激　　B. 反应　　C. 反射

D. 兴奋　　E. 兴奋性

6. 人体最重要的内环境是

A. 细胞内液　　B. 细胞外液　　C. 血浆

D. 淋巴液　　E. 体液

7. 神经调节的基本方式是

A. 反应　　B. 反射　　C. 反馈

D. 兴奋　　E. 适应

（二）简答题

1. 简述人体的组成和分部。
2. 何为解剖学姿势？为什么要确定解剖学姿势？
3. 什么是内环境的稳态？如何维持稳态？
4. 简述反馈的类型及其生理意义。

第二章 人体的基本结构与功能

★**教学目标**

1. 掌握:细胞膜的物质转运功能;上皮组织的结构与分类;结缔组织的结构与分类;肌组织的一般形态特点和分类;神经元的结构与分类;神经肌肉接头的信号传递;细胞膜静息电位和动作电位的概念及产生机制;骨骼肌的收缩机制。

2. 熟悉:细胞膜的化学组成及分子结构;细胞器的主要结构与功能;细胞的信号转导功能;神经组织的构成;神经元的光镜结构;肌丝滑行原理、兴奋-收缩耦联。

3. 了解:骨骼肌的超微结构;骨骼肌的单收缩、强直收缩;软骨组织和骨组织的结构;影响肌肉收缩的因素;骨骼肌收缩的外部表现和力学分析。

4. 能够将本章所学知识应用到后续专业课程的学习中。能根据细胞的分子组成和功能阐明机体新陈代谢、系统和器官功能活动等生命现象的内在机制。

第一节　细胞

细胞是人体和其他生物体的基本结构和功能单位。体内所有的生理功能和生化反应都是以细胞为基础进行的。深入认识细胞的分子组成和功能有助于阐明机体新陈代谢、系统与器官功能活动等生命现象的内在机制。

一、细胞的化学组成

细胞中所有的生命物质统称为原生质。构成原生质的物质根据其化学性质可分为无机化合物和有机化合物。无机化合物包括水、无机盐;有机化合物主要有糖、脂肪、蛋白质、酶、核酸、维生素等。

水是细胞进行生命活动的主要成分,占细胞重量的2/3以上,细胞的各种代谢活动均须在水这个介质中进行。无机盐多以离子状态存在,如 Na^+、K^+、Ca^{2+}、Cl^-、PO_4^{3-}、HCO_3^-等,无机离子对维持体液的酸碱平衡、细胞内外的渗透压等有重要作用。蛋白质是细胞结构中最重要的成分,常与其他化学分子结合成复合体,如与脂类结合为脂蛋白,与糖类结合为糖蛋白。细胞或机体进行新陈代谢及各种化学反应,都是在酶的催化下进行的。核酸包括脱氧核糖核酸(DNA)和核糖核酸(RNA),是遗传信息的载体,与细胞及机体的生长、发育、遗传、变异有直接的关系。

二、细胞的基本结构

组成人体的细胞形态各异,大小不一,功能不同(图2-1),其基本结构可分为细胞膜、细胞质和细胞核三部分(图2-2)。

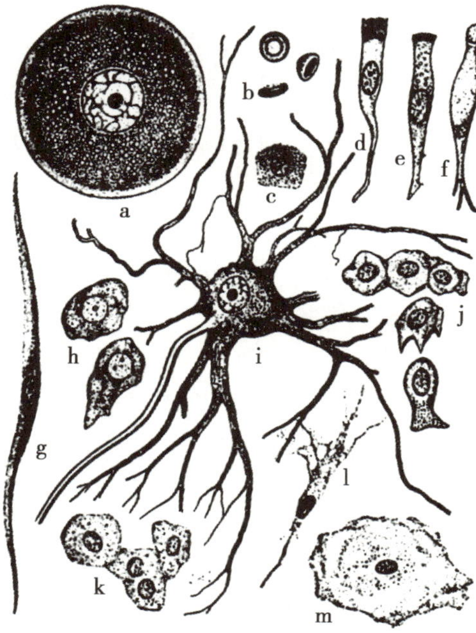

a. 卵细胞　b. 红细胞　c. 集合管上皮细胞　d. 气管上皮细胞　e. 肠上皮细胞　f. 杯状细胞　g. 平滑肌细胞　h. 膀胱上皮细胞　i. 多极神经细胞　j. 角膜上皮细胞　k. 肝细胞　l.（固定）结缔组织细胞　m. 扁平上皮细胞

图 2-1　细胞形态多样化

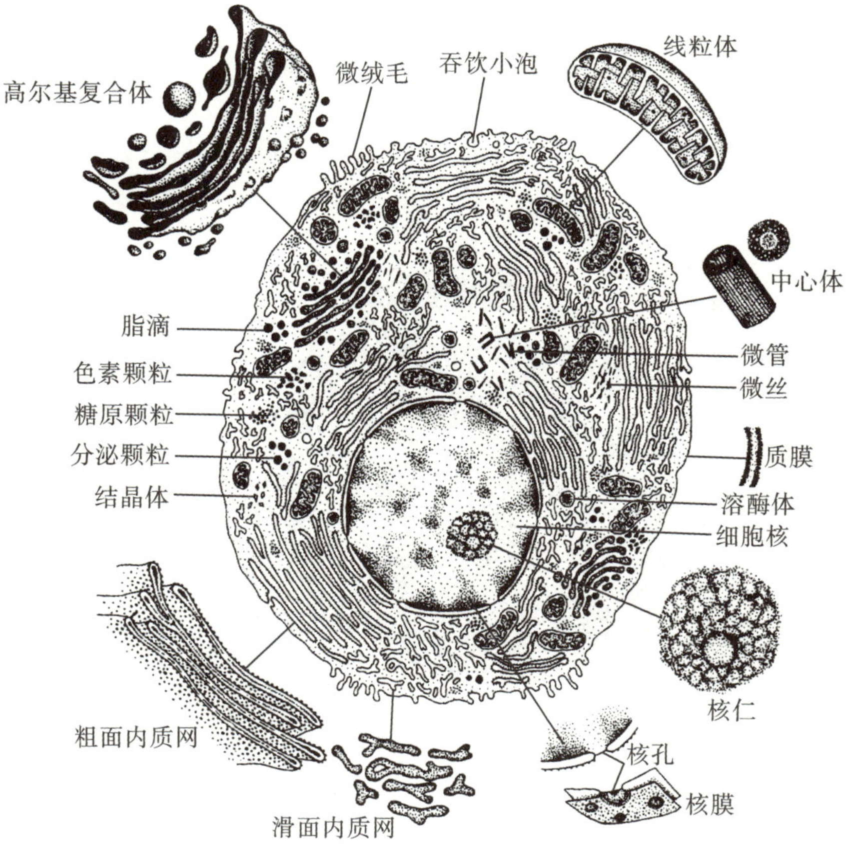

图 2-2　细胞电镜结构

1. 细胞膜　细胞膜(cell membrane)是细胞的最外层结构，又称质膜。细胞膜主要由脂质、蛋白质和糖类组成，一般以脂质和蛋白质为主，糖类含量很少。此外还有水、无机盐和金属离子等。

关于细胞膜的分子结构，目前尚未有一种可直接观察各种化学成分在膜中排列形式的技术。1972年Singer和Nicholson提出了细胞膜液态镶嵌模型(fluid mosaic model)学说，2005年被Engelman进一步完善。该学说认为，细胞膜是以液态的脂质双分子层为基架，其中镶嵌着具有不同分子结构和生理功能的蛋白质，膜的表面存在糖分子，与脂质、蛋白质结合分别形成糖脂、糖蛋白(图2-3)。

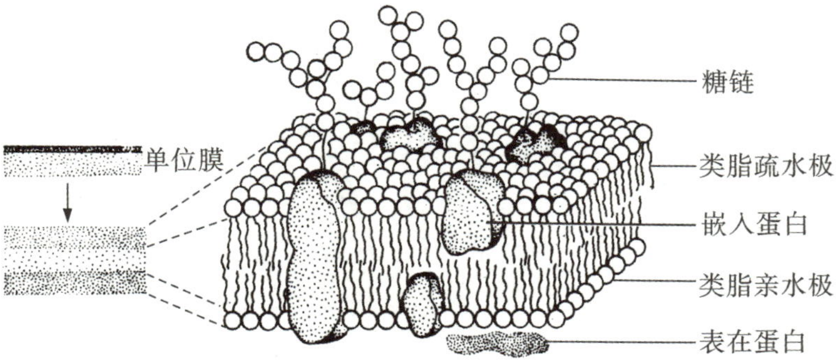

图2-3　细胞膜的结构

2. 细胞质　细胞质是活细胞进行新陈代谢的主要场所。细胞质是指存在于细胞膜与细胞核之间的物质，包括基质、细胞器和包含物。基质为透明而均匀的胶状物，在基质中具有一定形态的特殊结构称为细胞器，如核糖体、线粒体、中心体、高尔基复合体、内质网、溶酶体、微管、微丝等。此外，细胞质中还含有一些细胞的代谢产物或细胞储存的营养物质，成分不固定，称为包含物。

3. 细胞核　细胞核是细胞遗传、代谢、生长及繁殖的控制中心，在细胞生命活动中起着决定性的作用。细胞核的形状多种多样，一般与细胞的形态与功能相适应。每个细胞通常只有一个核，但也有多核，如肝细胞或心肌细胞有双核，而破骨细胞的核可达数百个。细胞核由核膜、染色质、核仁及核基质四部分组成(图2-4)。

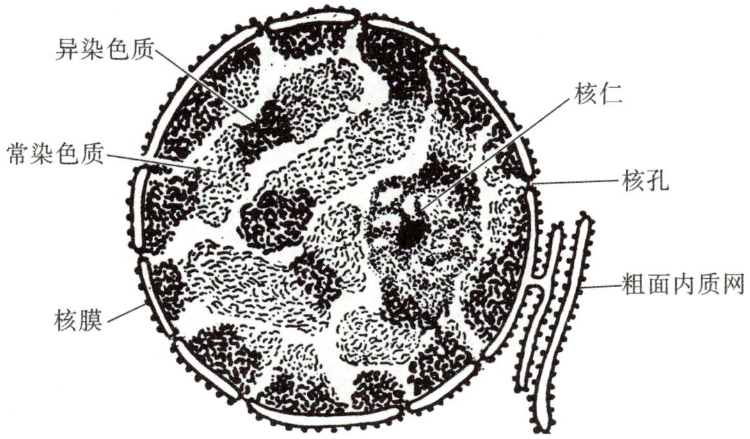

图2-4　间期细胞核

三、细胞连接

细胞连接(cell junction)是细胞相邻面的胞膜和胞质特化呈点状、斑状或带状的连接区，使细胞紧密排列或相互沟通。细胞连接分布广泛，不仅存在于上皮细胞间，也见于肌细胞间、骨细胞间和神经细胞间等。根据细胞连接的结构和功能不同可分为紧密连接（tight junction）又称闭锁小带（zonula occlu－dens）、中间连接（intermediate junction）又称黏着小带（zonula adherens）、桥粒（desmosome）又称黏着斑（macula adherens）和缝隙连接（gap junction）又称通讯连接（communcation junction）等。

第二节　基本组织

人体的基本结构和功能单位是细胞。通常将形态结构相似、功能相近的细胞和细胞间质组合在一起称为组织（tissue）。人体的组织可分为上皮组织、结缔组织、肌组织和神经组织 4 种类型。

一、上皮组织

上皮组织（epithelial tissue）简称上皮（epithelium），由大量密集排列的上皮细胞和极少量的细胞间质所组成。上皮组织按分布和功能可分为被覆上皮、腺上皮两大类。

（一）被覆上皮

被覆上皮覆盖于体表或衬附于体内各管、腔、囊的内表面。被覆上皮具有以下共同特征：①细胞多，且排列紧密而规则，细胞间质少或无；②细胞具有明显的极性；③皮内一般无血管，其营养由深层的结缔组织供给；④细胞邻接面常形成特化的细胞连接；⑤部分上皮神经末梢丰富；⑥再生能力强。

根据被覆上皮细胞的层数和细胞的形态，被覆上皮的分类和分布如下。

1. 单层扁平上皮　单层扁平上皮（simple squamous epithelium）由一层很薄的扁平细胞构成。从游离面看，上皮细胞呈多边形，细胞边缘呈锯齿状，细胞核呈椭圆形居于中央；切面观，细胞呈梭形，细胞核呈扁圆形（图 2－5）。衬附于心、血管和淋巴管内表面的单层扁平上皮称为内皮；分布于胸膜、腹膜、心包膜等处的单层扁平上皮称为间皮。单层扁平上皮表面光滑，可减少摩擦，有利于血液和淋巴液的流动。

2. 单层立方上皮　单层立方上皮（simple cuboidal epithelium）由一层立方状细胞紧密排列而成。表面观，上皮细胞呈多边形；切面观，上皮细胞呈立方形；核圆形，位于细胞的中央（图 2－6）。该上皮分布于肾小管等处，具有吸收和分泌等功能。

3. 单层柱状上皮　单层柱状上皮（simple columnar epithelium）由一层柱状细胞组成。表面观，细胞呈多边形；切面观，细胞为柱状；细胞核呈长卵圆形，居细胞基底部（图 2－7）。主要衬附于胃肠道、胆囊及子宫等脏器的腔面，具有保护、吸收和分泌等功能。

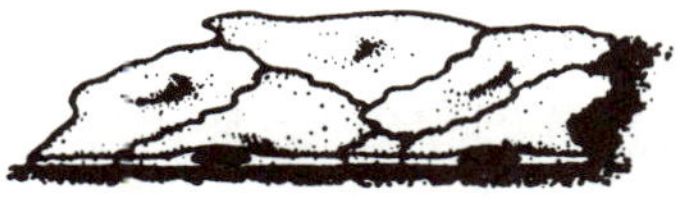

图 2－5　单层扁平上皮

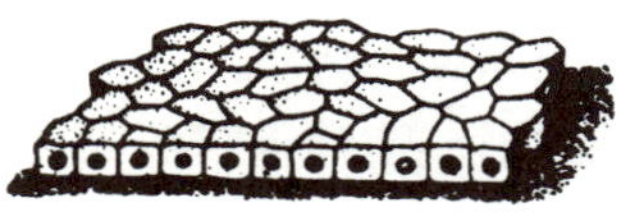

图 2－6　单层立方上皮

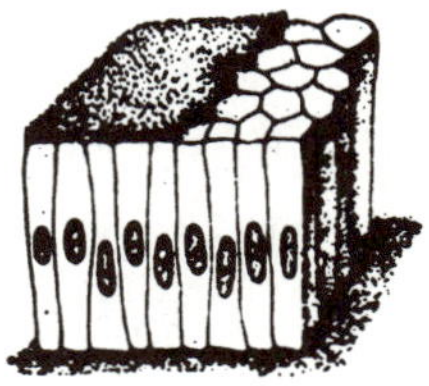

图 2－7　单层柱状上皮

4. 假复层纤毛柱状上皮　假复层纤毛柱状上皮(pseudostratified ciliated columnar epithelium)由柱状细胞、杯状细胞、梭形细胞和锥体形细胞组成。细胞高矮不等,形状各异,其基底面均附着于基膜上,只有柱状细胞、杯状细胞的顶端可达上皮的游离面,柱状细胞的游离面上有纤毛(图2-8)。细胞核的位置高低不一,从垂直切面看似复层,但实际上为单层。主要分布于呼吸道的黏膜。柱状细胞的纤毛能作定向摆动,杯状细胞分泌的黏液能黏附尘粒,因而对呼吸道具有保护作用。

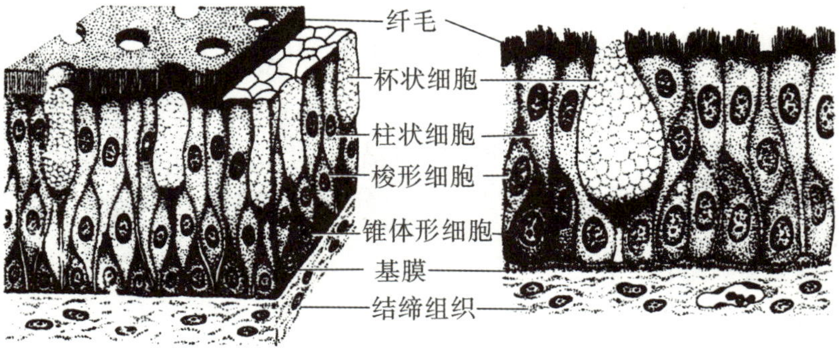

立体模式图(顶面、侧面观)　　气管黏膜上皮(侧面观)

图2-8　假复层纤毛柱状上皮

5. 复层扁平上皮　复层扁平上皮(stratified squamous epithelium)又称复层鳞状上皮,由多层细胞紧密排列而成。垂直切面上观察由三层构成:浅层有2~3层梭形的扁平细胞;中间层有3~5层多边形细胞;基底层为一层立方形或矮柱状细胞(图2-9)。根据其浅层细胞是否角化,又可分为角化的、未角化的复层扁平上皮2种。复层扁平上皮分布于皮肤的表皮,口腔、食管黏膜和阴道黏膜等处。

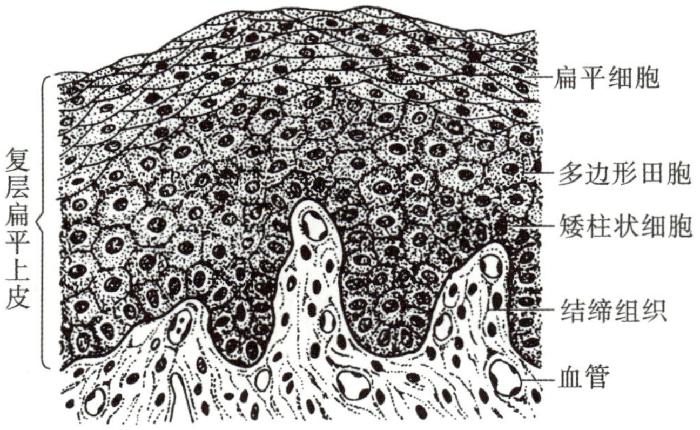

图2-9　复层扁平上皮

6. 变移上皮　变移上皮(transitional epithelium)又称移行上皮,由多层细胞构成,可大致分为表层细胞、中间层细胞和基底层细胞三层,其特点是细胞的形态和层数可随所在器官的充盈程度而改变(图2-10)。如膀胱空虚时,上皮变厚,细胞层数变多,表层细胞呈大立方形;膀胱充盈时,上皮变薄,细胞层数减少,其表层细胞呈扁梭形。变移上皮分布于肾盏、肾盂、输尿管、膀胱等泌尿管道的黏膜。

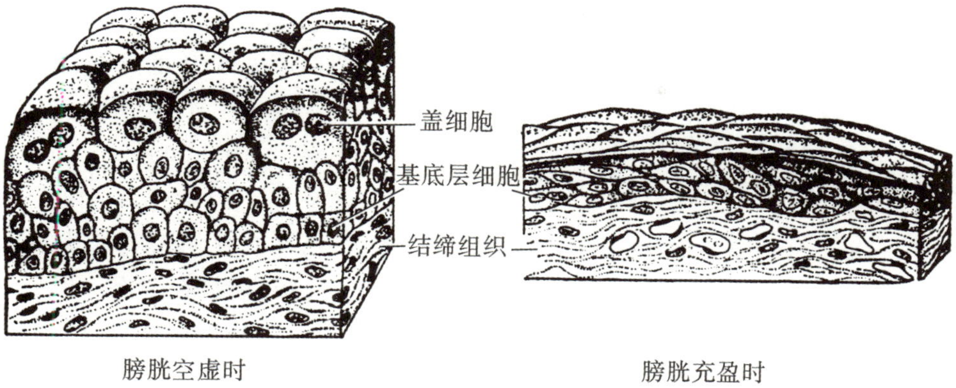

图 2-10　变移上皮

（二）腺上皮和腺

腺上皮（glandular epithelium）是指以分泌功能为主的上皮。腺（gland）或腺体是指以腺上皮为主要构成的器官。腺的分泌物经导管排至体表或器官腔内者称为外分泌腺，如腮腺、汗腺等，腺的分泌物直接进入毛细血管或毛细淋巴管者称为内分泌腺，如甲状腺、肾上腺等。

外分泌腺分为单细胞腺（unicellular gland）和多细胞腺（multicellular gland）。杯状细胞属单细胞腺。人体绝大多数外分泌腺均属多细胞腺，多细胞腺由分泌部和导管两部分组成（图 2-11）。

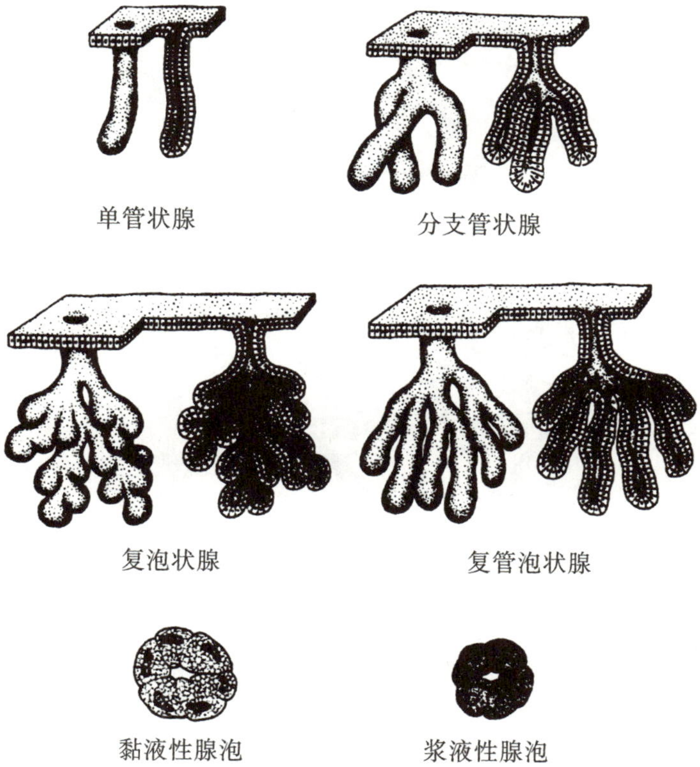

图 2-11　外分泌腺的形态

1. 分泌部　分泌部（secretory portion）又称腺泡（acinus），具有分泌功能，其中央有一腔称为腺泡腔。根据分泌物的性质，可将腺泡分为浆液性腺泡、黏液性腺泡和混合性腺泡。

2. 导管　导管的功能主要是排出分泌物，最小的导管与腺泡直接相连，小的导管逐渐汇合成大的导管。多细胞腺又根据导管有无分支，分为单腺（导管不分支）和复腺（导管有多级分支）。通常把分泌部的形状和导管是否分支两因素结合在一起，将腺分为单管状腺、单泡状腺、复管状腺、复泡状腺、单管泡状腺和复管泡状腺。

二、结缔组织

结缔组织（connective tissue）由细胞和大量的细胞外基质（相当于细胞间质）构成。与上皮组织比较，结缔组织有如下特点：①细胞数量少、种类多。②细胞无极性，散在分布于细胞外基质中。③细胞外基质多，包括无定形的基质和丝状的纤维。④不直接与外界环境接触，因而称内环境组织。结缔组织分布很广，具有支持、连接、营养、防御、保护和修复等功能。广义的结缔组织包括松软的固有结缔组织、固态的软骨组织和骨组织以及液态的血液和淋巴。狭义的结缔组织主要是指疏松结缔组织和致密结缔组织。

（一）固有结缔组织

固有结缔组织（connective tissue proper）根据其结构和功能，可分为疏松结缔组织（loose connective tissue）、致密结缔组织、网状组织和脂肪组织4种。

1. 疏松结缔组织　疏松结缔组织又称蜂窝组织，其结构特点是细胞外基质中无定形的基质较多、纤维较少，结构疏松，形似蜂窝状（图2-12）。疏松结缔组织在体内分布很广，起着连接、营养、防御、保护和修复等作用。

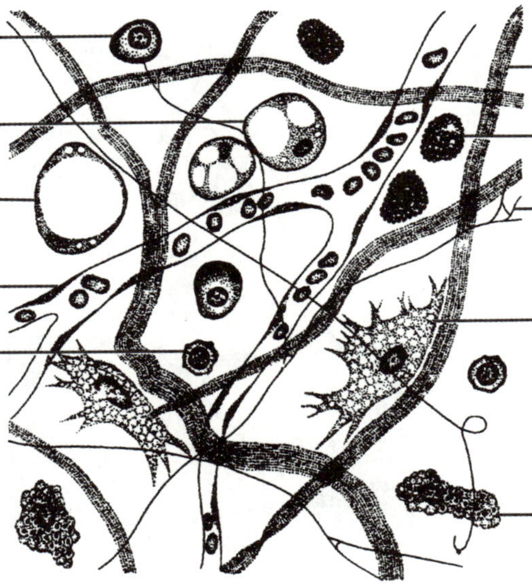

图2-12　疏松结缔组织

（1）细胞　包括成纤维细胞、巨噬细胞、浆细胞、肥大细胞、脂肪细胞和未分化的间充质细胞等。

1）成纤维细胞　成纤维细胞（fibroblast）是疏松结缔组织中最主要的细胞。细胞呈扁平形，有突起；核较大，呈椭圆形，染色较浅，核仁明显；胞质较多，弱嗜碱性。组织损伤后，纤维细胞可再迅速转变为功能活跃的成纤维细胞，并合成各种纤维和无定形的基质，修复伤口。

2）巨噬细胞　巨噬细胞（macrophage）又称组织细胞（histocyte），形态多样，随功能状态而发生改变。主要功能有吞噬作用、抗原提呈作用和分泌多种生物活性物质等，故巨噬细胞在机体防御中起重要作用。

3）浆细胞　浆细胞（plasma cell）多为卵圆形，核较小，偏于细胞一侧，染色质凝聚成粗块状，多靠近核膜，呈车轮状排列，核仁明显；胞质嗜碱性，染成蓝紫色，在靠近细胞核处有一浅染区域。浆细胞的功能是合成和分泌免疫球蛋白（immunoglobulin, Ig），参与体液免疫。

4）肥大细胞　肥大细胞（mast cell）体积较大，细胞呈圆形或椭圆形；核较小而圆；胞质内充满粗大的颗粒，这些颗粒具有嗜碱性、异染性、易溶于水等特性。肥大细胞多成群或散在分布于毛细血管和小血管周围。肥大细胞的主要功能是参与变态反应（如过敏反应等），肝素有抗凝血作用。

5）脂肪细胞　脂肪细胞（fat cell）胞体较大，呈球形或卵圆形；细胞核呈新月形，染色深；胞质内含大量脂滴，常将细胞核挤到细胞的一侧。在HE染色的切片上，脂滴被溶剂溶解，故细胞呈空泡状。脂肪细胞的功能是合成和储存脂肪。

6）未分化的间充质细胞　未分化的间充质细胞（undifferentiated mesenchymal cell）是人体结缔组织内的干细胞，其形状与成纤维细胞相似。在HE染色切片上，很难与成纤维细胞区别。在创伤修复等情况下，可增殖分化为成纤维细胞、内皮细胞和平滑肌细胞等。

7）白细胞　白细胞是从毛细血管和微静脉渗出而进入结缔组织内的，多见于局部炎症时（此时渗出的白细胞称炎症细胞），以中性粒细胞、淋巴细胞和嗜酸粒细胞较常见。其形态和功能详见第五章血液。

★知识链接

蜂窝织炎

蜂窝织炎是指体内疏松结缔组织的急性化脓性炎症，多由链球菌或葡萄球菌引起。正常情况下，疏松结缔组织基质的透明质酸等大分子构成的分子筛，能够阻止病原微生物的扩散。有些细菌，如链球菌，能分泌透明质酸酶，分解疏松结缔组织内的透明质酸，破坏分子筛，使细菌及其产生的毒素得以扩散，引起机体局部强烈的炎症反应和全身症状，严重的甚至会引发败血症。

（2）纤维　主要分为胶原纤维、弹性纤维和网状纤维。

1）胶原纤维　胶原纤维（collagenous fiber）数量较多，新鲜时呈乳白色，故又称白纤维。HE染色切片上呈粉红色。胶原纤维由更细的胶原原纤维构成，其化学成分是胶原蛋白。胶原纤维韧性大，抗拉力强，而弹性较差。

2）弹性纤维　弹性纤维（elastic fiber）新鲜时呈黄色，故又称黄纤维，HE染色时呈浅紫红色。弹性纤维较细，有分支，末端卷曲，互相连接成网。电镜下，弹性纤维由弹性蛋白和微原纤维组成。弹性纤维弹性大，韧性较小。

3）网状纤维　网状纤维（reticular fiber）分支较多，交织成网，HE染色切片不易显示，用银染法可染成棕黑色，故又称嗜银纤维。表面包有较多的糖蛋白。

（3）基质　基质（ground substance）是由水化的生物大分子构成的无定形胶状物，充满于纤维、细胞之间，主要化学成分是蛋白多糖。

基质内含有大量从毛细血管动脉端渗透出来的水分子，以及溶于水的电解质、单糖、O_2等小分子物质，称为组织液（tissue fluid）。

2. 致密结缔组织　致密结缔组织（dense conective tissue）的组成成分与疏松结缔组织基本相同，其特点是基质和细胞成分少，纤维多而粗大，主要为胶原纤维，排列紧密，以支持连接作用为主。主要分布于肌腱、腱膜、韧带和真皮等处。

3. 网状组织　网状组织（reticular tissue）由网状细胞和网状纤维构成。网状细胞为有突起的星形细胞，细胞核较大，着色较浅，核仁明显，胞质丰富，弱嗜碱性。相邻的网状细胞以突起彼此连成网状（图 2-13）。网状组织主要分布于红骨髓、淋巴组织和淋巴器官等处，构成血细胞、免疫细胞生存和发育的微环境。

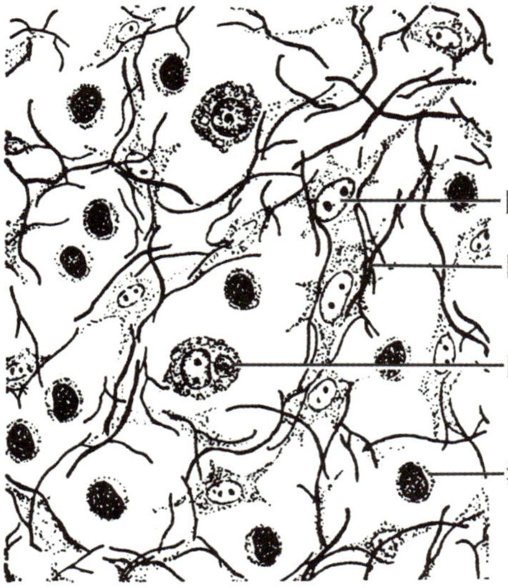

图 2-13　网状组织

4. 脂肪组织　脂肪组织（adipose tissue）是含有大量脂肪细胞的疏松结缔组织。疏松结缔组织将成群的脂肪细胞分隔成若干脂肪小叶，结缔组织中含丰富的毛细血管网（图 2-14）。脂肪组织分布于皮下、肠系膜、肾的周围等处，具有储存脂肪和维持体温等功能。

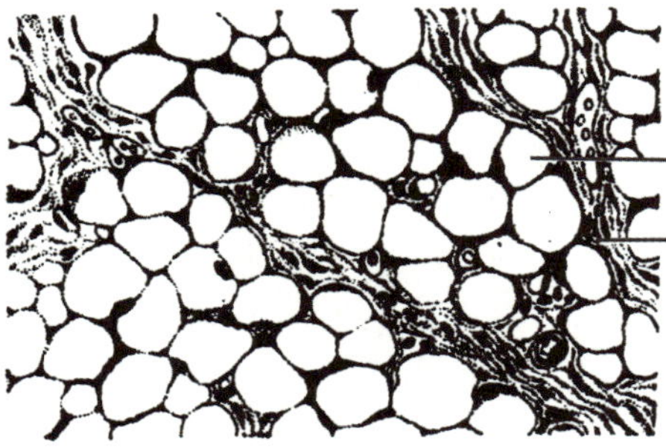

图 2-14　脂肪组织

（二）软骨组织与软骨

软骨组织（cartilage tissue）由软骨细胞（chondrocyte）和细胞间质组成。间质呈均质状，由基质和纤维组成。基质由蛋白多糖组成，呈凝胶状，在基质内包埋着纤维。软骨细胞位于基质形成的软骨陷窝内。

软骨由软骨组织和软骨膜构成。根据其基质内所含纤维的性质和数量不同，通常把软骨分为 3 种类型，即透明软骨（hyaline cartilage）、弹性软骨（elastic cartilage）和纤维软骨（fibrous cartilage）。

1. 透明软骨　在新鲜时呈淡蓝色半透明状。软骨基质内不含胶原纤维，而含有多量细小的胶原原纤维，胶原原纤维与基质的折光率相同，在光镜下不易分辨（图 2-15）。分布于喉、气管、主支气管、肋软骨和关节面等处。

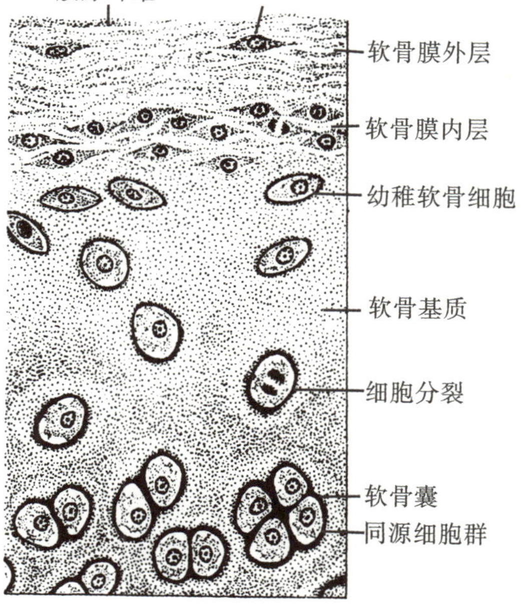

图 2-15 透明软骨

2. 弹性软骨　在新鲜时略显黄色，基质中含大量弹性纤维，并相互交织成网。弹性软骨具有弹性（图 2-16）。弹性软骨主要分布在耳郭、外耳道、咽鼓管、会厌等处。

3. 纤维软骨　在新鲜时呈不透明的乳白色，基质少，基质中含大量平行或交叉排列的胶原纤维。软骨细胞成行或散在于胶原纤维束之间（图 2-17）。纤维软骨分布在椎间盘、耻骨联合、关节盘等处。

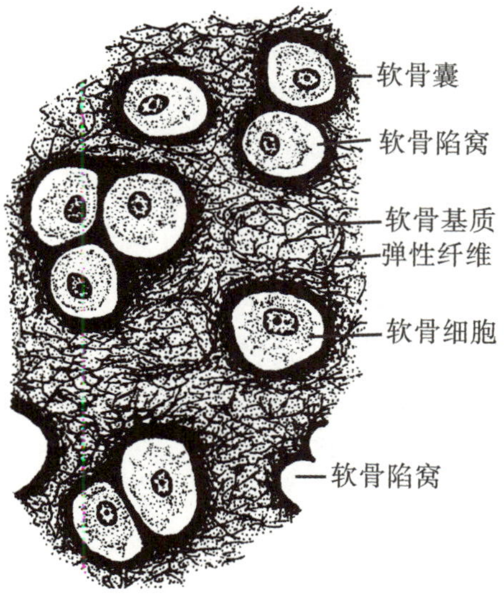

图 2-16 弹性软骨

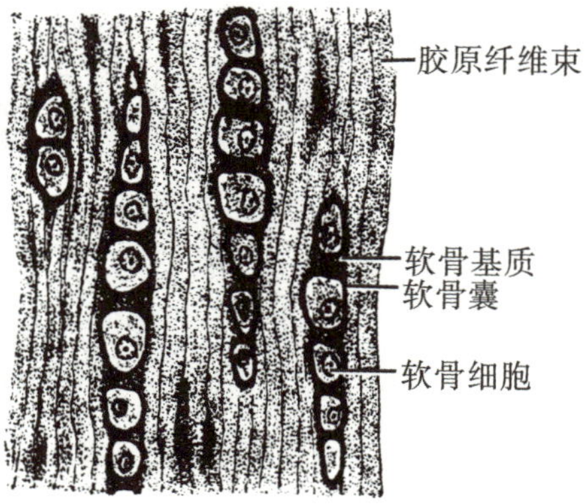

图 2-17 纤维软骨

（三）骨组织和骨

骨由骨组织、骨膜和骨髓等构成，具有支持软组织、构成关节、参与机体的运动及保护某些重要器官等作用。此外，骨组织与钙、磷代谢有密切关系，是人体重要的“钙、磷库”，人体内99%以上的钙和85%的磷储存于骨组织内。

骨组织（osseous tissue）由细胞和大量钙化的细胞外基质构成。细胞包括骨细胞、骨祖细胞、成骨细胞和破骨细胞4种（图2-18），以骨细胞为最多，位于骨质内，其余3种细胞均位于骨组织边缘。钙化的细胞外基质称为骨基质，简称骨质。

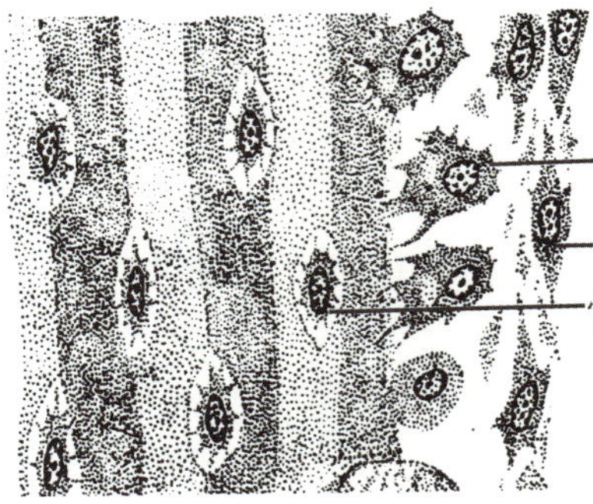

图2-18　骨细胞

三、肌组织

肌组织（muscular tissue）主要由肌细胞组成，肌细胞间有少量结缔组织、血管和神经。肌细胞细而长，呈纤维状，故称为肌纤维（muscle fiber）。肌纤维的细胞膜称肌膜（sarcolemma），细胞质称肌质（sarcoplasm），胞质内的滑面内质网称肌质网。

肌组织根据结构和功能分为骨骼肌、心肌和平滑肌3种（图2-19）。骨骼肌附着在骨骼上，其收缩力强，但不能持久，它的活动受意识支配，故又称随意肌。心肌分布于心脏，其舒缩具有自动节律性，不易疲劳；平滑肌主要分布在内脏器官和血管壁，其收缩力较弱，但较持久。平滑肌和心肌的活动不受意识支配，又称不随意肌。

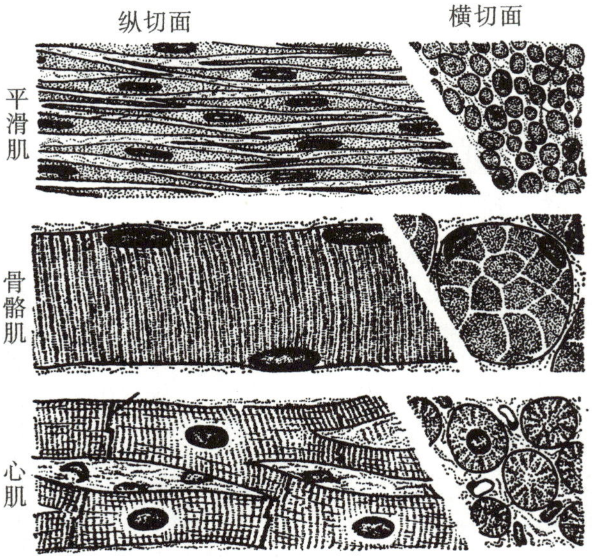

图2-19　平滑肌、骨骼肌、心肌纵切面及横切面

（一）骨骼肌

骨骼肌（skeletal muscle）是由骨骼肌纤维组成，多借肌腱附着于骨骼。骨骼肌纤维在光镜下可见明暗相同的横纹，属于横纹肌。

1. 骨骼肌纤维的一般结构　骨骼肌纤维呈细长的圆柱状，直径为 10～100 μm，长短不一，短的仅数毫米，长的可达数厘米。细胞核为扁椭圆形，数量多，靠近肌膜的内表面。肌浆内有大量与细胞长轴平行的肌原纤维，每条肌原纤维上都有许多相间排列的明带（I 带）和暗带（A 带）。一条肌纤维内所有肌原纤维的明带、暗带对位整齐，故在整条肌纤维上就显示出明暗相间的横纹。

在暗带的中央，有一浅色的窄带，称 H 带，H 带的中央有一条较深的 M 线。在明带的中央也有一条较深的细线，称 Z 线。相邻 2 个 Z 线之间的一段肌原纤维，称为一个肌节（sarcomere）（图 2-20），是肌原纤维的结构和功能单位。它包括 1/2 I 带+A 带+1/2 I 带。因此，每个肌节是由 2 个 1/2 的明带和 1 个完整的暗带组成的。明带的宽度可随肌纤维的舒缩状态而发生改变，肌肉收缩时变窄，舒张时变宽；而暗带的宽度则不随肌纤维的舒缩状态而发生改变。

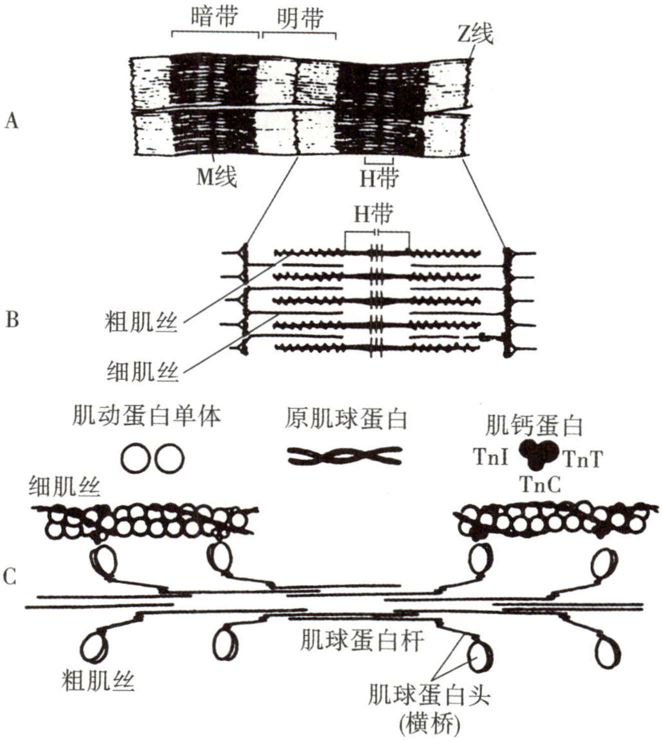

A. 光镜结构　B. 电镜结构　C. 肌球分子结构

图 2-20　肌节的结构

2. 骨骼肌纤维的超微结构

（1）肌原纤维　电镜下，可见肌原纤维由粗肌丝和细肌丝组成，肌丝又由蛋白质分子聚合而成。粗肌丝位于暗带，固定在 M 线上；细肌丝固定在 Z 线上，每根细肌丝的一部分位于明带，另一部分插入粗肌丝之间肌的暗带内，达到 H 带的边缘。所以明带内只有细肌丝，H 带内只有粗肌丝，而在除 H 带以外的暗带内既有粗肌丝又有细肌丝。粗肌丝表面有许多小的突起，称横桥。当肌纤维收缩时，横桥与细肌丝结合后摆动，牵拉细肌丝向 H 带方向滑行，使 I 带和 H 带宽度同步缩窄，肌节也随之缩短；当肌纤维舒张时，肌节伸长，相邻两 Z 线间距增大，I 带和 H 带也相应地增宽；A 带宽度在舒缩时均无变化。

（2）横小管　横小管（transverse tubule）是肌膜向肌质内凹陷所形成的横行细管。横小管的位置相当于明、暗带交界处，同一水平的横小管在肌质内分支吻合，并环绕于每条肌原纤维的周围。横小管可将肌膜的兴奋传入肌纤维内部，引起整条肌纤维各肌节的同步收缩（图 2-22）。

(3)肌质网　肌质网(sarcoplasmic reticulum)是位于相邻2条横小管之间的一些纵行小管，属于肌纤维内的滑面内质网，包绕在每条肌原纤维的周围，并有分支互相连接成网。在横小管附近，纵小管的末端扩大呈扁囊状，称终池(terminal cisterna)。横小管及其两侧的终池合称三联体(triad)。肌质网的功能是调节肌质内钙离子的浓度，钙离子与肌原纤维的收缩有关(图2-21)。

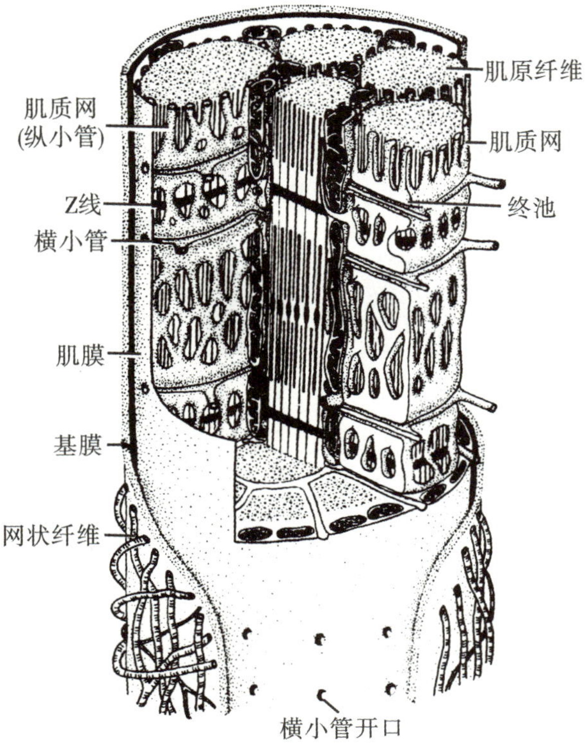

图2-21　骨骼肌纤维的超微结构

(二)心肌

心肌(cardiac muscle)分布于心和靠近心的大血管壁上。光镜下，心肌纤维也显横纹，能持久而有节律性地收缩，其收缩不受意识控制，属不随意肌。

1.心肌纤维的一般结构　心肌纤维呈短柱状并有分支，细胞核一般只有一个，呈椭圆形，位于细胞的中央。心肌纤维的横纹没有骨骼肌明显。

相邻心肌纤维两端的连接处称闰盘(intercalated disk)，在HE染色切片上，闰盘染色较深。在电镜下，闰盘呈阶梯状，有中间连接、桥粒连接、缝隙连接等细胞连接。

2.心肌纤维的超微结构　心肌纤维与骨骼肌纤维的超微结构大体相似，其主要区别在于：①心肌纤维的肌丝不集合成肌原纤维，而是形成粗细不等的肌丝束。因此，心肌纤维虽然也有横纹结构，但不明显。②心肌纤维的横小管较粗，其位置相当于Z线的部位。③心肌纤维的肌质网稀疏，纵小管不发达，终池较小，多与横小管形成二联体。心肌纤维储钙能力较低，易受血钙浓度的影响(图2-22)。

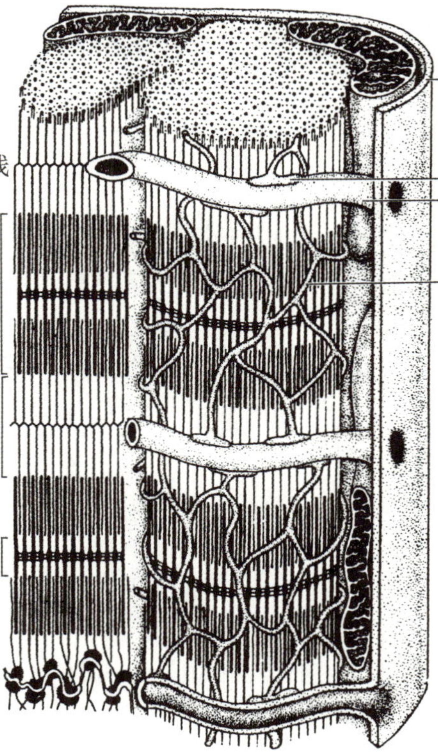

图 2-22　心肌纤维的超微结构

（三）平滑肌

平滑肌（smooth muscle）主要由平滑肌纤维构成。肌纤维呈长梭形，中央有一个椭圆形的细胞核，位于肌纤维最粗的部分内。不同器官的平滑肌纤维长短、粗细差别较大。

肌纤维呈层排列，但相邻肌层的排列方向不同。在同一肌层内，每个肌纤维的宽部与邻近肌纤维两端的细部相嵌合，因此，在横切面上肌纤维的直径显得粗细不等。肌纤维之间有少量结缔组织起连接作用。

平滑肌纤维无横纹，收缩缓慢而持久，不受意识支配，属于不随意肌。

四、神经组织

★问题思考

王先生近来左侧眼睑下垂，四肢乏力呈进行性加重，咀嚼和吞咽困难，而后逐渐出现咳嗽、咳痰，伴有呼吸困难。经诊断为重症肌无力。

问题与思考：

（1）该病变侵犯了哪些部位？

（2）何谓运动终板？

神经组织（nervous tissue）由神经细胞和神经胶质细胞构成。神经细胞（nerve cell）能接受刺激、传导冲动，是神经系统结构和功能的基本单位，又称神经元（neuron）。神经胶质细胞（neuroglial cell）又称神经胶质，无传导冲动的功能，起支持、营养、保护、防御和绝缘的作用。

(一)神经元

1. 神经元的形态结构　神经元大小不一,形态各异,由胞体和突起两部分组成(图2-23)。

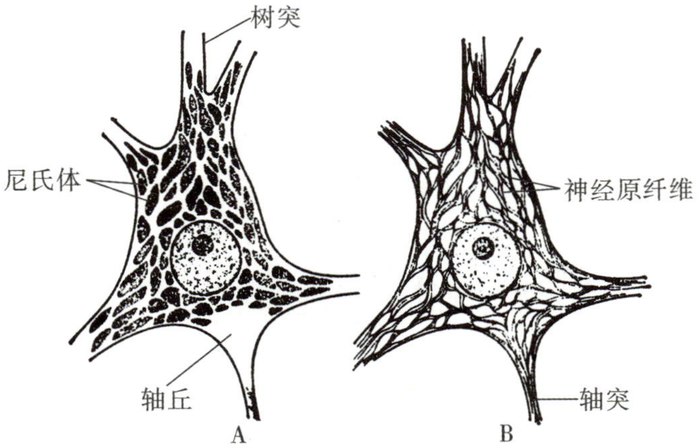

A. 尼氏体的染色　B. 以银浸染法显示神经原纤维

图2-23　神经元结构

(1)胞体　胞体是神经元的营养和代谢中心,主要位于中枢神经系统的灰质和周围神经系统的神经节内。其形态、大小不一,呈圆形、梭形、星形或锥体形等。细胞核位于胞体的中央,大而圆,染色淡,核仁明显。胞质内有2种特殊的细胞器即尼氏体(Nissl body)和神经原纤维(neurofibril),此外还含有线粒体、高尔基复合体、中心体及溶酶体等一般细胞器。

1)尼氏体　呈小块状或颗粒状,均匀分散于胞质内,HE染色呈紫蓝色。脊髓前角运动神经元的尼氏体,呈粗大的斑块状。其主要功能是合成更新细胞器所需要的结构蛋白质、肽类递质、神经递质及合成这些物质所需要的酶类。

2)神经原纤维　呈细丝状,交织成网并伸入突起内。HE染色不能分辨,镀银染色染成棕黑色。神经原纤维具有支持神经元的作用,还与物质运输有关。

(2)突起　由神经元胞体局部胞膜和胞质向表面伸展形成,分为树突(dendrite)和轴突(axon)。

1)树突　每个神经元可有一个至多个树突。树突形如树枝状,分支多,树突内含有尼氏体、神经原纤维和线粒体等细胞器。树突的功能是接受刺激,将神经冲动传入至胞体。

2)轴突　每个神经元一般只有1个轴突,轴突起始部呈圆锥形的隆起部分称轴丘,光镜下此区域染色淡,没有尼氏体,但有神经原纤维、线粒体等细胞器。轴突表面的胞膜称轴膜。轴突的末端分支较多,可与其他神经元的细胞体或树突接触,也可伸入器官组织内,形成效应器。轴突的功能是传导神经冲动,将胞体传出的冲动传给另外一个神经元。

2. 神经元的分类

(1)根据神经元突起的数目分类　根据神经元胞体发出突起的数目,可将神经元分为以下三类(图2-24)。

1)假单极神经元　由胞体发出1个突起,在离胞体不远处即分为两支,一支进入脑或脊髓,称中枢突(相当于轴突);另一支至其他组织或器官,称周围突(相当于树突)。

2)双极神经元　由胞体发出1个树突和1个轴突。主要分布在视网膜、嗅黏膜等处。

3)多极神经元　由胞体发出多个树突和1个轴突,主要分布在中枢神经系统,如脊髓前角细胞。

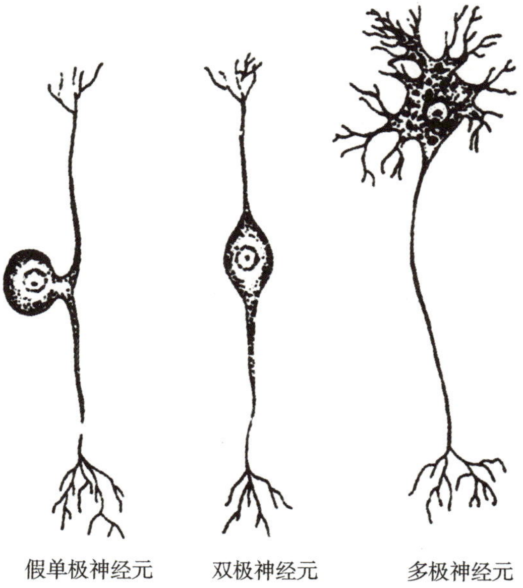

图 2-24　不同形态的神经元

(2)根据神经元的功能分类　根据神经元的功能,也可将神经元分为三类。

1)感觉神经元　感觉神经元(sensory neuron)又称传入神经元,此类神经元能接受机体内、外环境的刺激,并将其转变为神经冲动传入中枢的神经元。这类神经元多为假单极神经元或双极神经元,主要分布在脑和脊神经节内。

2)运动神经元　运动神经元(motor neuron)又称传出神经元,是将冲动自中枢传至周围的神经元。此类神经元多为多极神经元。胞体位于脑、脊髓以及自主神经节内,其轴突末梢分布于肌肉或腺体,支配肌肉收缩或控制腺体的分泌。

3)联络神经元　联络神经元(association neuron)又称中间神经元,主要为多极神经元,位于中枢神经系统内,在感觉神经元和运动神经元之间起联络作用。

(3)按神经递质的化学性质分类　可分为胆碱能神经元、肾上腺素能神经元、胺能神经元、氨基酸能神经元和肽能神经元五类。

3. 突触　神经元与神经元之间,或神经元与非神经元细胞之间一种特化的细胞连接称为突触(synapse),是神经元传递信息的重要结构。通常一个神经元的轴突与另一个神经元的树突或胞体构成突触,此分别称为轴-树突触或轴-体突触等。

根据神经冲动传导的方式,可把突触分为化学性突触(chemical synapse)和电突触(electrical synapse)两大类。化学性突触是指神经冲动(信息)通过突触前神经元释放化学物质(神经递质)的方式进行传递的突触;电突触实质上是一种缝隙连接。体内大多数突触属于化学性突触。电镜观察发现,化学性突触由突触前成分(presynaptic membrane)、突触后成分(postsynaptic membrane)和突触间隙(synaptic space)三部分构成(图 2-25)。

(1)突触前成分　突触前神经元的轴突末端膨大,形成突触小体。突触小体与另一神经元的树突或胞体相接处,局部增厚的轴膜称突触前膜。突触小体内含有许多突触小泡和线粒体,突触小泡内含大量的神经递质。

(2)突触后成分　是与突触前膜相对应的突触后神经元胞体或树突的胞膜特化增厚的部分,突触后膜上有接受神经递质的特异性受体,一种受体只能与一种神经递质特异性结合。

(3)突触间隙　是指突触前、后膜之间的间隙,宽 15 ~ 30 nm。

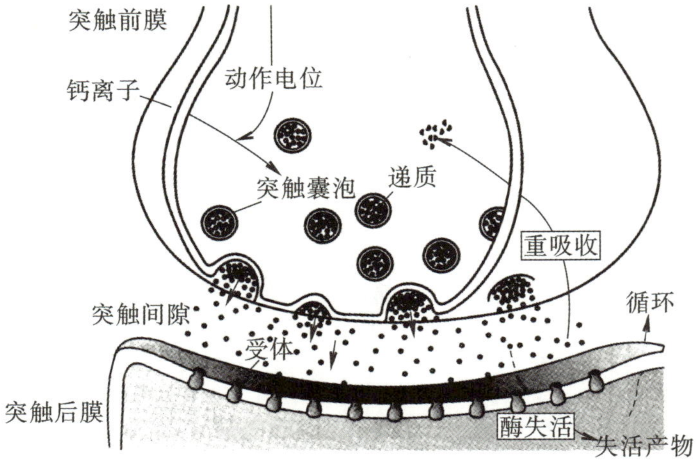

图 2-25　突触结构模式

（二）神经胶质细胞

神经胶质细胞又称神经胶质，数量较多，为神经元的 10～50 倍。它们分布在神经元之间，构成网状支架，神经元位于网眼中，以使神经元彼此隔离，只在突触处相互接触。

1. 中枢神经系统的神经胶质细胞　中枢神经系统的神经胶质细胞是一类有突起的细胞，但没有轴突和树突之分，根据形态和功能可分为 4 种（图 2-26）。

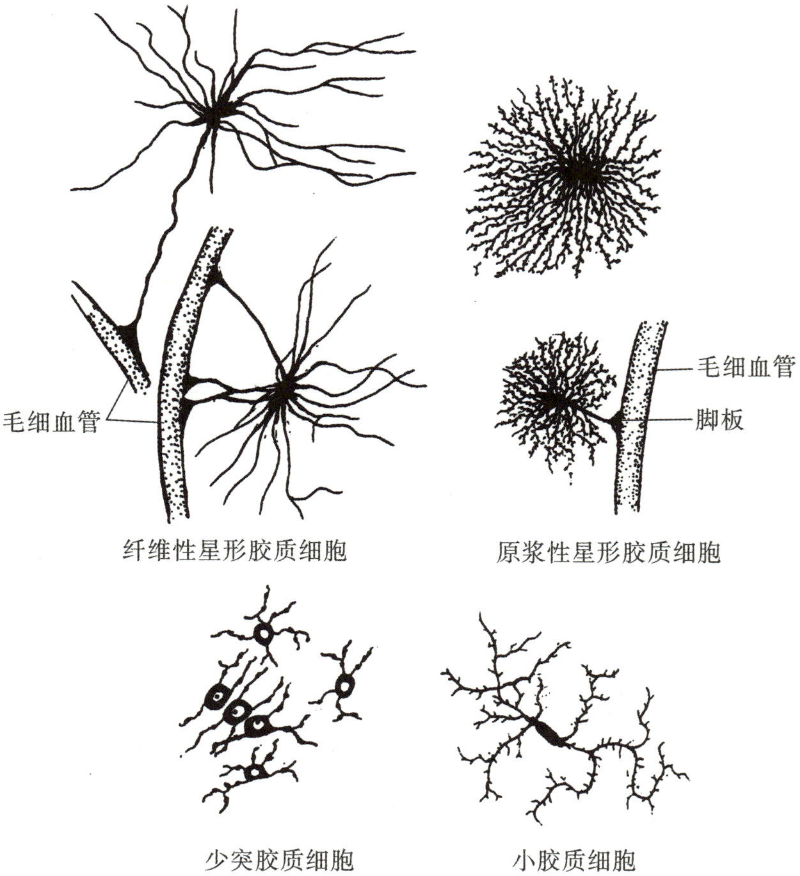

图 2-26　中枢神经系统的神经胶质细胞

(1)星形胶质细胞　突起较多,与毛细血管相接触并形成其周围的胶质膜,参与血-脑屏障的构成。

(2)少突胶质细胞　形成中枢神经系统内神经纤维的髓鞘。

(3)小胶质细胞　具有吞噬功能。

(4)室管膜细胞　形成室管膜,即脑室内表面的一层薄膜。

2. 周围神经系统的神经胶质细胞　周围神经系统的神经胶质细胞有2种。

(1)施万细胞　施万细胞(Schwann cell)又称神经膜细胞(neurilemmal cell),包绕神经元的突起,参与周围神经成分的组成,具有形成髓鞘的作用,在神经纤维再生过程中也有重要作用。

(2)卫星细胞　卫星细胞(satellite cell)又称神经节胶质细胞,是神经节内包被神经元胞体的一层扁平或立方形细胞。细胞核呈圆形或椭圆形,染色质较浓密。

(三)神经纤维与神经

1. 神经纤维　神经纤维(nerve fiber)由神经元的长突起及包绕它的神经胶质细胞构成。根据神经胶质细胞是否形成髓鞘,可分为有髓神经纤维(myelinated nerve fiber)和无髓神经纤维(unmyelinated nerve fiber)两大类。

(1)有髓神经纤维　神经元的长突起构成神经纤维的中轴,称轴索,光镜下可见轴索外面有施万细胞包绕,并由神经膜细胞形成节段性的髓鞘。相邻两节段之间无髓鞘的狭窄处,称神经纤维结,又称郎飞结(Ranvier node)。相邻2个郎飞结之间的一段称结间体(inter node)(图2-27)。郎飞结处无髓鞘,神经冲动以跳跃的方式传导,即从一个郎飞结跳到下一个郎飞结,故传导速度快。

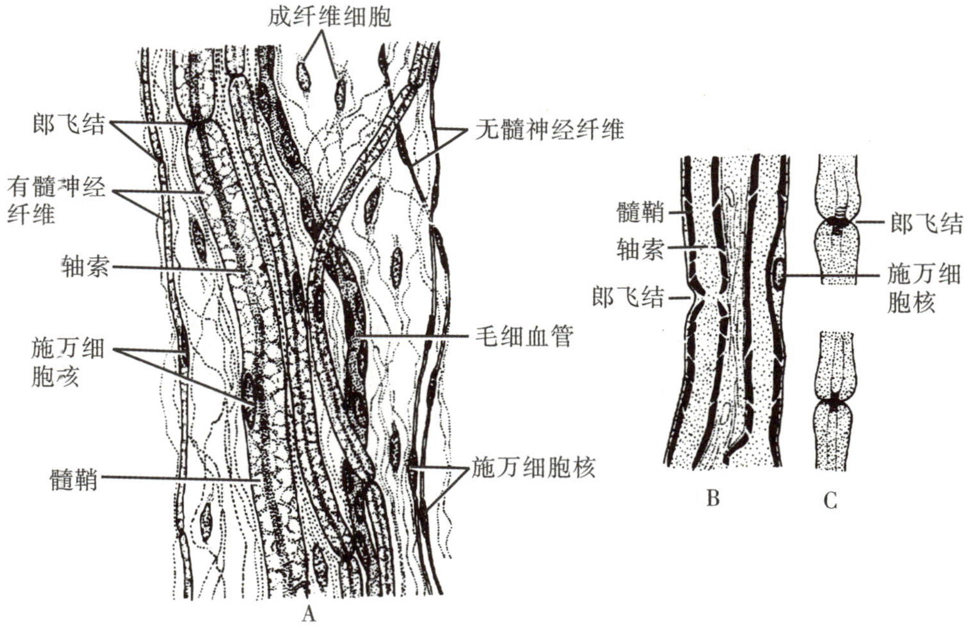

A. 示有髓和无髓神经纤维　B. 示有髓神经纤维的髓鞘　C. 示郎飞结

图2-27　周围神经纤维

(2)无髓神经纤维　由轴突及包于其外面的神经膜细胞构成,没有髓鞘和郎飞结(图2-28)。

2. 神经　周围神经系统中功能相关的神经纤维被结缔组织集合在一起,称为神经,又称神经干。包裹在神经表面的结缔组织称神经外膜;一条神经通常含若干条神经纤维束,包裹每束神经纤维的结缔组织称神经束膜;神经纤维束内的每条神经纤维又有薄层疏松结缔组织包裹,称神经内膜。

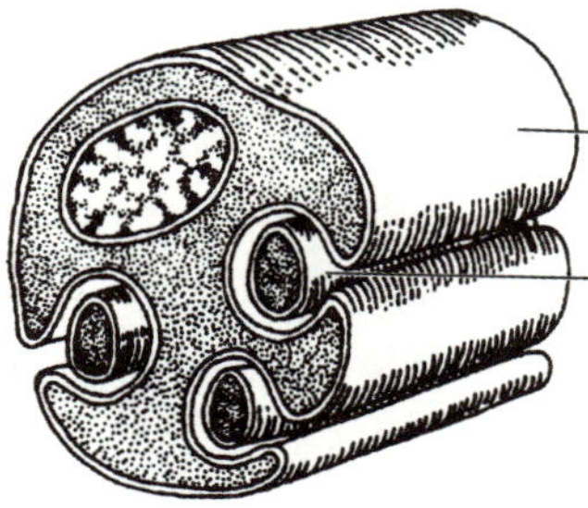

图 2-28　周围无髓神经纤维

(四)神经末梢

神经末梢(nerve ending)是周围神经纤维的终末部分,遍布全身。按功能可分为感觉神经末梢(sensory nerve ending)和运动神经末梢(motor nerve ending)两大类。

1. 感觉神经末梢　是感觉神经元周围突的末端,通常与周围组织共同构成感受器(图 2-29)。感受器能感受体内外各种刺激,并把刺激转化为神经冲动,通过感觉神经纤维传至中枢神经系统,产生感觉。

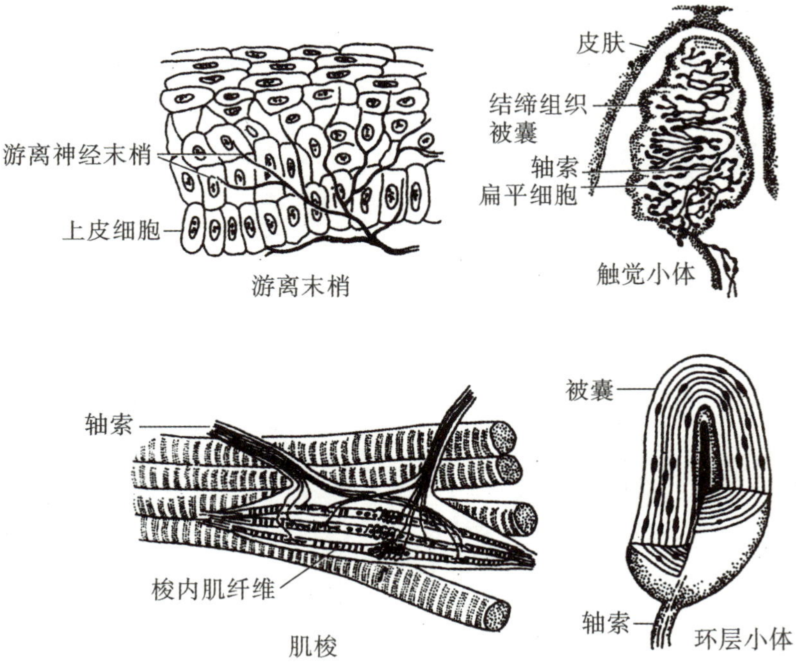

图 2-29　感觉神经末梢

2. 运动神经末梢　又称效应器(effector),由运动神经元的轴突末端形成,分布在骨骼肌、平滑肌和腺体等处。按其分布的部位和来源的不同,可分为躯体运动神经末梢和内脏运动神经末梢。

躯体运动神经末梢,又称运动终板(motor end plate)或神经肌连接(neuromuscular junction)(图 2-30)。光镜下神经纤维末端分支呈爪形,以膨大的形式附着于骨骼肌的表面。电镜下与突触的结构相同,属于一种突触。

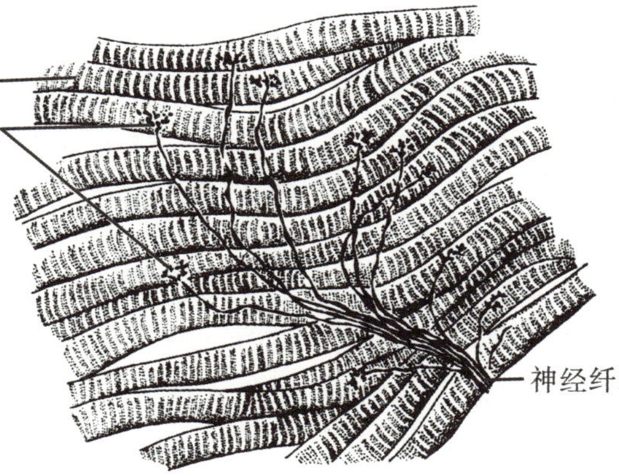

图 2-30　运动神经末梢光镜结构

第三节　细胞的基本功能

一、细胞膜的物质转运

细胞内外物质的进出均依赖于细胞膜的物质转运功能。在小分子物质的跨膜转运中，按转运过程中是否需要消耗能量，可分为被动转运和主动转运。前者包括单纯扩散、易化扩散和渗透；后者分为原发性主动转运和继发性主动转运。至于一些团块性固态或液态物质的进出细胞，则要通过入胞或出胞的方式进行。

1. 单纯扩散　细胞外液和细胞内液中的各种溶质分子，只要是脂溶性的物质，就可顺着浓度差按扩散原理做跨膜运动或转运，这种现象称为单纯扩散(simple diffusion)(图 2-31)。

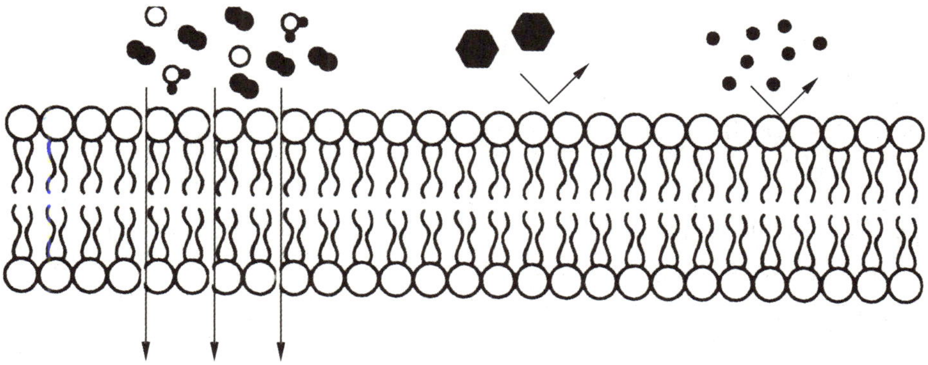

图 2-31　单纯扩散示意

单纯扩散的物质转运方向是从高浓度向低浓度，不需要细胞代谢提供能量。在人体中靠单纯扩散方式进出细胞膜的物质有 O_2、CO_2、N_2等气体分子以及乙醇、尿素等。

2. 易化扩散　体内很多物质(如葡萄糖、氨基酸和各种离子等)虽然不溶于脂质,或溶解度甚小,但它们也能由膜的高浓度一侧向低浓度一侧较容易地移动。这些过程是在细胞膜上一些特殊蛋白质的“协助”下完成的,被称为易化扩散(facilitated diffusion)。易化扩散与单纯扩散一样,扩散方向由高浓度区移向低浓度区,不需要细胞代谢提供能量。根据蛋白质在转运过程中所起的作用,易化扩散有以下两种形式。

(1)经载体介导的易化扩散　经载体介导的易化扩散(facilitated diffusion via carrier)是水溶性的小分子物质借助于细胞膜上载体蛋白的帮助顺浓度梯度的跨膜转运。当载体蛋白与被转运的物质在其浓度较高的一侧结合后,通过立体构象的改变将物质转运至浓度较低的另一侧,并将其释放出去(图 2-32)。葡萄糖和氨基酸等物质的跨膜转运就需要借助于膜上相应的载体蛋白的帮助才能实现。这种经载体介导的易化扩散具有以下特点。

1)结构特异性　膜的各种载体蛋白与它所转运的物质之间有着高度的结构特异性,即每种载体蛋白只能转运具有某种特定结构的物质。

2)饱和现象　当膜两侧某种物质的浓度差较小时,易化扩散的扩散通量一般与膜两侧被转运物质的浓度差成正比。如果膜一侧的浓度增加超过一定限度时,再增加底物浓度并不能使转运通量增加,这就是所谓的饱和现象。

3)竞争性抑制　如果细胞膜上某一载体对结构类似的两种物质都有转运能力,那么在环境中增加一种物质将会减弱它对另一种物质的转运能力,这是因为载体上物质的结合位点有限。

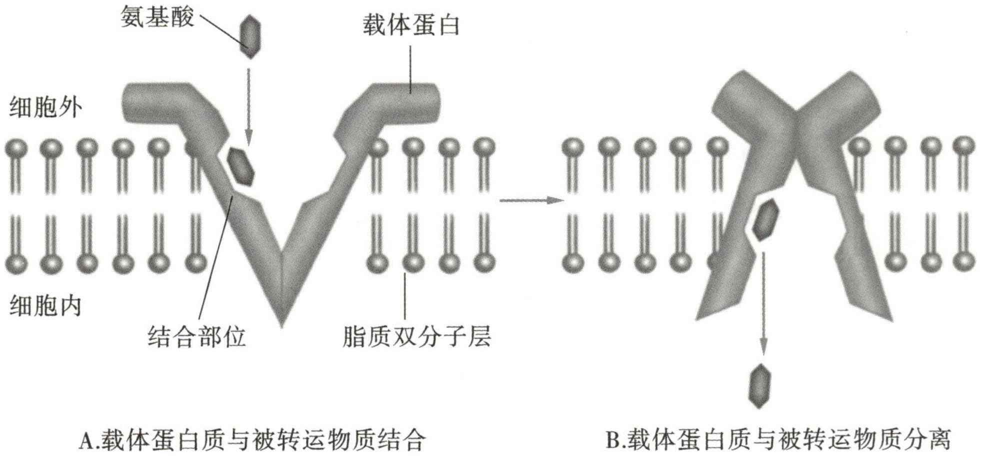

图 2-32　载体介导的易化扩散

(2)经通道介导的易化扩散　介导 Na^+、K^+、Ca^{2+}、Cl^-等离子的跨膜转运,膜中蛋白质称为通道(channel)。离子通道有结构特异性,对不同离子的转运,膜上都有结构特异的通道蛋白质参与,甚至对于同一离子,在不同细胞或同一细胞可存在结构和功能上不同的通道蛋白质。其速度远非载体蛋白质的运作速度所能比。

3. 主动转运　主动转运(active transport)是在细胞膜上特殊蛋白质的帮助下,通过耗能的过程,使物质分子或离子逆着浓度梯度或电-化学梯度所进行的跨膜转运。根据物质转运过程中是否需 ATP 直接供给能量,可将其分为原发主动转运(primary active transport)和继发主动转运(secondary active transport)。

(1)原发主动转运　原发主动转运是细胞膜上具有 ATP 酶活性的特殊蛋白质即离子泵直接水解 ATP 获得能量,帮助一种或一种以上的物质逆着各自的浓度梯度或电-化学梯度进行跨膜转运。

在生物体内有很多这样的离子泵，下面重点介绍钠-钾泵的功能。

钠-钾泵（sodium-potassium pump），简称钠泵（sodium pump），可以分解 ATP 使之释放能量，并能利用此能量进行 Na^+ 和 K^+ 的主动转运（图 2-33）。因此，钠泵还被称为 Na^+，K^+-ATP 酶。钠泵活动时，它泵出 Na^+ 和泵入 K^+ 这两个过程是同时进行或“耦联”在一起的。根据在体内或离体情况下的计算，在一般生理情况下，每分解 1 分子 ATP，可以使 3 个 Na^+ 移到膜外同时使 2 个 K^+ 移入膜内。但这种化学定比关系在不同情况下可有所改变。

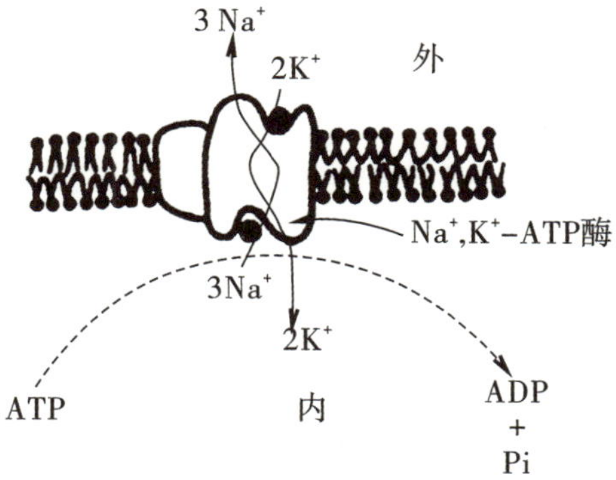

图 2-33　钠泵转运示意

钠泵活动的意义是：①维持细胞内高 K^+ 浓度，由钠泵活动造成的细胞内高 K^+，是许多代谢反应进行的必需条件；②维持正常的渗透压，如果细胞允许大量细胞外 Na^+ 进入膜内，由于渗透压的关系，必然会导致过多水分子进入膜内，这将引起细胞的肿胀，进而破坏细胞的结构；③它能够建立起一种势能贮备，可用于细胞的其他耗能过程。

（2）继发性主动转运　被转运分子所需的能量不是直接来自 ATP 的分解，而是来自膜外 Na^+ 的高势能，但造成这种高势能的钠泵活性需要分解 ATP，为此把这种类型的转运称为继发性主动转运或联合转运。

体内最普遍的继发主动转运是借助于钠泵的工作建立的细胞内外 Na^+ 浓度梯度来实现的，其具有以下特点：①以钠泵介导的原发主动转运为基础，首先是钠泵通过耗能的过程建立起细胞内、外 Na^+ 的浓度梯度；② Na^+ 与另外一种或一种以上的物质转运耦联进行，当 Na^+ 顺浓度梯度扩散时，其释放的势能供给另一些物质（如葡萄糖、氨基酸）或一些离子（如 Ca^{2+}、H^+、Cl^- 等）逆浓度梯度的转运（图 2-34）；③ATP 只是间接为这些物质逆浓度梯度的转运供能，因而对这些物质而言是继发性主动转运。

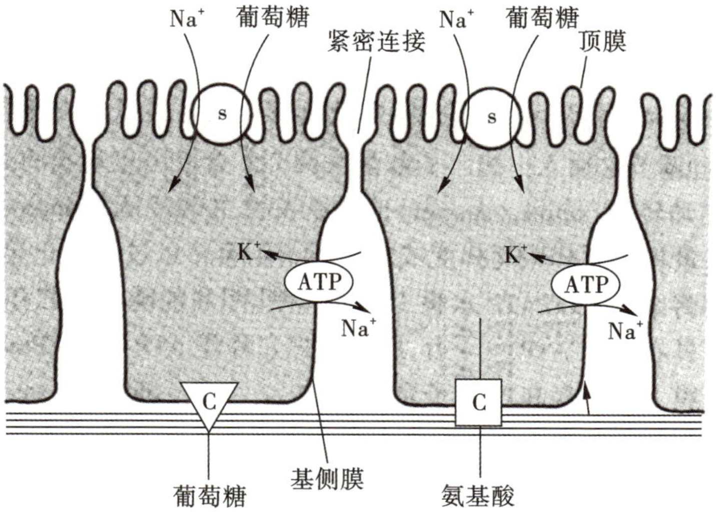

图 2-34　葡萄糖和氨基酸的继发性主动转运

4. 入胞和出胞　入胞（endocytosis）是指细胞外某些物质团块（侵入体内的细菌、病毒、异物或血浆中脂蛋白颗粒、大分子营养物质等）进入细胞的过程。出胞（exocytosis）是指激素分泌、递质释放、外分泌腺将酶颗粒与黏液外排的过程（图 2-35）。

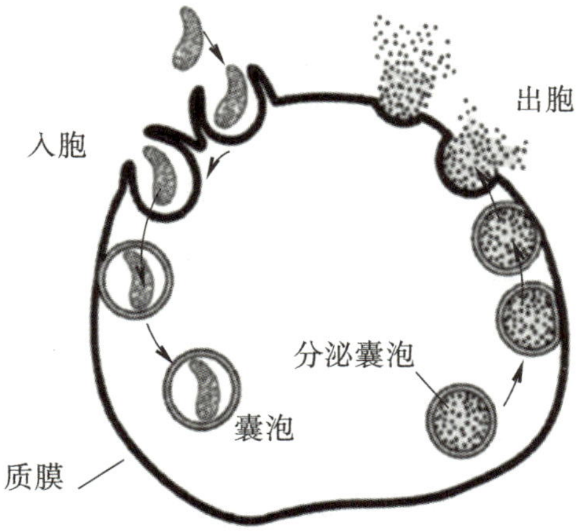

图 2-35　入胞和出胞示意

入胞进行时，首先是细胞周围环境中的某些物质与细胞膜接触，引起该处的胞膜发生内陷，胞膜内陷直至包被该异物，形成吞噬泡，然后与膜结构断离。异物连同包被它的那一部分胞膜（吞噬泡）整个进入细胞质中。如果进入细胞的是固体物质则此过程称为吞噬（phagocytosis），如果为液体物质则称为吞饮（pinocytosis）。

在出胞活动中，细胞的各种蛋白性分泌物先是逐渐被一层膜性结构所包被，形成分泌囊泡。囊泡逐渐向胞膜内侧移动，最后囊泡膜和胞膜在某点接触并相互融合，并在融合处出现裂口，将囊泡一次性排出胞外，而囊泡的膜也就变成了细胞膜的组成部分。

二、细胞的生物电现象

生物电活动普遍存在于生物体内，与肌肉的收缩、腺体的分泌、神经冲动的产生及传导等机体的功能活动都有着密切的关系。细胞生物电现象主要表现为静息电位（resting potential，RP）和动作电位（action potential，AP）两种状态。

（一）静息电位及其产生机制

1. 静息电位　静息电位是指细胞未受刺激时（静息状态下）存在于细胞膜内、外两侧的电位差。记录静息电位时，将参考电极置于细胞外，记录电极插入细胞内，这种记录方式称为细胞内电位记录（图 2-36）。静息时，膜两侧的电位通常是内负外正，如规定细胞膜外电位为 0 mV，则膜内为负值。静息电位的大小因细胞的种类不同而稍有差异，如神经细胞的静息电位为-70 mV，骨骼肌细胞为-90 mV。

静息时，细胞膜两侧电位保持内负外正的状态，称为极化（polarization）。当静息电位的数值向膜内负值（绝对值）减小的方向变化，称为去极化（depoparization）或除极化。如果静息电位的数值向膜内负值（绝对值）增大的方向变化，称为超极化（hyperpolarization）。细胞膜去极化后，电位又恢复到极化状态的过程称为复极化（repolarization）。膜两侧电位发生倒转，即外负内正的状态则称为反极化。

2. 静息电位产生的机制　在安静状态时，由于细胞膜上存在的非门控的钾通道持续开放而主要对 K^+具有通透性，同时细胞内液的 K^+浓度远远高于细胞外液，因而在化学驱动力的作用下 K^+外流，导致膜内正电荷减少，而膜外正电荷增多，这就形成了以内负外正为特征的膜电位。膜电位所产生的电驱动力会阻止 K^+继续外流，最后当两个方向的力量达到平衡时的膜电位就是钾的平衡电位，相当于静息电位。

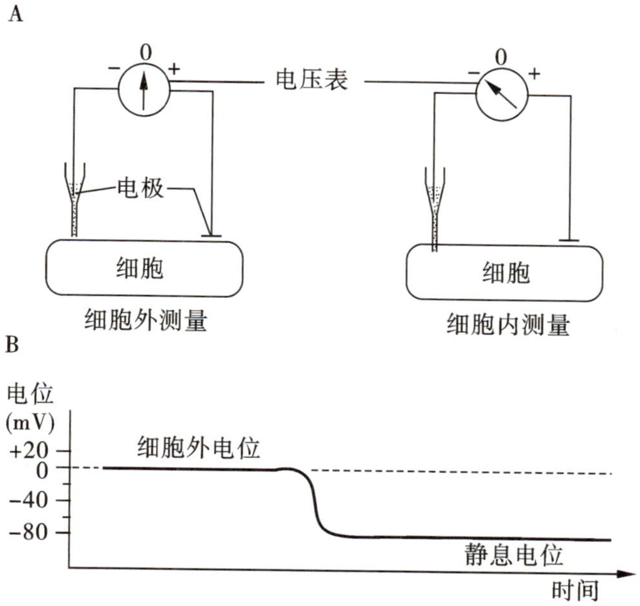

A. 左图：记录电极和参考电极都在细胞外。右图：记录电极在细胞内，而参考电极在细胞外 B. 微电极插入细胞前后记录到的电位

图 2-36 静息电位的测量

（二）动作电位及其形成机制

1. 动作电位 动作电位是指细胞发生兴奋时，细胞膜在静息电位的基础上发生的一次迅速、短暂、可扩布的电位变化。动作电位是细胞兴奋的标志。兴奋性也被理解为细胞受刺激后产生动作电位的能力。通常，动作电位由去极化（上升支）和复极化（下降支）组成。动作电位去极化和复极化的初期，电位变化迅速，电位曲线形如尖锋，故称为锋电位（spike potential）。哺乳动物有髓神经纤维的锋电位持续时间约 1 ms，随后出现膜电位低幅缓慢的波动，称为后电位（after potential）。

2. 动作电位的形成机制 动作电位的产生机制可用膜的离子流学说来解释。当细胞受到刺激而兴奋时，钠通道被激活而开放，引起细胞膜对 Na^+的通透性增加，细胞外 Na^+顺浓度差和电位差迅速内流，导致细胞内正电荷迅速增加，电位急剧上升，形成锋电位陡峭的上升支。当膜内正电位增大到足以制止 Na^+内流时，Na^+内流停止，膜电位达到一个新的平衡点，即 Na^+平衡电位。此后，钠通道关闭，钾通道被激活而开放，导致 K^+的快速外流，膜内电位迅速下降，又恢复到接近静息电位的状态，形成了复极化的下降支。可见动作电位的下降支主要是细胞内 K^+外流造成的。细胞膜在复极化后，膜电位虽然恢复，但膜内、外离子分布尚未恢复，因此去极化进入细胞的 Na^+和复极化流出的 K^+并未各回原位。这时通过钠泵的活动，可将流入细胞的 Na^+泵出，将流出细胞的 K^+泵入，恢复了细胞内外原有的 Na^+和 K^+的浓度，膜电位也完全恢复到静息电位水平（图 2-37）。

阈刺激可以引发动作电位，这时的膜电位正好处于动作电位去极化的临界值，称为阈电位（threshold potential）。刺激强度要足以能使静息电位减小到阈电位，才能触发动作电位。刺激强度未达到阈值，称为阈下刺激，膜上被激活的钠通道较少，受刺激的局部去极化微弱，仅形成局部反应，不能产生动作电位，但在一定条件下，局部电位可以叠加总和，使电位增大，达到阈电位而引发动作电位。

动作电位一经出现，其幅度就会达到一定的数值，不会因刺激的增大而幅度增高，否则就不会产生,这一特点就是动作电位的"全或无现象"。动作电位一旦在细胞膜的某一部位产生,就会沿整个细胞膜呈不衰减式传导,直至整个细胞的细胞膜都依次产生动作电位。沿着神经纤维传导的动作电位一般称为神经冲动。

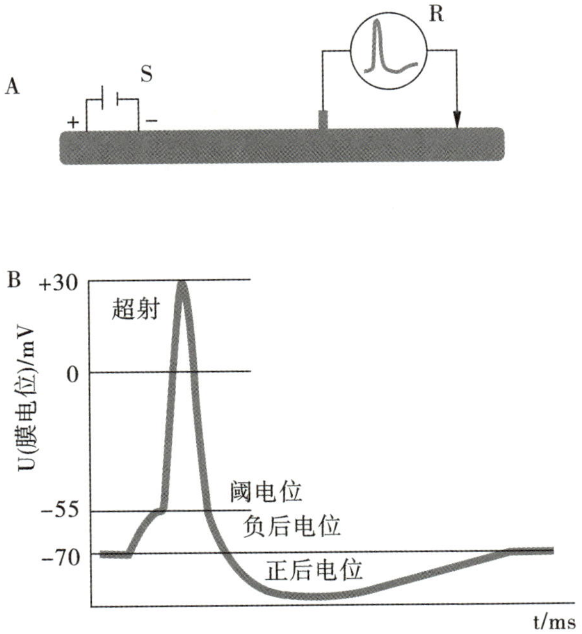

A. 膜片钳技术原理示意图;B. 骨骼肌细胞膜上记录到的由Ach 激活的单通道电流　Rf:resistor feedback,反馈电阻。0线之下电流代表内向电流

图 2-37　动作电位的形成机制示意

三、神经肌肉接头的信号传递

与神经细胞一样,骨骼肌细胞在安静时也存在静息膜电位,受到刺激发生兴奋时,会产生动作电位。当来自中枢的神经冲动到达神经末梢时,神经冲动可通过神经肌肉接头引起肌细胞兴奋,动作电位在肌细胞膜上传导,最后触发一系列复杂的生理过程使骨骼肌纤维收缩。

(一)神经肌肉接头的基本结构

神经肌肉接头(neuromuscular junction)的结构又称为运动终板(motor end-plate)。神经肌肉接头处由接头前膜、接头后膜和接头间隙组成。接头前膜(prejunctional membrane),也称终板前膜,是神经轴突末梢细胞膜,与之相对应的骨骼肌细胞膜称为终板膜(end-plate membrane),又称接头后膜(postjunctional membrane)或终板后膜。接头后膜往往形成许多小皱褶,以增加接头后膜表面积。接头前膜与接头后膜之间的间隙称为接头间隙(junctional cleft),也称终板间隙,此间隙约为 20 nm,其中充满了细胞外液。在神经末梢的轴浆内含有许多直径约 50 nm 的囊泡,囊泡内含乙酰胆碱(图 2-38)。

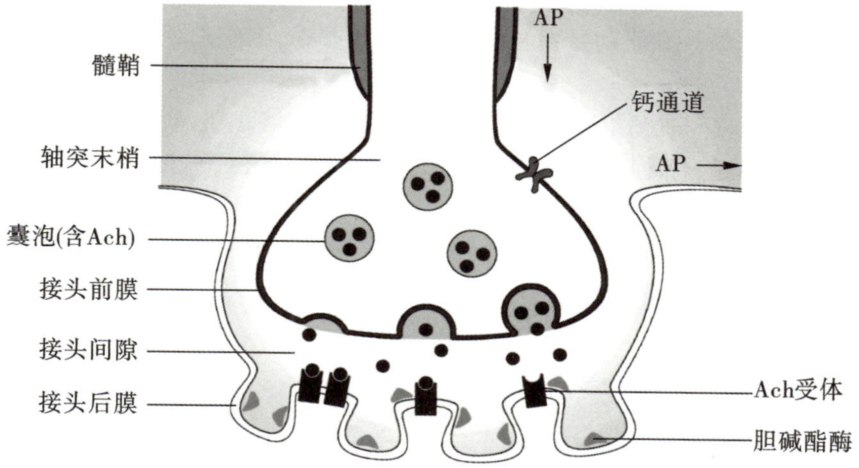

图 2-38　神经肌肉接头处的结构示意

（二）神经肌肉接头的信号传递

神经肌肉接头处兴奋传递是将运动神经纤维上的动作电位传给骨骼肌细胞。安静时，神经细胞的轴突末梢处只有少量的囊泡随机释放，所释放的乙酰胆碱对肌细胞不能产生明显的影响。当动作电位沿神经纤维传到轴突末梢时，神经末梢处在动作电位去极化的作用下，接头前膜上的钙离子通道开放，Ca^{2+}从细胞外液进入轴突末梢细胞膜内。Ca^{2+}进入细胞膜内后，促使轴浆中大量含有乙酰胆碱的囊泡向接头前膜移动。当囊泡到达接头前膜后，囊泡膜与接头前膜融合进而破裂，通过出胞作用将囊泡中的乙酰胆碱释放到接头间隙。一次动作电位到达神经末梢能使 200～300 个囊泡释放，约有 10^7个乙酰胆碱分子进入接头间隙。乙酰胆碱通过接头间隙到达接头后膜，和接头后膜上的特异性乙酰胆碱受体结合，引起接头后膜上的 Na^+通道开放，Na^+内流，使接头后膜处的膜电位幅度减小，即去极化。这一电位变化称为终板电位（end-plate potential）。终板电位属于局部电位，电位的大小与接头前膜释放的乙酰胆碱量成正比，无不应期，可表现总和现象。终板电位产生时，以电紧张的形式向周围的肌细胞膜扩布。当终板电位叠加到阈电位时，肌细胞膜上电压依赖性 Na^+通道开放，膜对 Na^+的通透性增加，Na^+在浓度梯度的作用下流向细胞膜内，引发肌细胞膜产生动作电位，从而使骨骼肌细胞兴奋。

四、肌细胞的收缩

人体各种形式的运动，主要是靠肌细胞的收缩活动来完成的。骨骼肌是体内最多的肌组织，约占体重的 40%。以下以骨骼肌为例说明肌细胞的收缩功能。

（一）肌细胞的收缩机制

肌细胞的收缩机制常用肌丝滑行学说（myofilament sliding theory）来解释。该学说认为，肌细胞收缩时肌原纤维的缩短，是细肌丝向粗肌丝中间滑行的结果。

目前认为肌丝滑行的基本过程如下：当肌浆中的 Ca^{2+}浓度增加到某一阈值时，肌钙蛋白则结合了足够量的 Ca^{2+}，引起肌钙蛋白和原肌凝蛋白先后发生构型改变，使原肌凝蛋白不再覆盖肌动蛋白上的结合位点；结合位点一旦暴露，粗肌丝上的横桥头部立即与之接触并结合。

此时横桥 ATP 酶被激活使 ATP 分解释放能量，供横桥头向 M 线方向扭动，并将细肌丝往粗肌丝中央方向移动，导致肌小节的缩短，肌细胞收缩（图 2-39）。

当肌浆中 Ca^{2+} 浓度降低时，Ca^{2+} 与肌钙蛋白分离，肌钙蛋白与原凝胶蛋白的构型恢复，肌动蛋白上的结合位点被覆盖，使横桥和肌动蛋白分离，横桥停止摆动，细肌丝就从粗肌丝中间退出并恢复原位，表现为肌肉舒张。

肌丝滑行过程中，Ca^{2+} 与肌钙蛋白的结合和分离是触发和终止肌丝滑行的关键，而 Ca^{2+} 与肌钙蛋白是结合还是分离，取决于肌浆中 Ca^{2+} 的浓度的高低。肌肉在舒张时，肌浆中 Ca^{2+} 的浓度低于 10^{-7} mol/L，当肌肉开始兴奋后的短时间内，则可迅速升高达 10^{-5} mol/L 从而使 Ca^{2+} 与肌钙蛋白结合，触发肌丝滑行。而 Ca^{2+} 浓度的迅速升高，是因为在 Z 线附近的终池将其中储存的 Ca^{2+} 快速释放入肌质的缘故。

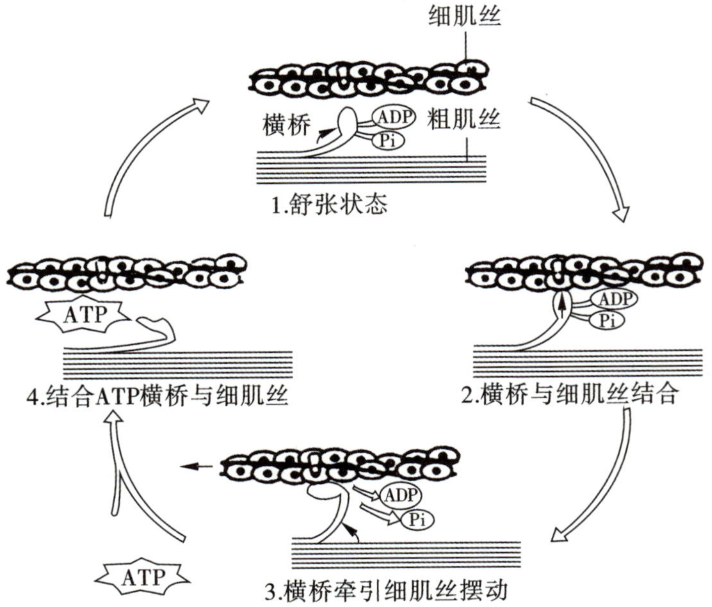

图 2-39　肌丝滑行过程

（二）肌细胞的收缩形式

1. 等长收缩和等张收缩　骨骼肌的收缩形式从力学角度分析，肌肉收缩做功可表现为长度缩短，使机体能产生一定的运动，或产生一定的张力（force），以克服某种阻力。根据肌肉收缩时缩短及产生张力的情形不同，可将肌肉收缩分为等长收缩（isometric contraction）和等张收缩（isotonic contraction）两种形式。

（1）等长收缩　即肌肉收缩时长度保持不变而只产生张力。设想下当上肢正在提起一个很重的物体时，虽然上肢的屈肌在用力收缩做功，但只能产生张力而不能缩短将重物提起，这实际上就是等长收缩。

（2）等张收缩　即收缩时先产生一定的张力以克服阻力，当产生的张力足以克服阻力时，肌肉开始缩短，而张力不再增加。设想当上肢提起一个不太重的物体时，上肢的屈肌收缩做功先产生一定的张力以克服物体的重力，然后开始缩短，将物体举起。肌肉一旦开始缩短，张力不再增加，这实际上就是等张收缩。

值得指出的是，整体情况下的肌肉收缩一般不表现单纯的等长收缩或等张收缩，而是两者兼有却有所侧重的复合形式。

2. 单收缩和强直收缩　无论是等张收缩还是等长收缩，按刺激频率不同又可记录到单收缩、强直收缩（图 2-40）。

（1）单收缩 当肌肉受到一次单独的有效的刺激时，即可产生一次兴奋，从而发生一次肌肉收缩，称为单收缩。

（2）强直收缩 如果给予肌肉多个连续的刺激，肌肉将处于持续的收缩状态，产生单收缩的复合称为强直收缩。正常人体内骨骼肌的收缩一般都是完全强直收缩，其持续时间可长可短，取决于运动神经发放冲动的持续时间长短。

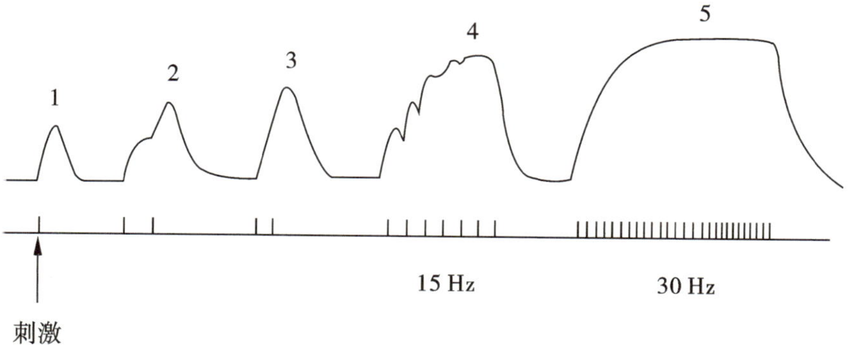

1. 单收缩 2、3. 复合收缩 4. 不完全强直收缩 5. 强直收缩

图 2-40 肌肉单收缩和强直收缩

（三）肌细胞收缩的影响因素

影响肌细胞收缩的因素有外因和内因。外因是指前负荷（preload）和后负荷（afterload），内因是指肌肉收缩能力（contractility）。

1. 前负荷 肌肉在收缩前所承受的负荷，称为前负荷。前负荷的大小决定了肌肉收缩前的长度，即为肌肉的初长度。肌节长度与张力的关系曲线表明在一定范围内随着前负荷的增加，肌肉初长度的增加，肌肉收缩产生的主动张力随之增加；当初长度达到某一范围，即处于最适初长度（opimal initial length）时，肌肉收缩可以产生最大的张力；如继续增加初长度，肌肉收缩时产生的张力反而下降（图 2-41）。骨骼肌肌节最适初长度为 2.0～2.2 μm，最适初长度时的前负荷称为最适前负荷。

2. 后负荷 肌肉在收缩开始后所遇到的阻力称为后负荷。在特定的条件下，肌肉做功的总量是一定的，当肌肉收缩时，必须先产生张力以克服阻力，然后才能缩短，因此，当后负荷增加，肌肉收缩产生的张力会相应增加，缩短的速度则减慢，缩短的程度也会减小；当后负荷增加到一定程度时，肌肉做功全部用于产生张力，这时肌肉不能缩短，而张力则达到最大，这时的收缩即前述的等长收缩（图 2-42）。

3. 肌肉收缩能力 肌肉收缩能力是指与前负荷和后负荷无关，肌肉本身的收缩能力，即肌肉内部的功能状态。在相同的前、后负荷的情况下，肌肉收缩能力提高，收缩产生的张力和（或）缩短的程度和速度都会提高。许多神经递质、激素和药物都可以通过影响上述环节来调节和影响肌肉收缩能力，如交感神经兴奋剂、肾上腺素、咖啡因等药物可增强肌肉的收缩力；而缺氧、酸中毒等可减弱肌肉的收缩力。

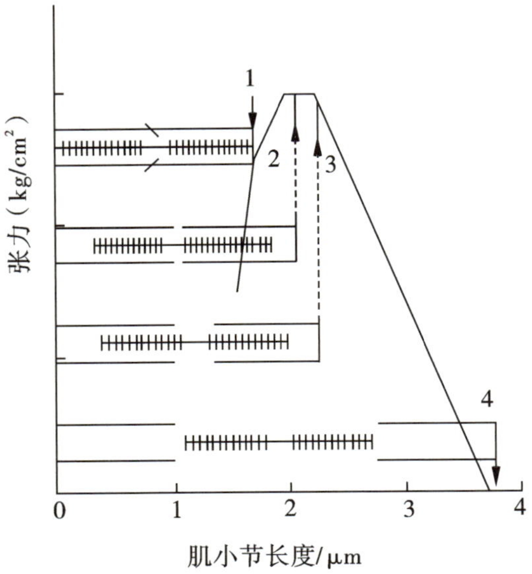

图2-41 肌节长度与张力的关系曲线

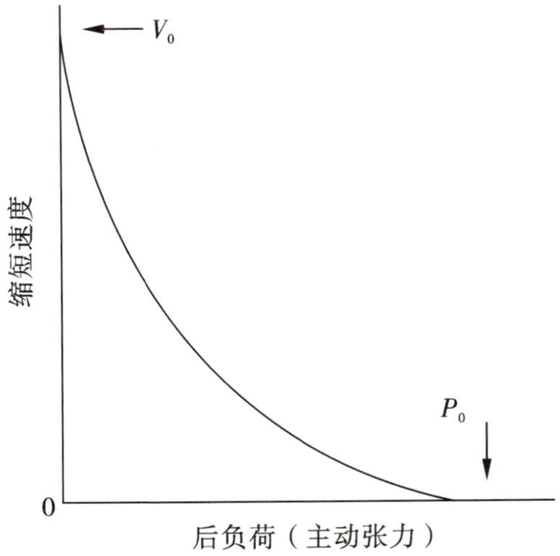

图2-42 骨骼肌张力-速度关系曲线

小结

细胞由细胞膜、细胞质和细胞核三部分组成。细胞膜主要由蛋白质、类脂、水、无机盐、金属离子和少量糖类等构成。细胞膜是一种磷脂双分子层的液态模型,其对细胞有保护作用,可通过细胞膜进行物质转运作用。细胞质包括基质、细胞器和包容物。细胞器有线粒体、核糖体、内质网、高尔基复合体、溶酶体、过氧化物酶体、细胞骨架和中心体等构成。细胞核由核膜、染色质、核仁及核基质四部分组成,是细胞遗传、代谢、生长及繁殖的控制中心,在细胞生命活动中起着决定性的作用。

人体的基本组织包括上皮组织、结缔组织、肌组织和神经组织,它们是构成机体各器官的基本成分。上皮组织覆盖于体表或衬于各种管、腔及囊的内表面,起保护、吸收、分泌及感觉等作用;结缔组织起着连接、保护、支持及运输等作用;肌组织起着运动、保护等作用;神经组织起着接受刺激、传导冲动、支配和调节器官活动的作用。

细胞膜的物质转运功能有两种形式。被动转运包括单纯扩散和易化扩散,均为顺浓度梯度转运,不消耗能量。主动转运主要是钠-钾泵提供能量的逆浓度差转运。静息电位产生是由于K^+顺浓度差外流所引起的电-化学平衡电位。动作电位是因为Na^+顺浓度差内流所形成的电-化学平衡电位。肌细胞收缩的过程是神经肌肉接头处的兴奋传递、骨骼肌的收缩机制——肌丝滑行学说、兴奋收缩耦联。在收缩过程中起关键作用的物质是Ca^{2+}。

(王世广　李晓婷)

思考题

(一)单项选择题

1. 人体内气体交换过程中O_2和CO_2进出细胞膜是通过

A. 单纯扩散　　B. 易化扩散　　C. 主动转运

D. 胞吐　　E. 入胞

2. 钠-钾泵的本质是
A. 受体蛋白　B. 通道蛋白　C. 蛋白激酶
D. Na^+,K^+-ATP酶　E. 钙调蛋白

3. 在静息时,细胞膜处于外正内负的稳定状态称为
A. 极化　B. 超极化　C. 去极化
D. 反极化　E. 复极化

4. 神经细胞的膜内电位从-90 mV变化到-30 mV的过程,称为
A. 极化　B. 超极化　C. 去极化
D. 反极化　E. 复极化

5. 假复层纤毛柱状上皮分布于
A. 食管　B. 气管　C. 输尿管
D. 输卵管　E. 血管

6. 有关结缔组织功能说法错误的是
A. 营养功能　B. 修复功能　C. 连接功能
D. 保护功能　E. 收缩运动功能

7. 心肌纤维光镜结构的特点是
A. 呈梭形并有分支　B. 多核,不含肌原纤维　C. 有多个细胞核位于细胞中央
D. 心肌纤维间形成闰盘　E. 是多核柱状细胞

8. 骨骼肌纤维舒缩的基本单位是
A. 肌膜　B. 横小管　C. 肌节
D. 纵小管　E. 肌质网

9. 树突和轴突的主要区别是
A. 细胞膜上有无受体　B. 有无尼氏体　C. 有无神经原纤维
D. 有无高尔基体　E. 有无线粒体

10. 神经纤维传导兴奋的特征不包括
A. 完整性　B. 绝缘性　C. 双向性
D. 兴奋的总和　E. 相对不疲劳性

(二)简答题

1. 举例说明细胞膜的各种转运方式。
2. 试述静息电位和动作电位的形成机制。
3. 以神经纤维为例说明细胞发生一次兴奋后兴奋性的变化。
4. 试述钠-钾泵活动的作用和意义。
5. 试述肌电图在康复医学中的应用。

第三章 运动系统

★**教学目标**

1. 掌握：骨的形态和构造；骨连结的概念和分类，关节的结构和运动；椎骨的形态，椎骨的连结，脊柱的整体观和运动；上肢骨及其连结；下肢骨及其连结；全身主要的骨性标志；头颈肌、躯干肌、四肢肌的名称、位置和作用；全身主要的肌性标志。

2. 熟悉：运动系统的组成和功能；骨的理化特性；关节的分类；肋的连结、胸廓的整体观；颅骨及其连结；骨盆的组成、分部、女性骨盆的特点；骨骼肌的形态、构造、起止点、骨骼肌的辅助结构；肌间结构；康复治疗对骨、骨连结、骨骼肌的影响。

3. 了解：骨的发生和生长；影响关节运动幅度的因素。

4. 能根据运动系统体表标志对康复治疗进行解剖定位。能够将本章所学知识应用到后续专业课程的学习中。

运动系统（locomotor system）由骨、骨连结和骨骼肌组成，约占成人体重的60%。全身各骨通过骨连结构成骨骼，形成人体的支架，起着运动、支持和保护等作用。骨骼肌附于骨，收缩时，以关节为支点牵引骨，改变骨的位置和角度，产生运动。在运动过程中，骨起着杠杆作用，关节是运动的枢纽，骨骼肌则是运动的动力器官。

第一节 骨

一、骨的构造与分类

骨是一种器官，主要由骨组织构成，具有一定的形态和构造。骨外被有骨膜，内有骨髓，且有丰富的血管、神经，及淋巴管分布，能不断进行新陈代谢和生长发育，并有修复、再生和改造能力。适当的体育锻炼可促进骨的良好发育。骨中有大量钙盐和磷酸盐沉积，是人体钙磷的储存库，参与人体的钙磷代谢。骨髓能造血，骨髓造血功能低下可导致再生障碍性贫血（图3-1）。

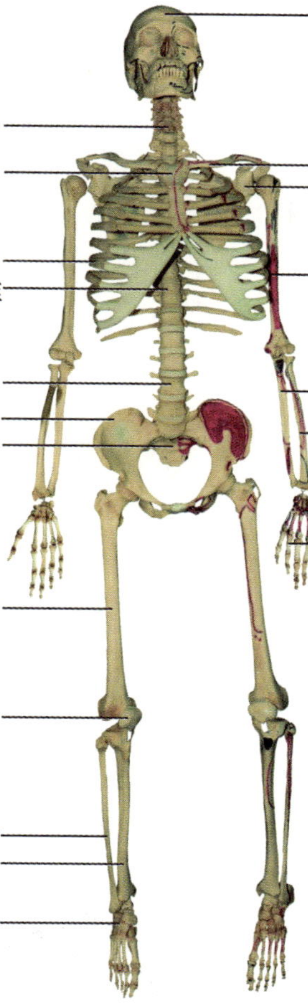

图 3-1　全身骨和连结

（一）骨的分类

成人共有 206 块骨。按其所在部位可分为颅骨、躯干骨和四肢骨三部分。前二者合称为中轴骨，后者可分为上肢骨和下肢骨。根据骨的外形又可分为长骨、短骨、扁骨和不规则骨 4 种。

1. 长骨　呈管状，分一体两端。长骨中部细长称为骨体或骨干，内有空腔称骨髓腔，容纳骨髓。骨体表面常有 1～2 个血管出入的滋养孔。骨的两端膨大称为骺，骺表面有光滑的关节面，面上附有关节软骨，与相邻的骨面形成关节。骨干与骺相邻的部分称干骺端。幼年时保留一片软骨称骺软骨，能使骨不断加长，成年后骺软骨骨化，骨干与骺融为一体，其间遗留一条骺线。长骨主要分布于四肢，如股骨和肱骨等。

2. 短骨　呈立方形，多位于连结牢固且运动灵活的部位，如手的腕骨和足的跗骨。

3. 扁骨　呈板状，主要构成颅腔、胸腔、盆腔壁，对内部器官起保护作用，如颅盖骨、胸骨、髋骨等。

4. 不规则骨　形状不规则，如椎骨和上颌骨。有些不规则骨内有含气的腔，因而称含气骨，如上颌骨和额骨等。此外，还有一类位于在肌腱内的扁圆形小骨称籽骨，如髌骨，在运动中起到减少摩擦的作用（图 3-2）。

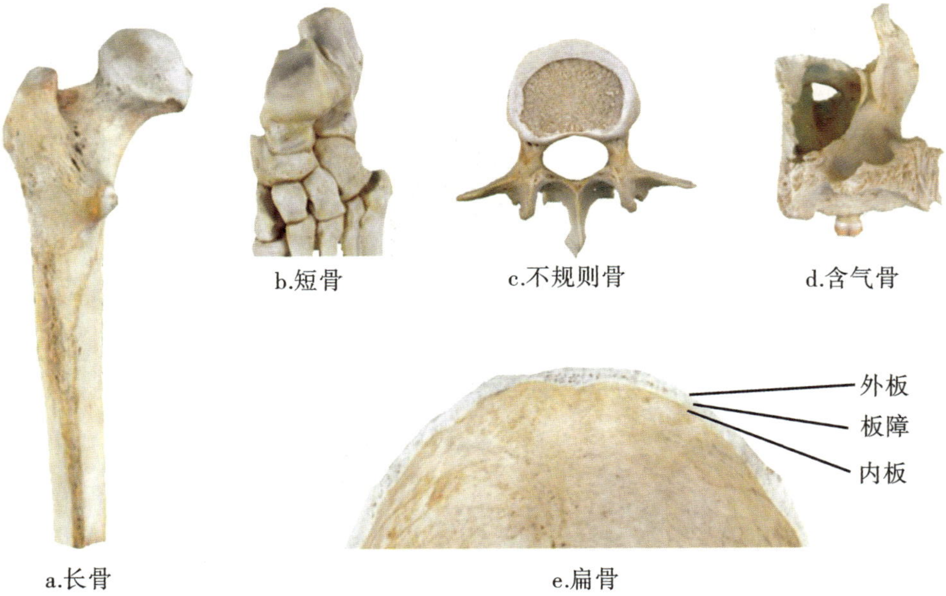

图 3-2　骨的形态

（二）骨的构造

骨由骨质、骨膜和骨髓构成，并有血管、淋巴管和神经分布（图 3-3）。

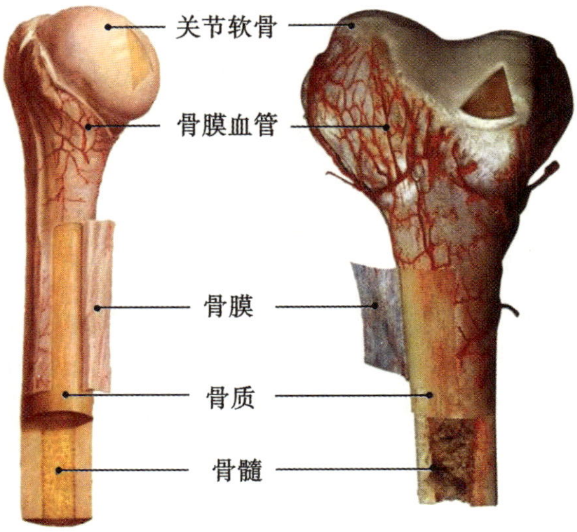

图 3-3　骨的构造

1. 骨质　由骨组织构成，是骨的主体部分。骨质又分骨密质和骨松质。骨密质致密坚硬，耐压性强，分布于骨的表面；骨松质呈海绵状，由骨小梁交织而成，位于骨的内部。颅盖骨的内、外表层各有一层骨密质分别称内板和外板，内外板之间夹有骨松质，称板障，内有板障静脉通过。

2. 骨膜　由纤维结缔组织构成，覆盖于关节面以外的骨表面，富含血管、神经和淋巴管。骨膜内也含有成骨细胞和破骨细胞，有造血和破骨的功能。骨膜对骨的生长、发育、修复和改造起着重要作用。

3. 骨髓　充满于长骨的骨髓腔和骨松质的间隙内，是人体最重要的造血器官，可分红骨髓和黄骨髓两种。胎儿和婴幼儿时期的骨髓都是红骨髓，有造血功能，呈红色。随着年龄增长，6岁左右，长骨骨髓腔内的红骨髓逐渐被脂肪组织替代，呈黄色，称黄骨髓，失去造血活力。当机体失血过多时，部分黄骨髓可转化红骨髓，恢复造血功能。成人长骨两端、扁骨和不规则骨的骨松质内终生都是红骨髓。因此，临床上常在髂结节、髂后上棘和胸骨等处穿刺抽取骨髓，协助诊断。

（三）骨的化学成分及物理特性

骨质主要由有机质和无机质组成。有机质主要是胶原纤维和黏多糖蛋白，构成骨的支架，赋予骨韧性和弹性；无机质主要是钙盐，它沉积在胶原纤维内，使骨坚硬。两种成分的比例随年龄的增长而发生变化，幼儿骨有机质和无机质各占一半，故弹性较大硬度较小，在外力作用下易变形，不易骨折。成人骨有机质和无机质的比例约为3∶7，既有弹性又有较大的硬度。老年人的骨无机质所占比例更大，骨的脆性较大，易发生粉碎性骨折。

二、全身骨及重要的骨性标志

（一）躯干骨

躯干骨包括椎骨、肋和胸骨。成年人24块椎骨、1块骶骨和1块尾骨相互连结构成脊柱。12对肋后端与胸椎相连接，肋前端借肋软骨直接或间接连于胸骨，形成胸廓。

1. 椎骨　幼年时为32或33块，分为颈椎7块，胸椎12块，腰椎5块，骶椎5块，尾椎3～4块。成年后5块骶椎融合成一块骶骨，3～4块尾椎融合成1块尾骨。

（1）椎骨的一般形态　椎骨为不规则骨，一般由前方的椎体和后方的椎弓组成（图3-4，图3-5）。椎体与椎弓共同围成椎孔，各部椎孔相连成椎管，内容脊髓。椎弓前部缩窄的部分为椎弓根，后部较宽的部分为椎弓板。椎弓根上、下缘为椎上、下切迹，相邻椎弓根的椎上、下切迹围成椎间孔，内有脊神经通过。椎弓板上有7个突起，即向后方伸出的一个棘突，向两侧突出的一对横突，以及上、下关节突各一对。

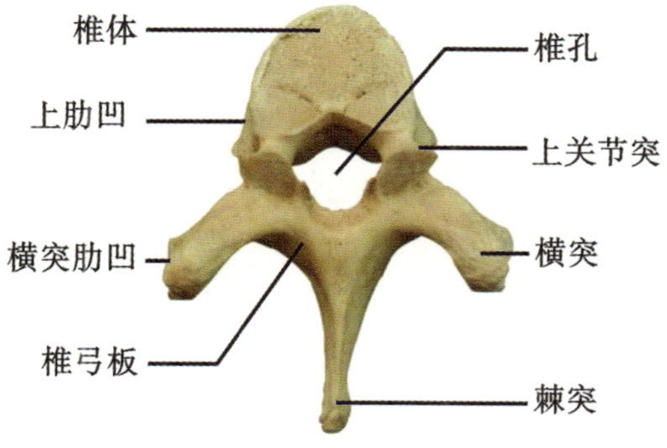

图3-4　胸椎上面观

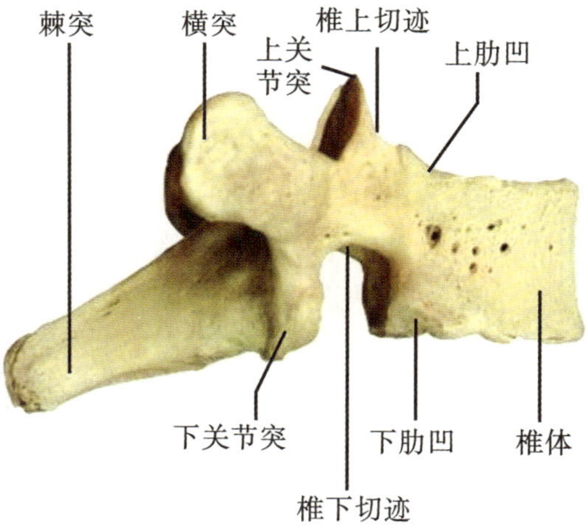

图3-5　胸椎侧面观

（2）各部椎骨的主要特征

1）颈椎　椎体小呈椭圆形，上、下关节突的关节面几乎呈水平位。椎孔大，呈三角形。横突根部有横突孔，横突的末端前后各有结节。第2～6颈椎棘突较短，末端分叉。第1颈椎又名寰椎（图3-6），呈环形，没有椎体和棘突，由前弓、后弓和两个侧块构成。前弓后面正中有齿突凹，侧块有上、下关节面。第2颈椎又名枢椎，椎体向上伸出一齿突，与寰椎的齿突凹构成寰枢关节。第7颈椎又名隆椎，棘突长，末端不分叉（在体表可以摸到），常作为计数椎骨的标志（图 3-7）。

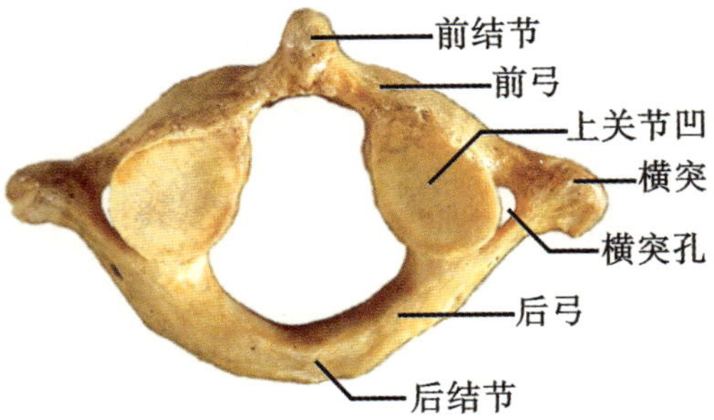

图 3-6　寰椎

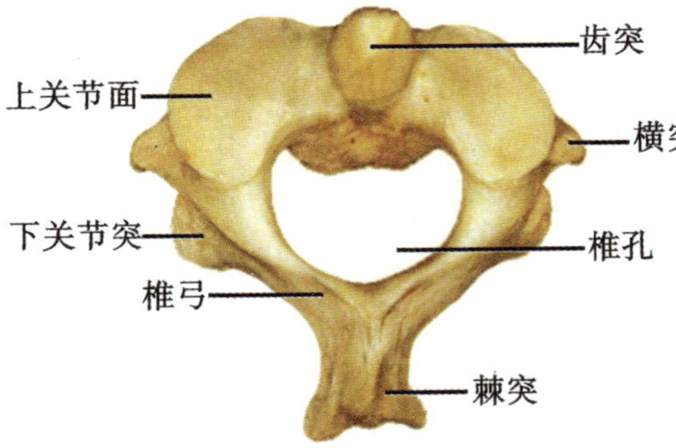

图 3-7　第 7 颈椎

2）胸椎　椎体断面呈心形，在椎体的后外侧上、下缘分别有上、下肋凹，横突末端前面有横突肋凹；棘突细长向后下方倾斜，彼此掩盖呈叠瓦状。

3）腰椎　椎体大，椎弓发达，棘突宽而短，呈板状，水平伸向后方。各棘突的间隙宽，临床可作腰椎穿刺（图 3-8，图 3-9）。

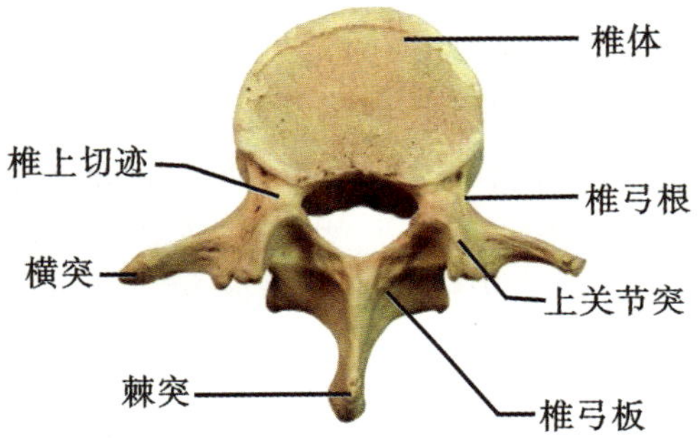

图 3-8　腰椎上面观

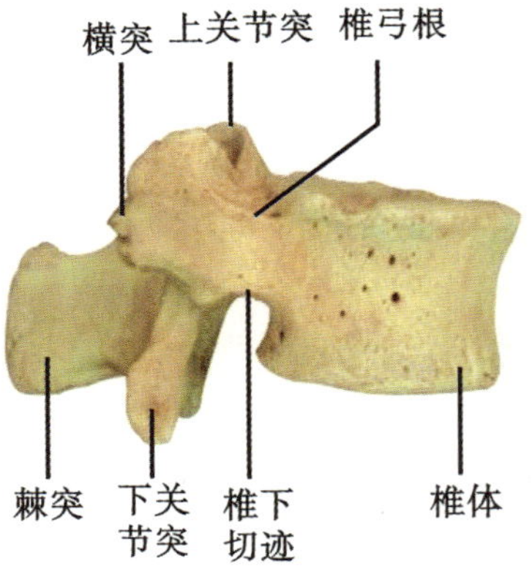

图 3-9　腰椎侧面观

4）骶骨　由 5 块骶椎融合而成，呈倒置的三角形。底向上，与第 5 腰椎相连接。底的前缘中份向前突起，称岬。女性的骶骨岬是产科骨盆测量的重要标志。骶椎椎孔连接成骶管，骶管下端裂开成骶管裂孔，裂孔两侧向下的突起称骶角，骶管麻醉常以骶角作为标志。

5）尾骨　由 3～4 块退化的尾椎融合而成。上接骶骨，下端游离为尾骨尖。

2. 胸骨　属扁骨，位于胸前壁正中央，自上而下可分为柄、体和剑突三部分。胸骨柄上缘中份凹陷为颈静脉切迹。胸骨柄与胸骨体连接处稍向前突称胸骨角，两侧平对第 2 肋，可在体表扪及，是计数肋与肋间隙的重要标志。胸骨体两侧有 2～7 肋切迹，分别与相应的肋连接，形成胸肋关节（图 3-10）。

3. 肋　肋由肋骨和肋软骨组成，共 12 对。第 1～7 对肋前端与胸骨相连称真肋，第 8～10 对肋前端借肋软骨与上位肋软骨连接形成肋弓，称假肋。第 11～12 对肋前端游离于腹肌中，称浮肋。

（1）肋骨　属扁骨，后端大称肋头，有关节面与胸椎肋凹相关节；肋头外侧稍细称肋颈，肋颈外侧的粗糙突起称肋结节，有关节面与相应胸椎的横突肋凹相关节；肋体内面下缘处有一浅沟称肋沟，沟内有肋间神经、血管经过。

（2）肋软骨　位于各肋骨的前端，由透明软骨构成，肋软骨增加了胸廓的弹性，终生不骨化。

4. 躯干骨的主要骨性标志　第 6 颈椎颈动脉结节、第 7 颈椎棘突、颈椎棘突、骶角、肋、肋弓、胸骨颈静脉切迹、胸骨角和剑突等。

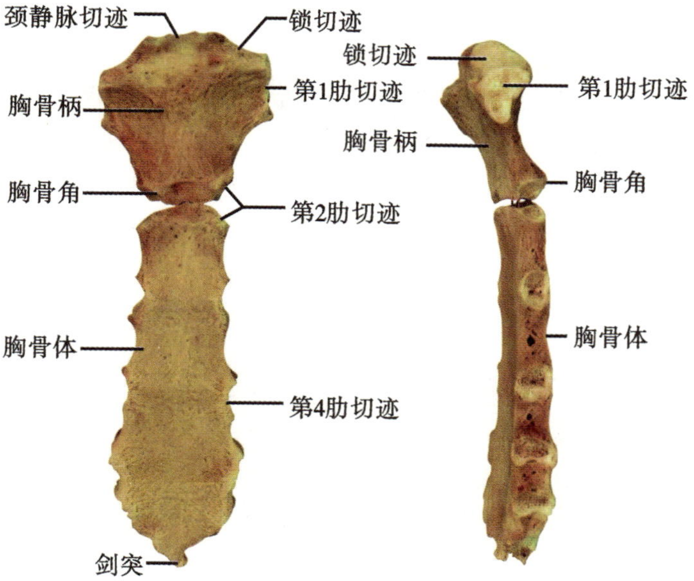

图 3-10　胸骨

（二）颅骨

颅位于脊柱的上方，由 23 块颅骨组成（不包括听小骨）。颅以眶上缘和外耳门的上缘连线为界，分为后上的脑颅和前下的面颅。脑颅骨共 8 块，包括成对的顶骨、颞骨和不成对的额骨、蝶骨、枕骨和筛骨，围成颅腔，容纳脑。面颅骨共 15 块，包括成对的上颌骨、颧骨、鼻骨、泪骨、腭骨及下鼻甲和不成对的犁骨、下颌骨及舌骨，构成骨性眼眶、鼻腔、口腔和面部的骨性支架。

1. 颅的整体观　除下颌骨和舌骨外，颅骨借膜和软骨牢固结合成一个整体（图 3-11）。

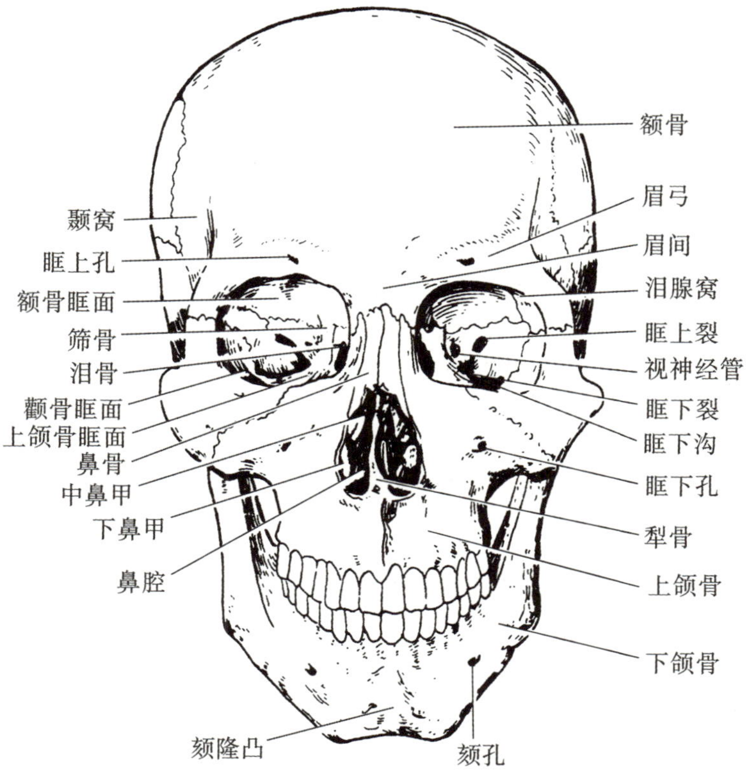

图 3-11　颅的整体观

(1)颅顶面观　呈卵圆形，前窄后宽，光滑隆凸。颅的上面有三条缝，即位于额骨与两侧顶骨间的冠状缝，两顶骨之间的矢状缝及两侧顶骨与枕骨之间的人字缝。

(2)颅侧面观　由额骨、蝶骨、顶骨、颞骨及枕骨构成。颅侧面中部有外耳门，向内通外耳道，自外耳门向前的骨梁为颧弓，外耳门后下方的突起即乳突。二者是重要的骨性标志，均可在体表摸到。颧弓上方有大而浅的颞窝，窝上缘可见上颞线和下颞线，窝内有额骨、顶骨、颞骨和蝶骨大翼四骨相交的翼点，此点骨质薄弱，内面有脑膜中动脉前支沟。颞窝下方的窝称颞下窝，窝内有三角形裂隙，其深部为翼腭窝(图 3-12)。

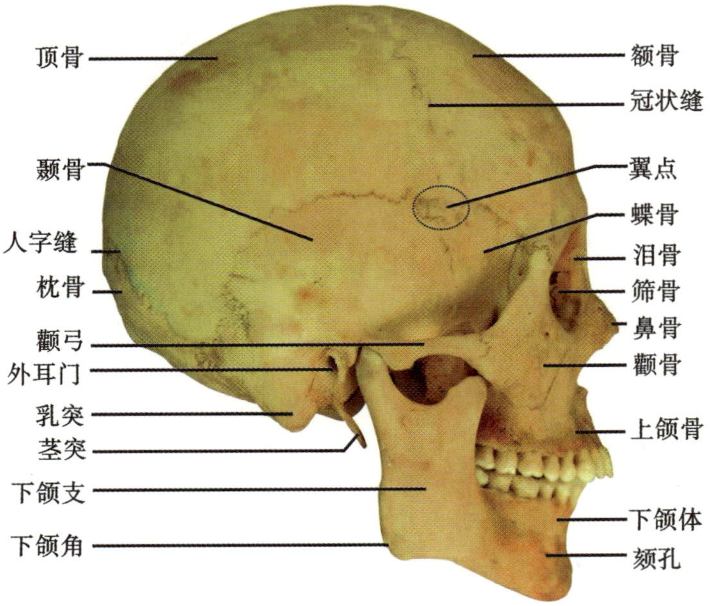

图 3-12　颅的侧面观

(3)颅前面观　颅前面中部可见一对容纳眼球的眶和位于其间的骨性鼻腔，下方为由上颌骨、下颌骨围成的口腔。

1)眶　为四面锥体形的腔，分为尖、底和四壁，眶尖向后内有视神经管与颅中窝相通，底朝前为眶口，上、下缘分别为眶上缘和眶下缘，眶上缘的内中 1/3 交界处有眶上切迹或眶上孔，眶下缘中点下方有眶下孔。同名的血管、神经通过上述孔或切迹。

2)骨性鼻腔　位于面颅中央，其顶借筛板与颅前窝相隔，底以骨腭分隔口腔，正中有鼻中隔，将鼻腔分为左、右两部分，前方共同的开口为梨状孔，后方有 2 个鼻后孔。鼻腔外侧壁有向下突出的 3 个骨片，自上而下分别称上鼻甲、中鼻甲和下鼻甲。鼻腔周围有 4 对鼻旁窦(又称副鼻窦)，包括上颌窦、额窦、筛窦和蝶窦，分别位于同名颅骨内的含气空腔，并借鼻道通鼻腔。各鼻旁窦对减轻颅骨重量和发音共鸣起重要作用。

(4)颅底内面观　高低不平，呈阶梯状，由前向后分 3 个窝。窝内有许多沟管孔裂，大多与颅底外面相通。

1)颅前窝　由额骨眶部、筛板和蝶骨小翼构成，主要容纳大脑前叶。正中线上由前向后有额嵴、盲孔、鸡冠等结构。筛板上有筛孔通鼻腔。

2)颅中窝　由蝶骨体和蝶骨大翼、颞骨岩部等构成，主要容纳大脑颞叶。中央是蝶骨体，上面有垂体窝，窝前外侧有视神经管，窝后端的隆起为鞍背。垂体窝和鞍背统称蝶鞍。蝶鞍两侧，由前向后，依次有眶上裂、圆孔、卵圆孔和棘孔等。在蝶骨体后外颞骨岩部尖端处有一破裂孔，在颅中窝外侧的鼓室上方有一块薄层骨片称鼓室盖。

3）颅后窝　主要由枕骨和颞骨岩部后面等构成，位置最低，容纳小脑和脑干。窝中央有枕骨大孔，孔前方的斜面称斜坡，窝后方及两侧有枕内隆凸、横窦沟、乙状窦沟、颈静脉孔和舌下神经管等结构。颅后窝的前外侧与外耳道方向一致处有内耳门及内耳道（图3-13）。

（5）颅底外面观　颅底外面高低不平，神经血管通过的孔裂较多，故颅底发生骨折时，往往沿孔裂方向。

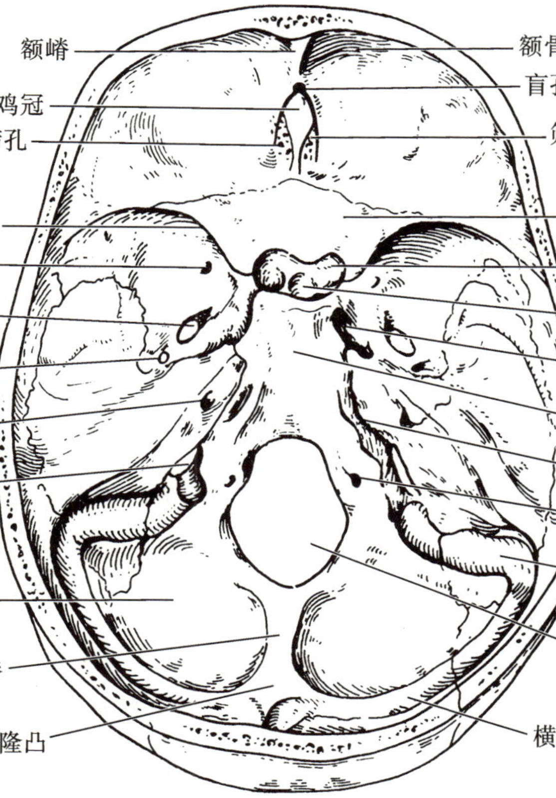

图3-13　颅底内面观

2. 新生儿颅的特征及出生后的变化　新生儿颅顶各骨尚未完全发育，骨与骨之间的间隙充满纤维组织膜，在多骨交接处间隙较大，称为颅囟，主要有前囟和后囟。前囟最大，呈菱形，位于矢状缝与冠状缝相接处。后囟位于矢状缝和人字缝会合处，呈三角形。在颞骨的前后还有蝶囟和乳突囟。前囟在生后1～2岁闭合，其余各囟都于生后不久闭合。前囟闭合的早晚可作为婴儿发育的标志和观察颅内压力变化的窗口。

3. 颅骨的重要骨性标志　眉弓、颏隆凸、下颌角、下颌骨髁突、颧骨、外耳门、乳突和枕外隆凸等。

（三）上肢骨

上肢骨由上肢带骨和自由上肢骨组成。前者包括锁骨和肩胛骨，后者包括肱骨、尺骨、桡骨、腕骨、掌骨和指骨。

1. 锁骨　呈“～”形，位于胸廓前上方，全长均可在体表摸到，是重要的骨性标志。锁骨体内侧2/3凸向前，外侧1/3凸向后。锁骨的中、外1/3交界处较细，易发生骨折。

2. 肩胛骨　位于胸廓后外侧的上部，介于第2～7肋之间。为三角形的扁骨，可分为3个缘、3个角和2个面。肩胛上角平对第2肋，下角对第7肋或第7肋间隙，是计数肋的标志。外侧角位于外上，较膨大，有一朝向外侧的梨形浅窝称关节盂。肩胛骨前面有一大而浅的窝称肩胛下窝，后面有一自内下向外上的骨嵴，称肩胛冈，冈上、下方的浅窝分别称冈上窝和冈下窝。肩胛冈向外上延伸的扁平突起称肩峰。内侧缘薄锐，邻近脊柱，又称脊柱缘；外侧缘肥厚，邻近腋窝，又称腋缘；上缘外侧有肩胛切迹，切迹外侧有向前伸出的指状突起称喙突（图 3-14）。

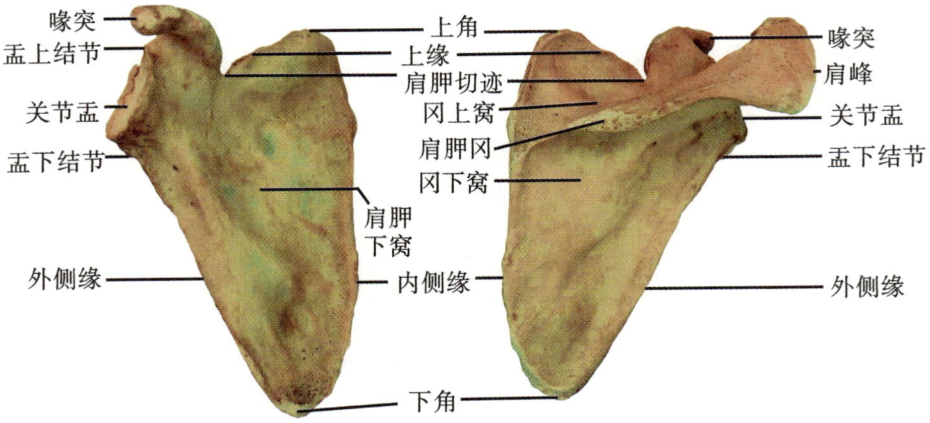

图 3-14　肩胛骨

3. 肱骨　位于臂部，分一体两端，是典型的长骨。上端膨大，有朝向上内后方的肱骨头，与肩胛骨的关节盂相关节。头周围的环形浅沟称解剖颈，肱骨头外侧和前方有隆起的大结节和小结节，向下延伸的骨嵴，分别称大结节嵴和小结节嵴，两结节嵴之间为结节间沟。其下方稍细的部分称外科颈，较易发生骨折。肱骨体中部外侧面有粗糙的三角肌粗隆。体后面中部有自内上斜向外下的桡神经沟，桡神经沿此沟经过，肱骨中段骨折可伤及桡神经。肱骨下端内侧部有肱骨滑车，与尺骨相关节；外侧部有肱骨小头，与桡骨相关节。肱骨滑车前面上方有冠突窝；后面上方有鹰嘴窝，伸肘时容纳尺骨鹰嘴。肱骨下端的两侧各有一突起，分别称外上髁和内上髁。内上髁后方有一浅沟称尺神经沟，有尺神经经过（图 3-15，图 3-16）。

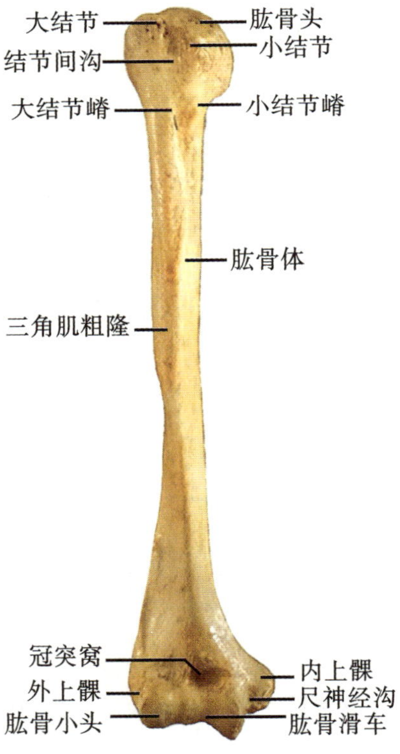

图 3-15　肱骨前面

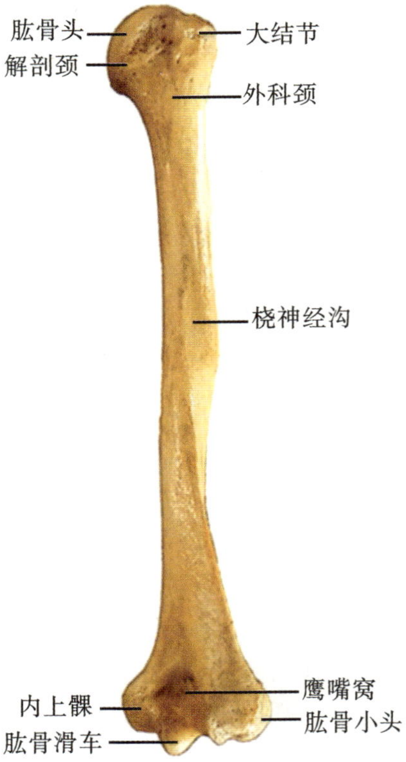

图 3-16　肱骨后面

4. 尺骨　位于前臂内侧,分一体两端。上端粗大,前面有一半圆形深凹称滑车切迹,与肱骨滑车相关节。在滑车切迹的前下方和后上方各有一突起,分别称冠突和鹰嘴,冠突外侧有桡切迹,与桡骨头相关节。尺骨下端称尺骨头,其前、外、后有环状关节面与桡骨的尺切迹相关节。头后内侧向下的突起,称尺骨茎突。

5. 桡骨　位于前臂外侧,分一体两端。上端称桡骨头,其上面有关节凹,头周围有环状关节面,与尺骨桡切迹相关节。桡骨头下方缩细的部分称桡骨颈,其下方有向前内侧突出的桡骨粗隆。桡骨下端内侧有尺切迹,与尺骨头相关节,下端外侧向下的突出称桡骨茎突;下面有桡腕关节面(图 3-17,图 3-18)。

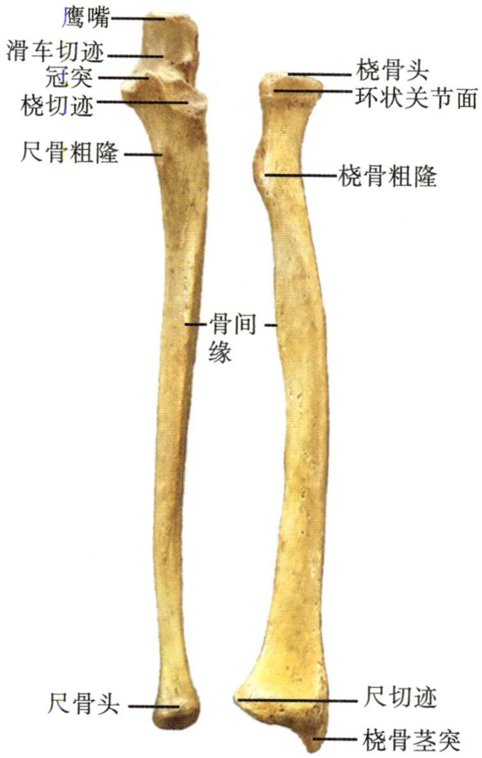

图 3-17　尺骨和桡骨前面

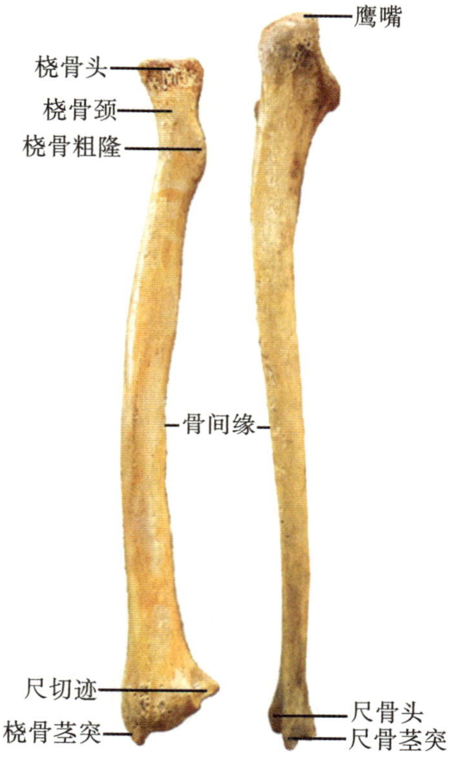

图 3-18　尺骨和桡骨后面

6. 手骨　包括腕骨、掌骨、指骨。

(1)腕骨　8 块,近侧列由桡侧向尺侧依次为手舟骨、月骨、三角骨和豌豆骨。远侧列由桡侧向尺侧依次为大多角骨、小多角骨、头状骨和钩骨。

(2)掌骨　5 块,其近侧端为底,中间为体,远侧端为头。由外侧向内侧依次为第 1 ~5 掌骨。

(3)指骨　共 14 块,除拇指两节外,其余均 3 节。由近侧至远侧依次为近节、中节和远节指骨。每块指骨都分底、体和滑车三部分。

7. 上肢骨的重要骨性标志　锁骨、肩胛冈、肩峰、喙突、肩胛下角、肱骨大结节、肱骨内上髁、肱骨外上髁、尺骨鹰嘴、尺骨茎突和桡骨茎突等。

(四)下肢骨

下肢骨包括下肢带骨和自由下肢骨。前者即髋骨,后者包括股骨、髌骨、胫骨、腓骨、跗骨、跖骨和趾骨。

1. 髋骨　是不规则骨,上部扁阔,中部窄厚,有朝向下外的深窝,称髋臼;下部有一大孔,称闭孔,左右髋骨与骶尾骨组成骨盆。髋骨由髂骨、坐骨和耻骨三者构成,三骨交汇于髋臼,16 岁左右完全融合(图 3-19,图 3-20)。

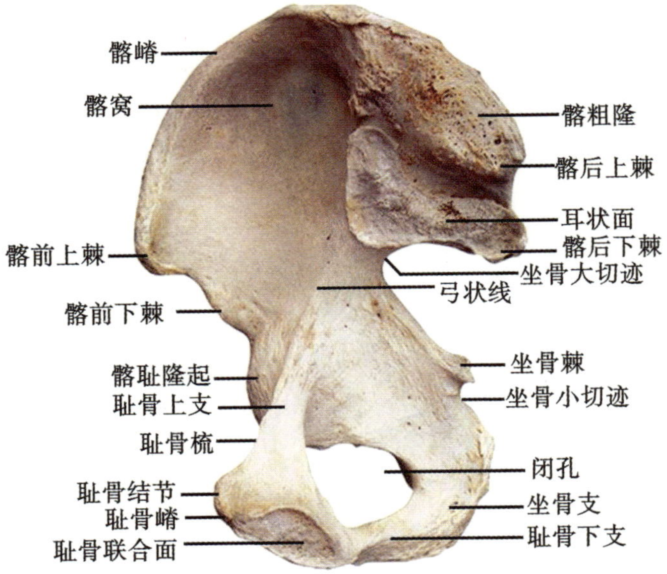

图 3-19　髋骨内面观

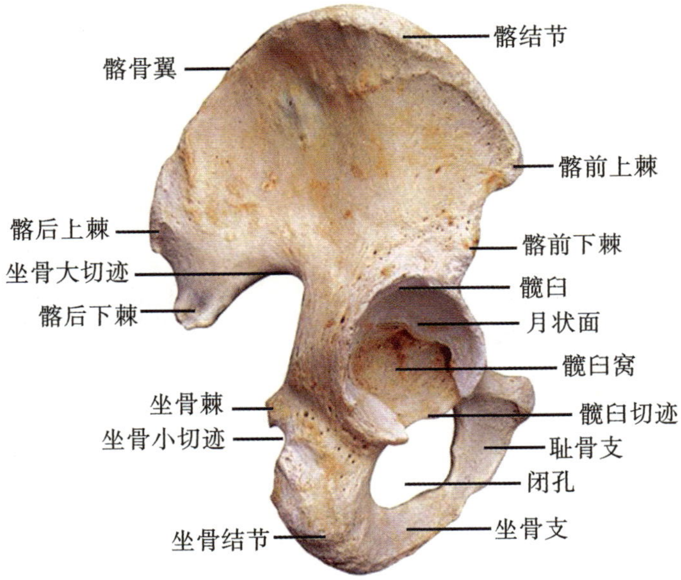

图 3-20　髋骨外面观

(1)髂骨　位于髋骨的后上部,分体和翼两部分。髂骨翼内侧面的浅窝称髂窝。髂骨翼上缘称髂嵴,其前、后端及其下方各有突起,分别称髂前上棘、髂前下棘、髂后上棘和髂后下棘。髂前上棘向后 5 ~7 cm 处向后外突起,称髂结节,临床上常在髂结节处进行骨髓穿刺;两侧髂嵴最高点的连线,一般平对第 4 腰椎棘突,可定位腰椎穿刺。

(2)坐骨　位于髋骨后下部,分体和支两部分。坐骨体构成髋臼的后下部,体向后下延续为坐骨支,其后下为粗大的坐骨结节。坐骨体后缘的尖锐隆起称坐骨棘,坐骨棘上、下方的切迹分别称坐骨大切迹和坐骨小切迹。坐骨大切迹具有明显的性别差异,男性窄而深,女性则宽而浅。

(3)耻骨　构成髋骨的前下部,分体和上、下两支。耻骨上支上面的锐利骨嵴称耻骨梳,耻骨梳向后与弓状线相续,向前终止于耻骨结节。耻骨上、下支移行部的内侧有椭圆形的粗糙面为耻骨联合面。耻骨与坐骨围成闭孔。

2. 股骨　是人体最长的长骨,约占人身高的1/4,分为一体两端。上端球形的膨大为股骨头,与髋臼相关节。头的外下侧较细的部分称股骨颈。颈、体交界处上外侧的隆起为大转子,下内侧的隆起为小转子,有肌肉附着。大、小转子之间前面有转子间线,后面有转子间嵴。大转子在体表易触及。股骨体后面有纵行骨嵴,称粗线。此线向上外延续于粗糙的臀肌粗隆。股骨下端形成2个向后的膨大,称内侧髁和外侧髁,两髁间有髁间窝,两髁侧面的突起分别称内上髁和外上髁(图3-21,图3-22)。

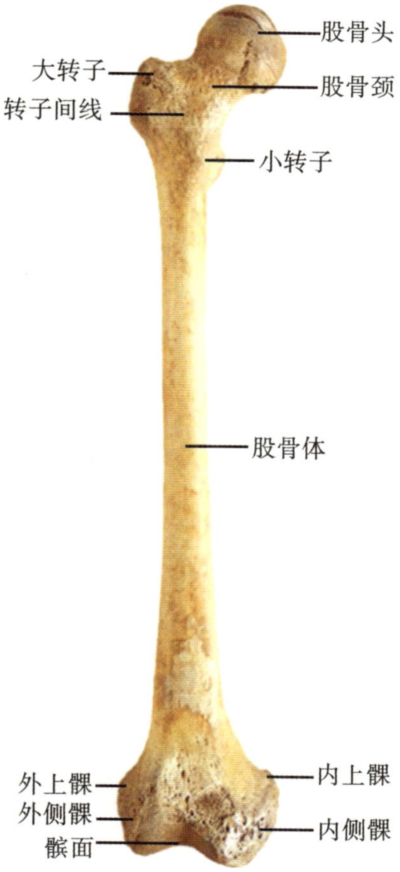

图3-21　股骨前面

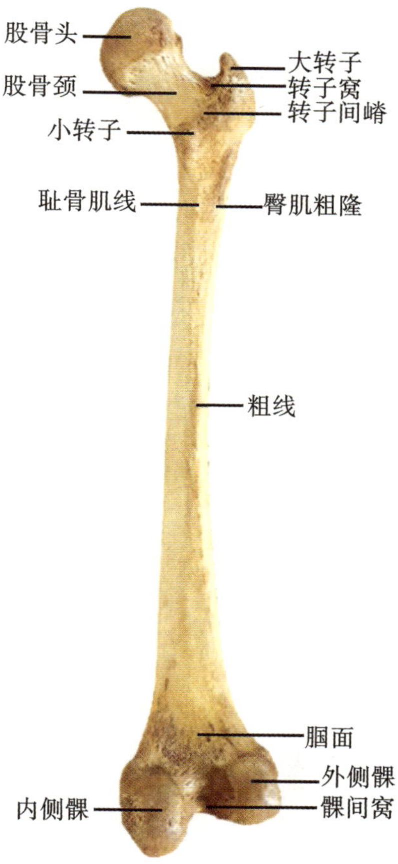

图3-22　股骨后面

3. 髌骨　是人体最大的籽骨,位于股骨下端的前方,包被于股四头肌肌腱内,略呈三角形,上宽为髌底,下窄为髌尖,前面粗糙,后面光滑为关节面,与股骨的髌面相关节,参与构成膝关节。髌骨在体表可清晰摸到。

4. 胫骨　位于小腿内侧,对支持体重起重要作用。胫骨是典型的长骨,分一体两端。上端膨大向两侧突出,形成内侧髁和外侧髁,两髁上面各有关节面,与股骨的下端的内、外侧髁相关节。两髁之间的骨性隆起称髁间隆起。上端与体移行处前面的隆起为胫骨粗隆。内、外侧髁和胫骨粗隆于体表可摸到。下端向内下方的膨大为内踝。胫骨下端下面的关节面与距骨滑车相关节。

5. 腓骨　位于小腿外侧,不参与支持体重,主要作为小腿肌的附着部,并与胫骨下端及距骨共同组成距小腿关节。腓骨细而长,分一体两端,上端膨大称腓骨头,头下方缩细部为腓骨颈。下端膨大为外踝(图 3-23,图 3-24)。

6. 足骨　包括跗骨、跖骨和趾骨。

(1)跗骨　主要功能是支持体重。跗骨共 7 块,属短骨,分成前、中、后三列。后列为下方的跟骨和上方的距骨,跟骨后端有跟骨结节;中列为足舟骨;前列由内侧向外侧依次为内侧楔骨、中间楔骨、外侧楔骨和骰骨。

(2)跖骨　相当于手的掌骨,共 5 块,由内向外依次为第 1 ~ 5 跖骨。每根跖骨均分为后端的跖骨底、中部的跖骨体和前端的跖骨头三部分。

(3)趾骨　共 14 块,𧿹趾 2 节,其他各趾 3 节。

7. 下肢骨的重要骨性标志　髂嵴、髂结节、髂前上棘、髂后上棘、坐骨结节、坐骨棘、耻骨结节、股骨大转子、股骨内上髁、股骨外上髁、髌骨、胫骨粗隆、腓骨头、胫骨前缘、内踝、外踝和跟骨结节等。

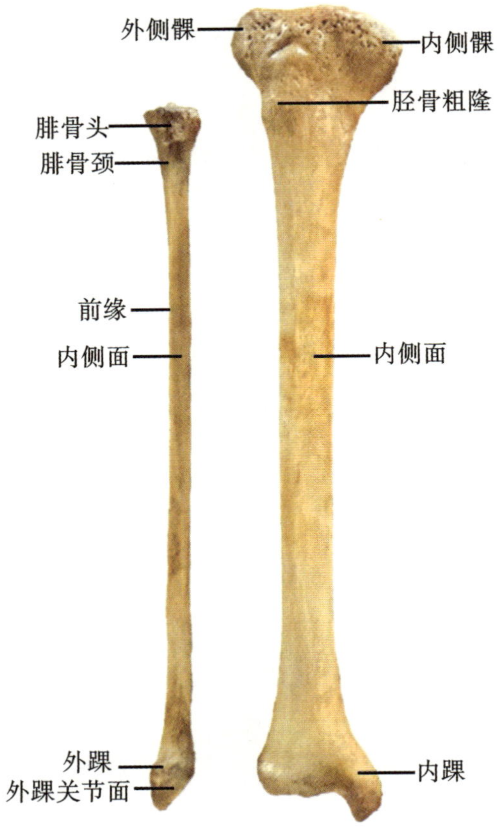

图 3-23　胫骨和腓骨前面

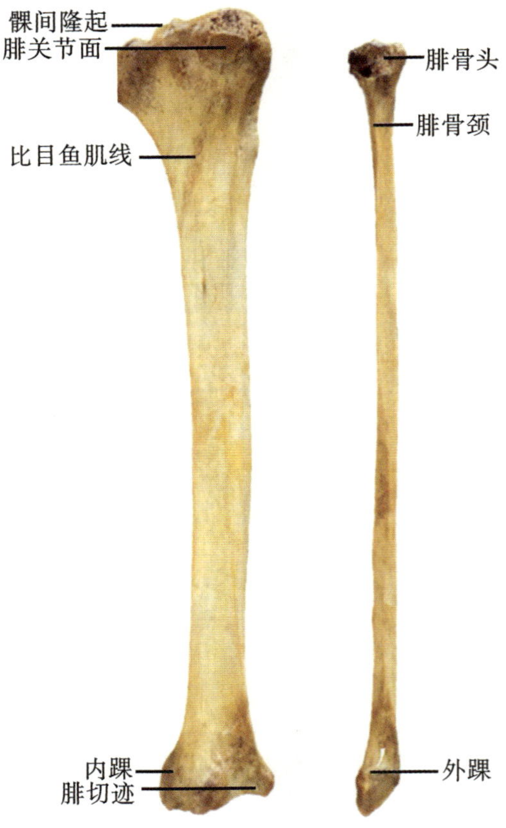

图 3-24　胫骨和腓骨后面

三、骨的生物力学特征

(一)骨受载荷形式

人体在日常生活和体育活动中时刻要受到外力的作用,包括载荷和各种约束力。载荷就是作用于人体的外力。作用于人体的载荷按照其性质可以分为静载荷和动载荷。静载荷是指施加的力缓慢且到达某一定值后不再改变的外力作用方式;而动载荷是施加的力快速变化或反复多次施加的力作用方式,分别称为冲击载荷和交变载荷,如击打在人体上的各种力为冲击载荷,步行过程中双脚骨的受力为交变载荷。

骨骼系统是人体的支架，在完成运动活动时，承受着来自于自身及外界的各种形式的载荷作用。根据力和力矩由不同方向作用于骨，可将作用于骨的载荷分为拉伸、压缩、弯曲、剪切、扭转和复合载荷(图3–25)。

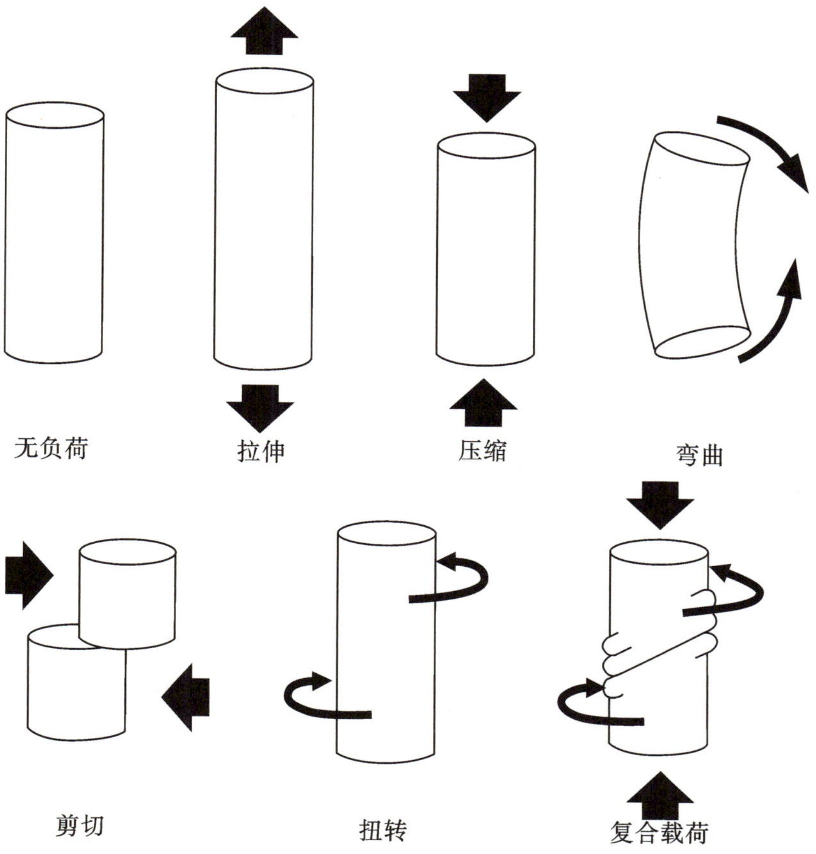

图3–25　骨受载荷形式

人体吊在单杠上悬垂，大多数骨受到的是拉伸载荷；人体站立时，下肢骨受到的是压缩载荷；长骨受到横向力作用时，其骨受载荷形式为弯曲载荷，如足球运动员被对方铲球时踩在胫、腓骨上的载荷；剪切载荷在人体活动中较少见，前面所说的铲球，如果被铲运动员在被铲过程中脚与地面接触，这时胫、腓骨受到的载荷则为剪切载荷；骨所受的扭转载荷见于人体肢体的各种转动运动中。由于人体的运动主要是通过骨骼肌收缩与舒张来实现的，在运动过程中，骨骼肌通过肌腱施力于骨，使作用于骨的载荷变得多元化。活体骨所受的载荷基本上都是复合载荷，即同时受到多种载荷的作用。例如，人体关节的股骨颈断裂时，它是压缩、弯曲、剪切三种载荷的复合。

(二)骨的应力与应变

当外力作用于骨时，骨以形变产生的用以抗衡外力的内部的阻抗，即骨产生的应力。骨的应力是指骨结构受到外来载荷时其表面单位面积所受到的力。骨的应变是指骨在外力作用下的局部形变，包括线性应变和剪切应变。将骨标准化后给骨加载荷，骨形变量与原尺度之比为线性应变，标本测试面直角角度的变化为剪切应变。同时可以获得应力(载荷)–应变关系的曲线。

骨受拉伸载荷时的应力–应变曲线，纵轴表示应力，横轴表示应变。应力较小时，在一定的范围内，应力与应变之间存在着一个线性关系，应力–应变曲线为直线，即应力与应变成正比关系，称为弹性区。在该范围内，外部载荷移去后，骨将恢复到原来的形状，即在弹性变形区内的载荷不会造成永久形变。但载荷持续增加时，骨最外层某些部位就会发生屈服，即弹性区末端点称为屈服点，意味着骨达到了弹性极限，对应的应力称为屈服应力（B′），屈服点以后的曲线则变成了非线性，骨将产生永久变形，称为塑性区。在塑性阶段，载荷取消后骨不能恢复到初始形状，部分残余形变是永久性的。如果载荷持续增加，骨组织的结构体将在某个部位失效（骨折，图中 C 点为断裂点），对应的应力称为极限应力（C′）（图 3-26）。

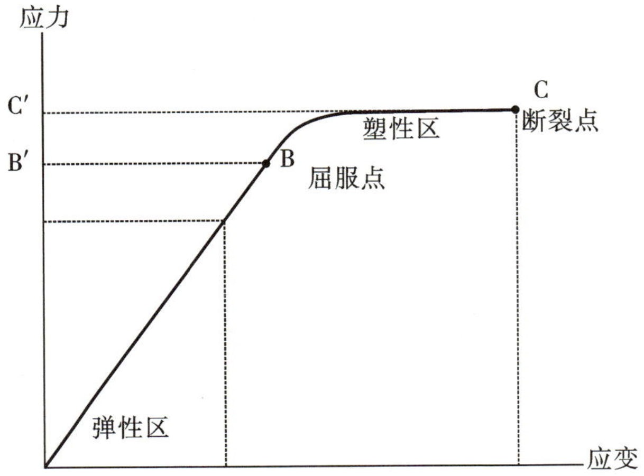

图 3-26　骨的应力-应变关系曲线

在应力-应变曲线图中的弹性区，骨的应力与应变之间存在着一定的关系，即应力/应变常数，此常数为材料的内部性质，称为弹性模量或杨氏模量，其大小等于这段直线的斜率。弹性模量或杨氏模量的大小表示材料抵抗变形的能力，是固体材料的外延性质，取决于材料、形状、边界条件，称为刚度。

达到极限应力时的应力-应变曲线下面的面积表示导致骨折所需要的能量。一般骨在生理负荷范围内，骨产生弹性变形，当外力去除后，弹性区内的能量能同时被骨释放，使骨恢复原状。但当骨不断受到外力作用时，其应变能量不能被及时完全释放，经积累后可能会损坏骨组织的结构。

（三）机械应力对骨生长的影响

适宜的载荷对骨有着积极的影响，但过载、过用或过度冲击性载荷可引起骨损伤甚至骨折发生。骨的生长是破坏和重建两个过程对立统一的结果。这一过程终生不止，而其重建的速度受年龄、营养、机械应力等多种因素的影响。

骨的生长包括长度的增长和横向增粗两个方面。骨的生长与诸多因素有关，如遗传、激素分泌、营养的摄取与运动活动等。其中运动引起的作用于骨的载荷，在骨的生长中起着关键作用。在儿童少年时期，适宜的载荷刺激可以促进骨的生长发育，而过载的载荷作用，则会影响骨的生长。因此，儿童少年时期，应避免过大的负重和静力性负荷训练。

骨的塑形与重建是通过适应力的作用而发生的，这种适应性是按沃尔夫（WOLFF）定律进行的。1892 年德国学者沃尔夫提出：物理功能的改变引起骨的吸收和形成，因此改变了骨的内部结构和外部的几何形状。塑形与重建是骨组织中对机械应力作用响应的两个主要生理过程。骨塑形主要存在于人类青少年和骨折愈合期，一定强度的机械刺激也会导致这一过程的发生，其主要作用是形成新骨质以塑骨形，增加骨强度。重建过程主要体现在骨组织的更新，如骨单位的重建与骨小梁的有序排列等，这是骨组织对机械刺激反应通过骨的形成与吸收为表现形式的生理过程。重建过程对骨组织的动态平衡与微细骨损伤的修复有着重要的意义。如人体的活动减少或肢体伤后固定、宇航员太空中失重状态，导致骨不再承受通常的机械应力，骨膜和骨膜下骨发生再吸收，强度与刚度减小，只有大于有效阈的机械负荷作用，才能使骨的塑形与重建向正向发展。运动员骨骼的力学性能强于一般人就是长期机械负荷作用的结果。

（四）骨疲劳

人在不断运动的过程中，骨会反复受力，当这种反复作用的力超过某一生理限度时会使骨组织受到损伤，这种循环载荷下造成骨的损伤为疲劳性损伤。在活体骨受到重复载荷的作用时，不仅载荷量和重复次数影响骨疲劳过程，而且频率也影响疲劳过程。因为活体骨具有自我修复能力，只有当疲劳性损伤超过骨的修复能力时，才会引起疲劳性骨折。疲劳性骨折的高发人群是耐力项目运动员、士兵和重体力劳动的工人，其骨折往往都是由于骨的损伤超过骨的修复能力所导致的。在持续性紧张的骨骼肌活动中，首先引起骨骼肌疲劳，骨骼肌疲劳则收缩能力降低，其结果是抵消作用于骨上的应力的能力也减弱，骨的应力分布也就会发生相应的改变，导致对骨的作用力过大，骨结构在反复的应力刺激下导致结构的改变而发生骨折（图 3-27）。

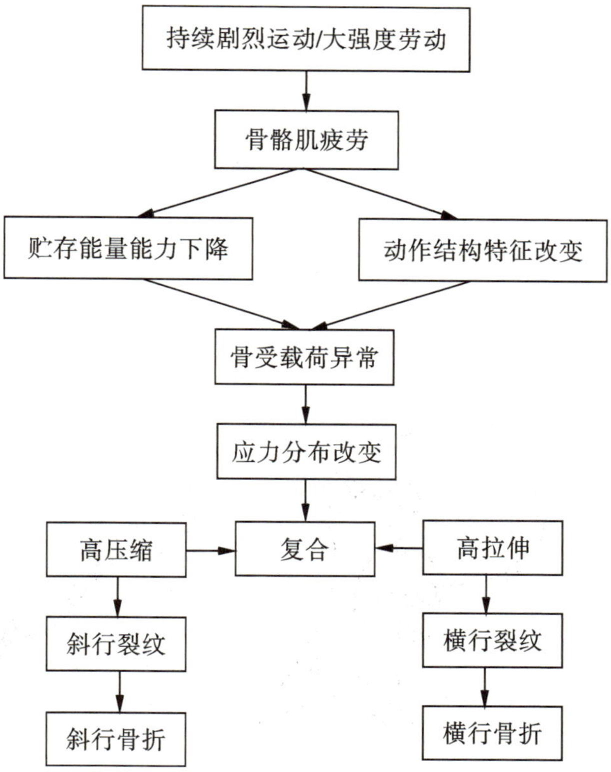

图 3-27　骨疲劳

（五）影响骨力学性能的其他因素

骨的力学性能通常通过骨的强度和刚度来表现。强度是指骨抵抗外力破坏的能力，刚度则是指骨抵抗外力而不产生变形的能力。除了上述讨论的机械应力因素外，骨的力学性质还受到以下因素的影响。

1. 骨的大小和形状　这里主要讨论长骨。对于长骨而言，骨的大小通常是指其横截面积的大小，形状是指骨组织在中心轴周围的分布。骨的横截面积越大，强度和刚度也越大。

2. 骨折愈合　当骨折愈合开始时，骨痂在骨折处周围形成套状以稳定骨折区。在愈合期间，骨痂使横截面积显著增加，从而增加骨的强度和刚度，特别是在弯曲和扭转时。在骨折愈合时，骨逐渐恢复其正常强度，套状结构被逐步吸收，骨恢复到正常大小和形状。

3. 手术因素　有些外科手术造成骨缺损而使其力学性能明显减弱。如小片骨切除或螺丝钉钻孔等，使骨局部截面尺寸发生改变，在截面改变处的应力分布不再均匀，出现应力局部增大现象，导致骨的强度降低。

4. 衰老与骨质疏松　在人体正常衰老过程中，骨组织的分解流失大于合成再造，因而逐渐出现骨质疏松现象。目前认为，骨质疏松是以骨量减少、骨的显微结构受损、骨脆性增加为特征的一种疾病现象。骨组织总量的减少，造成骨的强度和刚度下降。骨质疏松是导致老年人容易发生骨折的重要原因。

（六）骨的杠杆作用

骨的作用是构成人体的基本架构，起支撑和保护作用。在运动活动中，骨的另一个重要功能是其杠杆功能。运动系统的各种机械运动均是在神经系统的支配下，通过骨骼肌的收缩、牵拉骨围绕关节活动而产生的。

在生物运动链中，关节绕关节轴转动，其功能与杠杆原理相同，因而称作骨杠杆。同机械杠杆相同，骨杠杆也有支点和杠杆臂。关节转动瞬时中心（有时是地面支撑点）为骨杠杆的支点，肌力作用点到支点的距离为一个杠杆臂，关节重心到支点的距离为另一个杠杆臂（如有负荷时，阻力作用点到支点的距离为另一个杠杆臂）。力矩是使杠杆产生运动的原因，力矩的大小等于力与力臂的乘积，力臂与杠杆臂不同，它是支点到力作用线的垂直距离。骨杠杆平衡时，肌力产生的力矩与关节的重力矩以及负荷产生的力矩之和为零。根据力对杠杆的作用，与杠杆转动方向（即关节转动方向）一致的力为动力，与杠杆转动方向相反的力为制动力。生物运动链中的骨杠杆同机械杠杆一样也分为省力杠杆、平衡杠杆和速度杠杆（图 3–28）。

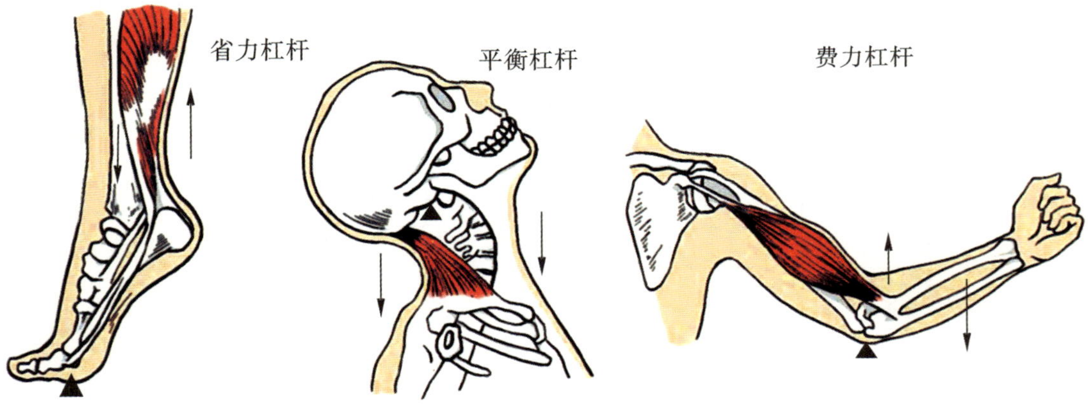

人体三类杠杆

图 3–28　骨的杠杆

阻力点在支点和动力点之间的杠杆为省力杠杆。如站立提踵时，以跖趾关节为支点，小腿三头肌以跟腱附着于跟骨上的支点为动力点，人体重力通过距骨体形成阻力点。这类杠杆的力臂始终大于阻力臂，可用较小的力来克服较大的阻力。

支点在阻力点与动力点之间的杠杆为平衡杠杆。如头颅与脊柱的连接，支点位于寰枕关节的额状轴上，斜方肌等的作用点为动力点，位于支点后方，头的重心构成阻力点位于支点前方。这类杠杆的主要作用是保持平衡和传递动力。

动力点在支点与阻力点之间的杠杆为速度杠杆，属于费力杠杆。如手臂持球以肘关节为点所构成的杠杆，支点在肘关节中心，肱二头肌在桡骨上的作用点为动力点，前臂和球共同的重心为阻力点。这类杠杆因为力臂始终小于阻力臂，动力必须大于阻力才能引起主动运动，所以不能省力，但可以使阻力点获得较大的速度和运动幅度。

四、康复治疗对骨的影响

运动治疗技术中，关节活动技术和肌力训练、牵引技术等可以对患者的骨的生长和发育产生影响。

（一）关节活动技术和肌力训练对骨的影响

1. 骨关节　根据 WOLFF 定律，长期制动对骨骼的压力和牵拉力降低，骨质疏松，最明显的部位是抗重力的下肢骨骼和与躯干姿势相关的骨骼，承担体重最大的跟骨骨钙丢失尤为突出。尿钙排泄在制动 7 周时达到高峰。制动使关节周围韧带的刚度降低，强度下降，能量吸收减少，弹性模量下降，肌腱附着点处变得脆弱，韧带易于断裂。制动 30 d，可以造成严重关节退变和活动受限。

2. 被动活动技术和主动活动技术　关节活动技术中被动活动技术和主动活动技术可以帮助患者减少长期卧床造成的骨质疏松等并发症，预防和延缓骨质疏松。关节活动技术可以促进骨折后的伤口愈合等，对于处于生长发育阶段的青少年，使骨承受各种运动负荷的刺激更好地促进骨细胞的增殖；主动活动和抗阻训练可加速全身的血液循环，提高新陈代谢，使骨骼能够得到更多紫外线的照射，可使皮肤内的部分胆固醇转化为维生素，有助于人体对钙的吸收，从而促进骨的生长发育，有利于骨的增长。

3. 使骨增粗和提高骨的机械性能　患者常常进行关节活动训练和抗阻训练，就会引起骨形态结构的良好变化。即使骨的直径增粗骨密质增厚，肌肉的附着处的骨质显著突起，骨小梁线系加强，骨矿含量增加等，从而提高了骨的机械性能。如举重运动员肱骨体横径较粗、骨体外侧壁增厚、三角肌粗隆突出明显；武术运动员的下肢骨显著增厚，踏跳足的第二横径明显增大等。

（二）牵引技术对骨的影响

1. 增大颈椎椎间隙　颈椎牵引通过牵引带沿身体纵轴方向对颈椎施加拉力，以对抗体重而加大椎间隙，使椎间盘产生负压，促进突出物的回纳复位，缓解椎间盘组织向周缘的外突压力；同时使后纵韧带紧张并起到向前推压作用，以改变突出物或骨赘与周围组织的相互关系，有利于缓解神经根受压。在颈椎牵引中椎间隙增大值最大节段通常为 $C_6 \sim C_7$，其次是 $C_4 \sim C_5$，上颈段不如下颈段那样容易分离。椎间隙分离最大的部位位于后部，且随着屈曲的角度增大而加大。

2. 牵伸挛缩组织　颈椎疾病常引起疼痛和颈椎关节活动受限，从而使其周围肌群发生继发性痉挛（对慢性肌肉劳损患者，则可发生原发性肌痉挛）。肌痉挛可以进一步发生压迫症状，同时造成关节活动减少，血液循环障碍，进而加重症状。牵引可以牵张挛缩的关节囊、韧带和周围的肌群，放松处于痉挛状态的肌肉，减少颈椎的应力，阻断上述恶性循环，从而缓解症状，改善或恢复脊柱的正常生理功能。

3. 扩大椎间孔　神经根型颈椎病可因椎间孔变窄，再加上继发性因素如外伤、受凉等而导致局部充血、水肿，使神经根受压加重。颈椎牵引可扩大椎间孔，缓解椎间孔中的神经根和动、静脉所受的压迫、刺激，甚至神经根和关节囊之间的粘连也有可能得以松解；从而有利于消除水肿，改善局部血液循环，减轻神经根压迫症状，有利于损伤的软组织修复。

4. 恢复颈椎的正常排序　对颈椎骨折、脱位又无法承受大重量牵引的患者，可行颈椎的小重量持续牵引，限制颈椎活动，在脊柱外伤的早期制动有固定和复位作用，有助于理顺和恢复颈椎的正常排序。

（三）运动治疗技术对骨形态结构和功能的不良影响

在主动活动和抗阻训练过程中，骨消耗能量的合成，需要在运动后的休息期间来完成。因此在剧烈活动后，必须有足够的休息时间，以保证骨新陈代谢的正常进行。

主动活动和抗阻训练使骨在功能上发生改变后，随之而来的是骨内部构造和形态的明显变化，它有一个渐进的发展过程，如果负荷量、重复次数和频率不足会妨碍骨的生长。而当负荷量、重复次数和频率超过了骨的重建速度将会产生慢性损伤，如疲劳性骨折。苏联学者用动物试验证实了体力活动对骨形态结构的影响。如狗的一条腿不着地而废用，另一条则必然超出平常负荷量使该侧的骨和股骨明显肥大，而且较短。也有学者研究证实，对骨固定不变的压力，会导致其萎缩，只有间歇压力才有利于促进骨的生长；长时间负荷或过度训练则能引起早合，骨化过程提早完成，影响骨的继续增长；单侧负荷过多、过久，易引起身体两侧骨的生长发育不均衡而导致畸形；另外，当体育锻炼停止后，骨所获得的变化就会慢慢消失。如老年人随着年龄增大，缺乏运动使骨出现老年性骨质疏松。

由此看出，适当的运动负荷可给骨带来良好的影响。而过度的运动负荷则会给骨带来损害。骨的损伤不仅与载荷量有关，还与载荷重复次数和频率有着密切关系。为此，对处在疾病急性期的患者，不宜进行持续过久的剧烈运动，过度负荷则会影响骨的发育，适宜的主动活动和抗阻训练会促进骨的成长和提高骨的强度，因此体育锻炼项目要多样化，运动要经常化。老年人随着年龄增大，机能素质逐步退化，健康状况变差，为防止老年性骨骼疾病的发生，应保持适当的体育运动和体力活动，可以预防和延缓骨质疏松的发生。

小结

骨是运动系统中的基础内容，也是学习生理学的基础内容。通过本节的学习，应掌握骨的分类，构造，骨的化学成分及物理特性；全身骨及重要的骨性标志；骨的生物力学特征；康复治疗对骨的影响。尤其要掌握康复治疗技术中常见的骨，熟悉这些骨的构造和物理特性。其中骨的生物力学特征是难点，需要认真学习。康复治疗对骨的影响应该辨证对待，对不同的人辨证治疗方能发挥最好的效果。

第二节　骨连结

★问题思考

患者，男，40 岁，汽车修理工，长期弯腰工作，自述 1 年前无明显诱因出现右下肢疼痛麻木，晚间疼痛渐增，痛时如刀割火灼，并以蚁行感沿右下肢放射，在私人诊所予“腰痛宁胶囊，肌内注射等治疗”未见好转，此后反复发作，腰部酸软困痛，喜揉喜按，遇劳加重，卧则减轻。4 d 前，劳累过度，致腰痛加重。今日来我院，行 X 射线检查：$L_4 \sim L_5$、$L_5 \sim S_1$ 椎间盘突出，L_3、L_4 椎体骨质增生，门诊以“腰痛，腰椎间盘突出症 $L_4 \sim L_5$、$L_5 \sim S_1$”收住入院。症见：神清，精神差，表情痛苦，面色晄白，手足不温，少气乏力，上述腰痛症状仍存，食欲缺乏，夜寐安，二便自调。

问题与思考：

(1)什么是椎间盘？位于何处？如何构成？有何作用？

(2)椎间盘突出常发生在何处？如何预防椎间盘突出症的发生？如何对腰椎间盘突出患者进行康复治疗？

一、骨连结的方式

骨与骨之间借纤维结缔组织、软骨或骨组织相互连结，形成骨连结，以实现支持、保护和运动功能。根据连结的方式不同，可将骨连结分为直接连结和间接连结两大类。

（一）直接连结

骨与骨之间借纤维结缔组织或软骨及骨直接紧密相连，其间无间断或缝隙、不活动或活动度极微的连结方式称为直接连结。依照连结组织的不同可分为 3 种。

1. 纤维连结　相邻两骨间以纤维结缔组织相连，牢固紧密、无活动性，又可分为 2 种。

（1）韧带连结　连结两骨的纤维结缔组织比较长，呈条索状或膜板状，如椎骨棘突间的棘间韧带等。

（2）缝　两骨间借少量的纤维结缔组织相连，见于颅骨间，如颅顶的矢状缝等。如缝骨化，则成为骨性结合。

2. 软骨连结　两骨间借软骨相连结，可分为 2 种。

（1）透明软骨结合　如长骨骨干与骺之间的骺软骨、蝶骨与枕骨的结合等，多见于幼年发育时期，随着年龄增长，可骨化形成骨性结合。

（2）纤维软骨联合　如椎体间的椎间盘及耻骨联合等。

3. 骨性结合　两骨之间以骨组织连结，通常由纤维连结或透明软骨连结骨化而成。如骶椎间的骨性结合及髂、耻、坐骨间在髋臼处的骨性结合等。

（二）间接连结

相对骨面间分离，并借结缔组织囊相互连结，其间有腔隙，在肌的牵动下能够产生运动，这类骨连结通常称为关节，为骨连结的最高分化形式。

1. 关节的基本结构

（1）关节面　为组成关节的各骨接触面。每一关节至少包括 2 个关节面，一凸一凹，凸者称关节头，凹者称关节窝。关节面上覆盖有光滑的关节软骨，减少运动时的摩擦，并能缓冲震荡和冲击。

（2）关节囊　为包在关节周围的结缔组织囊密闭关节腔，与骨膜相延续。可分为内、外两层。外层为纤维层，由致密的纤维结缔组织构成，厚而坚韧。内层为滑膜层，薄而柔软，由疏松结缔组织构成，紧贴纤维层内面能分泌滑液，增加润滑，减少摩擦和关节的损伤。

（3）关节腔　为关节囊滑膜层与关节软骨之间密闭的窄隙，内有少量滑液，腔内为负压，使 2 个关节面密切接触，有利于关节的稳固。

2. 关节的辅助结构　除上述基本结构外，关节还有韧带、关节盘和关节唇等辅助结构，对增加关节的稳固性或灵活性有重要作用。

3. 关节的运动　关节的运动形式与关节面的形状有着密切的关系，关节面的形状不同，运动形式各异。根据关节运动轴的方位，关节运动的基本形式可分为以下 4 组。

（1）屈和伸　沿冠状轴的运动，相关节的两骨角度变小为屈，反之为伸。

（2）收和展　沿矢状轴的运动，向正中矢状面靠拢的运动是内收，反之为外展。

（3）旋转　沿垂直轴的运动，骨的前面转向内侧称旋内，转向外侧称旋外。在前臂，手背转向前方称旋前，反之称旋后。

（4）环转　是冠状轴和矢状轴上连续变换屈、展、伸、收 4 种动作的复合运动。运动时骨的近端在原位转动，远端做圆周运动，整个骨的运动可描绘成圆锥形轨迹。

4. 关节的类型　根据关节面的形状，关节主要分为以下 4 种。

(1)球窝关节　关节头为球形，可以通过球心设无数个轴(直径)，因此能做任何方向的运动。即沿冠状轴的屈伸活动，沿矢状轴的收展运动及沿垂直轴的内旋外旋。一般的球窝关节的关节头大而关节窝浅(如肩关节)，其运动幅度较大；如果关节窝深，包绕关节头的1/2以上时，则其运动度受限，叫作杵臼关节(如髋关节)。

(2)椭圆关节　关节头呈椭圆形凸面，关节窝呈相应凹面，能做冠状轴上的屈、伸和矢状轴上的内收、外展运动。

(3)鞍状关节　1个鞍状关节包含2个U形表面，彼此呈直角嵌合，中心部分接触于两骨块的凹槽中，如同马鞍置于马背上，彼此可沿另一骨块进行双向的移动。相对两骨的关节面都是马鞍形，两者互为关节头和关节，可沿冠状轴做屈、伸运动和矢状轴做收、展运动。如拇指与掌骨之间的关节可以在2个方向上运动。

(4)滑车关节　又名屈戌关节，关节头呈滑车状，关节窝有嵴，限制关节的侧向运动。仅能沿冠状轴做屈、伸运动，手的指间关节属于此类型。屈时两骨互相靠拢，角度变小；伸时两骨分离，角度增大。这种运动主要发生在1个面上，如肘关节、指骨间关节。

二、全身主要的骨连结

(一)躯干骨的连结

躯干骨的连结包括全部椎骨互相连结构成脊柱和12块胸椎、12对肋及1块胸骨连结构成的胸廓。

1. 脊柱　位于躯干背部正中，构成人体的中轴。脊柱由24块椎骨、1块骶骨、1块尾骨借椎间盘、韧带和关节连结而成。包括椎体间连接和椎弓间连接。

(1)椎体间的连结　椎体间借椎间盘、前纵韧带和后纵韧带相连。

1)椎间盘　是连结相邻2个椎体之间的纤维软骨盘(第1与第2颈椎之间除外)。椎间盘由周围部的纤维环和中央部的髓核组成。纤维环是由多层呈环行排列的纤维软骨环构成，质坚韧而有弹性；髓核为柔软而富有弹性的胶状物质。椎间盘除连接椎体外，还有缓冲震荡的作用，同时还有利于脊柱向各个方向运动。成年人，由于椎间盘的退行性改变，在过度劳损、体位骤变或猛力动作下有可能引起纤维环破裂，髓核膨出，临床上称椎间盘突出症。由于纤维环后部较薄弱，故髓核多向后方或后外侧膨出，突入椎管或椎间孔，压迫脊髓或脊神经。由于腰部负重及活动度较大，故多发生腰椎间盘突出症。

2)前纵韧带　位于椎体和椎间盘的前面，宽而坚韧，起自枕骨大孔前缘，向下止于骶骨前面，有限制脊柱过度后伸和防止椎间盘向前脱出的作用。

3)后纵韧带　位于椎体和椎间盘的后面，窄而坚韧。起自枢椎椎体后面，下至骶骨。有限制脊柱过度前屈和防止椎间盘向后脱出的作用(图3-29)。

(2)椎弓间连结　包括椎弓板、棘突、横突间的韧带连接和上、下关节突间的关节连接。

1)黄韧带　连于相邻两椎弓板之间，由黄色的弹性纤维构成，有协助围成椎管和限制脊柱过度前屈的作用。

2)棘间韧带　连于相邻棘突间，向前后分别与黄韧带、棘上韧带相移行。

3)棘上韧带　连于各个棘突的尖端，有限制脊柱过度前屈的作用。在项部的棘上韧带又名项韧带。

(3)关节　脊柱的关节有关节突关节、寰枕关节和寰枢关节。关节突关节由相邻两椎骨的上、下关节突构成。寰枕关节由寰椎上关节凹与枕骨枕髁构成，可使头部做前俯、后仰和侧屈运动。寰枢关节由寰椎的齿突凹和枢椎的齿突构成，可使寰椎连同头部做左、右旋转。

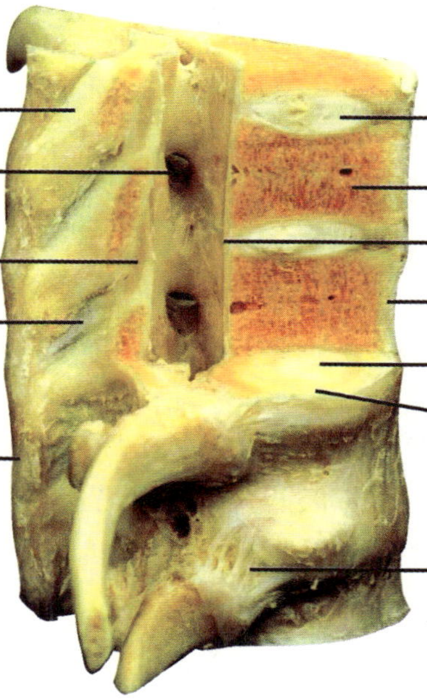

图 3-29　椎骨间的连结

(4)脊柱的运动　脊柱除支持体重、保护脊髓外,还可做大幅度运动,相邻椎骨间的连接是稳固的,运动幅度很小,但整个脊柱的运动幅度很大。可做屈、伸、侧屈、旋转和环转运动。脊柱的颈、腰部运动幅度较大,故脊柱的损伤也以这两处较为多见。

2. 胸廓　胸廓由 12 块胸椎、12 对肋、1 块胸骨和它们之间的连结共同组成,具有支持并保护胸腔和腹腔内器官的功能。构成胸廓的关节有肋椎关节和胸肋关节(图 3-30)。

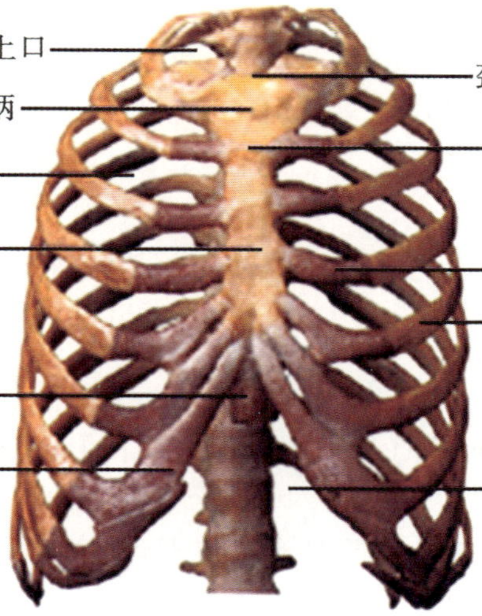

图 3-30　胸廓

(1)肋椎关节　包括肋头关节和肋横突关节。2 个关节在功能上是联合关节,运动时肋骨沿着肋头至肋结节的轴线旋转,使肋上升或下降,改变胸廓的容量,助呼吸。

(2)胸肋关节　由第 2 ~ 7 对肋软骨分别与胸骨外侧缘的肋切迹构成。

(3)胸廓的整体观　成人胸廓近似圆锥形,上窄下宽,前后扁平,有上、下两口。上口小,由第 1

胸椎、第 1 对肋和胸骨柄上缘围成。胸廓下口较大，但不整齐，由第 12 胸椎、第 12 对肋、第 11 对肋前端、左右肋弓和剑突围成。

胸廓的形态与年龄、性别和健康状况等因素有关。新生儿的胸廓近似桶状，老年人的胸廓因肋软骨钙化，弹性减少，运动减弱，胸廓变得更扁而长，成年女性的胸廓较男性略圆而短。佝偻病患儿的胸廓前后径大，胸骨向前突出形成“鸡胸”。肺气肿、哮喘的患者，胸廓各径线均增大而呈“桶状胸”。

（二）颅骨的骨连结

颅骨之间多数是以致密结缔组织或软骨直接相连，只有下颌骨与颞骨之间构成颞下颌关节。颞下颌关节即下颌关节，由下颌骨的下颌头与颞骨的下颌窝和关节结节构成。关节囊松弛，前部薄弱，后部厚，外侧有韧带加强，下颌关节易向前脱位。关节囊内有一个纤维软骨构成的关节盘，其周缘与关节囊相连，将关节腔分为上、下两部分。颞下颌关节可使下颌骨上提、下降、前进、后退及侧方运动。

（三）上肢骨及其连结

1. 胸锁关节　胸锁关节（sternoclavicular joint）是上肢骨与躯干骨之间的唯一关节。由锁骨的胸骨端与胸骨的锁切迹构成。关节囊坚韧，周围有韧带加强，关节囊内有关节盘。可做小幅度的上、下、前、后和环转运动。胸锁关节的活动度虽小，但以此为支点扩大了上肢的活动范围（图 3-31）。

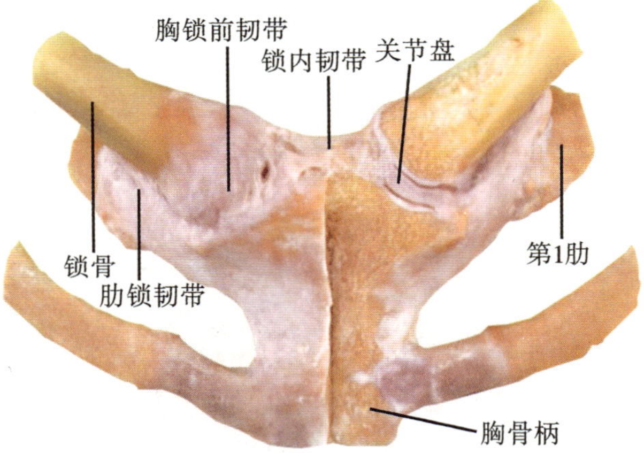

图 3-31　胸锁关节

2. 肩锁关节　肩锁关节（acromioclavicular joint）由锁骨的肩峰端和肩胛骨的肩峰构成，活动度小，是肩胛骨活动的支点。

3. 肩关节　肩关节（shoulder joint）由肱骨头与肩胛骨的关节盂构成。肱骨头大，关节盂小而浅，周围有盂唇加深，关节囊薄而松弛，囊内有起自盂上结节的肱二头肌长头腱越过肱骨头上方。肩关节的前、上、后部有肌、韧带和肌腱加强，囊的下壁最为薄弱，故肩关节脱位时，肱骨头常从下壁脱出。肩关节是全身最灵活的关节，运动幅度大，可做前屈和后伸、内收和外展、旋内和旋外、环转运动（图 3-32）。

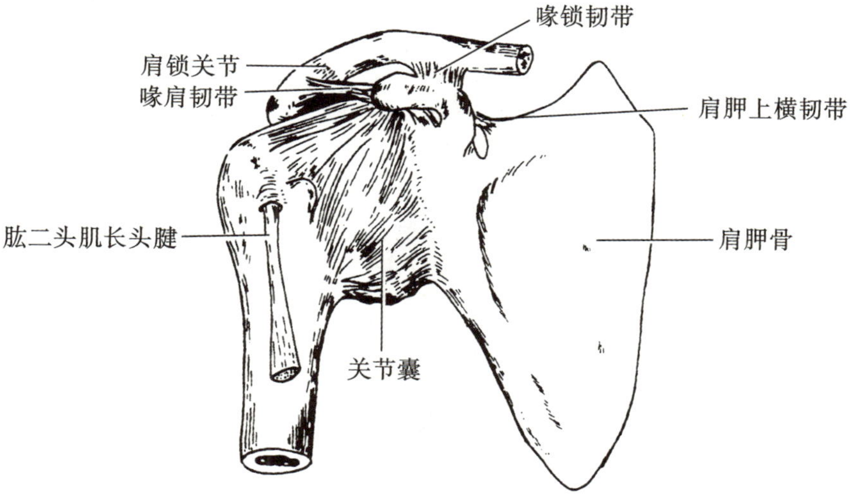

（1）前面

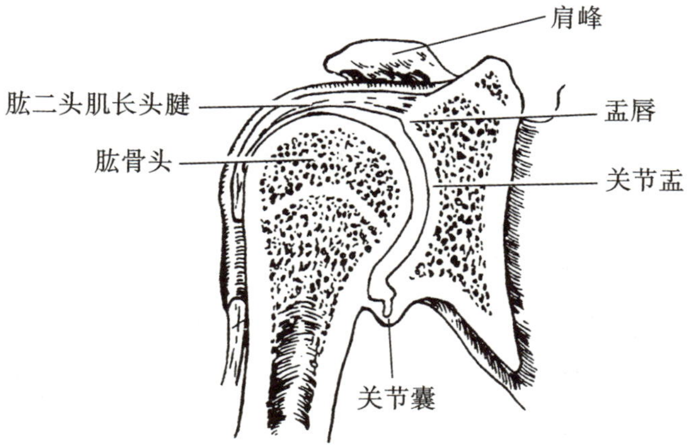

（2）冠状切面

图 3-32　肩关节

4. 肘关节　肘关节(elbow joint)由肱骨下端和桡、尺骨上端构成,包括 3 个关节。肱尺关节由肱骨滑车与尺骨滑车切迹构成;肱桡关节由肱骨小头与桡骨头关节凹构成;桡尺近侧关节由桡骨的环状关节面与尺骨的桡切迹构成。以上 3 个关节包在 1 个关节囊内,形成复合关节。肘关节关节囊的前、后壁薄而松弛,后壁尤为薄弱,故肘关节脱位时,桡、尺骨易脱向后方。关节囊两侧壁厚而紧张,有尺侧副韧带和桡侧副韧带加强。桡骨环状韧带环绕在桡骨头周围,可防止桡骨头脱出。肘关节的运动以肱尺关节为主,肱尺关节属滑车关节,主要行冠状轴上的屈、伸运动(图 3-33)。

5. 桡骨和尺骨的连结　包括桡尺近侧关节、桡尺远关节和前臂骨间膜。桡尺远侧关节由桡骨的尺切迹与尺骨头构成。前臂骨间膜为坚韧的致密结缔组织膜,连于桡骨与尺骨的骨间缘之间。桡尺近侧和远侧关节是联合关节,属于车轴关节,前臂可沿垂直轴做旋转运动。当桡骨转至尺骨前方并与之相交叉时,手背向前,称为旋前。与此相反的运动,即桡骨转回到尺骨外侧,称为旋后。

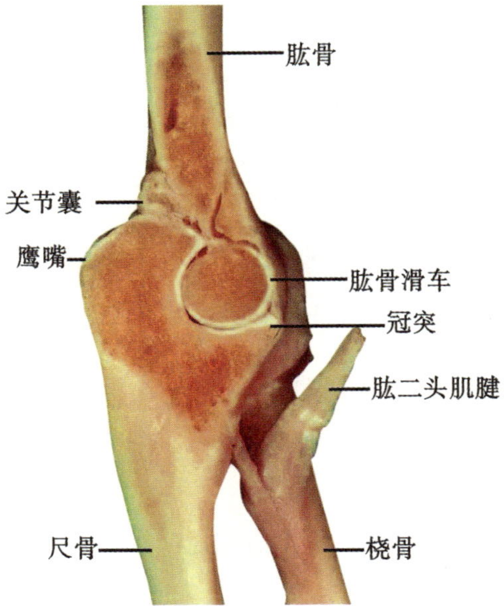

图 3-33　肘关节

6. 手关节　包括桡腕关节、腕骨间关节、腕掌关节、掌指关节和指骨间关节，各关节的名称均与构成关节各骨的名称相应（图 3-34）。

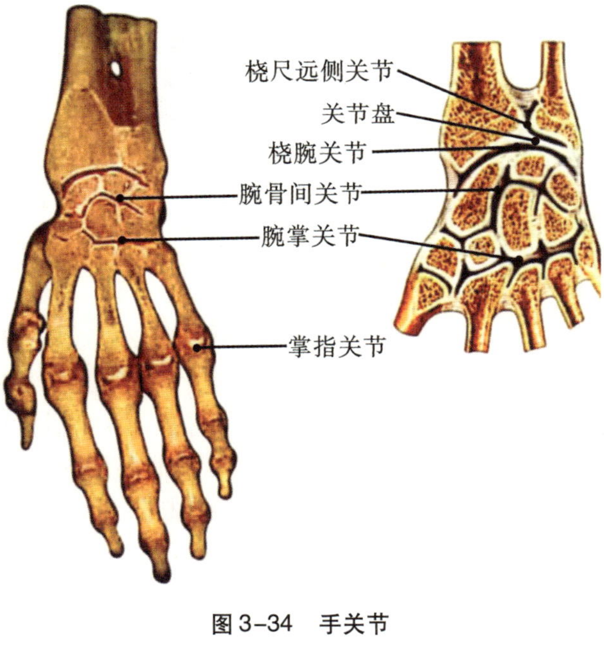

图 3-34　手关节

（1）桡腕关节　通常称腕关节，由桡骨下端的远侧面、尺骨头下方的关节盘和手舟骨、月骨、三角骨共同组成。桡腕关节可做屈、伸、收、展和环转运动。

（2）腕骨间关节　为相邻各腕骨之间构成的微动关节。

（3）腕掌关节　由远侧处腕骨与 5 个掌骨底构成。腕掌关节的运动幅度很小，只有拇指腕掌关节能做屈、伸、收、展和对掌运动。对掌运动是拇指与其他各指的掌面相对的运动，是人类手特有的重要功能。

(4)掌指关节　由掌骨头与近节指骨底构成。掌指关节能做屈、伸、收、展等运动。手指的收和展以中指为标准。

(5)指骨间关节　由上一节指骨的指骨滑车与下一节指骨的指骨底构成，能做屈、伸运动。

(四)下肢骨的连结

1. 髋骨与脊柱的连结　两侧髋骨的后部借骶髂关节、韧带与骶骨相连。骶髂关节由骶骨与髋骨的耳状面构成。骶髂关节的关节囊厚而坚韧，前后有骶骨前、后韧带加强，运动范围很小。在骶髂关节的后方，从骶、尾骨的侧缘到髋骨有两条强大的韧带，即骶结节韧带和骶棘韧带。

2. 耻骨联合　由两侧耻骨联合面借耻骨间盘连结而成。耻骨间盘由纤维软骨构成。女性在妊娠期耻骨联合稍有活动性。

3. 骨盆　由骶骨、尾骨和左、右髋骨及其间的骨连结构成。骨盆以界线为界分为上部的大骨盆和下部的小骨盆，界线是由骶骨岬向两侧经弓状线、耻骨梳，耻骨结节至耻骨联合上缘构成的环行线。小骨盆可分为骨盆上口、骨盆下口和骨盆腔。骨盆上口由界线围成；骨盆下口由尾骨尖、骶结节韧带、坐骨结节、坐骨支、耻骨下支和耻骨联合下缘围成；骨盆上、下口之间的腔称骨盆腔。两侧的坐骨支和耻骨下支连成耻骨弓，其间的夹角称耻骨下角。骨盆具有保护骨盆腔内的器官和支持体重、传递重力的功能，女性的骨盆腔还是胎儿分娩的产道。女性骨盆在功能上与妊娠和分娩有关，故在形态上与男性骨盆存在着明显的差别(图3-35)。

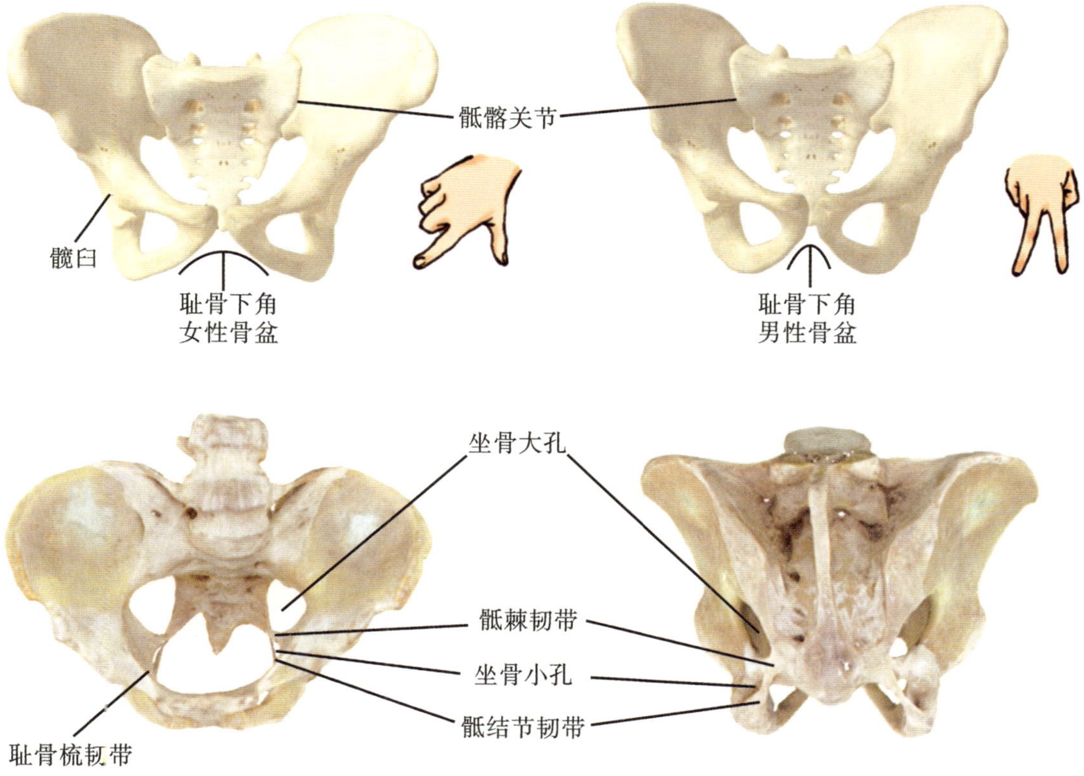

图3-35　骨盆

4. 髋关节　由髋臼和股骨头组成。髋关节的结构特点是髋臼窝深，周围有髋臼唇加深，股骨头有2/3容纳在窝内。髋关节的关节囊厚而坚韧，股骨颈的大部分都被包入囊内，故股骨颈骨折有囊内骨折和囊外骨折之分。囊内有股骨头韧带，连于髋臼与股骨头之间，内有营养股骨头的血管通过(图3-36)。

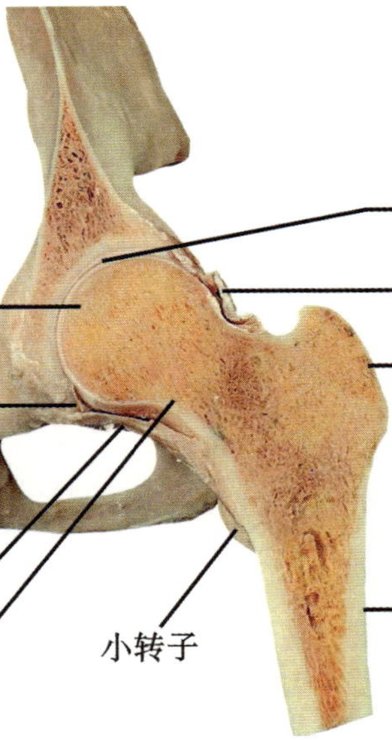

图 3-36　髋关节

囊外有多条韧带加强。①髂股韧带：最为强健，起自髂前上棘，呈“人”字形止于转子间线。限制大腿过伸。②耻股韧带：起自耻骨上支止于关节囊的前下方，限制大腿外展和旋外。③坐股韧带：位于关节囊的后面，起自坐骨体，斜向外上止于大转子根部，限制大腿旋内。髋关节能做屈、伸、收、展、旋内、旋外和环转运动。由于股骨头深藏于髋臼窝内，关节囊紧张而坚韧，周围有多条韧带限制，故髋关节的运动幅度较肩关节小，具有较大的稳固性，以适应承重和行走。关节囊的后下壁薄弱，故髋关节脱位时，股骨头大多脱向后下方。

5. 膝关节　由股骨下端和胫骨上端及髌骨共同构成，是人体最大最复杂的关节。膝关节的关节囊宽阔而松弛，周围有韧带加强（图 3-37）。

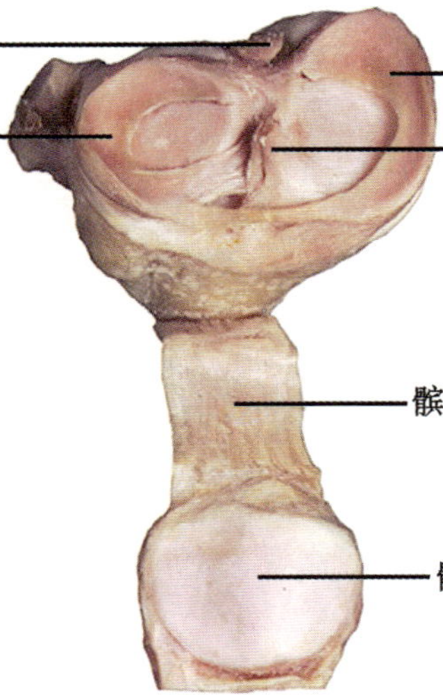

图 3-37　膝关节

（1）髌韧带　为股四头肌腱向下的延续，它自髌骨下缘至胫骨粗隆。韧带扁平而强韧，临床上检查的膝跳反射，即指此韧带。

（2）腓侧副韧带　为条索状的纤维，起自股骨外上髁，伸至腓骨头。韧带表面被股二头肌肌腱所覆盖，与外侧半月板不直接相连。

（3）胫侧副韧带　呈宽扁状，位于膝关节内侧。起自股骨内上髁，止于胫骨内侧髁的内侧面，与关节囊和内侧半月板紧密结合。

（4）膝交叉韧带　膝交叉韧带连于胫骨的髁间隆起与股骨的内、外侧髁之间，包括前交叉韧带和后交叉韧带，可限制胫骨的过度前后移位。

膝关节囊内有半月板，由纤维软骨构成，共有两块，内侧半月板较大，呈“C”形，外侧半月板较小，近似“O”形，内、外侧半月板分别位于股骨和胫骨的同名髁之间，半月板可使股骨、胫骨两骨的关节面更为适应，从而增强关节的灵活性和稳固性。膝关节能做屈、伸运动。胫侧副韧带和腓侧副韧带在伸膝关节时紧张，屈膝关节时松弛，当膝关节处于半屈位时，最松弛，因此在半屈位时可做轻度的旋外和旋内运动。

★知识链接

前抽屉试验

前抽屉试验（ADT 试验）是检查前交叉韧带损伤的常用手法。具体做法是：患者仰卧，屈膝90°，检查者坐在患者足背上以固定，分别在小腿外旋位、中立位、内旋位等三种位置下，向前牵拉胫骨上端。观察胫骨结节向前移位的程度，移位>5 mm 的为异常。需要提醒的是，必须警惕是否因为后交叉韧带损伤导致胫骨上端向后塌陷，而在向前牵拉时表现为前抽屉试验的假阳性。

因为前交叉韧带由前内束和后外束组成，膝关节屈曲时后外束松弛，前内束紧张。因此，前抽屉试验阳性，说明存在前交叉韧带的“前内束”损伤。

6. 胫骨和腓骨的连结　包括三部分：两骨上端有胫骨的腓关节面与腓骨头构成微动的胫腓关节；两骨干之间借小腿骨间膜相连；两骨下端由韧带相连，故胫骨和腓骨间的活动度极小。

7. 足的关节　包括距小腿关节、跗骨间关节、跗跖关节、跖趾关节和趾骨间关节。各关节的名称均与构成关节各骨的名称相应（图 3-38）。

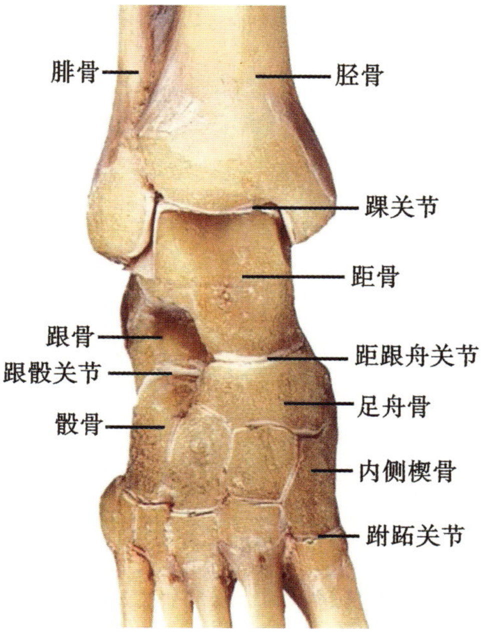

图 3-38　足关节

距小腿关节即踝关节，由胫、腓骨的下端与距骨滑车构成。关节囊的前、后壁松弛，两侧有韧带加强，其中内侧韧带呈三角形，较为强厚；外侧韧带较为薄弱，由不连续的三条韧带组成。踝关节能做屈（跖屈）、伸（背屈）运动。当足背屈时，关节稳定；但跖屈时，踝关节松动且能做侧方运动，此时易发生扭伤。距小腿关节与跗骨间关节协同作用时，可使足内翻和外翻。足底朝向内侧的运动称足内翻，足底朝向外侧的运动称足外翻。

足弓：由跗骨、跖骨的拱形砌合，以及足底的韧带、肌腱等具有弹性和收缩力的组织共同构成的一个凸向上方的弓，可分为纵弓及横弓。纵弓又分为内侧纵弓和外侧纵弓。足弓增加了足的弹性，有利于行走和跳跃，可缓冲震荡；并可保护足底的血管、神经免受压迫。如果足弓低平或消失，称为扁平足。

三、关节生物力学特征

（一）关节的生物力学

关节是骨与骨连结成"链"结构的枢纽，为骨杠杆作用提供支点，是实现多环节联动完成人体复杂运动表现的结构基础。

1. 关节稳定性

（1）关节面形状　相应关节面的吻合及其差异程度，影响关节的稳定性与灵活性。如髋关节的股骨头关节面与髋臼关节面的角度值均为180°左右，所以很稳定；而肩关节的肱骨头关节面角度值约为135°，关节盂的角度值仅有75°左右，故稳定程度相对于髋关节小，而运动的灵活性较髋关节要高。

（2）韧带强弱　韧带不仅是骨与骨之间的连接结构，而且是动态活动关节的重要稳定结构，对关节在一定方向的加固与制约作用、关节的活动保持在正常的生理范围内有着重要的意义。如膝关节前、后交韧带防止胫骨平面的前、后移位。韧带的限制作用在加固关节稳定性的同时，也影响关节的灵活性，若关节运动超出其限制的幅度，便导致了关节韧带的损伤。

（3）骨骼肌力量　骨骼肌既是运动关节的动力，同时又是运动中维持关节稳定的重要因素，肌收缩力在产生关节运动的同时，对关节也产生加固力量，以对抗外力对关节的牵拉作用。

（4）关节负压　由于关节内压低于关节外的气压，所以关节内外的压差在维持关节的稳定性方面也有着重要意义。

2. 关节的力与力矩　关节的存在使骨的杠杆作用得以实现，而提供骨杠杆转动的力、力矩可来自多方面，如承载的负荷与环节重量、关节韧带牵拉和肌收缩力等。力的作用对关节所产生的运动效应不仅取决于施力的大小、方向和作用点，还取决于关节的运动方式与状态。因此，对关节的力和力矩的认识，一方面考虑环节运动的状态、姿位及与外力之间的相对关系，还要充分考虑肌拉力线的变化对肌力矩的影响及各肌群之间的相互影响与作用。

外力矩除了环节本身重量外，还有外界作用负荷等。外力矩对环节运动的影响主要取决于环节运动与外力方向之间的相对关系，同时，影响着关节运动肌群的工作性质与状态。在大多数情况下，人体运动表现为对抗外界负荷或自体重量产生环节的转动，而提供环节转动或控制的作用力主要是肌的收缩力。人体结构的特征使肌附着点都在关节附近，使肌都具有较小的力臂和较小的肌拉力角，因此，一个小的外力（或负荷）作用，可能需要很大的肌力来平衡。

3. 关节软骨生物力学　关节软骨的结构、功能特点对关节力学有重要的影响。关节软骨可被看作充满液体的多孔介质，因此，关节软骨是固、液双相性结构材料。其力学性能与固体材料特性和渗透性有关。

渗透性是指液体流过多孔固体基质时的摩擦阻力，是双相材料的重要参数。渗透性越低，在承受载荷时液体流动的阻力也越大。关节软骨的渗透性很低，在快速加载与卸载时（如跳跃时），软骨类似于弹性材料，在承载时变形，卸载后立即复原。在持续性、缓慢负载作用时（如持续长时间的站立），其内的液体被挤出，组织的变形将随时间持续而加强。消除载荷后，若有充分时间使其吸收液体，软骨组织可恢复原状。

关节软骨损害、变性与关节载荷的频率和量级有关。关节的先天性发育不良及关节损伤等因素，可以导致应力集中。过度的应力作用，降低关节面之间的液膜润滑，或关节软骨面上凹凸不平的接触引起的微观应力集中都可造成表面磨损。

四、康复治疗对骨连结的影响

运动治疗技术中牵引技术和关节松动术对关节活动有一定影响。

（一）牵引技术对于关节的影响

纠正椎间小关节的紊乱，恢复脊柱的正常排序。颈椎退变、椎间盘突出时可继发小关节功能紊乱或半脱位，滑膜嵌顿。牵引治疗可在缓解肌肉痉挛的基础上，解除嵌顿的小关节囊，恢复小关节的正常对合关系，调整错位关节和椎体的滑脱及恢复正常的生理弧度。

（二）关节松动术对于骨连结的影响

1. 生理效应　关节松动术可以促进关节液的流动，改善关节软骨和关节盘无血管区的营养；还可缓解关节疼痛，防止因活动减少引起的关节退变。此外，松动术可抑制脊髓和脑干致痛物质的释放。

2. 保持组织的伸展性　关节长期制动可导致组织纤维性增生，关节内粘连，肌腱、韧带和关节囊挛缩，关节活动度下降。关节松动术，特别是Ⅳ级手法，由于直接牵拉了关节周围的软组织，可以保持或增加其伸展性，改善关节活动度。

小结

骨连结是运动系统中的基础内容，也是学习生理学的基础内容。通过本节的学习，应掌握骨连结的分类，直接连接，间接间接；全身主要的骨连接；关节生物力学特征；康复治疗对骨连结的影响。重点掌握全身骨的骨连结，尤其是四肢的关节，这样才能迅速掌握康复运动治疗技术中肌力评定、肌力训练技术、关节松动术、牵伸技术和牵引技术等用到的关节。本节内容应该结合第三节　骨骼肌内容，对整个运动系统的掌握会更加系统和充分。

第三节　骨骼肌

★教学目标

1. 掌握：肌的形态、分类及构造，全身的肌性标志。

2. 熟悉：肌的起止点、配布和作用，躯干肌的分群及各群的组成、名称和位置，盆底肌分群及各群的组成、名称和位置，四肢肌分群及各群的组成、名称和位置。

3. 了解：肌的辅助结构和肌的命名原则。

一、骨骼肌的形态结构与功能

运动系统的肌均属骨骼肌(skeletal muscles)。人体骨骼肌共有600多块,约占人体重量的40%。肌肉在运动系统中起着动力作用,通过肌肉收缩牵动骨产生运动或维持姿势。根据各肌所在的部位,可分为躯干肌、头肌、颈肌和四肢肌。

每块肌都有一定的形态结构和功能,都有丰富的血管分布和神经支配,所以每块肌都是一个器官。

(一)肌的形态与构造

1. 肌的形态　可分长肌(long muscle)、短肌(short muscle)、扁肌(fat muscle)和轮匝肌(orbicular muscle)四种。长肌呈长梭形或带状,多分布于四肢,收缩时可产生较大幅度的运动。短肌短小有明显的节段性,主要分布在躯干深层,收缩时运动幅度小。扁肌也称阔肌,扁薄宽阔,多分布在躯干浅层,除运动外,还参与构成体腔及保护腔内脏器的作用。轮匝肌呈环形,位于孔裂周围,收缩时使孔裂关闭。

2. 肌的构造　每块骨骼肌包括肌腹(muscle belly)和肌腱(tendon)两部分,肌腹一般位于中央,由肌纤维构成,有收缩性;而肌腱一般位于肌的两端,附于骨上,由致密结缔组织构成,无收缩能力。阔肌的肌腱呈薄膜状,称腱膜;长肌的肌腱呈条索状(图3-39)。

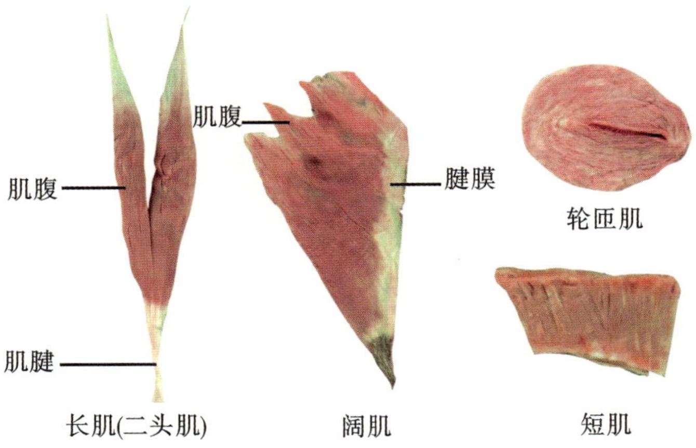

图3-39　肌的形态与构造

(二)肌的起止点和作用

骨骼肌通常以两端附着在两块或两块以上的骨面上,中间跨过一个或多个关节。肌收缩时有一块骨的位置相对固定,另一块骨相对地移动。肌在相对固定骨上的附着点为起点或定点,相对移动骨上的附着点为止点或动点,肌肉收缩时从止点向起点靠拢。但是肌在骨上的起、止点是相对的,在一定条件下可以互换。

骨骼肌牵引骨骼产生运动,其作用恰似杠杆装置。肌有两种作用,一种是静力作用,使肌维持一定的张力,使身体各部保持一定姿势、维持相对平衡,如站立;另一种是动力作用,使身体完成各种动作,如行走、跑跳等。

骨骼肌大多配布在关节周围,分布在关节相对侧的肌,对关节产生相反的作用称为拮抗肌。如肘关节前方的屈肌群和后方的伸肌群,两者既互相拮抗,又互相依存,在神经系统支配下,彼此协调，使动作准确有序。分布在关节同一侧的肌对关节产生相同的作用称为协同肌，如肘关节前面的各屈肌，肌的配布也反映了人体直立和从事劳动的特点。

（三）肌的辅助装置

肌的辅助装置包括筋膜（fascia）、滑膜囊（synovial bursa）和腱鞘（tendinous sheath），具有保持肌的位置，减少摩擦和保护作用。

1. 筋膜　筋膜有浅筋膜和深筋膜之分，浅筋膜位于皮下，又称皮下筋膜，由疏松结缔组织构成，内含浅动脉、浅静脉、皮神经、淋巴管和脂肪组织等，可保护深部组织和维持体温；深筋膜又称固有筋膜，由致密结缔组织构成，位于浅筋膜的深面，包裹肌、肌群和体壁及血管、神经等形成筋膜鞘和肌间隔，具有保护血管、神经及肌，有利于肌或肌群的动力活动。在病理情况下，筋膜鞘可潴留脓液，限制炎症扩散。

2. 滑膜囊　滑膜囊为密闭的结缔组织小囊，壁薄，内有滑液，位于腱与骨面之间。可减少两者之间的摩擦。有的滑膜囊在关节附近与关节腔相通。滑膜囊炎症可影响肢体局部的运动功能。

3. 腱鞘　腱鞘是包于肌腱外面的鞘管，多位于手关节和足关节附近。腱鞘分为外部的纤维层和内部的滑膜层，滑膜层为双层套管状，又称为腱滑膜鞘。可约束肌腱和减少肌腱在运动时与骨面的摩擦（图 3-40）。

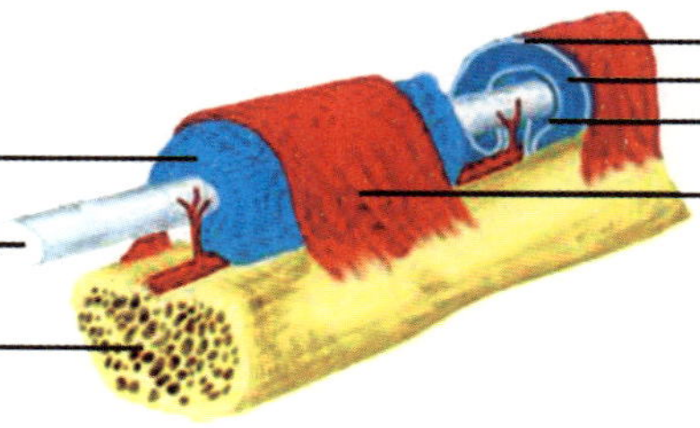

图 3-40　腱鞘示意图

二、全身肌及重要的肌性标志

（一）躯干肌

躯干肌包括背肌、胸肌、膈、腹肌和盆底肌，围成胸腔、腹腔和盆腔，参与呼吸、排便、分娩及脊柱的运动。

1. 背肌　分浅、深两群，浅群多为阔肌，主要有斜方肌、背阔肌和肩胛提肌（图 3-41）。它们的形态、位置、起止点与作用见表 3-1。

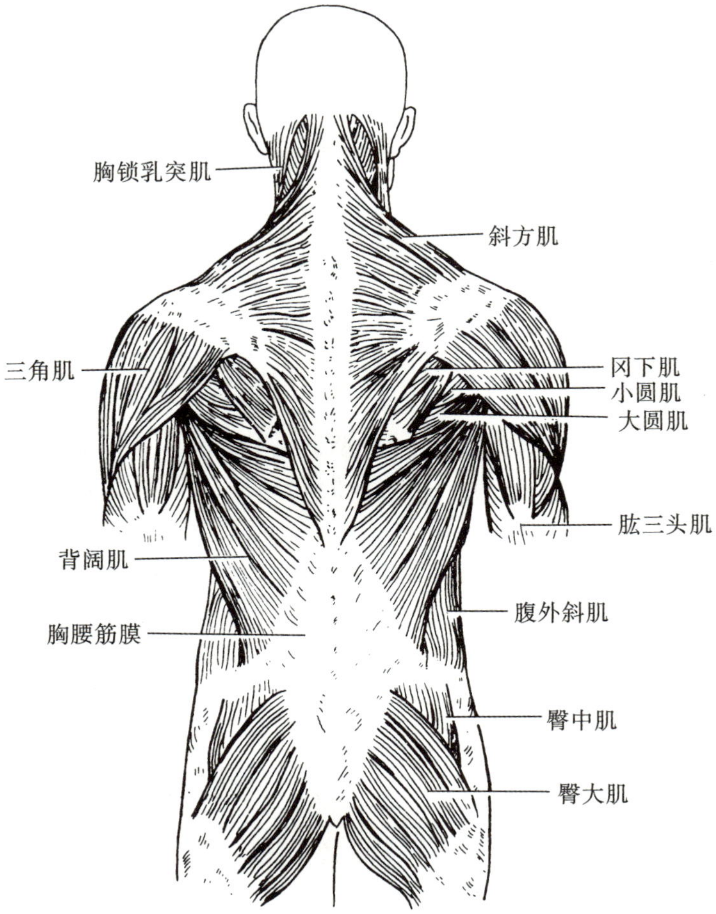

图 3-41　背肌

表 3-1　主要背肌和胸肌的起止点与作用

肌肉名称	起点	止点	作用
斜方肌	上项线、枕外隆突、项韧带、第 7 颈椎和全部胸椎的棘突	锁骨外侧 1/3 部分、肩峰和肩胛冈	使肩胛骨向脊柱靠拢，上部肌束上提肩胛骨，下部肌束使肩胛骨下降。肩胛骨固定，一侧肌收缩使颈向同侧屈、脸转向对侧，两侧同时收缩可使头后仰
背阔肌	以腱膜起于下 6 个胸椎的棘突、全部腰椎的棘突、骶正中嵴和骶嵴后部	肱骨小结节嵴	使肩关节内收、旋内和后伸
竖脊肌	骶骨背面和骶嵴后部	向上分出三肌群束，沿途止于椎骨和肋骨，向上可到达颞骨	使脊柱后伸和仰头，一侧收缩使脊柱侧屈
胸大肌	锁骨内侧半、胸骨和第 1 ~ 6 肋软骨等处	肱骨大结节嵴	使肩关节内收、旋内和前屈，上肢固定可上提躯干
肋间外肌	肋间隙浅层，肋骨下缘	下位肋骨上缘	提肋助吸气
肋间内肌	肋间外肌深面，肋骨上缘	上位肋骨下缘	降肋助呼气
肋间最内肌	肋间内肌深面，肋骨上缘	上位肋骨下缘	降肋助呼气

2. 胸肌　可分为起自胸廓、止于上肢的胸上肢肌和起、止均位于胸廓的胸固有肌（图 3-42，图 3-43）。前者为阔肌，主要有胸大肌、胸小肌和前锯肌；后者为短肌，主要有肋间外肌和肋间内肌，参与胸壁的构成。各胸肌的形态、位置、起止点与作用见图 3-42，图 3-43，表 3-1。

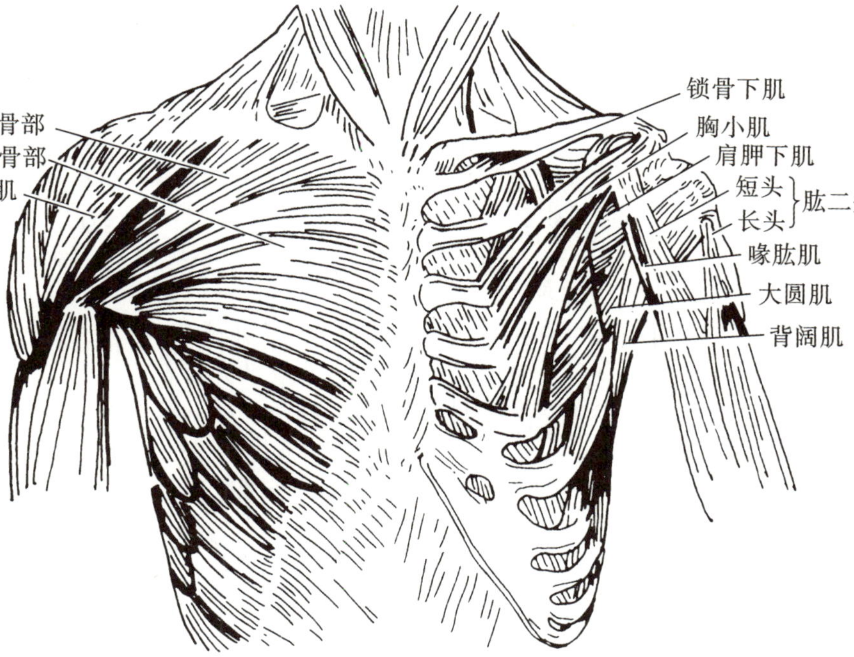

图 3-42　胸上肢肌

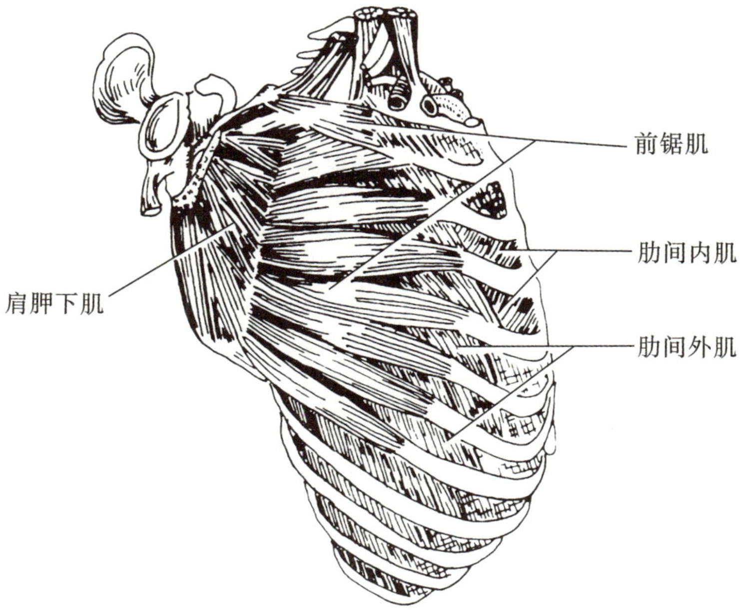

图 3-43　胸固有肌

3. 膈　是分隔胸、腹腔的一块阔肌，向上膨隆，呈穹隆状，周围部为肌质，肌纤维起自胸廓下口的周缘和腰椎前面，向中央移行为腱膜称中心腱，膈是重要的呼吸肌（图 3-44，表 3-2）。

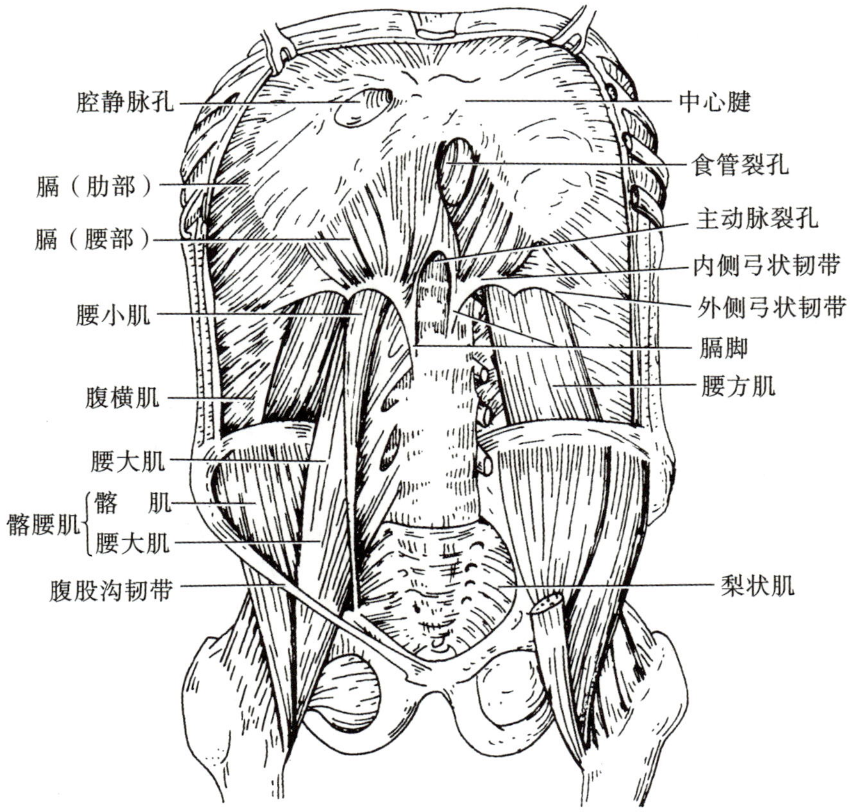

图 3-44　膈

表 3-2　膈的位置、形态、作用，三个裂孔的名称、位置及通过的主要结构

位置	形态	作用	三个裂孔			
胸腹腔之间	穹窿形的扁薄阔肌	收缩时穹窿下降助吸气，舒张时穹窿上升助呼气，与腹肌同时收缩可增加腹压	名称	主动脉裂孔	食管裂孔	腔静脉孔
			位置	位于第 12 胸椎前方	约在第 10 胸椎水平	约在第 8 胸椎水平
			通过的结构	主动脉和胸导管	食管和迷走神经	下腔静脉

4. 腹肌　位于胸廓与骨盆之间，参与组成腹腔的前壁、侧壁和后壁。可分为前外侧群和后群（表 3-3）。

(1) 前外侧群　主要有腹直肌及其外侧的三层阔肌（腹外斜肌、腹内斜肌和腹横肌）。

(2) 后群　主要是腰方肌和腰大肌（图 3-44）。

(3) 腹肌形成的一些肌间结构　包括腹直肌鞘、腹股沟韧带、腹白线、腹股沟管、腹股沟（海氏）三角和 Camper 筋膜、Scarpa 筋膜等。

表 3-3　腹肌外侧群的肌肉名称、层次、肌纤维方向、形成结构及作用

肌肉名称	层次	肌纤维方向	形成结构	作用
腹外斜肌	浅层	外上斜向前下	形成腹股沟韧带、腔隙韧带、腹股沟管浅环和腹直肌鞘前层	保护腹腔脏器，维持腹内压，收缩时增加腹压，使脊柱前屈、侧屈与旋转，降肋助呼气
腹内斜肌	腹外斜肌深面	外下斜向前上	腹股沟镰（联合腱）、提睾肌、腹直肌鞘前层与后层	
腹横肌	腹内斜肌深面	横行	腹股沟镰（联合腱）、提睾肌、腹直肌鞘前（弓状线以上）、后层	

5. 盆底肌　是指封闭骨盆下口肌的总称。包括位于肛门三角内的肛提肌、尾骨肌、肛门外括约肌和位于尿生殖三角内的会阴浅横肌、会阴深横肌、球海绵体肌、坐骨海绵体肌、尿道括约肌等（图 3-45）。

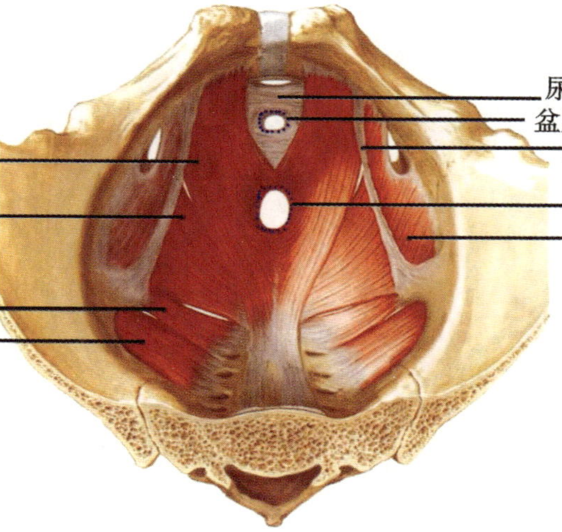

图 3-45　盆底肌

6. 躯干部的肌性标志

（1）斜方肌　在项部和背上部，可见斜方肌的外上缘的轮廓。

（2）背阔肌　在背下部可见此肌的轮廓，它的外下缘参与形成腋后壁。

（3）竖脊肌　脊柱两旁的纵形肌性隆起。

（4）胸大肌　胸前壁较膨隆的肌性隆起，其下缘构成腋前壁。

（5）前锯肌　在胸部外侧壁，发达者可见其肌齿。

（6）腹直肌　腹前正中线两侧的纵形隆起，肌肉发达者可见脐以上有 3 条横沟，即腹直肌的腱划。白线、经腹直肌的旁正中线、腹直肌外缘为腹部手术中常用的切口。

（7）腹外斜肌　在腹外侧，以肌齿起于下数肋，其轮廓较清楚。

（8）腹股沟韧带　连于髂前上棘与耻骨结节之间。临床腹股沟疝修补术时可用此加强腹股沟管壁。腹股沟韧带中内1/3处直向下约一横指搏动处为股动脉，外侧为股神经，内侧为股静脉，临床可用股动脉压迫止血，股静脉穿刺及股神经麻醉定位。

（9）腹股沟　为腹部与股前部分界的沟。

【附】皮肤标志

1. 脐　位于腹部正中。此处易发生脐疝，腹腔镜手术常经脐上或脐下缘建立气腹。脐正中处为“神阙穴”；脐上4寸，为“中脘”；平脐旁开2寸，为“天枢穴”；脐下1.5寸，为“气海穴”；脐下3寸，为“关元穴”。

2. 乳头　男性常位于锁骨中线的第4肋间隙或第5肋骨上。距胸前正中线10 cm。女性的位置变动较大，未育女青年大多位于第5肋骨，中年妇女大多位于第6肋骨。两乳头连线的中点，为“膻中穴”。

（二）头肌

头肌可分为面肌和咀嚼肌两部分。面肌主要有口轮匝肌、眼轮匝肌、颊肌和枕额肌，为一些扁薄的皮肌，大多起自颅骨止于皮肤，收缩时产生各种表情，并参与语言活动；咀嚼肌位于下颌关节周围，包括咬肌、颞肌、翼内肌和翼外肌（图3-46）。

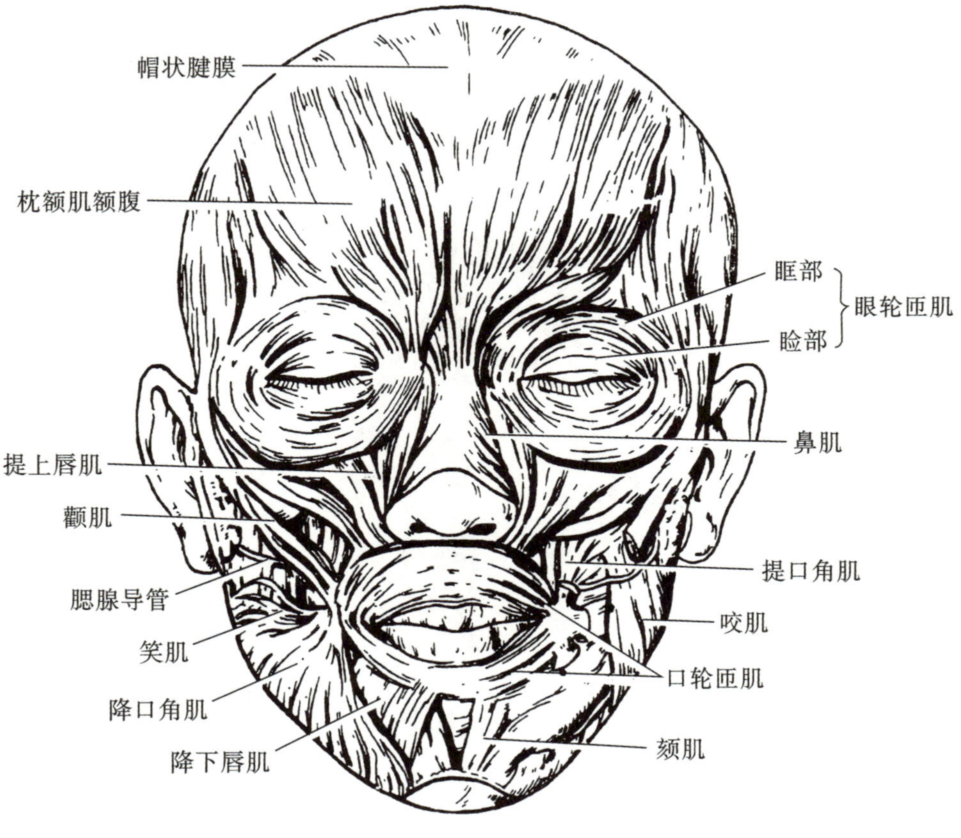

图3-46　头肌

（三）颈肌

颈肌依其所在位置可分为浅、深两群（图3-47，图3-48）。

1. 浅群　有颈阔肌、胸锁乳突肌、舌骨上肌群和舌骨下肌群。

2. 深群　主要有前、中、后三块斜角肌。

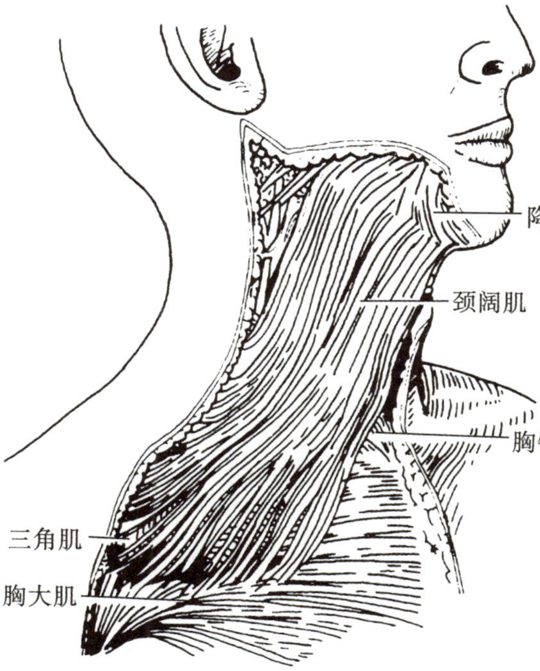

图 3-47　颈侧部浅层肌

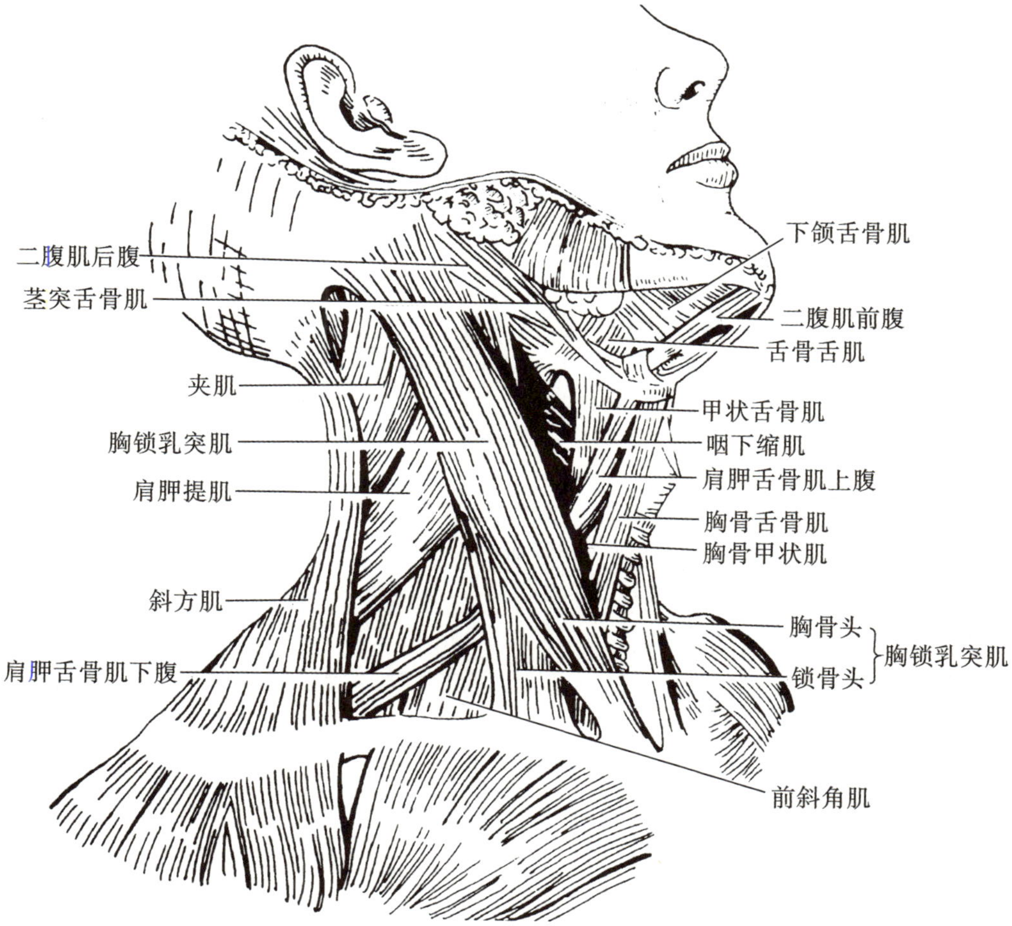

图 3-48　颈侧部中层肌

3. 头颈部的肌性标志

(1)咬肌　当牙咬紧时,在下颌角的前上方、颧弓下方可摸到坚硬的条状隆起。

(2)颞肌　当牙咬紧时,在颞窝,于颧弓上方可摸到坚硬的隆起。

(3)胸锁乳突肌　当头向一侧转动时,可明显看到从前下方斜向后上方呈长条状的隆起。在环甲膜水平高度,胸锁乳突肌前缘可触及颈总动脉搏动;其后缘的中点有颈丛皮支穿出,是颈部皮肤浸润麻醉的阻滞点;在左侧胸锁乳突肌后缘与锁骨上缘相交处,若触及肿大的淋巴结,可为胃癌、食管癌的诊断提供参考。

【附】皮肤标志

1. 人中沟　在上唇外面中线上有一纵行浅沟,称为人中沟。人中沟分为3份,在中、上1/3交界处为"人中"。

2. 鼻唇沟　在颊和上唇的分界处有斜行浅沟,称鼻唇沟。

(四)四肢肌

四肢肌可分为上肢肌和下肢肌,上肢肌数目多而细小,动作精细灵活;下肢肌数目少而强大有力,适于支持体重和行走。

1. 上肢肌　上肢肌按部位的不同可分上肢带肌、臂肌、前臂肌和手肌(表3-4)。

表3-4　上肢主要肌的起止点与作用

肌肉名称	起点	止点	作用
三角肌	锁骨外侧段1/3、肩峰和肩胛冈	肱骨三角肌粗隆	外展肩关节,前部肌束使肩关节屈并旋内,后部肌束使肩关节伸和旋外
大圆肌	肩胛骨下角背面	肱骨小结节嵴	使肩关节内收和旋内
肱二头肌	长头起自肩胛骨盂上结节,短头起自肩胛骨喙突	桡骨粗隆	屈肘,屈肩,当前臂在旋前位时,使前臂旋后
肱三头肌	长头起自肩胛骨盂下结节,外侧头和内侧头分别起自肱骨后面桡神经沟的外上方和内下方的骨面	尺骨鹰嘴	伸肘,长头使肩关节后伸和内收
旋前圆肌	肱骨内上髁	桡骨外侧面中部	使前臂旋前,屈肘关节
旋后肌	尺骨近侧	桡骨上1/3的前面	使前臂旋后

(1)上肢带肌　分布在肩关节周围,能运动肩关节,并增强肩关节的稳固性。上肢带肌主要有三角肌、肩胛下肌、冈上肌、冈下肌、小圆肌、大圆肌等。

(2)臂肌　覆盖肱骨,分前、后两群。前群为屈肌,主要有肱二头肌、喙肱肌和肱肌;后群为伸肌,主要是肱三头肌。

(3)前臂肌　包绕尺、桡骨,分前(屈肌)、后(伸肌)两群,主要运动腕关节、指间关节。除了屈、伸肌外,还配布有旋肌,这对于手的灵活运动有重要意义。前臂肌大多是长肌,肌腹位于近侧,细长的腱位于远侧,所以前臂的上半部膨隆,下半部逐渐变细。前群共9块,分浅、深两层排列。后群共10块,分浅、深两层排列(图3-49)。

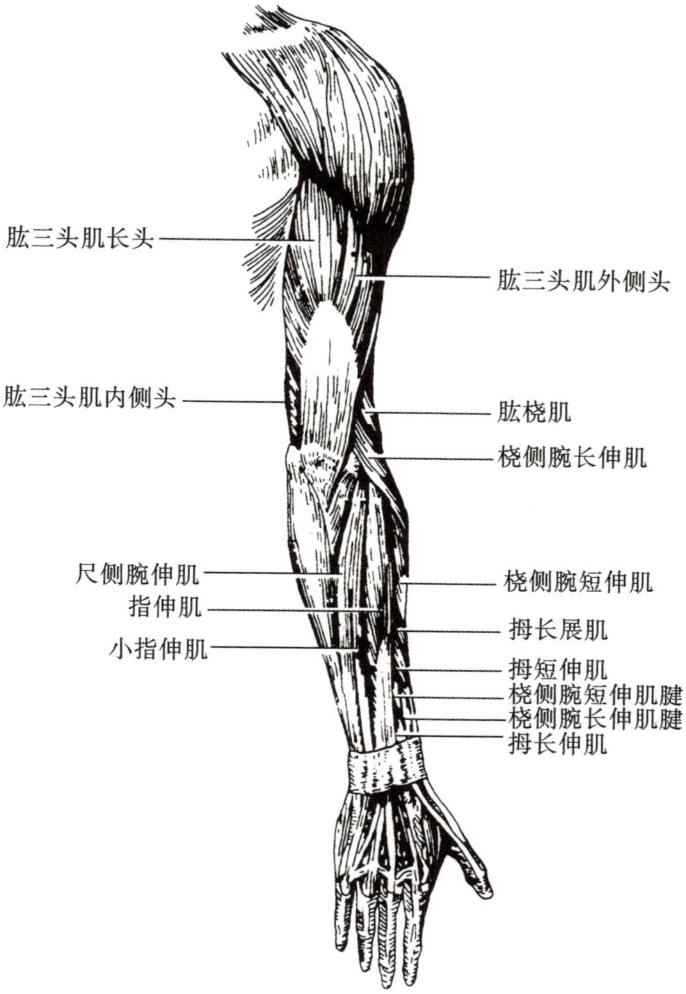

图 3-49　上肢肌后面观

(4)手肌　是一些短小的肌,集中配布于手的掌面,主要运动手指,分为外侧群、内侧群和中间群。

2. 下肢肌　下肢肌分为髋肌、大腿肌、小腿肌和足肌(图 3-50 ~ 图 3-52,表 3-5)。

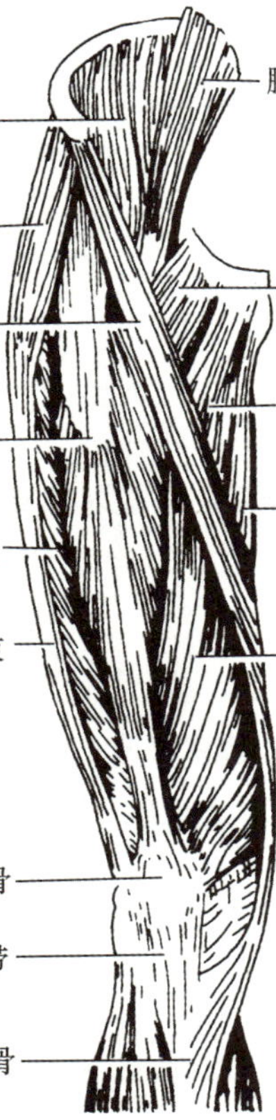

图 3-50　**髋肌及大腿前群肌**

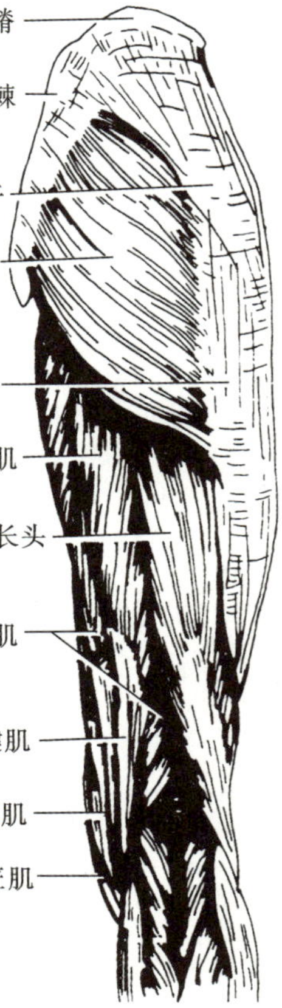

图 3-51　**臀部肌和大腿后群肌**

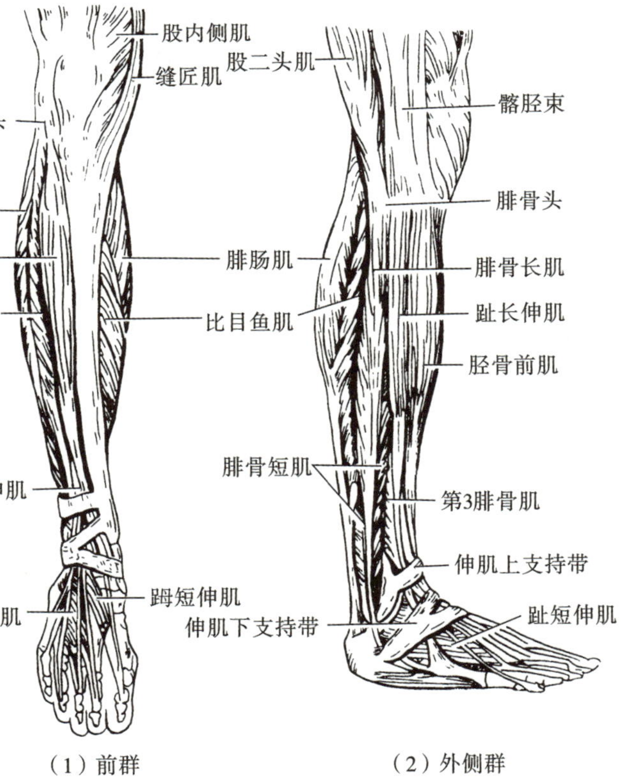

（1）前群　　（2）外侧群

图 3-52　**小腿前外侧群肌及后群肌**

表 3-5　下肢主要肌的起止点和作用

肌肉名称	起点	止点	作用
髂腰肌	腰大肌起自腰椎体侧面和横突，髂肌起自髂窝	股骨小转子	使髋关节前屈和旋外，下肢固定时，可使躯干前屈
臀大肌	髂骨翼外面和骶骨背面	臀肌粗隆及髂胫束	髋关节伸及旋外，下肢固定，可伸直躯干
梨状肌	骶骨前面骶前孔外侧	股骨大转子	髋关节外展、旋外
缝匠肌	髂前上棘	胫骨上端内侧面	屈髋屈膝，使已屈的膝关节旋内
股四头肌	股直肌起自髂前下嵴，股内、外侧肌分别起自股骨粗线内、外侧唇，股中间肌起自股骨体前面	向下形成以腱包绕髌骨，续为髌韧带，止于胫骨粗隆	伸膝关节，股直肌还可屈髋
股二头肌	长头起自坐骨结节，短头起自股骨粗线	腓骨头	屈膝、伸髋，小腿旋外
胫骨前肌	胫骨外侧面	内侧楔骨内侧面和第 1 跖骨底	伸踝关节（背屈），使足内翻
小腿三头肌	腓肠肌起自股骨内、外侧髁的后面，比目鱼肌起自腓骨后面的上部	以跟腱止于跟骨	屈踝（跖屈）和屈膝，在站立时固定踝关节和膝关节
胫骨后肌	胫骨、腓骨和小腿骨间膜的后面	舟骨粗隆和内侧、中间及外侧楔骨	屈踝关节和使足内翻
足背肌	比较弱小		伸趾
足底肌	分内侧群、中间群和外侧群		屈趾，维持足弓

（1）髋肌　配布于髋关节周围，分前、后两群。起自骨盆，止于股骨，主要运动髋关节。前群主要包括髂腰肌和阔筋膜张肌，可紧张阔筋膜并屈大腿；后群多位于臀部，故又称为臀肌，主要包括臀大、中、小肌和梨状肌，另外还有闭孔内肌、股方肌和闭孔外肌，主要作用于髋关节。

（2）大腿肌　位于股骨周围，分前群、后群和内侧群。前群主要是缝匠肌和股四头肌；内侧群为股薄肌、耻骨肌、长收肌、短收肌和大收肌；后群包括股二头肌、半腱肌和半膜肌。

（3）小腿肌　小腿肌位于胫、腓骨周围，分前、后、外侧三群。前群主要是胫骨前肌、趾长伸肌和䟴长伸肌；外侧群为腓骨长肌和腓骨短肌；后群分浅、深两层，浅层为小腿三头肌（腓肠肌和比目鱼肌），深层自内侧向外侧依次为趾长屈肌、胫骨后肌和䟴长屈肌。

（4）足肌　足肌分为背肌和足底肌。足背肌包括䟴短伸肌和趾短伸肌，有伸䟴伸趾的作用；足底肌的配布和作用与手肌相似，也分为内侧、外侧和中间三群，可协助屈趾和维持足弓。

3. 上肢的肌性标志

（1）三角肌　在肩部形成圆隆的外形，其止点在臂外侧中部呈现一小凹。

（2）肱二头肌　当屈肘握拳旋后时，可明显在臂前面见到膨隆的肌腹。在肘窝中央亦可摸到此肌的肌腱。其内侧沟有肱动脉、正中神经和尺神经通过，临床在此手术不要损伤上述结构。

（3）肱三头肌　在臂的后面，三角肌后缘的下方可见到肱三头肌长头。

（4）肱桡肌　当握拳用力屈肘时，在肘部可见到肱桡肌的膨隆肌腹。

（5）掌长肌　当手用力半握拳屈腕时，在腕前面的中份、腕横纹的上方明显可见此肌的肌腱。

（6）桡侧腕屈肌　握拳时，在掌长肌腱的桡侧，可见此肌的肌腱。

(7)尺侧腕屈肌　用力外展手指半屈腕时,在腕的尺侧,可见此肌的肌腱。

(8)鼻烟窝　在腕背侧面,当拇指伸直外展时,自桡侧向尺侧可见拇长展肌、拇短伸肌和拇长伸肌肌腱。在后二肌腱之间有深的凹陷,称鼻烟窝。

(9)指伸肌腱　在手背,伸直手指,可见此肌至 2 ~5 指的肌腱。当手外伤指伸肌腱或指背腱膜断裂缝合后,要用过伸石膏固定。

【附】皮肤标志

1. 腋前、后壁　上肢下垂时,在腋窝前、后面见到的皮肤皱襞。

2. 肘窝横纹　屈肘时,在肘窝处出现肘窝横纹。曲肘成 90°,肘横纹外端凹陷处为“曲池穴”;在肘横纹中,肱二头肌腱的尺侧缘为“曲泽穴”。

3. 腕掌侧横纹　屈腕时,在腕掌侧出现 2 ~3 条横行的皮肤皱纹,分别称为近侧横纹、中间横纹(不恒定)和远侧横纹。

4. 下肢的肌性标志

(1)股四头肌　在大腿屈和内收时,可见股直肌在缝匠肌和阔筋膜张肌所组成的夹角内。股内侧肌和股外侧肌在大腿前面的下部,分别位于股直肌的内、外侧。

(2)臀大肌　在臀部形成圆隆外形。

(3)股二头肌　在腘窝的外上界,可摸到它的肌腱止于腓骨头。

(4)半腱肌、半膜肌　在腘窝的内上界,可摸到它们的肌腱止于胫骨,其中半腱肌肌腱较窄,位置浅表且略靠外,而半膜肌肌腱粗而圆钝,位于半腱肌肌腱的深面的内侧。

(5)踇长伸肌　当用力伸踇趾时,在踝关节前方和足背可摸到此肌的肌腱。

(6)胫骨前肌　在踝关节的前方,踇长伸肌腱的内侧可摸到此肌的肌腱。

(7)趾长伸肌　当背屈时,在踝关节前方,踇长伸肌腱的外侧可摸到此肌的肌腱。在伸趾时,在足背可清晰见到至各趾的肌腱。

(8)小腿三头肌(腓肠肌和比目鱼肌)　在小腿后面,可明显见到该肌膨隆的肌腹及跟腱。

(9)跟腱　在距小腿关节后方,呈粗索状,向下止于跟骨结节。

【附】皮肤标志

1. 臀股沟　为一横行的沟,界于臀部与大腿后面之间。

2. 腘窝横纹　在腘窝呈横行的皱纹。

5. 四肢肌形成的一些局部结构　包括腋窝、肘窝、股三角和腘窝。均为血管、神经、淋巴管、脂肪比较集中的部位。

(1)腋窝　位于胸外侧壁与臂上部间的锥形腔隙。前壁由胸大、小肌组成;后壁由肩胛下肌、大圆肌、背阔肌和肩胛骨组成;顶由锁骨、肩胛骨的上缘和第 1 肋围成的三角形间隙组成;底由腋筋膜和皮肤构成。供应上肢的锁骨下动脉、臂丛神经由此通过,此外还有脂肪、淋巴结和淋巴管等。

(2)肘窝　为位于肘关节前方的三角形浅窝,外侧界为肱桡肌,内侧界为旋前圆肌,上界为骨内、外上髁之间的连线。窝内主要结构自外向内有肱二头肌腱、肱动脉及其分支、正中神经。

(3)股三角　于大腿上部,由腹股沟韧带、缝匠肌的内侧缘、长收肌内侧缘围成的三角形的区域。上界为腹股沟韧带,内侧界为长收肌内侧缘,外侧界为缝匠肌的内侧缘,底为髂腰肌、耻骨肌和长收肌。三角内有股神经、股血管和淋巴结等通过。

(4)腘窝　在膝关节的后方,呈菱形。上外侧界由股二头肌组成;上内侧界由半腱肌和半膜肌组成;下外侧界由腓肠肌的外侧头组成;下内侧界由腓肠肌内侧头组成;底由膝关节囊组成。窝内有腘血管、胫神经、腓总神经、脂肪和淋巴结等。

三、骨骼肌生物力学特性

肌肉力学是生物力学里最吸引人的一个领域。这是因为肌肉(骨骼肌)是人体运动系统的动力器官。肌肉不但可以被动地承受载荷，而且具有自主收缩的能力，可以能动地将化学能转化为机械能而做功。

（一）肌肉的类型及特性

1. 分类

（1）根据颜色分类　肌纤维红色的为红肌，肌纤维白色的为白肌。这种红白肌之分，主要和肌纤维内肌红蛋白含量的多少相关（表3-6）。

（2）根据肌肉收缩的速度分类　不同的肌纤维类型，按其收缩快慢不同，可划分为慢肌和快肌两种类型。

（3）根据肌纤维代谢特征

1）慢氧化型　慢氧化型（slow oxidative，SO）收缩速度慢，肌纤维中氧化酶活性高，肌肉收缩时以有氧代谢为主。

2）快氧化型　快氧化型（fast oxidative，FO）收缩速度相对较快，也以有氧代谢为主。

3）快酵解型　快酵解型（fast glycolytic，FG）收缩速度快，肌纤维中无氧代谢酶活性高，肌肉收缩时以糖的无氧代谢为主。

（4）根据组织化学染色法　按ATP酶染色法将骨骼肌纤维类型分为Ⅰ型和Ⅱ型，Ⅱ型纤维进一步分为a、b、c三种亚型，即Ⅱa、Ⅱb、Ⅱc，Ⅱc纤维是介于Ⅱa和Ⅱb之间的中间纤维。

表3-6　肌纤维分类对应表

根据颜色	根据肌肉收缩的速度	根据组织化学染色法		根据肌纤维代谢特征
白肌	快肌	Ⅱ	Ⅱa	快酵解型
			Ⅱb	快氧化型
红肌	慢肌	Ⅰ		慢氧化型

2. 不同肌纤维的特征

（1）形态特征　①快肌纤维的直径较慢肌纤维大。②快肌纤维的肌质网（内质网）较慢肌纤维发达。③慢肌纤维周围的毛细血管网较快肌纤维丰富，慢肌纤维与快肌纤维的毛细血管网比为1∶0.8，因此慢肌纤维的血液供应较好。④慢肌纤维含有较多的肌红蛋白，快肌纤维中含有较多收缩蛋白。⑤与快肌纤维相比慢肌纤维含有较多的线粒体而且线粒体的体积较大。

（2）生理学特征　①肌纤维类型与收缩速度：快肌纤维收缩速度快，慢肌纤维收缩速度慢。②肌纤维类型与肌肉力量：快肌运动单位的收缩力量明显大于慢肌运动单位。③肌纤维类型与抗疲劳：不同类型的肌纤维抗疲劳能力不同，和慢肌纤维相比，快肌纤维在收缩时能产生较大的力量，但容易疲劳。

3. 代谢特征　慢肌纤维含有的线粒体数目多，有氧代谢酶活性高，肌红蛋白含量丰富，毛细血管网发达因此有氧代谢潜力大；快肌纤维的葡萄糖酵解酶含量丰富，易乳酸堆积，无氧酵解能力较强。

（二）骨骼肌的功能状态指标

常用肌力、快速力量、肌耐力和肌张力反映骨骼肌的功能状态。

1. 肌力　肌力又称最大力量，是肌收缩时所表现出来的能力，以肌最大兴奋时所能负荷的重量来表示。肌力体现肌主动收缩或对抗阻力的能力，反映肌最大收缩水平。肌力的影响因素包括肌生理横断面、肌的初长度、肌的募集、肌纤维走向与肌腱长轴的关系、杠杆效率等。

（1）肌生理横断面　不同的骨骼肌具有不同的生理横断面，肌力与生理横断面面积成正比。实验表明力量训练100 d,上臂肌横面积增加23%,肌力增加92%。

(2)肌的初长度　肌纤维处于一定长度时,粗肌丝肌球蛋白横桥与细肌丝的肌动蛋白结合数目最多,肌纤维收缩力最大,肌肉收缩时肌纤维所处的这种长度称为最适初长度,此时肌小节长度为2.0~2.2 μm(肌力与之成正比,适宜的长度决定肌的肌力,运动单位数量越大,肌力越大)。

(3)肌的募集　一个前角α-运动神经元及其所支配的骨骼肌纤维的总和称为运动单位。神经支配比指一个运动神经元所支配的肌纤维数量。肌肉收缩时,募集运动单位的数量越多,肌力越大;神经支配比越大,肌力越大。

(4)肌纤维走向与肌腱长轴的关系　肌纤维走向与肌腱长轴一致,产生的肌力越小;肌纤维走向与肌腱长轴成角越大,可募集的肌纤维越多,产生的肌力越大。

(5)杠杆效率　肌肉收缩产生的实际力矩输出,受运动节段杠杆效率的影响。力点越靠近支点,杠杆越费力,实际力矩输出越小;力点越远离支点,杠杆越省力,实际力矩输出越大。

2. 快速力量　快速力量是肌或肌群在一定速度下所能产生的最大力量的能力,也指在最短的时间内发挥最大力量的能力。快速力量包括启动力量、爆发力量和制动力量。爆发力量通常称爆发力,指在最短时间内发挥肌力量的能力。爆发力=力量(F)×速度(V)。爆发力是由肌力量和肌收缩速度两个因素决定的。最大力量是基础,收缩速度是关键。

3. 肌耐力　是指肌在一定负荷条件下保持收缩或持续重复收缩的能力,反映肌持续工作的能力,体现肌对抗疲劳的水平。

4. 肌张力　是肌在安静时所保持的紧张度,通过被动运动感知处于放松状态的肌的阻力程度进行评测。肌张力异常是肌肉失去神经支配(脊髓损伤)或调节功能障碍(脑损伤)的结果。肌张力异常有两种,肌张力增强和肌张力减退,肌痉挛和肌强直是肌张力增强的典型表现,肌无力是肌张力减退的典型表现。

(三)骨骼肌的运动形式

骨骼肌的运动形式大致有四种形式:向心收缩、离心收缩、等长收缩、等张收缩。

1. 向心收缩　是指肌肉收缩时,肌肉起、止点相互靠近,肌肉的长度缩短,因而引起身体运动。

2. 离心收缩　是指肌肉收缩时,肌肉起、止点相互远离,肌肉的长度增加,在运动中起制动、减速和克服重力的作用。

3. 等长收缩　是指肌肉收缩时,肌力明显增加,但肌长度基本无变化,不产生关节运动的收缩。在日常生活和工作中,常用于维持特定体位和姿势。

4. 等张收缩　是指肌肉收缩时的运动速度(角速度)保持不变的肌肉收缩形式。其特点是人为借助等动训练装置来完成的,它不是肌肉的自然收缩形式。等张收缩时在整个运动范围内肌肉都产生最大张力,当屈肘举起一恒定负荷时肌肉收缩产生的张力随关节角度而变化。

骨骼肌不同收缩形式的比较见表3-7。

表3-7　骨骼肌不同收缩形式的比较

工作形式	肌肉长度变化	外力与肌张力比较	肌肉对外做功	力量	肌肉酸痛
向心收缩	缩短	<肌张力	正	最小	不明显
离心收缩	拉长	>肌张力	负	最大	显著
等张收缩	缩短	<肌张力	正	<离心	<离心
等长收缩	不变	≥肌张力	未	>向心	>向心

等张收缩不是肌肉的自然收缩形式。近来研究表明,大负荷肌肉离心收缩比向心收缩更容易引起肌肉酸痛和肌纤维超微结构及收缩蛋白代谢的变化。

人体运动很少是单一的向心、离心或等长运动,在许多情况下,肌肉先做离心收缩,紧接着做向心收缩,离心收缩和向心收缩结合在一起形成了自然的肌肉功能活动,称为牵拉-缩短周期,这是一种经济的运动方式,从而增加肌力。

(四)牵拉-缩短周期

1. 概念　牵拉-缩短周期是人行走、奔跑等周期性运动中的肌运动形式,即肌先做离心运动,紧接着做向心运动,离心和向心运动的结合构成肌功能的一个自然类型。

2. 机制　具有缓冲外力冲击和增加力量的作用,改变最适初长度,增加弹性势能释放,刺激牵张反射等。

3. 牵拉-缩短周期运动的机械效率　向心运动的机械效率,随着缩短速度的增加而减小;在离心运动中,机械功增加时,机械效率都有所增加。

(五)骨骼肌的协同

肢体的运动有赖于骨骼肌肌群中相关肌肉的协调收缩,根据运动中作用的不同分为原动肌、拮抗肌和协同肌。原动肌是在运动的发动和维持中一直起主要作用的肌肉。拮抗肌是收缩产生的运动方向与原动肌收缩产生的运动方向相反的肌肉。协同肌是配合原动肌并随原动肌一同收缩的肌肉或肌群。根据作用不同,协同肌还可分为副动肌、中和肌和固定肌。副动肌也称为联合肌,是与原动肌一起收缩产生与原动肌相同功能的肌肉。中和肌是收缩以消除原动肌收缩时产生的不必要运动的肌肉。固定肌,是起到固定相关肢体从而更好地发挥原动肌对肢体动力作用的肌肉。

四、康复治疗对骨骼肌的影响

肌肉力量训练是广泛采用的改变肌肉力学性能的方法。康复治疗中的运动疗法以及部分理疗仪器都可以对骨骼肌产生影响。

1. 运动能力与肌肉体积　人全身有 400 ~ 639 块骨骼肌,绝大多数附着于骨骼上,在人体的生命活动中具有十分重要的意义。肌肉体积是肌肉力量增长最重要的影响因素。只有具有一定的肌肉体积,才能最大限度地发挥力量潜力。肌肉力量是速度、耐力、弹跳力等诸要素的基础,同时也是掌握生活能力与体育运动技战术的重要基础。通过力量训练,能够使肌肉肥大,而肌肉体积越大,力量越大。所以说,肌肉体积与运动能力有一定的关系。针对性的运动治疗可以影响肌肉体积。

(1)肌纤维增粗　体育活动与运动训练可使肌纤维增粗,导致肌肉横截面增大,则肌肉收缩时的力量增大。肌纤维增粗包括肌纤维内的肌原纤维数量增加,蛋白质增加及糖原、磷酸肌酸(CP)等能源物质增加。研究证明,训练引起肌肉中蛋白质增加,主要是使肌凝蛋白增加,可使肌肉的收缩力量及速度得到提高。

(2)肌纤维数量增加　有研究表明,大鼠在重量训练后可发生肌纤维数量增加,运动员中也发生类似现象。肌纤维数量的增多是由于纤维纵行分裂产生。虽然纤维纵行分裂也可在病理性肌肉中出现,但力量训练引起分裂的纤维有正常酶功能、充足的毛细血管供血和运动神经支配;因此肌纤维分裂应考虑是对力量训练的生理性反应。

(3)肌肉毛细血管的密度增加　力量训练后骨骼肌毛细血管的管壁结构也发生变化,表现为毛细血管的内皮细胞增大,周皮细胞横断面积增大和数目增多。另有资料表明,肌肉中的血管增多,可供给肌体更多的养料、氧气和排出代谢产物,运动时,通过肌肉不断收缩和放松,促使毛细血管增粗。

(4)肌肉结缔组织增厚　力量训练可使肌纤维膜和肌束膜的结缔组织均明显增厚,由于肌肉的牵拉作用的影响，也使肌腱组织增殖而变得坚实粗大。这些结缔组织的增厚，还将增大肌肉收缩力学中的弹性作用，从而增大肌肉的收缩效果。

2. 肌肉长度与运动能力　依据肌肉结构力学模型的性质，肌肉收缩时产生的总张力是由收缩成分产生的主动张力和弹性成分产生的被动张力叠加而成的。肌肉收缩力量的大小，主要取决于参与收缩的横桥数目；收缩成分长度的变化，会影响收缩时起作用的横桥数目。在缩短状态下，横桥叠迭数量增多，力量变小。而在过度拉伸状态下，横桥数量减少，肌肉力量同样变小。肌肉表现出最大张力时的肌肉长度是平衡长度（解除一切负荷的肌肉长度）的 1.25 倍，因为此时粗肌丝和细肌丝处于最理想的重叠状态，使收缩起作用的横桥数目达到最大。

3. 肌肉的快、慢两种肌纤维的运动能力　对比典型的耐力性项目和速度性项目运动员肌纤维类型分布的百分比，其间有明显的差异，这种差异是运动训练的结果，还是遗传因素“自然选择”的结果，对此学术界有两种截然不同的观点。但是，优秀运动员所表现出的这种肌纤维专项分布特征，已向我们展示了肌纤维类型分布对运动成绩的重要影响。

通过对快、慢两种肌纤维的研究，得知快肌纤维在功能上的特性是收缩速度快、力量大、易疲劳。这两种肌纤维功能上的特点，决定了它们在运动强度上的选择。慢肌纤维较为适合于耐力项目的活动；而快肌纤维较适合速度和力量项目的活动。这一点在实验中已被证实。用小于最大负荷的 1/4 的重量进行力量练习，参与活动的主要是慢肌纤维；用最大负荷的 1/4 ~ 1/2 的重量进行力量练习，参与活动的慢肌纤维逐渐减少，而快肌纤维逐渐增加；用最大负荷的 1/2 以上的重量练习，主要是快肌纤维工作。由此我们可以得到下面的结论：用不同强度的练习，可分别发展不同类型的纤维。也就是说，要想发展速度和力量，训练活动必须由大强度的练习组成；要发展耐力，训练活动必须由低度、持续时间长的练习组成。

本章小结

运动系统的肌均属骨骼肌，可分为躯干肌、头肌、颈肌和四肢肌。肌按形态分为长肌、短肌、扁肌和轮匝肌。每块肌都有一定的形态结构和功能，都有丰富的血管分布和神经支配，每块骨骼肌包括肌腹和肌腱两部分。肌有相对的起点和止点，肌有静力和动力两种作用。肌还有辅助装置筋膜、滑膜囊和腱鞘。全身肌有起止点和特定功能作用以及体表标志。骨骼肌由肌束组成，肌束由肌细胞组成，肌细胞包括肌膜、肌浆（细胞质）、细胞核。骨骼肌分为快肌和慢肌；红肌和白肌；慢氧化型、快氧化型和快酵解型肌。常用肌力、快速力量、肌耐力和肌张力反映骨骼肌的功能状态。骨骼肌有向心收缩、离心收缩、等长收缩和等张收缩的四种运动形式。骨骼肌之间存在协同，可分为原动肌、拮抗肌和协同肌。康复治疗会对骨骼肌产生影响。

（杨　璞　刘　阳　张志乾）

思考题

（一）单项选择题

1. 运动系统有什么组成，选出完全正确的一项

A. 骨、骨连接、骨骼肌　　B. 骨、骨髓　　C. 骨骼、骨骼肌、骨髓

D. 淋巴、长骨、肱骨　　E. 骨骼、肌肉

2. 下列关于骨的说法完全正确的一项是

A. 成人骨有 206 块，其中 127 块是长骨

B. 骨的构造是由骨质、骨膜和骨髓构成的

C. 人骨大部分是坚硬的，但是很脆

D. 短骨是指骨头很短

E. 骨的别称是 bee

3. 关节的运动叙述错误的是

A. 沿冠状轴上进行环转运动 B. 在冠状轴上产生屈伸运动 C. 在垂直轴上进行旋转运动

D. 在矢状轴上产生内收、外展运动

E. 沿两轴以上运动的关节可做环转运动

4. 不属于关节基本结构的是

A. 关节盘 B. 关节囊纤维层 C. 关节囊滑膜层

D. 关节面 E. 关节腔

5. 直接连结叙述错误的是

A. 两骨间连结较牢固

B. 两骨间不活动或少许活动

C. 多见三种形式：纤维连结、软骨连结、骨性结合

D. 椎体之间的连结均为直接连结

E. 四肢骨之间的连结都是直接连结

6. 关节的辅助结构是

A. 关节囊、囊内韧带、囊外韧带

B. 关节囊、关节软骨、关节盘

C. 囊内韧带、囊外韧带、关节盘、关节唇

D. 关节软骨、关节盘、关节唇

E. 关节囊、关节面、关节盘

7. 椎间盘的说法错误是

A. 外周为纤维环 B. 内部为髓核 C. 脊柱腰段椎间盘最厚

D. 连结两个椎骨牢固，不能活动

E. 外伤时髓核可向外突出

8. 人站立提重时，以跖趾关节为支点，小腿三头肌以跟腱附着于跟骨上的支点为动力点，人体重力通过距骨体形成阻力点，这类杠杆属于

A. 省力杠杆 B. 平衡杠杆 C. 速度杠杆

D. 省时杠杆 E. 费力杠杆

9. 肌的形态不包括

A. 长肌 B. 短肌 C. 轮匝肌

D. 不规则肌 E. 扁肌

10. 胸大肌叙述错误的是

A. 起于锁骨内侧半，胸骨和第 1 ~6 肋软骨

B. 止于肱骨大结节嵴

C. 作用使肩关节内收、旋内、前屈

D. 作用使肩关节内收、旋外

E. 上肢固定有提肋助吸气作用

11. 背阔肌可使

A. 肩胛骨后移、旋外 B. 肩关节内收、旋外 C. 肩关节旋内、后伸

D. 肩关节旋外、后伸 E. 脊柱向同侧屈收

12. 竖脊肌的错误描述是

A. 位于脊柱两侧的沟内 B. 起自骶骨背面和髂嵴后部 C. 向上止于椎骨、肋和乳突

D. 一侧收缩可使脊柱转向对侧

E. 收缩时可使脊柱后伸和仰头

13. 既能运动肩关节,又能运动肘关节的肌是

A. 肱二头肌和旋前圆肌 B. 背阔肌和大圆肌 C. 肱三头肌和喙肱肌

D. 肱二头肌和肱三头肌 E. 肱肌和胸大肌

14. 三角肌不能使肩关节

A. 屈 B. 伸 C. 外展

D. 旋转 E. 内收

15. 小腿三头肌叙述错误的是

A. 包括腓肠肌和比目鱼肌 B. 以跟腱止于距骨 C. 以跟腱止于跟骨

D. 使足跖屈和屈膝关节 E. 受胫神经支配

16. 臀大肌的描述错误的是

A. 起自髂骨翼外侧面 B. 止于股骨大转子 C. 其深面有坐骨神经等结构

D. 下肢固定时可伸躯干 E. 伸并外旋髋关节

17. 收缩时既屈髋关节同时又屈膝关节的是

A. 股二头肌 B. 股直肌 C. 缝匠肌

D. 半腱肌与半膜肌 E. 股四头肌

18. 肌肉的收缩形式不包括

A. 等张收缩 B. 等长收缩 C. 离心收缩

D. 快速收缩 E. 向心收缩

(二)简答题

1. 简述骨的构造和形态分类。
2. 膝关节的结构有哪些?
3. 骨的杠杆作用有哪几种类型?
4. 在进行康复训练时如何运用本节骨骼肌的相关内容?

第四章

神经系统

★教学目标

1. 掌握：神经系统的组成、常用术语；脊髓的位置、外形及脊髓节段与椎骨的对应关系；脑的分部；脑干的外形及重要结构；小脑的位置和外形；端脑的形态、分叶、重要的皮质功能定位；内囊的位置、分布及损伤后的表现；硬膜外隙和蛛网膜下隙的位置及内容物；脑脊液的产生及循环；脑动脉的主要来源及各血供范围，大脑动脉环的组成、位置及意义。脊神经各神经丛的主要分支、分布及损伤后的表现；十二对脑神经的名称、性质、连脑部位、进出颅腔部位、分布及损伤后的表现；交感神经和副交感神经的低级中枢部位。

2. 熟悉：神经系统的活动方式；脊髓的内部结构及功能；脑干的内部结构；小脑的分叶及功能；间脑的位置和纤维联系；脊神经的组成、纤维成分及分支；脑和脊髓的被膜的名称及层次。

3. 了解：神经系统的功能；小脑的功能；内脏感觉神经的特点。

4. 具有辨认脊髓、脑干、小脑、间脑和端脑主要结构的能力，具有联系解剖知识初步分析问题的能力。

第一节　神经系统总论

神经系统（nervous system）由脑和脊髓及与其相连的周围神经组成，是机体的主要调节系统。神经系统调节和控制全身其他系统的活动，使机体成为一个有机整体，维持人体内、外环境之间的平衡。

★问题思考

男，62 岁，在观看足球比赛时突然晕倒，意识丧失 2 d。意识恢复后，右上、下肢瘫痪。6 周后检查发现：右上、下肢痉挛性瘫痪，腱反射亢进，吐舌时偏右侧，无萎缩。右侧眼裂以下面瘫，整个半身的各种感觉缺损程度不一，但位置觉、振动觉和两点辨别性触觉完全丧失，痛觉未受影响。瞳孔对光反射正常，但患者两眼视野右侧半缺损。

问题与思考：

1. 何处损伤才会出现以上症状？

2. 右上、下肢痉挛性瘫痪，舌麻痹而不萎缩，面下部肌麻痹，均表明上运动神经元损伤症状，试问损伤了何传导束所致？

3. 右侧位置觉、振动觉和辨别触觉丧失，表明损伤何传导束？为什么痛觉未受影响？

4. 两眼视野右侧半缺损，表明损伤了何结构？为什么瞳孔对光反射仍正常？

一、神经系统的区分

神经系统是完整的不可分割的整体，按其所在位置、形态和功能，通常分为周围神经系统和中枢神经系统两部分(图 4-1)。中枢神经系统(central nervous system,CNS)包括位于颅腔内的脑和位于椎管内的脊髓;周围神经系统(peripheral nervous system,PNS)是中枢神经系统以外的所有成分。周围神经系统根据连接部位不同分为脑神经和脊神经。脑神经与脑相连,共 12 对;脊神经与脊髓相连,共 31 对。根据分布部位不同可分为躯体神经和内脏神经。躯体神经分布于体表、骨、关节和骨骼肌;内脏神经分布于内脏、心血管、平滑肌和腺体等。周围神经根据其功能不同又分为感觉神经和运动神经。感觉神经将神经冲动从感受器传向中枢,故又称传入神经;运动神经将神经冲动从中枢传向周围和效应器,故又称传出神经。运动神经根据分布部位不同又分为躯体运动神经和内脏运动神经。

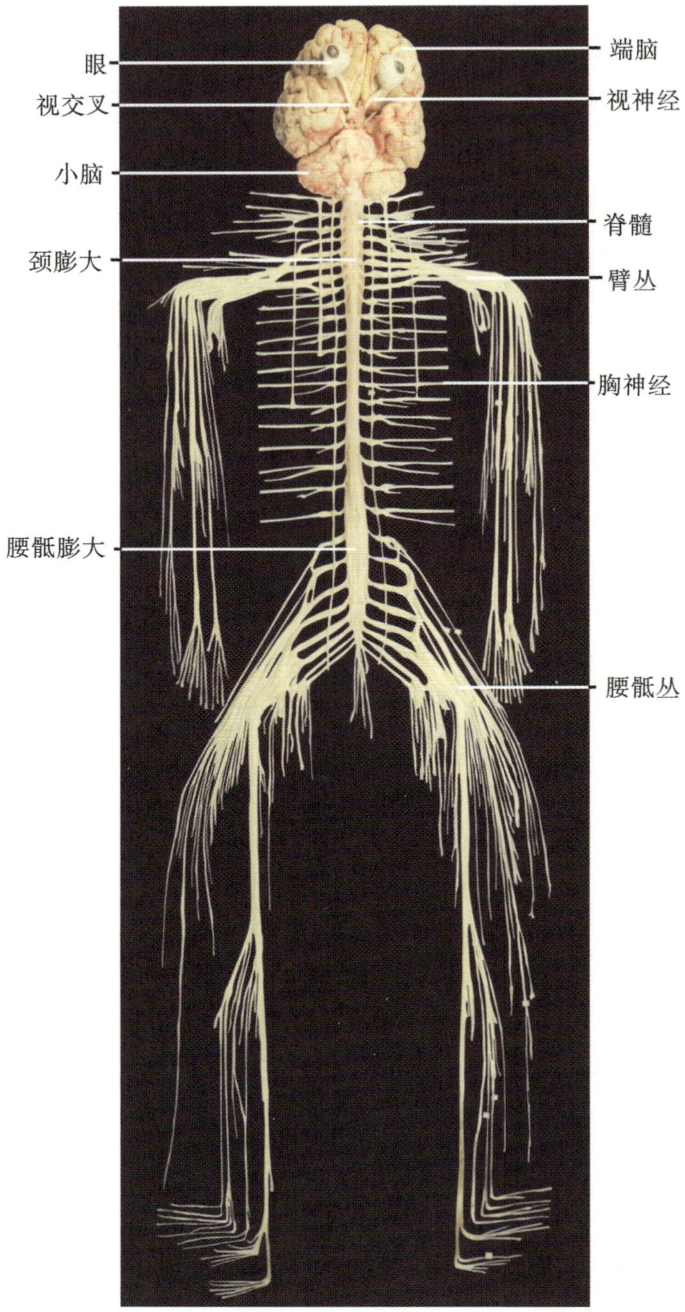

图 4-1　神经系统概观

二、神经系统的组成

神经系统主要由神经组织(nervous tissue)组成,神经组织包括神经元和神经胶质,神经元是神经组织中具有感受刺激和传导神经冲动功能的基本单位,为高度分化的细胞,是神经系统的主要成分。神经胶质则是神经系统的辅助成分,主要起支持、营养和保护作用。

三、神经系统的活动方式

神经系统的基本活动方式是反射。反射(reflex)是指在中枢神经系统的参与下,机体对内、外环境的刺激做出适宜反应的过程,分条件反射和非条件反射两类。非条件反射是指在出生后无须训练就具有的反射,如防御反射、食物反射、性反射等,这类反射能使机体初步适应环境,对个体生存与种系生存有重要的生理意义;条件反射是指出生后在非条件反射的基础上通过训练而形成的反射,它具有极大的易变性,可以新建、消退、分化和改造。条件反射的建立扩大了机体的适应范围,因此,条件反射较非条件反射有更大的灵活性,更适应复杂变化的生存环境。反射活动的形态学基础是反射弧(reflex arc)(图4-2)。反射弧包括感觉器、传入(感觉)神经、中枢、传出(运动)神经和效应器五部分。各种反射活动只有在反射弧完整时才能进行,反射弧的任何部位受损,反射活动即出现障碍。临床上常用检查反射的方法来协助诊断神经系统的某些疾病。

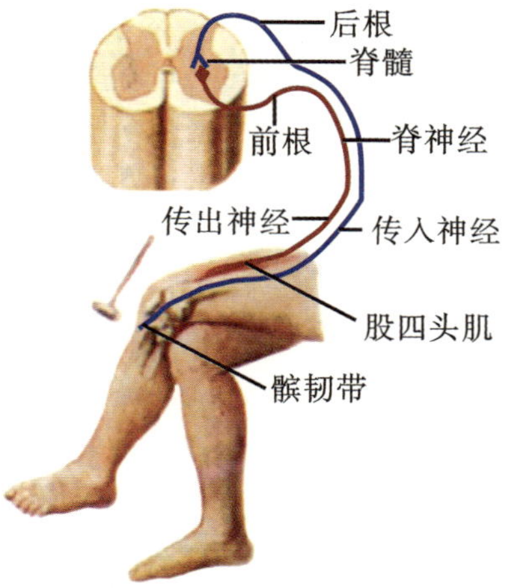

图4-2　反射弧示意

四、神经系统的常用术语

在神经系统中,不同部位的神经元胞体和突起有不同的集聚方式,故用不同的术语表示。

(一)灰质和白质

在中枢神经系统内,神经元胞体及其树突的集聚部位,因富含血管,在新鲜标本中色泽灰暗,称灰质(gray matter)。在大脑半球和小脑,由于大量神经元胞体及其树突于表面成层配布,特称为皮质。神经纤维在中枢神经系统内集聚的部位,因其表面的髓鞘含类脂质,在新鲜标本中色泽白亮,称白质(white matter)。在大脑和小脑,白质因被皮质包绕而位于深部,特称为髓质。

(二)神经核和神经节

形态和功能相似的神经元胞体聚集成团或柱,在中枢神经系统内称为神经核(nucleus);在周围神经系统内称为神经节(ganglion)。

(三)纤维束和神经

在中枢神经系统内,起止、行程和功能基本相同的神经纤维聚集成束称为纤维束(fasciculus);在周围神经系统内,若干神经纤维聚集成粗细不等的纤维束,数个纤维束被结缔组织包裹形成神经(nerve)。

(四)网状结构

在中枢神经系统内,神经纤维纵横交织呈网状,其间有分散或成群的神经元胞体或较小的核团,称网状结构(reticular formation)。

小结

神经系统是人体结构和功能最复杂的系统,在人体内起主导作用。神经系统分中枢神经系统和周围神经系统两部分,前者包括脑和脊髓;后者包括脑神经、脊神经和内脏神经。神经组织由神经元和神经胶质细胞组成。神经系统的基本活动方式是反射,反射的物质基础是反射弧,由感受器、传入神经、中枢、传出神经和效应器组成。神经系统常用术语是开启神经知识宝库的钥匙。

第二节　神经系统的结构

一、中枢神经系统

(一)脊髓

1. 脊髓的位置与外形　脊髓(spinal cord)位于椎管内,上端在枕骨大孔处与延髓相续,下端在成人约平第1腰椎椎椎体下缘(新生儿可达第3腰椎椎体下缘平面),全长42~45 cm。

脊髓呈前后略扁的圆柱形。全长粗细不等,有2处膨大,颈膨大位于第4颈节至第1胸节;腰骶膨大位于第2腰节至第3骶节。2个膨大的形成分别与支配上肢和下肢的神经元数量较多有关,人类上肢灵活,故颈膨大比腰骶膨大明显。腰骶膨大以下逐渐变细,呈圆锥状,称脊髓圆锥。脊髓圆锥向下延续为一条无神经组织的终丝,是一条结缔组织细丝,终止于尾骨背面(图4-3)。

脊髓表面有纵贯全长的6条沟、裂。位于前面正中的深沟称前正中裂;位于后面正中的浅沟称后正中沟。前正中裂的两侧各有1条前外侧沟;后正中沟的两侧各有1条后外侧沟,沟内分别连有31对脊神经的前根和后根,每条脊神经后根上,都有1个膨大,称脊神经节(图4-4)。脊神经前、后根在椎间孔处汇合成脊神经,并从相应的椎间孔穿出。因椎管长于脊髓,脊神经根距相应椎间孔的距离自上而下逐渐增大,使脊神经根在椎管内从上而下渐进倾斜,到腰骶部时,神经根近乎垂直下行,从相应的椎间孔穿出。在脊髓圆锥下方,这些近似垂直的神经根围绕在终丝周围,形成束状的马尾。成人第1腰椎椎体以下已无脊髓而只有马尾,故临床上应选择在第3~4腰椎或第4~5腰椎棘突间进行穿刺麻醉或抽取脑脊液,以免损伤脊髓(图4-5)。

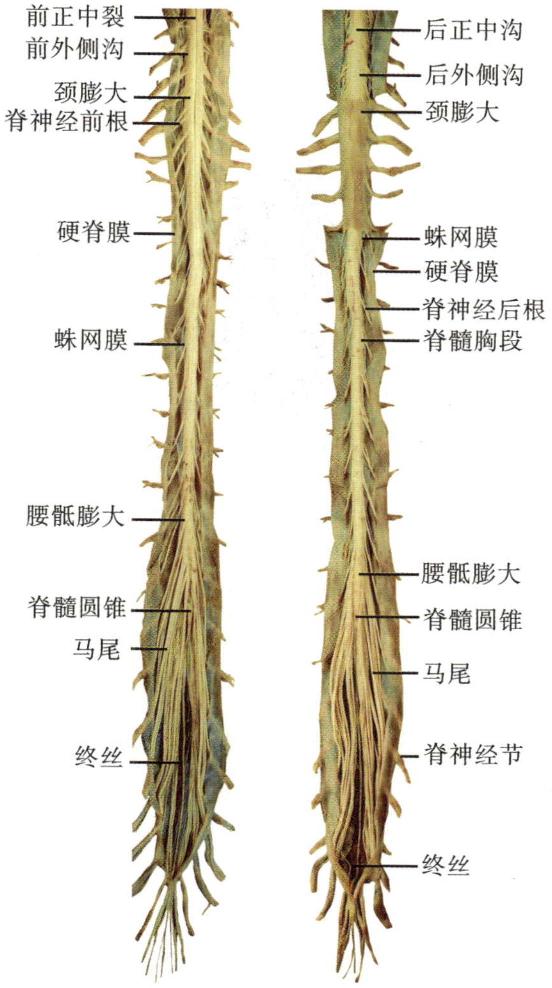

图 4-3　脊髓的外形

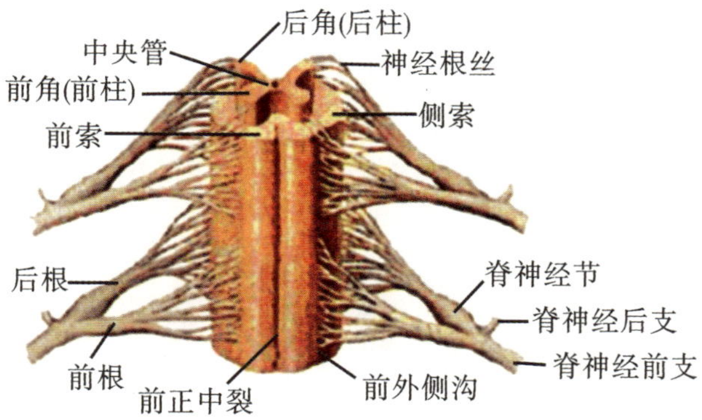

图 4-4　脊髓结构

2. 脊髓节段与椎骨的对应关系　脊髓在外形上无明显的节段性，通常把每 1 对脊神经前、后根的根丝附着范围称为 1 个脊髓节段。脊神经共有 31 对，因此脊髓共分 31 个节段，即 8 个颈节（C_1 ~ C_8）、12 个胸节（T_1 ~ T_{12}）、5 个腰节（L_1 ~ L_5）、5 个骶节（S_1 ~ S_5）和 1 个尾节（C_0）。

从胚胎 4 个月开始，人体脊柱的生长速度快于脊髓，致使成人脊髓短于脊柱，所以脊髓节段的序数与椎骨的序数不完全对应，脊髓节段逐渐高于相应的椎骨（图4-5）。熟悉脊髓节段与椎骨的对应关系，对康复治疗过程中诊断定位脊髓病变的部位具有实用意义，成人这种对应关系和大致推算方法见表4-1。

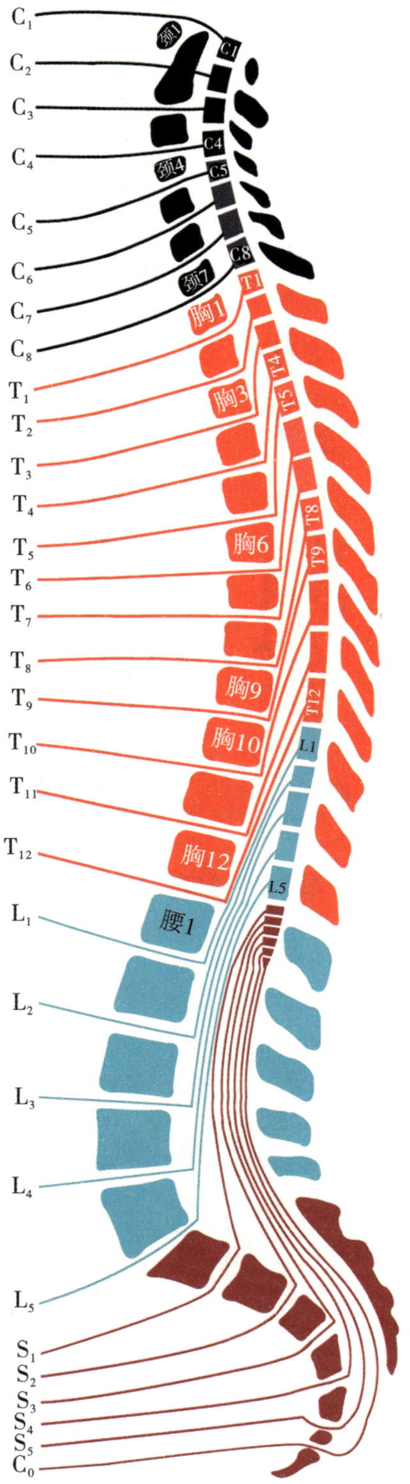

图4-5　脊髓节段与椎骨序数的关系

表 4-1　脊髓节段与椎骨序数的对应关系以及脊髓定位诊断的推算方法

椎骨序数 脊髓节段	$C_1 \sim C_4$ $C_1 \sim C_4$	$C_4 \sim C_7$、$T_1 \sim T_3$ $C_5 \sim C_8$、$T_1 \sim T_4$	$T_3 \sim T_6$ $T_5 \sim T_8$	$T_6 \sim T_9$ $T_9 \sim T_{12}$	$T_{10} \sim T_{12}$ $L_1 \sim L_5$	L_1 $S_1 \sim S_5$、C_0
对应关系	与同序数椎骨一致	比同序数椎骨高 1 个椎体	比同序数椎骨高 2 个椎体	比同序数椎骨高 3 个椎体	平第 10、11 胸椎	平第 12 胸椎与第 1 腰椎
推算方法	以椎骨损伤推测患者脊髓病变节段。如第 9 胸椎损伤，9+3=12，即第 12 胸髓可能损伤； 以脊髓节段推测患者椎骨损伤部位。如第 6 胸髓损伤，6-2=4，即第 4 胸椎可能损伤					

3. 脊髓的内部结构　在脊髓的横切面（图 4-6）上，可见正中央有中央管，管腔窄小，围绕中央管可见“H”形或蝶形的灰质，灰质的外周是白质。

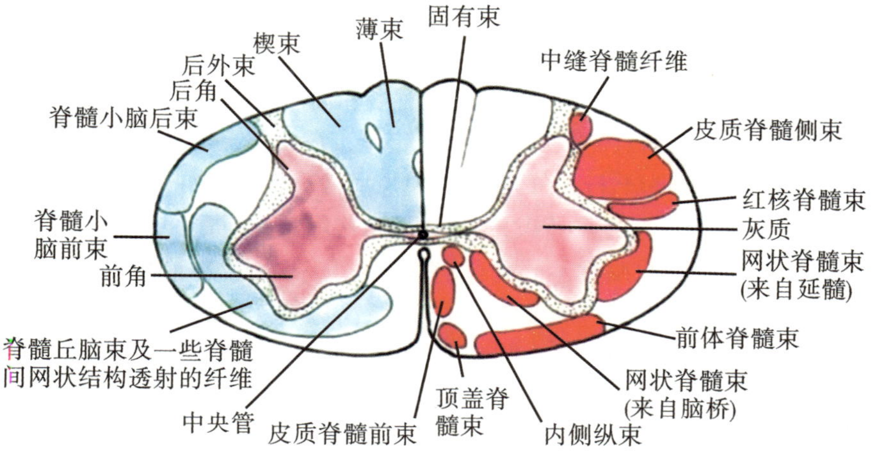

图 4-6　各部脊髓横切面

每一侧灰质可见分别向前、后方向伸出的前角和后角，前、后角之间的宽阔区域为中间带，在胸髓和上 3 节腰髓（$T_1 \sim L_3$）前、后角之间还可见向外侧伸出细小的侧角。位于中央管前、后的灰质分别称灰质前连合和灰质后连合。每侧白质借脊髓的纵沟分为 3 个索，前正中裂与前外侧沟之间为前索，前、后外侧沟之间为外侧索，后外侧沟与后正中沟之间为后索。在灰质前连合前方，左右前索间有纤维横越，称白质前连合。在灰质后角基部外侧，灰、白质混合交织为网状结构。

（1）灰质　脊髓灰质是各种大小、形态和功能不同的神经元的胞体和突起、神经胶质和血管等的复合体。神经元胞体往往集聚成群或成层，称为神经核或板层，在纵切面上灰质纵贯成柱。

1）前角　也称前柱，主要由运动神经元组成，可分为内侧、外侧群。内侧群几乎位于脊髓全长，支配躯干肌，外侧群主要见于颈膨大和腰膨大，支配上、下肢肌。前角运动神经元分为较大的 α 运动神经元和小型的 γ 运动神经元，前者支配跨关节的梭外骨骼肌纤维，引起关节运动，后者支配梭内骨骼肌纤维，与调节肌张力有关。

2）后角　又称后柱，主要含联络神经元的胞体，接受脊神经后根传入的感觉冲动，发出的纤维或与前角运动神经元联系或沿同侧/对侧上行至脑。后角的神经元主要分 4 群核团：①缘层，是后角尖的边缘区，由较大型的神经元组成。②胶状质，在缘层前方，由小型神经元组成，贯穿脊髓全长，主要完成脊髓节段间的联系。③后角固有核，位于胶状质前方，由大、中型神经元组成，发出的纤维上行到背侧丘脑。④胸核，又称背核，位于后角基部内侧，仅见于 $C_8 \sim L_2$ 节段，发出的纤维组成同侧的脊髓小脑后束。

3)侧角　也称侧柱,仅见于 $T_1 \sim L_3$ 脊髓节段,是交感神经的低级中枢。由交感神经节前神经元胞体集聚而成,其轴突与前角运动神经元的轴突共同构成脊神经前根。在 $S_2 \sim S_4$ 脊髓节段内,虽无侧角,但在前角基部的外侧分有骶副交感核,是副交感神经的低级中枢,由小型神经元集聚而成,其轴突加入前根,并参与盆内脏神经的构成。

(2)白质　脊髓白质主要由许多上、下纵行传导的纤维束组成。纤维束可分为 3 类:上行(感觉)纤维束,将感觉信息上传至脑;下行(运动)纤维束,从大脑将神经冲动下传到脊髓;固有束,联系脊髓各节段的短纤维束,完成脊髓节段内和节段间的反射活动。

1)上行纤维(传导)束　薄束(fasciculus gracilis)和楔束(fasciculus cuneatus)位于脊髓后索,由脊神经节细胞的中枢突组成。薄束在内侧,起自同侧第 5 胸节以下的脊神经节,楔束在外侧,起自同侧第 4 胸节以上的脊神经节,分别止于延髓背下部的薄束核和楔束核,传导本体感觉及精细触觉。

脊髓小脑前束(anterior spinocerebellar tract)和脊髓小脑后束(posterior spinocerebellar tract)位于外侧索周边的前部和后部,分别经小脑上脚、下脚入小脑,传导来自躯干下部和下肢的非意识性本体感觉冲动。

脊髓丘脑束(spinothalamic tract)位于外侧索的前半和前索中,起自后角缘层和后角固有核,大部分纤维斜经白质前连合交叉到对侧上 1 ~2 个脊髓节段,在外侧索和前索内上行,行经脑干,终止于背侧丘脑。交叉至对侧外侧索上行的纤维束,称脊髓丘脑侧束,主要传导痛觉和温度觉;交叉到对侧前索内上行的纤维束,称脊髓丘脑前束,主要传导粗略触觉和压觉。

2)下行纤维(传导)束　起自脑的不同部位,直接或间接止于脊髓前角或侧角。管理骨骼肌运动的传导束为锥体系(皮质脊髓束等)和锥体外系(红核脊髓束与前庭脊髓束等)。

皮质脊髓束(corticospinal tract)是从大脑皮质至脊髓前角运动神经元的运动纤维束。它起自大脑皮质中央前回和其他一些皮质区域,下行至延髓锥体交叉时,大部分纤维交叉到对侧,下行于脊髓外侧索后部,称为皮质脊髓侧束,贯穿脊髓全长,沿途分出纤维止于同侧脊髓前角运动神经元,主要支配四肢肌。小部分未交叉的纤维称为皮质脊髓前束,终于双侧前角运动神经元,支配躯干肌。

脊髓前角运动神经元主要接受对侧大脑半球的纤维,但也接受来自同侧的少量纤维。支配上、下肢的前角运动神经元只接受对侧皮质脊髓侧束的纤维,而支配躯干肌的运动神经元接受双侧皮质脊髓束的纤维,故当一侧的皮质脊髓束损伤后,出现同侧四肢肌瘫痪,而躯干肌不瘫痪。

红核脊髓束(rubrospinal tract)起自中脑红核,在脊髓外侧索内皮质脊髓侧束的腹侧下行,纤维交叉至对侧,功能与兴奋屈肌运动神经元、抑制伸肌运动神经元有关。

前庭脊髓束(vestibulospinal tract)起自脑干的前庭神经核,在同侧前索外侧内下行,功能与兴奋伸肌运动神经元、抑制屈肌运动神经元有关,在调节身体平衡中起重要作用。

顶盖脊髓束(tectospinal tract)起自中脑上丘,纤维交叉后下行于前索中。此束传导的冲动可使头旋转和上肢的运动,以完成视和听的反射活动。

网状脊髓束(reticulospinal tract)起自脑干的网状结构,下行于脊髓的侧索和前索,分别称为网状脊髓前束和网状脊髓侧束,其功能与调节肌张力有关。

4. 脊髓的功能

(1)传导功能　脊髓是联系脑与周围神经系统的重要通路,来自躯体和内脏的各种感觉信息,经脊神经后根进入脊髓,通过上行传导束传到大脑皮质的相应区域;同时,又通过下行传导束,经脊神经前根发出运动纤维,管理身体和内脏活动。

(2)反射功能　脊髓是神经系统的低级中枢,灰质内有多种反射中枢,具备各种基本反射功能,如腱反射、屈肌反射、牵张反射、排尿和排便反射等。正常情况下,脊髓的反射活动始终在脑的控制下进行。

★知识链接

脊髓损伤的类型与主要表现

1. 脊髓前角受损　主要伤及前角运动神经元，表现为这些神经元所支配的骨骼肌呈弛缓性瘫痪（软瘫），肌张力低下，腱反射消失，肌萎缩，无病理反射，但感觉无异常。如脊髓灰质炎（小儿麻痹症）患者。

2. 脊髓血管损伤　脊髓中央先开始发生缺血受损，再向外周扩散。上肢障碍比下肢明显，患者可以步行，上肢可能部分或完全麻痹。

3. 脊髓半横断　若因刀伤或枪伤，导致脊髓半横断时，出现的症状称脊髓半侧损伤，即布朗-塞卡（Brown-Sequard）综合征。病变平面以下出现同侧深感觉障碍、病变平面以下1～2个脊髓节段对侧浅感觉障碍，还导致同侧肢体运动障碍。

4. 中央灰质周围病变　若病变侵犯了白质前连合，则阻断了脊髓丘脑束在此的交叉纤维，引起相应部位的痛、温觉消失，而本体觉和精细触觉无障碍（因后索完好）。这种现象称为感觉分离，如脊髓空洞症或髓内肿瘤患者。

（二）脑

脑（brain）位于颅腔内，成人脑重1 300～1 400 g，形态和结构均较脊髓复杂。分为端脑、间脑、小脑、中脑、脑桥和延髓6个部分（图4-7），通常把中脑、脑桥和延髓合称为脑干。

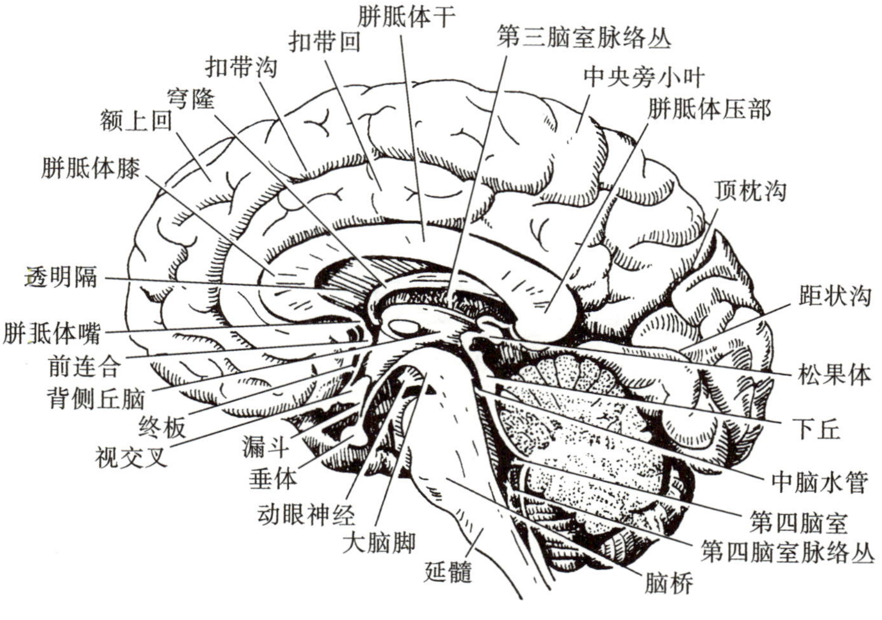

图4-7　脑的正中矢状切面

1. 脑干　脑干（brain stem）是中枢神经系统中位于脊髓和间脑之间的一个较小部分，自下而上由延髓、脑桥和中脑3个部分组成。延髓向下在枕骨大孔处连接脊髓，延髓和脑桥背侧面与小脑相连，中脑向上与间脑相连。

（1）脑干的外形

1）腹侧面　延髓腹侧面上有与脊髓相延续的前正中裂和前外侧沟。在前正中裂的两侧各有一纵形隆起，称锥体，它由大脑皮质到脊髓的锥体束（又称皮质脊髓束）构成。在锥体的下方，皮质脊髓束的大部分纤维左、右交叉形成浅纹，称锥体交叉。锥体外侧的卵圆形隆起为橄榄，内含橄榄核。锥体和橄榄之间的前外侧沟内有舌下神经根附着。在橄榄后方，自上而下依次有舌咽神经根、迷走神经根和副神经根附着。

脑桥与延髓之间以脑桥延髓沟为界，沟中自内侧向外侧依次有展神经根、面神经根、前庭蜗神经根附着。脑桥腹侧面膨隆宽阔，称基底部，其正中的纵行浅沟称基底沟。基底部向两侧逐渐缩窄，移行为小脑中脚，又称脑桥臂，连接小脑，移行处有三叉神经根附着。

中脑腹侧面主要为一对粗大的柱状结构，称大脑脚，由锥体系的纤维构成。两脚间的凹陷称脚间窝，窝底有动眼神经根附着（图 4-8）。

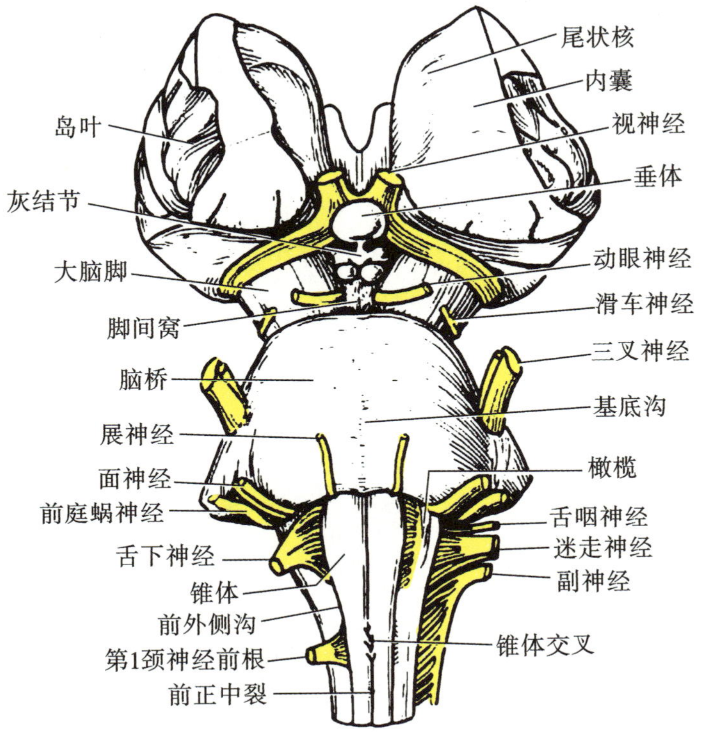

图 4-8　脑干腹侧面

2）背侧面　延髓背侧面下部后正中沟的两侧各有两个纵行隆起，内侧的称薄束结节，内有薄束核，接受薄束传来的感觉冲动；外侧的称楔束结节，内有楔束核，接受楔束传来的感觉冲动。楔束结节外上方的隆起为小脑下脚。

脑桥和延髓上部背侧面共同形成菱形窝，两侧是小脑上脚和小脑中脚。两侧小脑上脚间的薄层白质称上髓帆。

中脑背侧面有两对圆形隆起，上方的一对称上丘，是视觉反射中枢；下方的一对称下丘，是听觉反射中枢。在上丘的下方有滑车神经根附着。在中脑内部有一贯穿中脑全长的纵行管道，称中脑水管（图 4-9）。

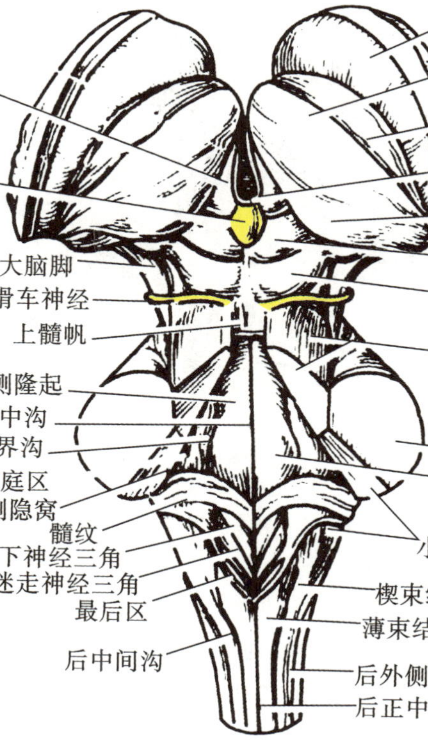

图 4-9　脑干背侧面

3）菱形窝　即第四脑室底，呈菱形，由脑桥和延髓上半部背侧面共同形成。

窝中部有横行的髓纹，为脑桥和延髓背面的分界。窝的正中有纵行的正中沟，正中沟两侧的纵行隆起为内侧隆起。内侧隆起在髓纹上缘的脑桥部有 1 对圆形突起，称面神经丘，深面有展神经核；内侧隆起外侧有纵行的界沟。界沟外侧为三角形的前庭区，深面有前庭神经核。前庭区的外侧角有 1 对听结节，内含蜗神经核。髓纹以下由内侧向外侧可见舌下神经三角和迷走神经三角，深面有舌下神经核和迷走神经背核。

4）第四脑室　位于延髓、脑桥与小脑之间，底为菱形窝，顶向后上方朝向小脑，顶的前部由小脑上脚及上髓帆构成，顶的后下部由下髓帆及第四脑室脉络丛组织构成。第四脑室向上经中脑水管通第三脑室，向下续为延髓下部和脊髓的中央管，并借 1 个正中孔和 2 个外侧孔与蛛网膜下隙相通。（图 4-10）。

脑干上连有 10 对脑神经根。①与中脑相连的：连于脚间窝内的动眼神经根和连于下丘下方的滑车神经根。②与脑桥相连的：连于基底部与小脑中脚移行处的三叉神经根以及由内向外连于脑桥延髓沟内的展神经根、面神经根和前庭蜗神经根。③与延髓相连的：自上而下连于橄榄外侧的舌咽神经根、迷走神经根和副神经根以及连于橄榄内侧的舌下神经根。

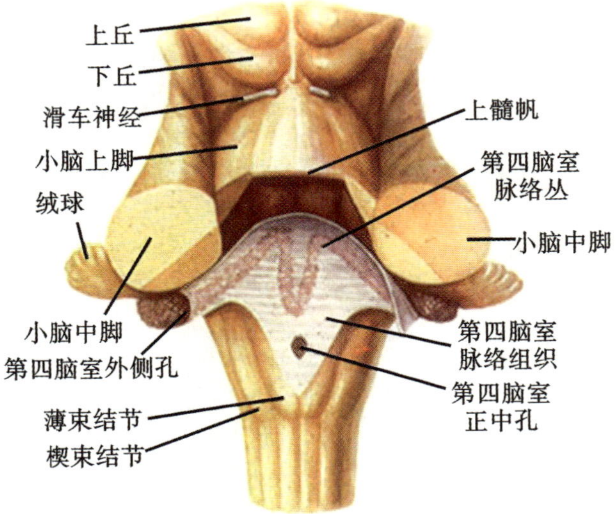

图 4-10　第四脑室脉络组织

(2)脑干的内部结构　脑干内部主要包括灰质、白质及网状结构,分布远较脊髓复杂。

1)灰质　主要有脑神经核和非脑神经核组成。

脑神经核与第Ⅲ～Ⅻ对脑神经相关联,按其功能可分为 4 类(图 4-11,表 4-2)。

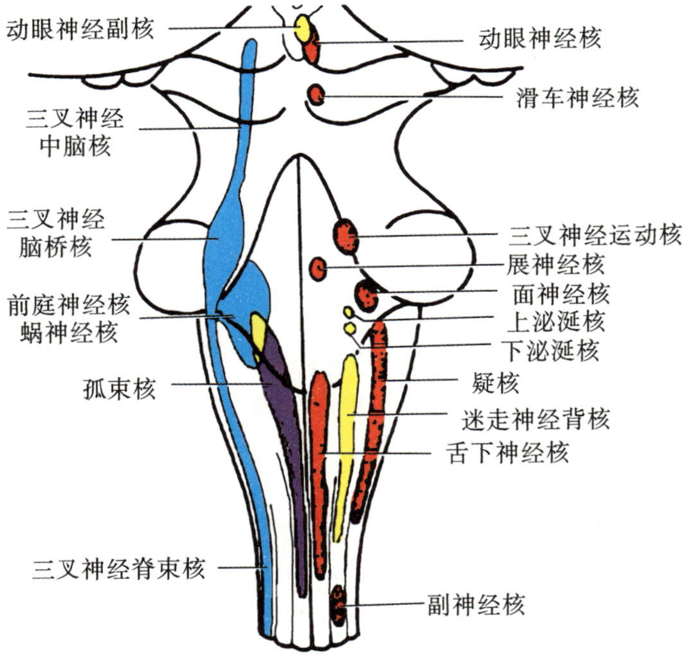

图 4-11　脑神经核在脑干背侧面的投射

表 4-2 脑干内脑神经核的排列及其功能

功能柱	核的位置	脑神经核名称	功能
躯体运动核	上丘平面	动眼神经核(Ⅲ)	支配上、下、内直肌,下斜肌和上睑提肌
	下丘平面	滑车神经核(Ⅳ)	支配上斜肌
	脑桥中下部	展神经核(Ⅴ)	支配外直肌
	延髓上部	舌下神经核(Ⅻ)	支配舌肌
	脑桥中部	三叉神经运动核(Ⅴ)	支配咀嚼肌等
	脑桥中下部	面神经核(Ⅶ)	支配面肌等
	延髓上部	疑核(Ⅸ、Ⅹ、Ⅺ)	支配咽、喉肌等
	延髓下部、$C_1 \sim C_5$	副神经核(Ⅺ)	支配斜方肌、胸锁乳突肌
内脏运动核	上丘平面	动眼神经副核(Ⅲ)	支配瞳孔括约肌、睫状肌
	脑桥下部	上泌涎核(Ⅶ)	支配泪腺、舌下腺和下颌下腺分泌
	延髓上部	下泌涎核(Ⅸ)	支配腮腺分泌
	延髓中下部	迷走神经背核(Ⅹ)	支配颈部、胸、腹腔大部分脏器的活动
内脏感觉核	延髓中上部	孤束核(Ⅶ、Ⅸ、Ⅹ)	接受味觉及心血管、消化和呼吸等器官的一般内脏感觉
躯体感觉核	中央灰质外侧	三叉神经中脑核(Ⅴ)	接受面肌、咀嚼肌的本体觉
	脑桥中部	三叉神经脑桥核(Ⅴ)	接受头面部的触压觉
	脑桥、延髓	三叉神经脊束核(Ⅴ)	接受头面部的痛温觉
	延髓与脑桥交界处	前庭神经核(Ⅷ)	接受内耳的平衡觉
	延髓与脑桥交界处	蜗神经核(Ⅷ)	接受内耳的听觉

非脑神经核参与构成各神经传导通路或反射通路,主要有薄束核与楔束核、红核和黑质等(图 4-12)。

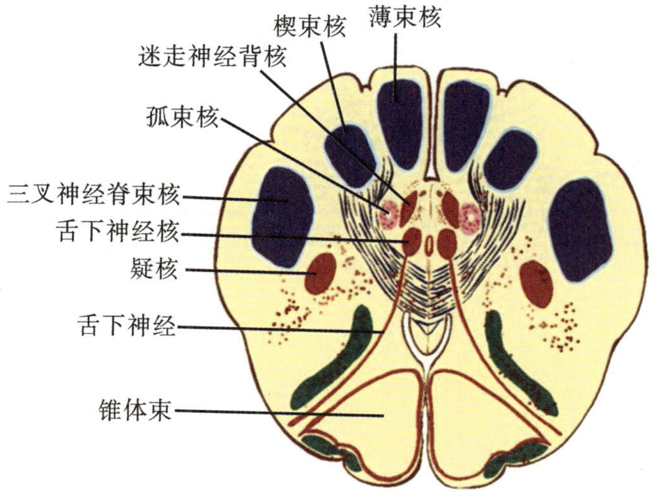

图 4-12 经延髓内侧丘系交叉横切面

2）白质　主要有传导感觉信息的上行纤维束和传导运动信息的下行纤维束构成。

上行纤维束主要包括 4 个丘系。①内侧丘系是薄束核与楔束核发出的纤维，在中央管腹侧左、右交叉，形成内侧丘系交叉，交叉后转折上行，组成内侧丘系，传导对侧躯干和四肢的意识性本体感觉和精细触觉。②脊髓丘系是脊髓丘脑侧束和脊髓丘脑前束进入脑干后汇合而成的纤维束，在脑干上行于内侧丘系的背外侧，止于背侧丘脑的腹后外侧核，传导对侧躯干和四肢的痛、温、触、压觉。③三叉丘系由三叉神经脑桥核和三叉神经脊束核发出的纤维交叉至对侧形成，行于内侧丘系的背外侧，终于背侧丘脑的腹后内侧核，传导对侧头面部痛、温、触、压觉。④外侧丘系由蜗神经核发出的纤维构成，止于内侧膝状体，传导双侧听觉信息。

下行纤维束主要是锥体系，纤维起自大脑皮质锥体细胞，经内囊、中脑的大脑脚底、脑桥基底部下行，分为皮质脊髓束和皮质核束。皮质脊髓束大部分纤维在锥体下方交叉至对侧形成皮质脊髓侧束下行，不交叉的纤维形成皮质脊髓前束下行，两者均止于脊髓前角运动细胞，管理躯干和四肢的随意运动；皮质核束陆续终止于脑干双侧脑神经运动核，其中面神经核下部和舌下神经核只接受来自对侧纤维的支配，管理头面部的随意运动。

3）脑干网状结构　在脑干中，除了境界明确的脑神经核、非脑神经核和上、下行纤维束以外，还有分布相当宽广、部分纤维交错排列成“网状”的区域，其中散在有大小不等的神经细胞团块，称脑干网状结构。脑干网状结构是中枢神经系统的整合中心，对维持大脑皮质的清醒和警觉，调节躯体运动、内脏活动及参与睡眠发生和抑制等有重要作用。

2. 小脑　小脑（cerebellum）位于颅后窝，在延髓和脑桥后方，借上、中、下 3 对小脑脚分别与中脑、脑桥和延髓相连。

（1）小脑的外形　小脑中间窄细，称小脑蚓；两侧部膨隆，称小脑半球。小脑的上面平坦，被大脑半球所覆盖；下面凹凸不平，近枕骨大孔处有椭圆形隆起，称小脑扁桃体。当颅内压升高时，小脑扁桃体易受挤而嵌入枕骨大孔，形成小脑扁桃体疝（又称枕骨大孔疝），压迫延髓生命中枢，导致呼吸、循环功能障碍，危及生命（图 4-13，图 4-14）。

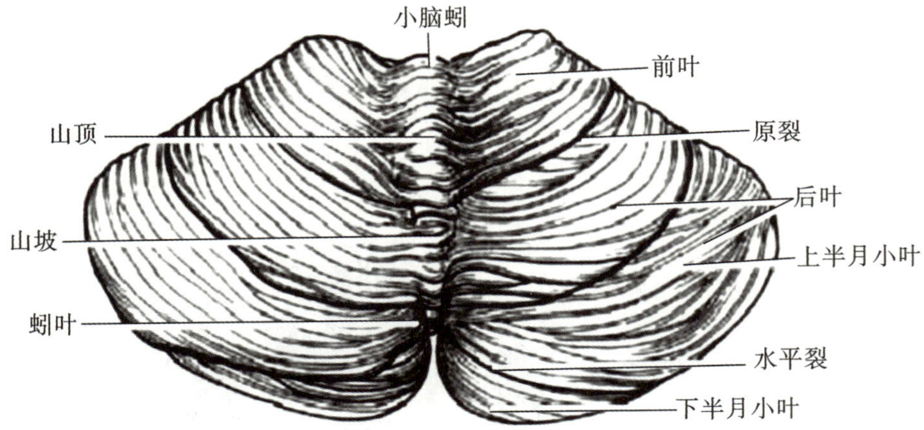

图 4-13　小脑外形（上面）

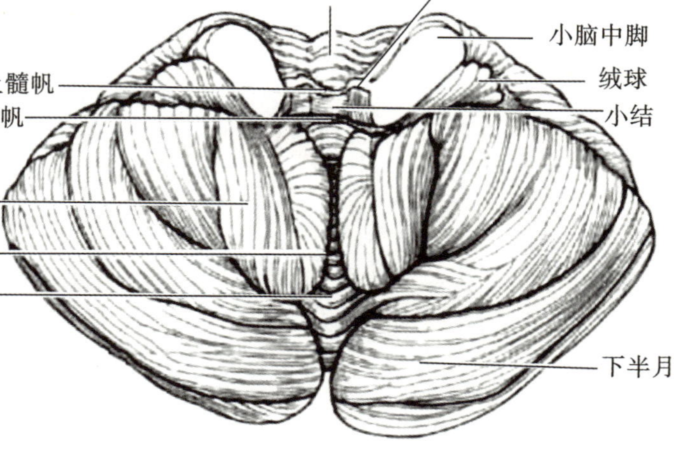

图 4-14　小脑外形（下面）

（2）小脑内部结构　小脑表面是薄层灰质，称小脑皮质；皮质深面是白质，称小脑髓质；在小脑髓质深部埋有数对灰质核团，称小脑核，由内侧向外侧依次为：顶核、球状核、栓状核和齿状核，其中最大的是齿状核（图 4-15）。

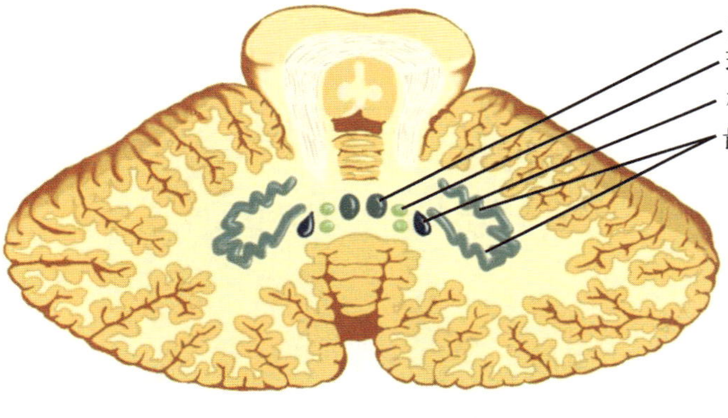

图 4-15　小脑内部结构

（3）小脑的分叶和功能　小脑的发展与动物生存和运动方式的演变密切相关，根据小脑纤维的联系和功能，分为绒球小结叶，又称古小脑或前庭小脑，主要维持躯体平衡；前叶，又称旧小脑或脊髓小脑，主要调节肌张力和协调肌群的活动；后叶，又称新小脑或顶盖小脑，主要与肌的精细灵巧运动调节有关（图 4-13，图 4-14）。

3. 间脑　间脑（diencephalon）位于中脑和两侧大脑半球之间。其背面及侧面被两侧的大脑半球掩盖，腹侧部外露于脑底。间脑可分为背侧丘脑、上丘脑、后丘脑、下丘脑和底丘脑 5 部分（图 4-16）。

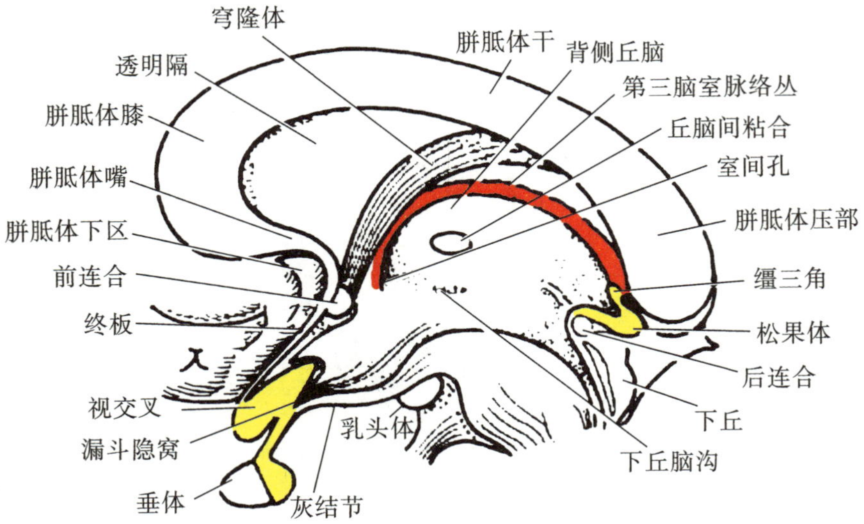

图 4-16　间脑内侧面观

（1）背侧丘脑　背侧丘脑（dorsal thalamus）又称丘脑，由两个卵圆形的灰质团块借丘脑间黏合连接而成。其背面游离，外侧面紧邻内囊，内侧面参与构成第三脑室的侧壁。其前端的突出部为丘脑前结节，后端膨大称丘脑枕。丘脑被“Y”形的内髓板分为三大核群：前核群、内侧核群和外侧核群（图 4-17）。

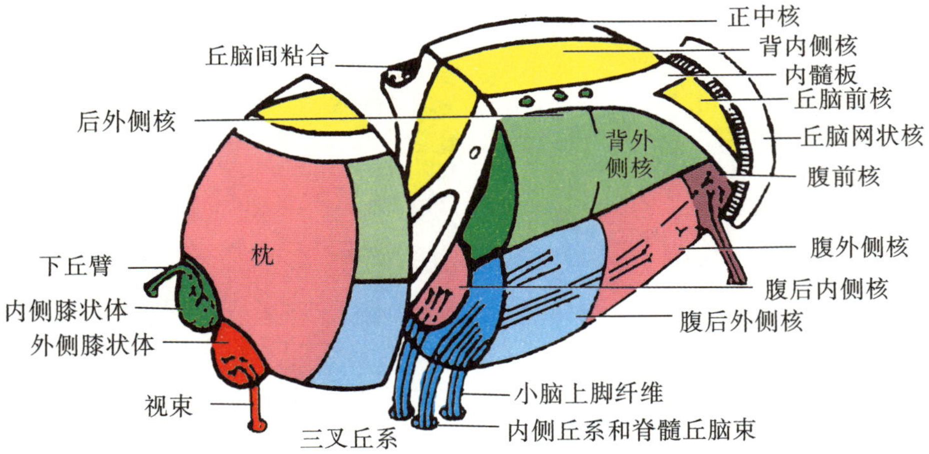

图 4-17　右侧背侧丘脑核团的立体示意

1）前核群　位于内髓板分叉部的前上方，是边缘系统的一个重要中继站，其功能与内脏活动和近期记忆有关。

2）内侧核群　位于内髓板内侧，以背内侧核最为主要。该核纤维联系广泛，涉及多种内脏活动和内分泌功能，可能是联络躯体和内脏感觉冲动的整合中枢。

3）外侧核群　位于内髓板外侧，分为背侧核、腹侧核。腹侧核群是丘脑的主要部分，由前向后可分为腹前核、腹外侧核和腹后核。腹前核、腹外侧核主要接受小脑齿状核、苍白球与黑质的传入纤维，发出纤维投射至躯体运动中枢，调节躯体运动。腹后核又分为腹后内侧核和腹后外侧核，前者接受三叉丘系及由孤束核发出的味觉纤维，后者接受内侧丘系和脊髓丘系的纤维。腹后核发出的纤维组成丘脑中央辐射，投射至大脑皮质中央后回及中央旁小叶后部。

（2）后丘脑　位于背侧丘脑的后下方，包括内侧膝状体和外侧膝状体。内侧膝状体接受来自下丘臂的听觉纤维，发出的纤维组成听辐射，传导听觉；外侧膝状体接受视束的传入纤维，发出视辐射，传导视觉。

（3）上丘脑　位于背侧丘脑与中脑顶盖前区相移行的部分，由丘脑髓纹、缰三角、缰连合、松果体、后连合构成。

（4）下丘脑　位于背侧丘脑的前下方，上方借下丘脑沟与背侧丘脑分界，构成第三脑室底壁和侧壁的下半。下丘脑前方为视交叉，向后延续为视束。视交叉后方为灰结节，灰结节向下形成漏斗，与垂体相连。灰结节的后方有1对圆形隆起，称乳头体（图4-18）。

1）下丘脑的主要核团　下丘脑内含多个核团，重要的有视上核和室旁核，视上核分泌血管升压素（又称抗利尿激素），室旁核分泌缩宫素（又称催产素），经下丘脑-神经垂体束输送至神经垂体储存，需要时释放入血液。

2）下丘脑的功能　下丘脑是调节内脏活动和内分泌活动的较高级中枢，是神经内分泌中心，与垂体有密切联系，通过神经和体液调节控制机体的内分泌活动。对机体体温、摄食、昼夜节律、生殖、水和电解质平衡、内分泌活动、情绪行为等起重要的调节作用。

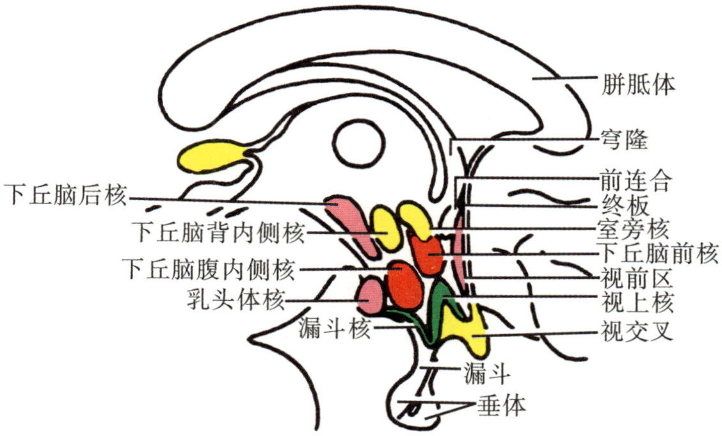

图4-18　下丘脑的主要核团

（5）底丘脑　位于间脑和中脑被盖的移行区，内含丘脑底核及部分黑质、红核，与纹状体有密切联系，属锥体外系的重要结构。

（6）第三脑室　第三脑室（third ventricle）为间脑内呈矢状位的狭窄腔隙。位于两侧背侧丘脑和下丘脑之间，顶部为第三脑室脉络组织，底部为乳头体、灰结节和视交叉。前方借左、右室间孔与端脑的侧脑室相通，后方借中脑水管与第四脑室相通。

4. 端脑　端脑（telencephalon）是脑的最发达的部分，又称大脑，由左、右2个大脑半球借胼胝体相连。两侧半球之间的裂隙称大脑纵裂，大脑半球与小脑间为大脑横裂。每侧大脑半球内的空腔为侧脑室。大脑半球表面灰质为大脑皮质，深部白质称髓质，位于髓质内的灰质核团，称基底核。

（1）大脑半球的外形和分叶　大脑半球表面凹凸不平，有许多深浅不等的沟，称大脑沟；沟与沟之间长短大小不一的隆起，称大脑回。每侧大脑半球分为上外侧面、内侧面和下面，借3条大脑沟将其分为5叶。在大脑半球的背外侧面，由前下走向后上的沟，称外侧沟；由半球上缘中点行向前下的沟，称中央沟。在大脑半球的内侧面，由胼胝体末端稍后方斜向后上的沟，称顶枕沟。3条沟将半球分成5叶，它们是中央沟之前的额叶；中央沟之后的顶叶；外侧沟下方的颞叶；顶枕沟之后的枕叶；外侧沟深面的岛叶(图 4-19)。

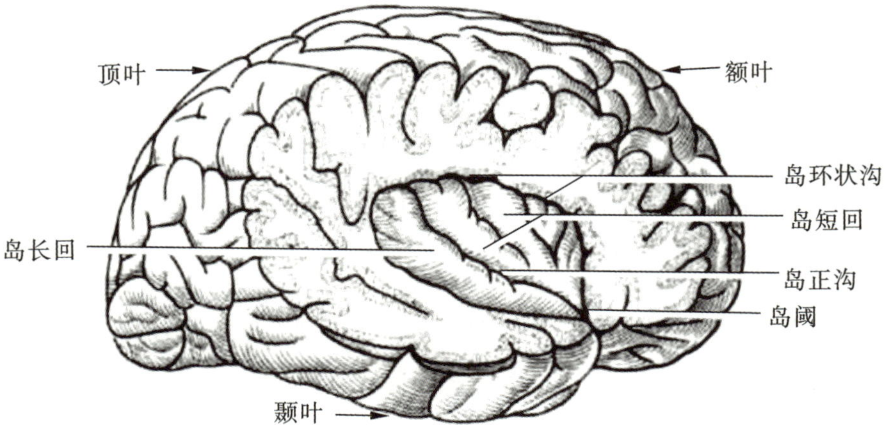

图 4-19　岛叶

1)上外侧面　在额叶,中央沟的前方且大致与中央沟平行的沟,称中央前沟,两沟之间为中央前回。在中央前沟的前方有与其呈垂直走向的额上沟和额下沟,它们将中央前回以外的额叶分为额上回、额中回和额下回。在顶叶,中央沟的后方且大致与中央沟平行的沟,称中央后沟,两沟之间为中央后回。中央后回后方有水平方向的顶内沟,将中央后沟后方的顶叶分为顶上小叶和顶下小叶。顶下小叶又分为包绕在外侧沟末端的缘上回和围绕在颞上沟末端的角回。在颞叶,外侧沟下方与之平行的颞上沟、颞下沟将颞叶分为颞上回、颞中回和颞下回。在颞上回有伸入外侧沟深部的 2 ~ 3 个短而横行的脑回,称颞横回(图 4-20)。

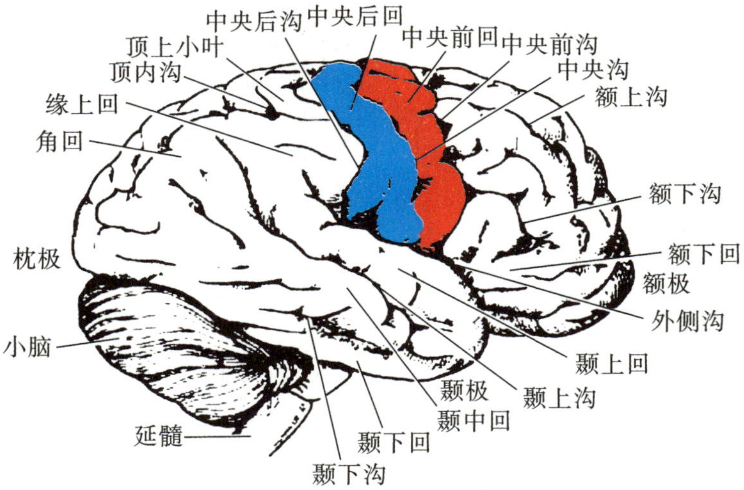

图 4-20　大脑半球上外侧面

2)内侧面　在大脑半球内侧面中部,有前后方向略呈弓形的纤维束断面,称胼胝体。围绕在胼胝体背面的环形沟,称胼胝体沟,其上方有与之相平行的扣带沟,两沟之间的脑回,称扣带回。扣带回中部上方是中央前、后回自上外侧面延伸至内侧面的部分,称中央旁小叶的前、后部。枕叶内侧面前后呈弓状的沟,称距状沟(图 4-21)。

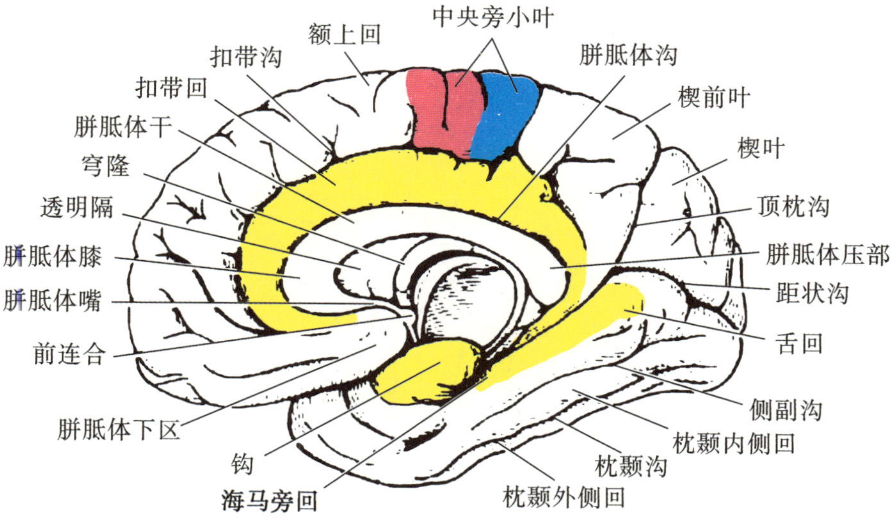

图 4-21 大脑半球内侧面

3）下面 大脑半球下面的前端有一椭圆形的结构，称嗅球，向后延伸成嗅束，它们与嗅觉传导有关（图 4-22）。在颞叶下方内侧，扣带回后端向前下延伸为海马旁回；海马旁回的前端弯曲，称钩。海马旁回的上内侧为海马沟，海马沟有呈锯齿状的窄条皮质，称齿状回。在齿状回外侧、侧脑室下角底壁上有一弓状隆起，称海马。海马和齿状回构成海马结构。

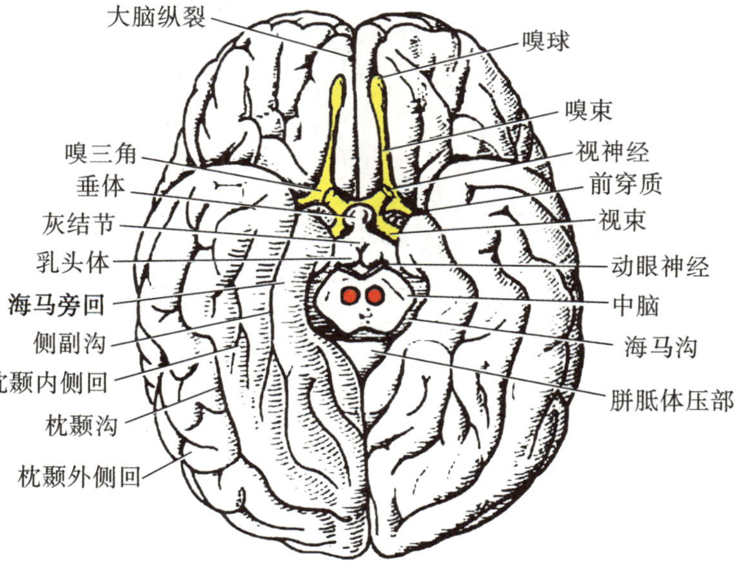

图 4-22 脑的底面

边缘系统在大脑半球内侧面，扣带回、海马旁回、海马和齿状回等几乎围绕胼胝体一圈，共同组成边缘叶（limbic lobe）。边缘叶加上与它联系密切的皮质下结构如杏仁体、伏隔核、上丘脑、丘脑前核和中脑被盖的一些结构，共同组成边缘系统（limbic system）。在种系发生上，边缘系统是脑的古老部分。由于它与内脏联系密切，管理内脏活动、情绪反应和性活动等，故又称内脏脑。近年还发现边缘系统与记忆，特别是近期记忆有关。

（2）大脑半球的内部结构 大脑半球表层的灰质称大脑皮质，深层的白质称大脑髓质，髓质内包埋的灰质团块称基底核，大脑半球内的腔隙为侧脑室（图 4–23）。

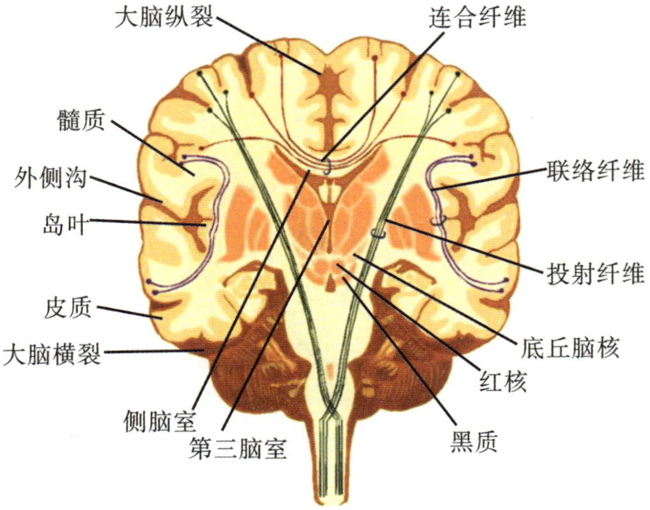

图 4–23　大脑半球内部结构

1）大脑皮质功能定位　大脑皮质是脑的最重要部分，是高级神经活动的结构基础。在大脑皮质内，功能相似的神经元胞体聚集在一定区域内，执行一定的功能（图 4–24）。

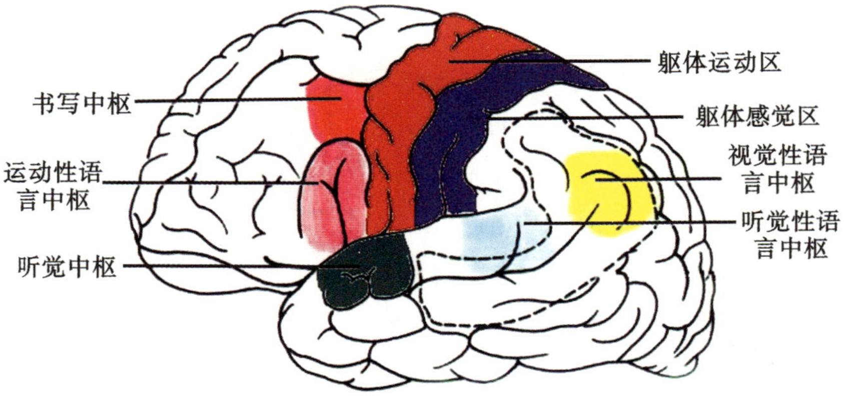

图 4–24　大脑皮质的主要中枢

第Ⅰ躯体运动区：位于中央前回和中央旁小叶前部，主要管理骨骼肌的运动，其特点为：①上下颠倒，但头部是正的。中央前回最上部和中央旁小叶前部与下肢运动有关，中部与躯干和上肢的运动有关，下部与面、舌、咽、喉的运动有关。②左右交叉，即一侧运动区支配对侧肢体的运动。但一些与联合运动有关的肌则受两侧运动区的支配，如面上部肌、眼球外肌、咽喉肌、咀嚼肌、呼吸肌和躯干、会阴肌。③身体各部投影区的大小与各部形体大小无关，而取决于功能的重要性和复杂程度。

第Ⅰ躯体感觉区：位于中央后回和中央旁小叶后部，接受背侧丘脑腹后核传来的对侧半身躯体感觉。身体各部在此区的投射特点是：①上下颠倒，但头部也是正的。中央旁小叶的后部与小腿和会阴部的感觉有关，中央后回的最下方与咽、舌的感觉有关。②左右交叉，一侧躯体感觉区接受对侧半身的感觉。③身体各部在该区投射范围的大小也与形体的大小无关，而取决于该部感觉的敏感程度。

视觉区：位于内侧面距状沟上、下方的枕叶皮质。一侧视区接受同侧视网膜颞侧半和对侧视网膜鼻侧半的纤维经外侧膝状体中继传来的视觉信息。损伤一侧视区可引起双眼视野同向性偏盲。

听觉区：位于颞横回，接受内侧膝状体传来的纤维。每侧的听觉中枢都接受来自两耳的听觉冲动，因此，一侧听觉中枢受损不会引起全聋。

语言中枢：在长期的进化和发育过程中，大脑皮质的结构和功能得到了高度分化，两侧大脑半球有不对称性。左侧大脑半球与语言、意识、数学、逻辑分析等密切相关，而右侧大脑半球则主要感知非语言信息、音乐、图形和时空概念。左右大脑半球各有优势，互相协调和配合完成各种高级神经活动。语言中枢按功能可分为以下几个部分。

视觉性语言中枢（阅读中枢）：位于角回。若此中枢受损伤，患者视觉虽然完好但不能理解文字符号的意义，临床上叫作失读症。

听觉性语言中枢（听话中枢）：位于颞上回后部。若此中枢受到损伤，患者能听到别人讲话，但不能理解讲话的意思，故称感觉性失语症。

运动性语言中枢（说话中枢）：在额下回后部（又名 Broca 区）。当其损伤后，患者将失去说话能力，但与发音说话有关的肌及结构并不瘫痪和异常，临床上称此为运动性失语症。

书写中枢：在额中回的后部。若受损，患者手的运动功能仍然存在，但写字、绘画等精细运动发生障碍，称为失写症。

2）基底核　基底核（basal nuclei）是埋藏在大脑白质内的灰质团块，位置靠近脑底，包括尾状核、豆状核、屏状核和杏仁体（图 4-25）。

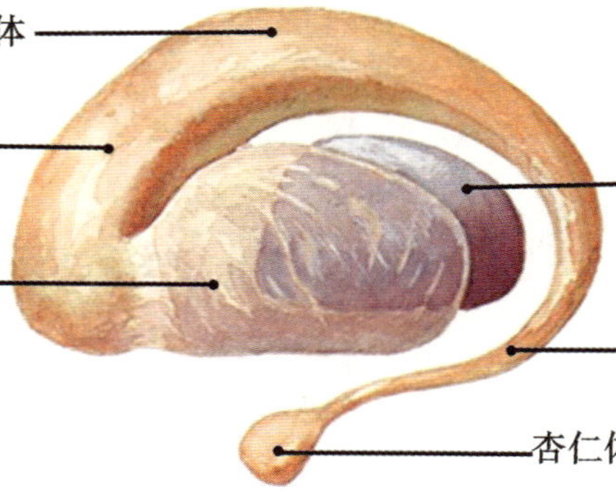

图 4-25　基底核

尾状核：围绕豆状核和背侧丘脑，呈“C”形弯曲的蝌蚪状，分头、体、尾三部，伸延于侧脑室前角、中央部和下角的壁旁。

豆状核：位于岛叶深部，此核在水平切面上呈尖向内侧的楔形，并被两个白质薄板分为三部：外侧部最大，称壳；内侧的两部合称苍白球。

尾状核头部与豆状核外观呈条纹状，故两者合称纹状体。在种系发生上，苍白球较古老，称旧纹状体；尾状核和壳发生较晚，称新纹状体。纹状体是锥体外系的重要组成部分，在调节躯体运动中起重要作用。

屏状核：位于岛叶皮质与豆状核之间，其功能尚不明确。

杏仁体：位于侧脑室下角前端的上方、海马旁回钩的深面，与尾状核的末端相连，属于边缘系统的一部分。其功能与内脏及内分泌活动的调节、情绪活动和学习记忆等有关。

3）大脑髓质　主要由联系皮质各部和皮质下结构的神经纤维构成，可分为联络纤维、连合纤维和投射纤维 3 种（图 4-23）。

联络纤维：是联系同侧半球内各部分皮质的纤维，其中短纤维联系相邻脑回，称弓状纤维；长纤维联系本侧半球各叶，其中主要的有：①钩束，连接额、颞两叶的前部；②上纵束，连接额、顶、枕、颞4个叶；③下纵束，连接枕叶和额叶；④扣带，连接边缘叶的各部。

连合纤维：是连接左、右大脑半球皮质的纤维，包括胼胝体、前连合和穹窿连合。

投射纤维：是联系大脑皮质与皮质下各中枢间的纤维，包括下行的运动纤维和上行的感觉纤维。这些纤维共同组成一个尖朝下的扇形纤维束板，参与内囊组成。

内囊（internal capsule）：为一宽厚白质板，位于背侧丘脑、尾状核与豆状核之间。在大脑半球水平切面上，内囊呈开口向外侧的“><”形，分为三部（图4-26，图4-27）：①内囊前肢较短，位于豆状核与尾状核之间。通过内囊前肢的投射纤维主要有额桥束和丘脑前辐射；②内囊后肢较长，位于豆状核与背侧丘脑之间。通过内囊后肢的投射纤维有皮质脊髓束、丘脑中央辐射、视辐射和听辐射等；③内囊膝位于前、后肢相交处。通过内囊膝的投射纤维为皮质核束。

★知识链接

内囊损伤

若一侧内囊运动神经纤维（锥体束纤维在内囊部最为集中）受损，引起较为完全的瘫痪，对侧偏身性瘫痪（传导束型或中枢性）。包括对侧舌肌、睑裂以下面肌、上肢肌和下肢肌中枢性瘫痪，但躯干肌瘫痪不明显。若一侧内囊感觉神经纤维（丘脑中央辐射）受损，引起对侧偏身深感觉和浅感觉障碍。若损伤传导两眼对侧视野的视辐射，可引起对侧同位性偏盲。以上合称三偏综合征。临床代表疾病有脑血管病，如内囊部脑出血。

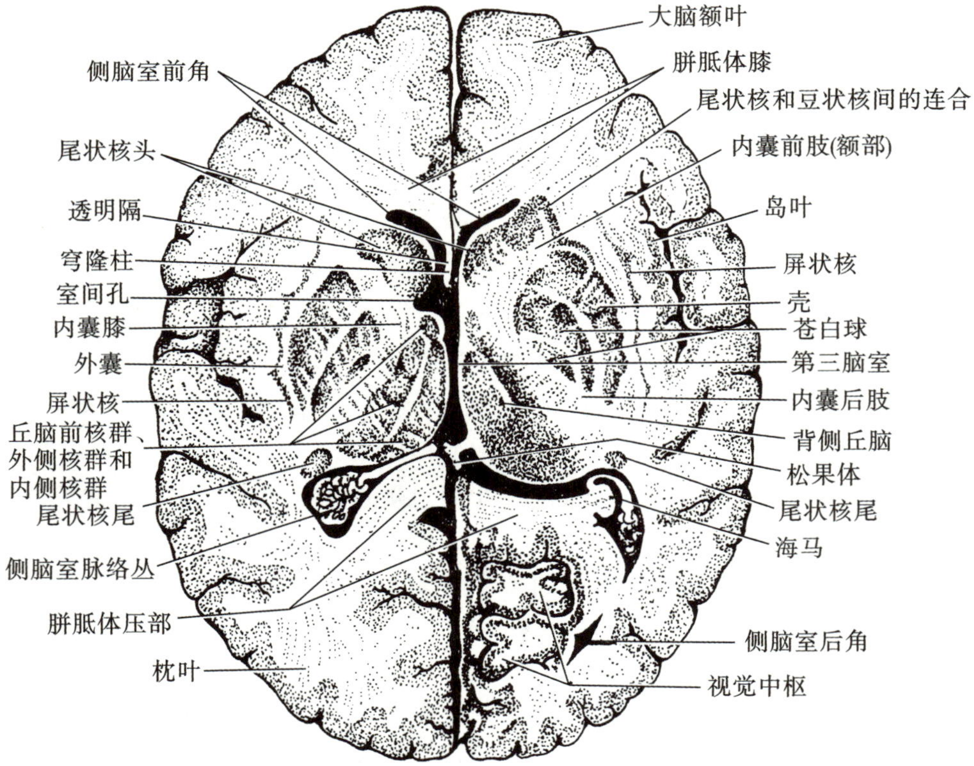

图4-26 大脑半球水平切面（示内囊）

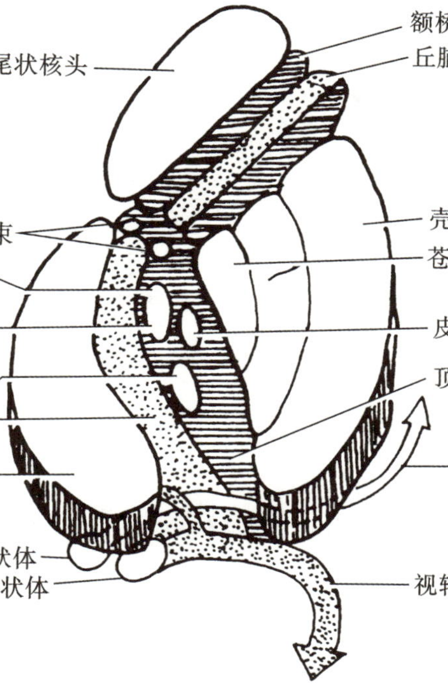

图 4-27　内囊

4）侧脑室　侧脑室（lateral ventricle）是位于大脑半球内，左、右对称的不规则腔隙，可分为 4 部分：中央部位于顶叶内，前角伸向额叶，后角伸入枕叶，下角伸至颞叶内。侧脑室经左、右室间孔与第三脑室相通。侧脑室内有脉络丛，可产生脑脊液（图 4-28）。

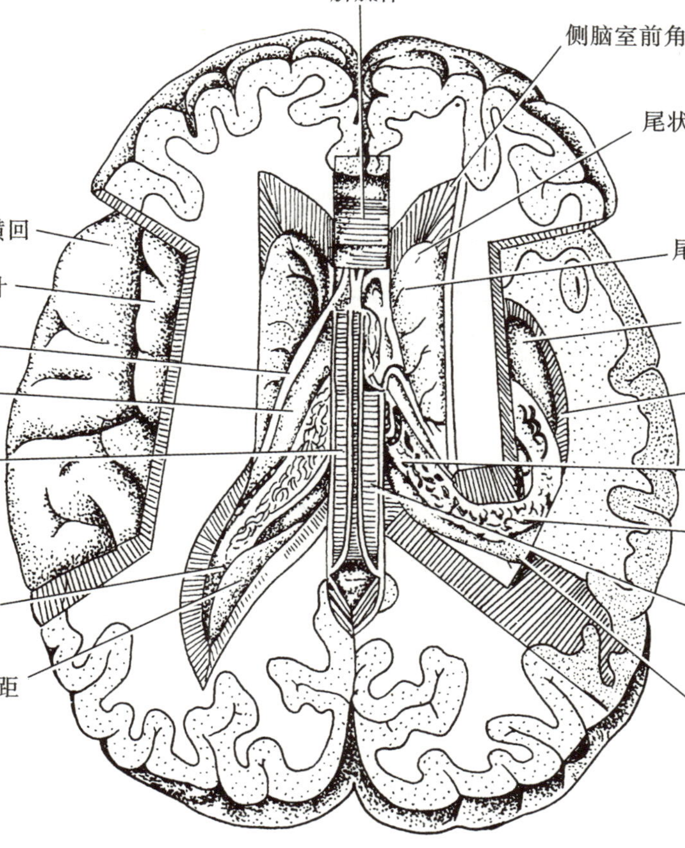

图 4-28　侧脑室

★知识链接

小儿脑性瘫痪

从小儿出生前至出生后1个月内因各种原因所致的一种非进行性的脑损伤综合征，称小儿脑性瘫痪，又称脑瘫。脑瘫的主要表现有：中枢性运动障碍及姿势异常，同时经常伴有智力、语言、视觉和听觉等多种障碍，是严重影响儿童生长发育及功能的疾患。根据肢体障碍分为偏瘫、单肢瘫、双瘫、三肢瘫、四肢瘫、截瘫。根据神经发育理论，脑瘫是由于脑损伤造成脑的不正常发育，从而使运动发育落后或停滞，以及异常姿势反射活动释放所出现的异常的姿势运动模式。为此，康复治疗的应用要点是抑制异常反射活动、纠正异常姿势、促进正常运动功能的出现和发展、提高活动或移动能力。

（三）脑和脊髓的被膜

脑和脊髓的表面均包有三层被膜，由外向内依次为硬膜、蛛网膜和软膜，对脑和脊髓有支持和保护的作用。

1. 脊髓的被膜

（1）硬脊膜　硬脊膜（spinal dura mater）由致密结缔组织构成，厚而坚韧，包裹脊髓。上端附于枕骨大孔边缘，与硬脑膜相延续；下端在第2骶椎平面逐渐变细，末端附着于尾骨，在椎间孔处与脊神经外膜相连续。硬脊膜与椎管内面的骨膜及黄韧带之间的疏松间隙称硬膜外隙（epidural space），此隙略呈负压，内含疏松结缔组织、脂肪、淋巴管和静脉丛（图4-29）。由于硬脊膜在枕骨大孔边缘与骨膜紧密相连，故硬膜外隙不与颅内相通。此隙内有脊神经根通过，故临床上将药物注入此隙，进行硬膜外麻醉。

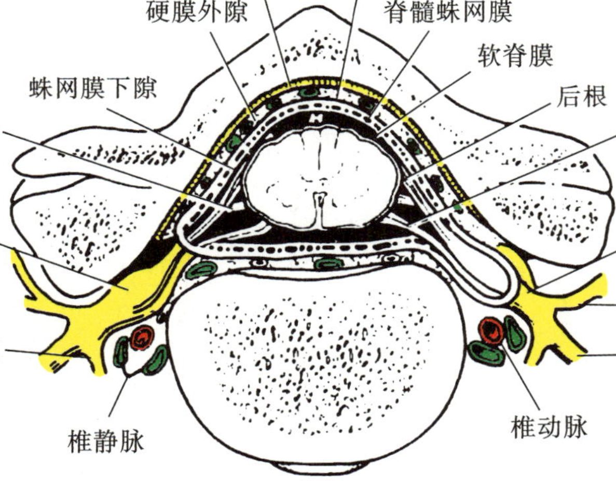

图4-29　脊髓被膜

（2）脊髓蛛网膜　脊髓蛛网膜（spinal arachnoid mater）为半透明的薄膜，位于硬脊膜与软脊膜之间，向上与脑蛛网膜直接相延续。脊髓蛛网膜与软脊膜之间有较宽阔的间隙称蛛网膜下隙，两层间有许多结缔组织小梁相连，隙内充满脑脊液。蛛网膜下隙的下部，自脊髓下端至第2骶椎水平扩大，称为终池，内有马尾。临床上常在第3、4或第4、5腰椎间进行腰椎穿刺，以抽取脑脊液或注入药物而不伤及脊髓。脊髓蛛网膜下隙向上与脑蛛网膜下隙相通。

（3）软脊膜　软脊膜（spinal pia mater）薄而富有血管，紧贴脊髓表面，并深入脊髓的沟裂中，在脊髓末端移行为终丝。软脊膜在脊髓两侧，与脊神经前、后根之间形成齿形的结构，称齿状韧带，其尖端附着于硬脊膜内面，有固定脊髓、防止震荡的作用。

2. 脑的被膜

（1）硬脑膜　硬脑膜（cerebral dura mater）坚韧而有光泽，由内、外两层构成。外层即颅骨的内骨膜，在枕骨大孔的周围与硬脊膜相延续；内层较外层坚厚，两层之间有丰富的血管和神经。在颅顶，硬脑膜与颅盖骨连接疏松，易于分离。当外伤时，常因硬脑膜血管损伤而在硬脑膜与颅骨之间形成硬膜外血肿。在颅底，硬脑膜则与颅骨结合紧密。故颅底骨折时，易将硬脑膜与脑蛛网膜同时撕裂，使脑脊液外漏。如颅前窝骨折时，脑脊液可流入鼻腔，形成脑脊液鼻漏。硬脑膜在脑神经出颅处移行为神经外膜（图 4-30）。

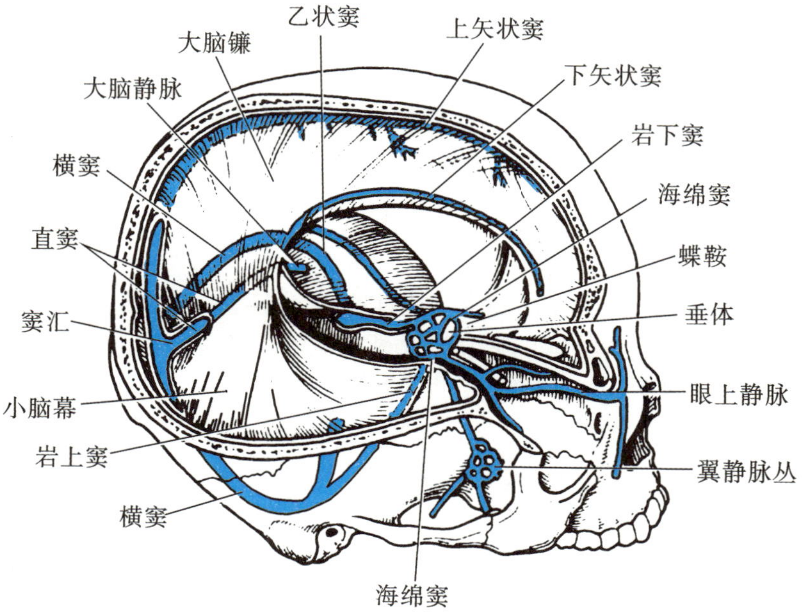

图 4-30　硬脑膜隔及硬脑膜窦

1）硬脑膜隔　硬脑膜不仅包被在脑的表面，在某些部位，其内层向内折叠形成若干板状突起称硬脑膜隔，深入脑各部之间，对脑起固定和承托作用。

大脑镰：呈镰刀形，伸入两侧大脑半球之间，前端附着于筛骨鸡冠，后端连于小脑幕上面的正中线，下缘游离于胼胝体上方。

小脑幕：形似幕帐，伸入大脑和小脑之间。其后外侧缘附于横窦沟和颞骨岩部上缘，前内缘游离凹陷形成小脑幕切迹，切迹与鞍背形成一环形孔，内有中脑通过。小脑幕将颅腔不完全地分隔成上下两部，当上部颅脑病变引起颅内压增高时，位于小脑幕切迹上方的海马旁回和钩可能被挤入小脑幕切迹，形成小脑幕切迹疝而压迫大脑脚和动眼神经。

小脑镰：自小脑幕下面正中伸入两小脑半球之间。

2）硬脑膜窦　硬脑膜在某些部位，内、外两层分开，内衬内皮细胞，形成特殊的颅内静脉血回流管道称硬脑膜窦，收集脑的静脉血经乙状窦入颈内静脉。由于其窦壁无平滑肌，不能收缩，故损伤时出血难止，易形成颅内血肿。

上矢状窦：位于大脑镰上缘，由前向后流入窦汇。

下矢状窦：位于大脑镰下缘，其走向与上矢状窦一致，向后流入直窦。

直窦：位于大脑镰与小脑幕相接处，由大脑大静脉和下矢状窦汇合而成，向后在枕内隆凸处与上矢状窦汇合成窦汇。

横窦和乙状窦：横窦左右各一，位于小脑幕后外侧缘附着处的枕骨横窦沟内，起自窦汇，沿横窦沟向两侧走行，至颞骨岩部弯向下方移行为乙状窦，沿乙状窦沟向前下经颈静脉孔，续为颈内静脉。

海绵窦(cavernous sinus)位于蝶鞍两侧，为硬脑膜两层间的不规则腔隙，腔内有许多结缔组织小梁，形似海绵，故得名。两侧海绵窦借横支相连。窦内有颈内动脉和展神经通过，窦的外侧壁自上而下有动眼神经、滑车神经、眼神经和上颌神经通过。

(2)脑蛛网膜　脑蛛网膜(cerebral arachhoid mater)薄而透明，缺乏血管和神经，脑蛛网膜与硬脑膜之间有硬膜外隙；与软脑膜之间有蛛网膜下隙，内含脑脊液和较大的血管，此隙向下与脊髓蛛网膜下隙相通。脑蛛网膜包绕整个脑，除在大脑纵裂和横裂处以外，均跨越脑的沟裂而不伸入沟内，故蛛网膜下隙的大小不一，在某些部位扩大称蛛网膜下池，如小脑延髓池、交叉池、脚间池和桥池等。脑蛛网膜在硬脑膜构成的上矢状窦附近形成许多绒毛状突起，突入上矢状窦内，称蛛网膜粒。脑脊液经这些蛛网膜粒渗入硬脑膜窦内，回流入静脉。

(3)软脑膜　软脑膜(cerebral pia mater)薄而富含血管和神经，紧贴于脑的表面并深入其沟裂内。在脑室的一定部位，软脑膜及其血管与该部位的室管膜上皮共同构成脉络组织。在某些部位，脉络组织的血管反复分支成丛，连同其表面的软脑膜和室管膜上皮一起突入脑室，形成脉络丛，是产生脑脊液的主要结构。

(四)脑和脊髓的血管

中枢神经系统是体内代谢最旺盛的部位，血液供应非常丰富，约占心脏搏出量的1/6。脑血流减少或中断可导致脑神经细胞的缺氧甚至坏死，造成严重的神经系统活动障碍。

1. 脑的血管

(1)脑的动脉　脑的动脉来源于颈内动脉和椎-基底动脉(图4-31)。以顶枕沟为界，大脑半球的前2/3和部分间脑由颈内动脉供应；大脑半球后1/3及部分间脑、脑干和小脑由椎-基底动脉供应，故可将脑的动脉归纳为颈内动脉系和椎-基底动脉系。两动脉系均发出皮质支和中央支，皮质支营养大脑皮质及其深面的髓质，中央支供应基底核、内囊及间脑等。

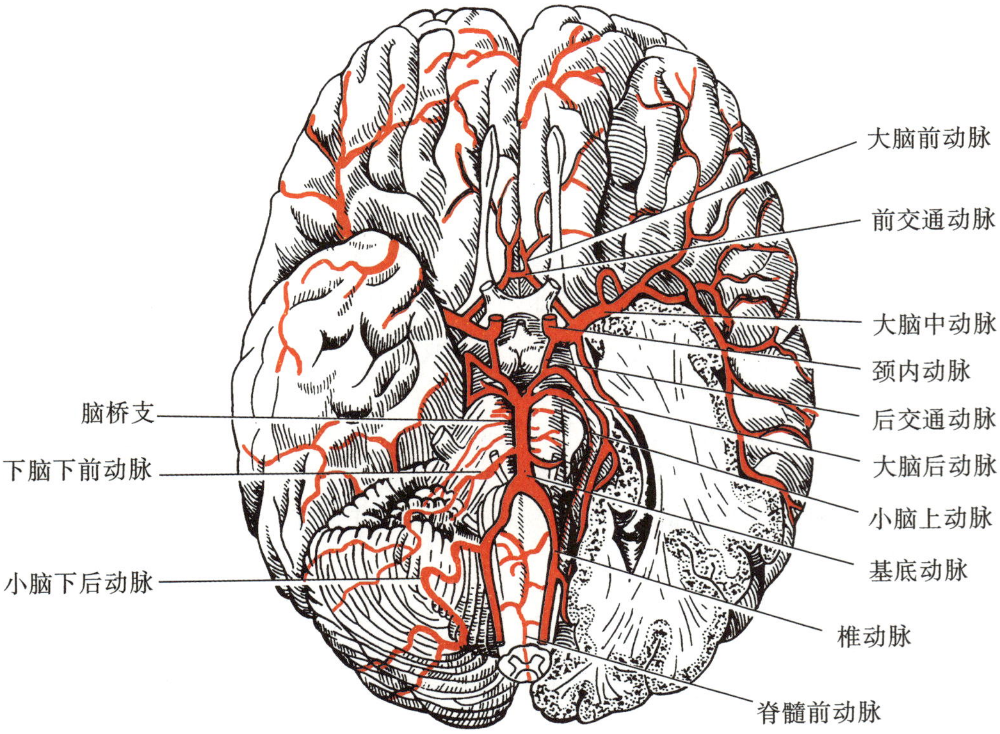

图4-31　脑底面的动脉

1)颈内动脉　起自颈总动脉,自颈部向上至颅底,经颞骨岩部的颈动脉管入颅后,向前穿海绵窦至视交叉外侧,发出大脑前动脉和大脑中动脉等分支。

大脑前动脉:斜经视交叉上方进入大脑纵裂,与对侧大脑前动脉借前交通动脉相连,后沿胼胝体上面向后走行。皮质支分布于顶枕沟以前的大脑半球内侧面、额叶底面和额、顶两叶上外侧面的上部;中央支自大脑前动脉的近侧段发出,供应尾状核前部、豆状核前部和内囊前肢(图4-32)。

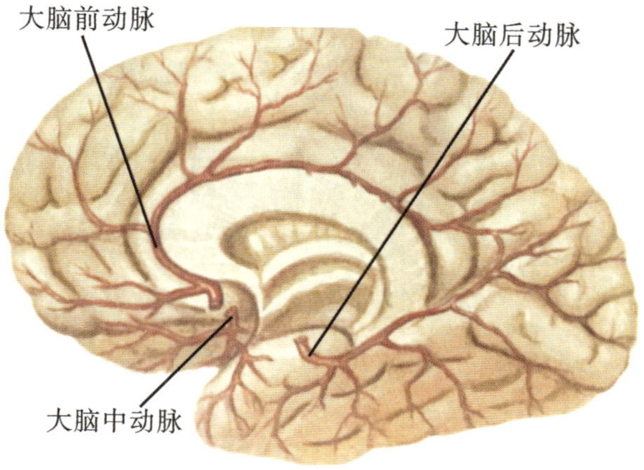

图4-32　大脑半球内侧面的动脉

大脑中动脉:是颈内动脉的直接延续,向外走行进入大脑外侧沟内向后行,沿途发出数条皮质支,分布于顶枕沟以前的大脑半球上外侧面和岛叶。大脑中动脉起始处发出一些细小的中央支,垂直向上进入脑实质,营养尾状核、豆状核、内囊膝和后肢的前部,故又称豆纹动脉(图4-33,图4-34)。豆纹动脉行程呈"S"形弯曲,在动脉硬化和高血压时容易破裂而导致脑溢血,故又名"出血动脉"。大脑中动脉的供血量占大脑半球的80%,其皮质支供应躯体运动、躯体感觉和语言等重要中枢,中央支供应内囊等处,若发生栓塞或破裂,将出现严重的功能障碍。

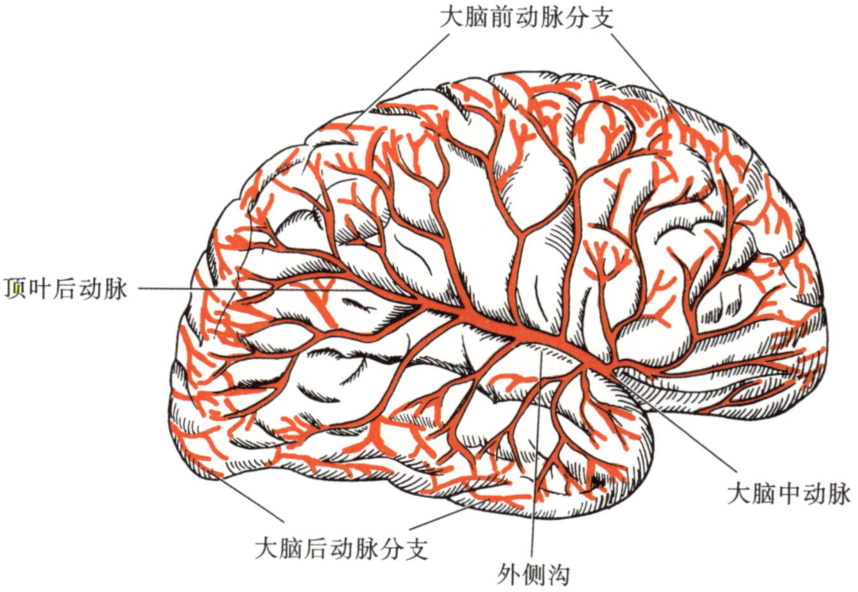

图4-33　大脑半球上外侧面的动脉

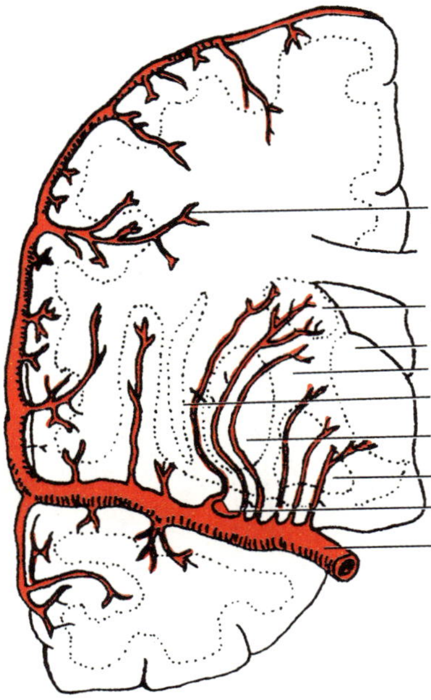

图 4-34 大脑中动脉的皮质支和中央支

脉络丛前动脉:沿视束下面向后外行,经大脑脚与海马回的钩之间进入侧脑室下脚,终止于脉络丛。沿途发出分支供应外侧膝状体、内囊后肢的后下部、大脑脚底的中 1/3 及苍白球等结构。因该动脉细小且行程较长,易被血栓阻塞。

后交通动脉:在视束下面行向后,与大脑后动脉吻合,是颈内动脉系与椎-基底动脉系的吻合支。

2)椎动脉　起自锁骨下动脉,向上依次穿第 6 至第 1 颈椎横突孔,经枕骨大孔入颅腔。入颅后,左、右椎动脉逐渐靠拢,在脑桥与延髓交界处合成一条基底动脉。基底动脉沿脑桥腹侧面的基底沟上行,至脑桥上缘分为左、右大脑后动脉两大终支。

大脑后动脉借后交通动脉与颈内动脉末端交通,绕大脑脚向后,沿海马旁回的钩行于颞叶和枕叶内侧面。其皮质支分布于颞叶内侧面、底面及枕叶;中央支由起始部发出,经脚间窝穿入脑实质,供应背侧丘脑、内外侧膝状体、下丘脑和底丘脑等。

椎动脉还发出脊髓前、后动脉和小脑后动脉,分别营养脊髓、小脑下面后部和延髓。小脑后动脉行程弯曲,供应小脑下面后部和延髓后外侧部,易发生栓塞而出现同侧面部浅感觉障碍、对侧躯体浅感觉障碍(交叉性麻痹)和小脑共济失调等。基底动脉沿途还发出小脑下前动脉、迷路动脉和小脑上动脉,分别营养小脑下面前部、内耳、脑桥和小脑上面等处。大脑后动脉起始部与小脑上动脉根部之间夹有动眼神经,当颅内高压时,海马旁回的钩移至小脑幕切迹下方,使大脑后动脉向下移位,压迫并牵拉动眼神经,可导致动眼神经麻痹。

3)大脑动脉环　大脑动脉环(cerebral arterial circle)又称 Willis 环,位于脑底下方,蝶鞍上方,环绕视交叉、灰结节及乳头体周围。由两侧大脑前动脉起始段、两侧颈内动脉末端、两侧大脑后动脉借前、后交通动脉连通而共同组成。此环将两侧颈内动脉系和椎-基底动脉系相交通,当构成此环的某处血液减少或被阻断时,可在一定程度上通过大脑动脉环使血液重新分配和代偿,以维持脑的血液供应。

(2)脑的静脉　脑的静脉薄而无瓣膜,不与动脉伴行,可分为浅、深两组,两组间互相吻合。主要收集脑和眼的静脉血,最后经硬脑膜窦汇入颈内静脉。

1）浅静脉 主要有大脑上静脉、大脑中静脉和大脑下静脉，三者相互吻合成网，收集皮质和皮质下髓质的静脉血，分别注入邻近的上矢状窦、海绵窦和横窦等。

2）深静脉 收集大脑深部的髓质、基底核、间脑和脑室脉络丛等处的静脉血，最后汇入大脑大静脉（Galen 静脉），于胼胝体压部后下方注入直窦。

2. 脊髓的血管

（1）动脉 脊髓的动脉有 2 个来源：椎动脉发出的脊髓前、后动脉以及从颈升动脉、肋间后动脉和腰动脉发出的节段性动脉，脊髓前、后动脉在下行过程中，不断得到节段性动脉的增补，以营养脊髓（图 4-35）。

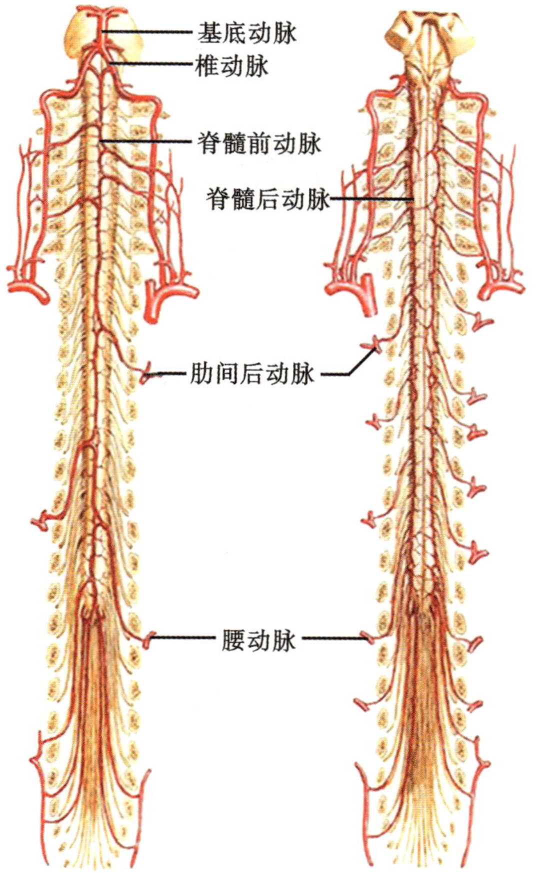

图 4-35 脊髓的动脉

1）脊髓前动脉 左、右各一，自椎动脉发出后，沿延髓腹侧下降，并向中线靠拢，在枕骨大孔上方汇合成 1 支，沿脊髓前正中裂下行至脊髓末端，沿途接受节段性动脉的增补。

2）脊髓后动脉 自椎动脉发出后，向后走行，沿后外侧沟下行至脊髓末端，沿途接受节段性动脉的增补。

脊髓前、后动脉间借横行的吻合支互相交通，再分支进入脊髓内部。在脊髓的胸 1 ~4 节、第 1 腰节处，是脊髓前、后动脉吻合的过渡带，血供较差，易使脊髓受到缺血损害，故称“危险区”。

（2）静脉 脊髓的静脉较动脉多而粗，收集脊髓内的小静脉，汇集于脊髓前、后静脉，再注入硬膜外隙内的椎内静脉丛。

(五)脑脊液及其循环

脑脊液(cerebral spinal fluid,CSF)是充满脑室系统、蛛网膜下隙和脊髓中央管内的无色透明液体,相当于外周组织中的淋巴,对中枢神经系统起缓冲、保护、营养和运输代谢产物以及调节颅内压的作用。成人脑脊液总量平均约 150 mL,处于不断产生、循环和回流的相对平衡状态。其循环途径简述如下。

侧脑室脉络丛产生的脑脊液,经室间孔流入第三脑室,汇合第三脑室脉络丛产生的脑脊液,经中脑水管入第四脑室,再汇合第四脑室脉络丛产生的脑脊液,经第四脑室正中孔和外侧孔流入蛛网膜下隙,最后经蛛网膜粒渗入上矢状窦,流入颈内静脉(图 4-36)。

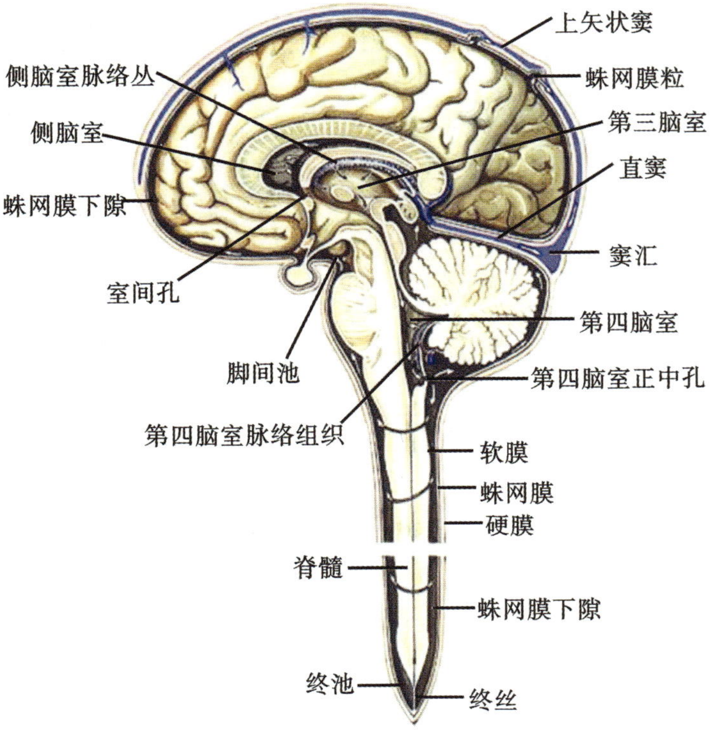

图 4-36 脑脊液循环

(六)血-脑屏障

中枢神经系统内神经元的正常活动,需要其周围的微环境保持一定的稳定性。当物质在毛细血管或脑脊液与脑组织间转运时,有相应的结构对其进行选择和限制,该结构即脑屏障(brain barrier),包括血-脑屏障、血-脑脊液屏障、脑脊液-脑屏障 3 种。

血-脑屏障(blood-brain barrier,BBB)是脑屏障的主要形式,位于血液与脑、脊髓的神经细胞之间。其结构基础是:①脑和脊髓的无窗孔毛细血管内皮细胞及其间的紧密连接;②完整而连续的毛细血管基膜;③毛细血管基膜外星形胶质细胞终足形成的胶质膜。

在中枢神经系统的某些部位缺乏血-脑屏障,如松果体、神经垂体、正中隆起等。这些部位毛细血管内皮细胞有窗孔,内皮细胞之间为缝隙连接,因而有一定的通透性。

小结

中枢神经系统包括脑和脊髓。

脊髓位于椎管内，上端在枕骨大孔与延髓相续，下端平第1腰椎椎体下缘，有颈膨大和腰骶膨大，下端称为脊髓圆锥。脊髓内部分为灰质和白质。灰质包括前角、侧角和后角。前角由运动神经元组成，发出纤维构成脊神经前根，后角主要由中间神经元组成，接受从后根来的感觉纤维。侧角内含内脏神经元。白质分前索、外侧索和后索，后索内分别有传导本体感觉和精细触觉的薄束和楔束，侧索有传导运动冲动的皮质脊髓侧束和传导痛、温和粗触觉的脊髓丘脑束，前索有皮质脊髓前束。

脑位于颅腔内，分脑干、小脑、间脑、端脑四部。

脑干位于脊髓和间脑之间，包括延髓、脑桥和中脑三个部分。与脑干相连的有10对脑神经根。脑干内部结构分为灰质、白质和网状结构三个部分。灰质是由功能相同的神经元胞体组成，形成团块状或条索状，散布在整个脑干中。白质包含内侧丘系、外侧丘系、三叉丘系、脊髓丘脑束、锥体束。内侧丘系传导本体感觉和精细触觉，它是薄束和楔束的延伸。脊髓丘脑束传导痛、温、粗触觉。锥体束传导运动冲动，在脑干内分为皮质核束和皮质脊髓束，分别支配头面部肌与躯体、四肢肌。网状结构是白质与灰质混杂的地方，是维持醒觉和睡眠的地方，也是心血管运动中枢，俗称“生命中枢”。

小脑位于颅后窝内，是重要的躯体运动调节中枢，功能主要是维持身体的平衡、调节肌张力和调节共济运动。

间脑位于端脑和脑干之间，可分背侧丘脑、上丘脑、下丘脑、后丘脑、底丘脑5个部分。其中较重要的是背侧丘脑和下丘脑。背侧丘脑的腹后内侧核和腹后外侧核是躯体感觉传导的中继核，传导躯干和四肢的感觉，发出的纤维构成丘脑感觉辐射经内囊到达大脑中央后回。下丘脑是内脏活动的高级中枢，对体温、摄食、生殖和水盐平衡起重要调节作用。

端脑分为左、右半球，每侧大脑半球可分为额叶、顶叶、颞叶、枕叶和脑岛5个部分。脑表面重要的回和结构有：中央前回、中央后回、中央旁小叶等。端脑结构包括大脑皮质、髓质、基底核和侧脑室。大脑皮质重要的功能中枢包括躯体运动中枢、躯体感觉中枢、视觉中枢、听觉中枢等。内囊是髓质中最重要的结构，一侧内囊损害会导致“三偏”综合征。基底核包括尾状核、豆状核、屏状核和杏仁体。

脑和脊髓的表面从外向内包有硬膜、蛛网膜和软膜。供应脑的动脉有颈内动脉系和椎-基底动脉系。脑脊液的产生与循环可调节颅内的压力。

二、周围神经系统

周围神经系统指脑和脊髓以外的所有神经结构，包括神经、神经节、神经丛和神经末梢等。其中与脑相连的部分称脑神经，共12对，主要分布于头面部；与脊髓相连的称脊神经，共31对，主要分布于躯干和四肢。如按分布的对象不同，分为躯体神经（分布于体表、骨、关节和骨骼肌）和内脏神经（分布于内脏、心血管和腺体）。

（一）脊神经

脊神经（spinal nerves）共31对，包括8对颈神经，12对胸神经，5对腰神经，5对骶神经和1对尾神经。每对脊神经都由与脊髓相连的前根和后根组成。前根属运动性，后根属感觉性，二者在椎间孔处合成一条脊神经干。后根在椎间孔附近有椭圆形膨大，称脊神经节。

根据脊神经的分布和功能不同，可将其纤维成分分为四类：①躯体感觉纤维，分布于皮肤、骨骼肌、肌腱和关节，传导皮肤的浅感觉和肌、肌腱、关节的深感觉。②内脏感觉纤维，分布于内脏、心血管和腺体，传导其感觉。③躯体运动纤维，分布于骨骼肌，支配其运动。④内脏运动纤维，分布于内脏、心血管和腺体，支配平滑肌和心肌的运动，控制腺体分泌（图 4-37）。

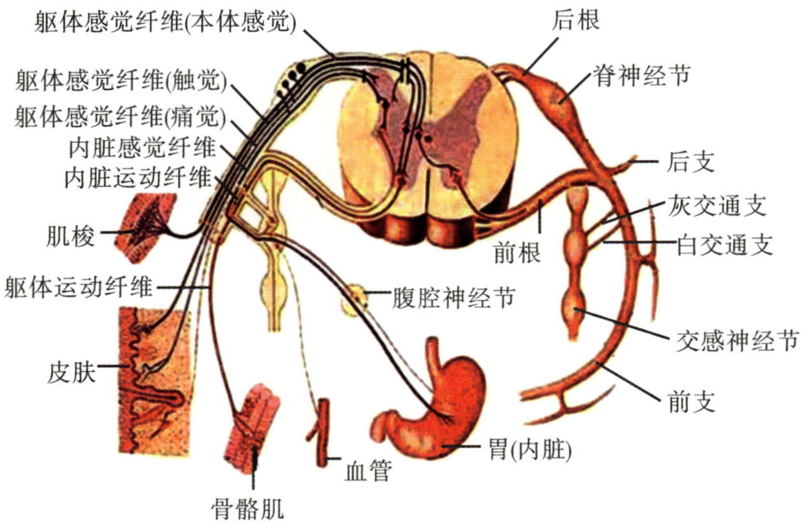

图 4-37　脊神经组成、分支和分布

脊神经干很短，出椎间孔后立即分为 4 支：①前支，为混合性神经支，粗大，分布于躯干前外侧及四肢的皮肤和肌肉。除胸神经前支仍保持明显的节段性分布外，其余脊神经前支相互交织形成4 个神经丛，即颈丛、臂丛、腰丛和骶丛，由神经丛再发出分支，分布于相应区域。②后支，为混合性神经支，较细，分布于项、背、腰、骶部皮肤和肌肉，呈明显节段性分布。③交通支，为连于脊神经与交感干之间的细支。④脊膜支，细小，发出后经椎间孔返回椎管，分布于脊髓被膜、血管壁、骨膜、脊柱的韧带和椎间盘等处。

1. 颈丛

（1）颈丛的组成和位置　颈丛（cervical plexus）由 $C_1 \sim C_4$ 的前支构成，位于胸锁乳突肌上部的深面。

（2）颈丛的分支　包括皮支和肌支（图 4-38）。

1）皮支　集中于胸锁乳突肌后缘中点附近穿出，呈放射状分布于枕部、耳郭、颈部和肩部的皮肤，主要有枕小神经、耳大神经、颈横神经和锁骨上神经。其穿出部位，是颈部皮肤浸润麻醉的一个阻滞点。

2）肌支　主要支配颈部深肌、肩胛提肌、舌骨下肌群和膈。最重要的肌支是膈神经。

膈神经为混合性神经，由颈丛发出后，先在前斜角肌上端的外侧下行，继沿该肌前面下降至其内侧，在锁骨下动、静脉之间经胸廓上口进入胸腔，经过肺根前方，在纵隔胸膜与心包之间下行达膈。其运动纤维支配膈肌，感觉纤维分布于胸膜、心包、膈下面的部分腹膜，右侧膈神经的感觉纤维还分布于肝、胆囊和肝外胆道等。膈神经受刺激时可发生呃逆，受损后表现为同侧半膈肌瘫痪，腹式呼吸减弱或消失，严重者可有窒息感。

2. 臂丛

（1）臂丛的组成和位置　臂丛（brachial plexus）由 $C_5 \sim C_8$ 前支和 T_1 前支的大部分组成，穿过斜角肌间隙，向外经锁骨后方进入腋窝。组成臂丛的神经根先合成上、中、下 3 个干，每个干又分为前、后2股，由上、中干的前股合成外侧束，下干前股自成内侧束，3个干后股汇合成后束，外侧束、内侧束和后束从三面包围腋动脉。臂丛在锁骨中点后方比较集中，位置浅表，容易摸到，常作为臂丛阻滞麻醉的部位。

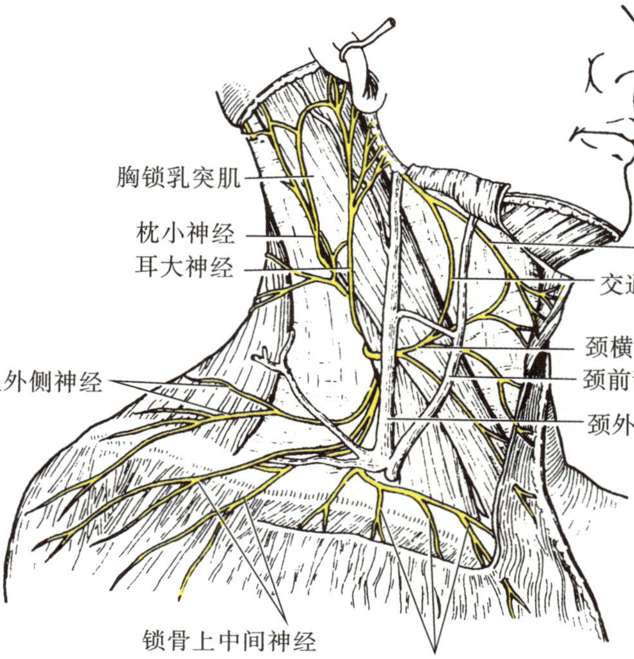

图4-38　颈丛及其分支

（2）臂丛的分支　臂丛的主要分支有以下几种（图4-39）。

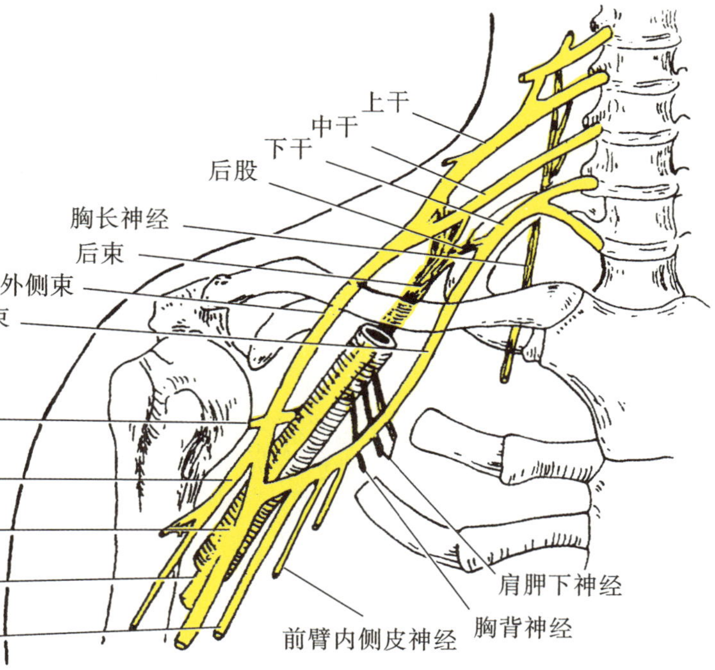

图4-39　臂丛及其分支

1)胸长神经　起自神经根,经臂丛后方进入腋窝,沿前锯肌表面伴随胸外侧动脉下降,支配此肌,损伤此神经可导致前锯肌瘫痪,出现“翼状肩”(图4-40)。

2)胸背神经　起自后束,循肩胛骨外侧缘伴肩胛下血管下降,支配背阔肌。在乳癌根治术中,清除腋淋巴结群时,应注意勿损伤此神经。

3)腋神经　腋神经(axillary nerve)发自后束,绕肱骨外科颈至三角肌深面,肌支分布于三角肌和小圆肌。皮支分布于肩部和臂外侧上部的皮肤。肱骨外科颈骨折、肩关节脱位或使用腋杖不当所致的重压,都可能损伤腋神经而导致三角肌瘫痪,肩关节外展受限,三角肌区皮肤感觉丧失。由于三角肌萎缩,肩部骨突耸起,失去圆隆的外观,称“方形肩”(图4-41)。

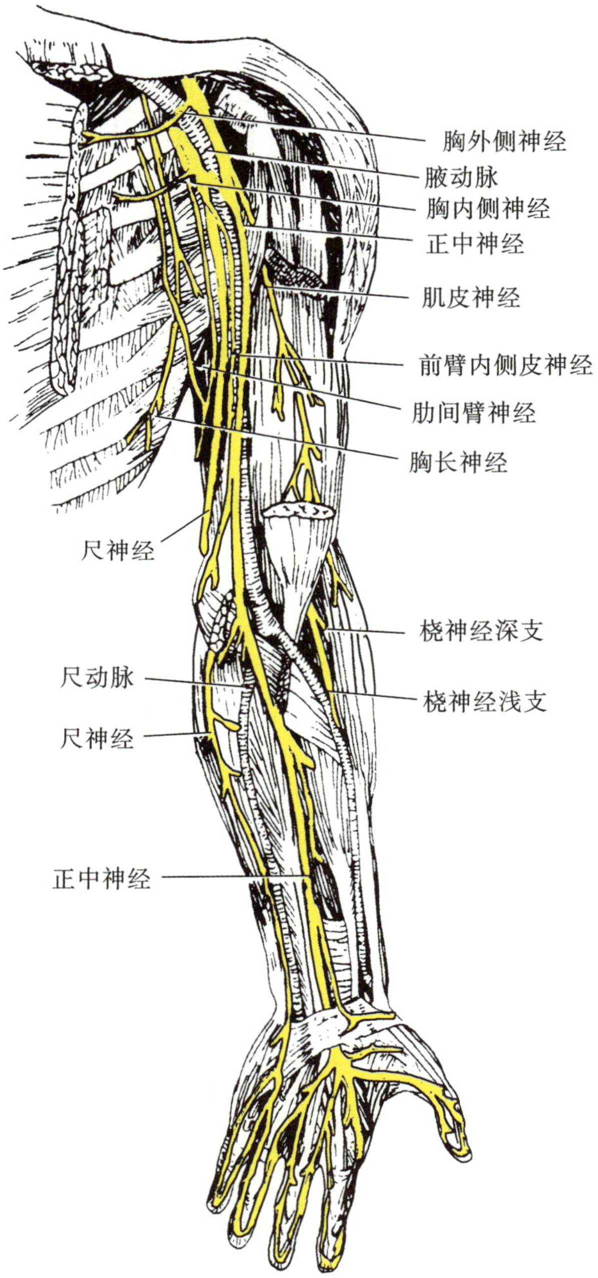

图4-40　正中神经和尺神经

4）肌皮神经　自外侧束发出后，向外斜穿喙肱肌，经肱二头肌和肱肌间下降，并发出肌支支配肱二头肌和肱肌，终支（皮支）在肘关节稍下方穿出深筋膜延续为前臂外侧皮神经，分布于前臂外侧皮肤。单纯肌皮神经损伤少见，多伴随肩关节损伤、肱骨骨折时一并受累，此时屈肘无力及前臂外侧感觉减弱。

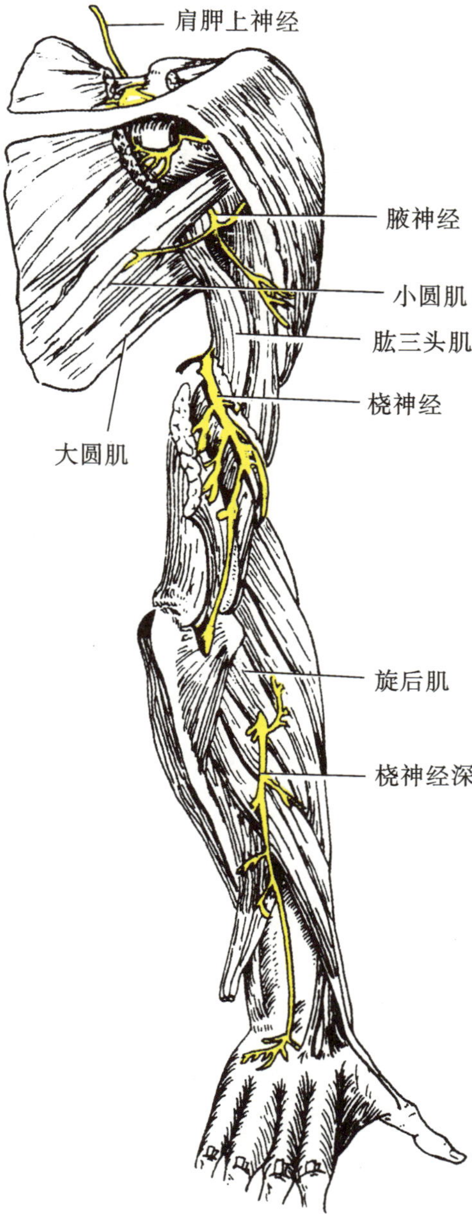

图 4-41　腋神经和桡神经

5）正中神经　正中神经（median nerve）由分别来自内、外侧束的内、外侧根汇合而成，在肱二头肌内侧缘伴肱动脉下行至肘窝，经前臂前群浅、深层肌间下行，穿腕管后至手掌。正中神经在臂部无分支，在前臂发出肌支，支配除尺侧腕屈肌、肱桡肌和指深屈肌尺侧半以外的所有前臂肌。在手掌发出肌支，支配除拇收肌以外的全部鱼际肌及第 1、2 蚓状肌；皮支分布于手掌面桡侧 2/3、桡侧 3 个半指掌面及其中节和远节指背面的皮肤（图 4-40）。正中神经受损时，运动障碍表现为前臂不能旋前，屈腕能力减弱，拇指、示指不能屈曲，拇指不能对掌。由于鱼际肌萎缩，手掌显平坦，称为“猿手”。皮支分布区域感觉障碍，以拇指、示指和中指的远节最为显著（图 4-42）。

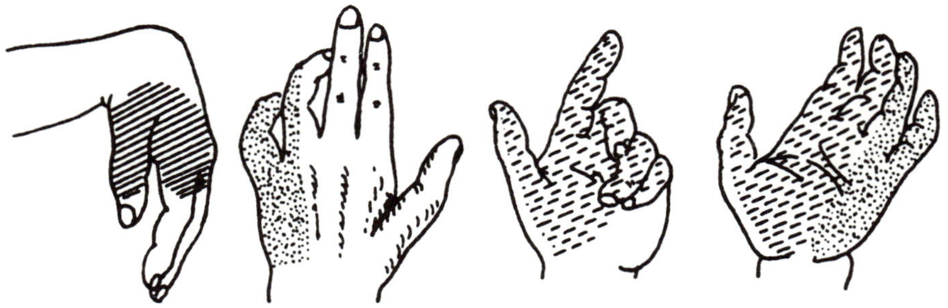

图 4-42 正中神经、尺神经和桡神经损伤时的病理手形

6）尺神经 尺神经（ulnar nerve）发自内侧束，沿肱二头肌内侧伴肱动脉下行，经尺神经沟转到前臂前内侧，伴尺动脉下行至手掌。尺神经在臂部无分支，在前臂上部发出肌支支配尺侧腕屈肌和指深屈肌尺侧半；在手掌发出肌支，支配小鱼际肌、拇收肌、骨间肌和第 3、4 蚓状肌；皮支分布于手掌面尺侧小部分及尺侧 1 个半指掌面、手背面尺侧半及尺侧 2 个半指背面的皮肤（图 4-40）。尺神经在肱骨内上髁后方尺神经沟处位置表浅易受损。尺神经受损时，运动障碍表现为屈腕力减弱，环指和小指的远节指骨不能屈曲。拇指不能内收，小鱼际肌萎缩变平坦，骨间肌萎缩，各指不能互相靠拢，各掌指关节过伸，第 4、5 指的指间关节弯曲，出现“爪形手”。感觉丧失区域以手内侧缘为主（图 4-42）。

7）桡神经 桡神经（radial nerve）发自后束，于腋动脉后方，走行于肱三头肌的长头与内侧头之间，经桡神经沟向外下至肱桡肌和肱肌之间。在臂部，桡神经干发出肌支支配肱三头肌（图 4-41）。在前臂，发出深支（肌支）支配前臂后群肌和肱桡肌，发出浅支（皮支）分布于手背桡侧半皮肤和桡侧两个半指近节背面的皮肤。肱骨中段或中、下 1/3 交界处骨折易合并桡神经损伤，损伤后的主要运动障碍是前臂伸肌瘫痪，抬前臂时呈“垂腕”状态。感觉障碍以第 1、2 掌骨间隙背面“虎口区”皮肤最为明显（图 4-42）。

3. 胸神经前支 胸神经前支共 12 对。第 1 ~ 11 对各自位于相应的肋间隙中，称肋间神经，第 12 对胸神经前支位于第 12 肋下方，故名肋下神经。肌支支配肋间肌和腹肌的前外侧群；皮支分布于胸、腹壁的皮肤以及胸、腹膜壁层（图 4-43）。

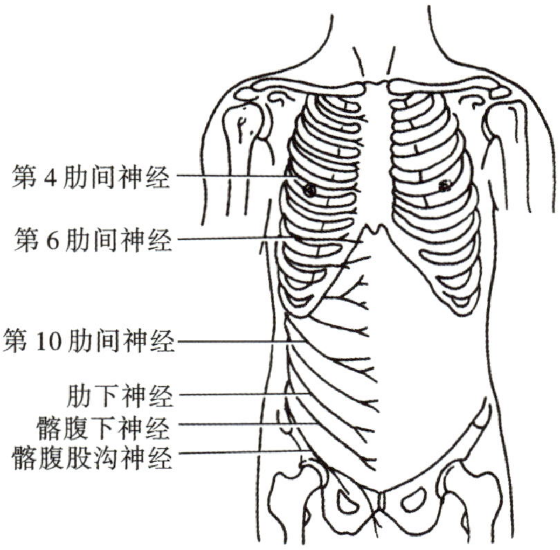

图 4-43 胸腹部皮神经

胸神经前支在胸、腹壁皮肤有明显的节段性分布，自上而下按顺序排列：T_2分布区相当胸骨角平面，T_4分布区相当于乳头平面，T_6分布区相当剑突平面，T_8分布区相当肋弓平面，T_{10}分布区相当于脐平面，T_{12}分布区则相当于脐与耻骨联合连线中点平面。临床上常以上述胸骨角、肋弓、剑突、脐等为标志检查感觉障碍的节段，推断脊髓损伤平面或麻醉平面。

4. 腰丛

(1)腰丛的组成和位置　腰丛由 T_{12}前支的一部分、$L_1 \sim L_3$ 前支和 L_4 前支的一部分组成，位于腰大肌深面、腰椎横突的前方（图 4-44）。

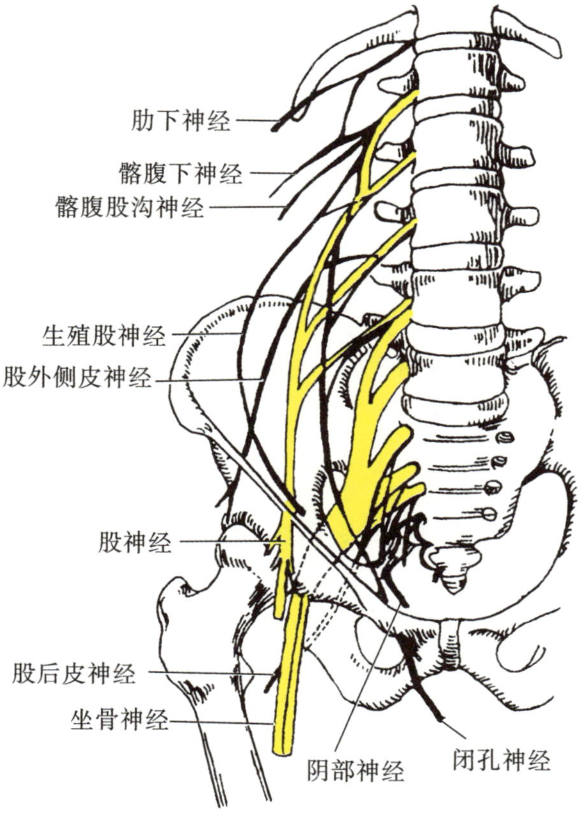

图 4-44　腰丛、骶丛的组成及其分支

(2)腰丛的分支　腰丛除发出肌支支配髂腰肌和腰方肌外，还发出分支分布于腹股沟区及大腿的前部和内侧部。

1)髂腹下神经　出腰大肌外缘，经肾后面和腰方肌前面行向外下，在髂嵴上方进入腹内斜肌和腹横肌之间，继而在腹内、外斜肌间前行，终支在腹股沟管浅环上方穿腹外斜肌腱膜至皮下。其皮支分布于臀外侧部、腹股沟区及下腹部皮肤，肌支支配腹壁肌。

2)髂腹股沟神经　在髂腹下神经的下方，走行方向与该神经略同，在腹壁肌之间并沿精索浅面前行，终支自腹股沟管浅环外出，分布于腹股沟部和阴囊或大阴唇皮肤，肌支支配腹壁肌。

3)股外侧皮神经　自腰大肌外缘走出，斜越髂肌表面，达髂前上棘内侧，经腹股沟韧带深面至大腿外侧部的皮肤。

4)股神经　股神经（femoral nerve）是腰丛中最大的分支，自腰大肌外侧缘穿出，在腰大肌与髂肌之间下行，在腹股沟中点稍外侧，经腹股沟韧带深面、股动脉外侧入股三角，随即分为数支。肌支支配大腿前群肌；皮支有数条，分布于大腿和膝关节前面的皮肤。最长的皮支称隐神经，是股神经的终支，伴随股动脉入收肌管下行，至膝关节内侧浅出至皮下后，伴随大隐静脉沿小腿内侧面下降达足内侧缘，分布于小腿内侧面和足内侧缘的皮肤。股神经受损表现为：屈髋无力，坐位时，不能伸小腿，行走困难，股四头肌萎缩，髌骨突出，膝反射消失，大腿前面和小腿内侧面皮肤感觉障碍。

5）闭孔神经　闭孔神经（obturator nerve）自腰丛发出后，于腰大肌内侧缘穿出，沿小骨盆侧壁前行，伴闭孔血管穿闭膜管出小骨盆，达大腿内侧部，分前、后两支，分别经短收肌前、后面进入大腿内收肌群。其肌支支配闭孔外肌、大腿内收肌群；皮支分布于大腿内侧面的皮肤。骨盆骨折时易损伤闭孔神经，表现为股内侧肌群瘫痪，站立和行走受限，患肢不能交叉至对侧。

6）生殖股神经　自腰大肌前面穿出后，在腹股沟韧带上方分为生殖支的股支。生殖支分布于提睾肌、阴囊或大阴唇，股支分布于股三角部的皮肤。

5. 骶丛

（1）骶丛的组成和位置　骶丛由第4腰神经前支的余部和第5腰神经前支及全部骶神经和尾神经的前支组成，为全身最大的脊神经丛。位于盆腔内，骶骨及梨状肌前面，髂内动脉的后方。

（2）骶丛的分支

1）臀上神经　伴臀上动、静脉经梨状肌上孔出盆腔，行于臀中、小肌间，支配臀中、小肌和阔筋膜张肌。受损时，下肢外展功能障碍。

2）臀下神经　伴臀下动、静脉经梨状肌下孔出盆腔，达臀大肌深面，支配臀大肌。

3）股后皮神经　出梨状肌下孔，至臀大肌下缘浅出，主要分布于股后部和腘窝处的皮肤。

4）阴部神经　伴阴部内动、静脉出梨状肌下孔，绕坐骨棘经坐骨小孔入坐骨肛门窝，向前分支分布于会阴部、肛门和外生殖器的肌和皮肤。

5）坐骨神经　坐骨神经（sciatic nerve）是全身最粗大、行程最长的神经。经梨状肌下孔出盆腔，在臀大肌深面，经坐骨结节与股骨大转子之间行至股后，在股二头肌深面下行，一般在腘窝上方分为胫神经和腓总神经。在股后部，发出肌支支配大腿后群肌，同时发分支分布髋关节。自坐骨结节与大转子间连线的中点到股骨内、外上髁间中点的连线上2/3段为坐骨神经的体表投影。坐骨神经痛时，常在此投影线上出现压痛。

胫神经（tibial nerve）为坐骨神经本干的直接延续，沿腘窝的中线下降，经小腿三头肌深面至内踝的后方入足底，分为足底内侧神经和足底外侧神经。胫神经分布于小腿后群肌及小腿后面的皮肤。足底内、外侧神经分布于足底肌和足底的皮肤。胫神经损伤的主要运动障碍是小腿后群肌收缩无力，足不能跖屈，内翻力减弱，不能以足尖站立。由于小腿前群肌和外侧群肌过度牵拉，致使足呈背屈及外翻位，呈“钩状足”畸形。感觉障碍区主要在足底面皮肤（图4-45）。

腓总神经（common peroneal nerve）沿腘窝的外侧缘下降，绕至腓骨颈的外下方，分为腓浅神经和腓深神经。①腓浅神经：行走于小腿肌外侧的腓骨长肌、腓骨短肌和趾长伸肌间下行，发出肌支支配腓骨长肌和腓骨短肌；皮支分布于小腿外侧、足背和第2～5趾背的皮肤。②腓深神经：穿腓骨长肌和趾长伸肌起始部向前行，伴胫前动脉下降，发出肌支支配小腿肌前群和足背肌；皮支分布于第1、2趾相对缘的皮肤。腓总神经在腓骨颈处位置最浅，易受损伤，主要表现是足不能背屈，足下垂，并且内翻，趾不能伸，形成“马蹄”内翻足畸形（图4-45），行走呈“跨阈步态”。感觉障碍在小腿外侧面和足背较为明显。

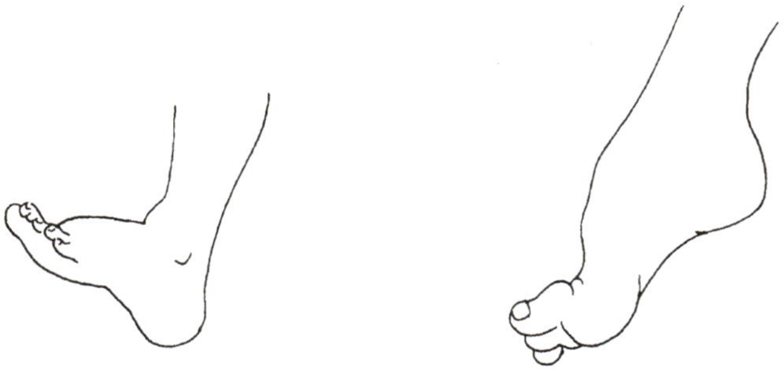

图 4-45　胫神经和腓总神经损伤后的病理性足形

（二）脑神经

脑神经（cranial nerves）是与脑相连的周围神经，共有 12 对，其排列顺序通常用罗马数字表示：Ⅰ嗅神经、Ⅱ视神经、Ⅲ动眼神经、Ⅳ滑车神经、Ⅴ三叉神经、Ⅵ展神经、Ⅶ面神经、Ⅷ前庭蜗神经、Ⅸ舌咽神经、Ⅹ迷走神经、Ⅺ副神经、Ⅻ舌下神经（图 4-46）。

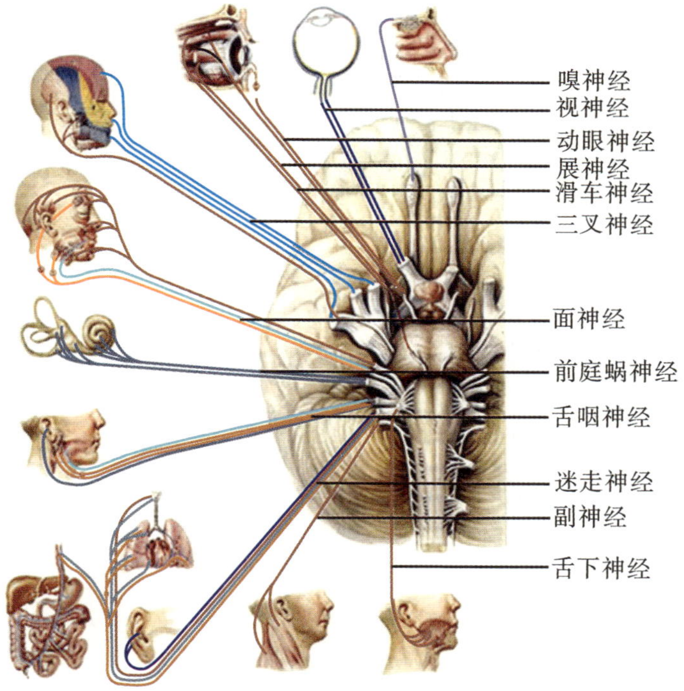

图 4-46　脑神经概观

脑神经含有 4 种纤维成分。①躯体感觉纤维：分布于皮肤、肌、肌腱和大部分口腔、鼻腔黏膜及视器和前庭蜗器。②内脏感觉纤维：分布于头、颈、胸、腹部的脏器及味蕾和嗅黏膜。③躯体运动纤维：支配眼球外肌、舌肌、面肌、咀嚼肌和咽喉肌等。④内脏运动纤维：支配平滑肌、心肌和腺体，均属于副交感成分，仅存在于第Ⅲ、Ⅶ、Ⅸ、Ⅹ对脑神经中。

根据所含纤维成分不同，可将 12 对脑神经分为感觉性神经（Ⅰ、Ⅱ、Ⅷ）、运动性神经（Ⅲ、Ⅳ、Ⅵ、Ⅺ、Ⅻ）、混合性神经（Ⅴ、Ⅶ、Ⅸ、Ⅹ）。

1. 嗅神经　嗅神经(olfactory nerve)为感觉性神经,由上鼻甲上部和鼻中隔上部黏膜内的嗅细胞中枢突聚集成20多条嗅丝,即嗅神经,上穿筛孔入颅前窝,连与嗅球,传导嗅觉。颅前窝骨折累及筛板时,可撕脱嗅丝和脑膜,造成嗅觉障碍和脑脊液鼻漏。

2. 视神经　视神经(optic nerve)为感觉性神经,由视网膜节细胞的轴突在视神经盘处汇聚,穿过巩膜,向后内经视神经管入颅中窝,连于视交叉,再经视束连于间脑的外侧膝状体,传导视觉。由于包裹视神经的视神经鞘由脑的3层被膜延续而来,故蛛网膜下隙也随之延续至视神经周围,直至视神经盘处。因此,当颅内压升高时,可导致视神经盘水肿。

3. 动眼神经　动眼神经(oculomotor nerve)为运动性神经,由中脑发出,进入眶内。

其躯体运动纤维起于中脑动眼神经核,支配上睑提肌、上直肌、内直肌、下直肌和下斜肌;内脏运动纤维起于动眼神经副核,支配睫状肌和瞳孔括约肌,参与晶状体的调节反射和瞳孔对光反射(图4-47)。动眼神经受损后出现上睑下垂、眼球斜向外下方,瞳孔散大、瞳孔对光反射消失。

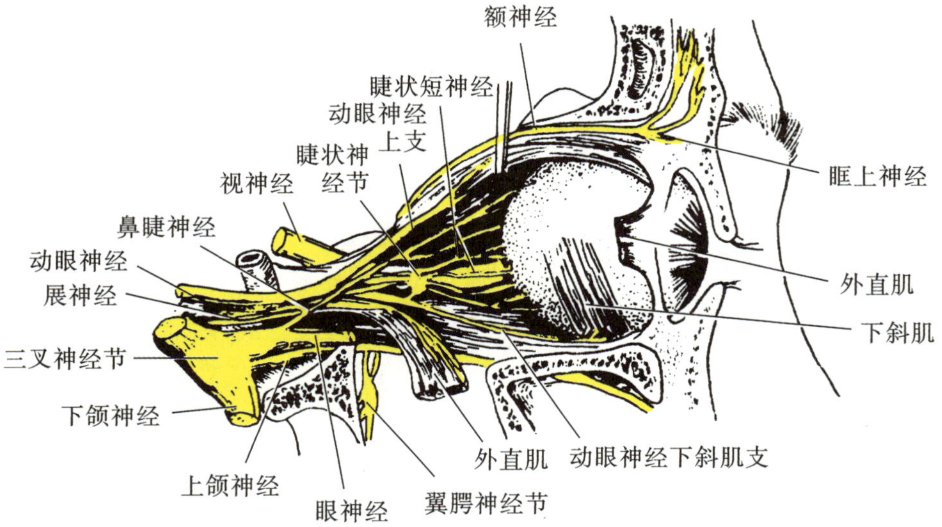

图4-47　眼的神经

4. 滑车神经　滑车神经(trochlear nerve)为运动性神经。起于滑车神经核,由中脑的下丘下方出脑后,绕大脑脚外侧前行,穿海绵窦的外侧壁,经眶上裂入眶,支配上斜肌。受损后引起上斜肌瘫痪,眼不能外下斜视。

5. 三叉神经　三叉神经(trigeminal nerve)为混合性神经,连于脑桥。①躯体感觉纤维的胞体位于三叉神经节(半月神经节)内,其中枢突汇集成粗大的三叉神经感觉根;周围突组成眼神经、上颌神经和下颌神经,分支分布于头面部皮肤,眼及眶内,口腔、鼻腔、鼻旁窦的黏膜,牙齿等,传导痛、温、触觉等。②躯体运动纤维起自脑桥三叉神经运动核,加入下颌神经,支配咀嚼肌(图4-48)。

(1)眼神经　仅含躯体感觉纤维,分布于眼球、结膜、泪腺。终支出眶上孔称眶上神经,分布于鼻背以及睑裂以上的皮肤。

(2)上颌神经　仅含躯体感觉纤维,分布于上颌窦、鼻腔和口腔顶的黏膜、上颌牙和牙龈、颧部和颞部的皮肤。终支出眶下孔称眶下神经,分布于睑裂与唇裂间的皮肤。

(3)下颌神经　是三叉神经3大分支中最粗大的1支,含有躯体感觉纤维和躯体运动纤维,为混合性神经。下颌神经自卵圆孔出颅后,感觉性神经分支有耳颞神经、颊神经、舌神经、下牙槽神经,分布于下颌牙、牙龈、口腔底、舌前2/3黏膜,颏神经是下牙槽神经的终支,分布于唇裂至下颌骨下缘的皮肤;咀嚼肌神经为运动性神经,支配咀嚼肌(图4-48)。

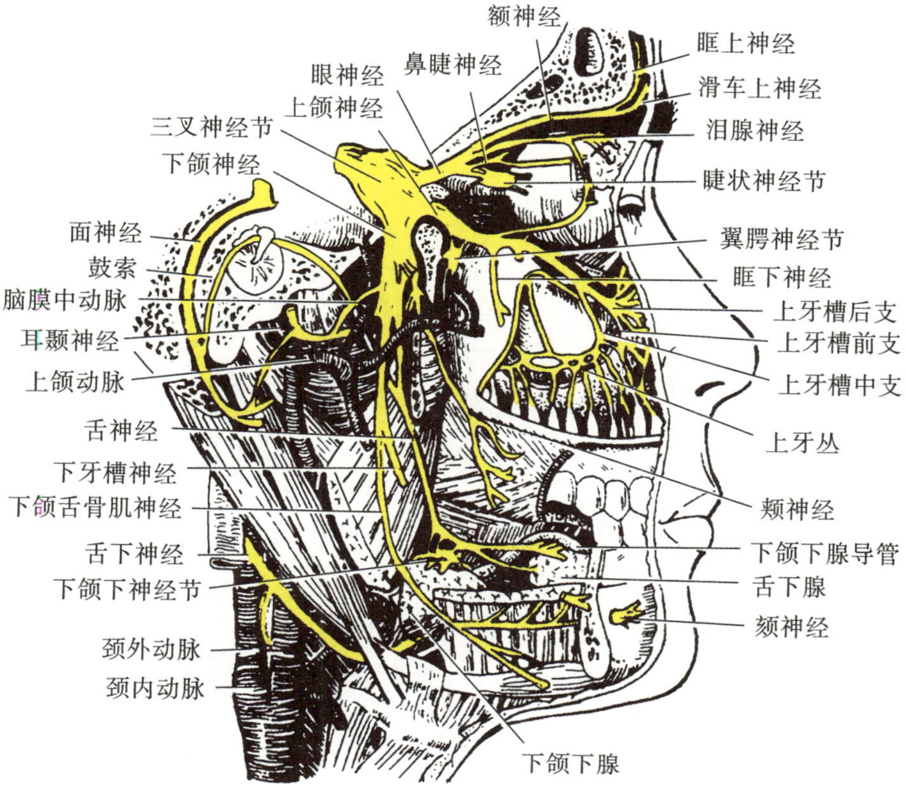

图 4-48　三叉神经

三叉神经在头部皮肤的分布范围,大致以睑裂和口裂为界。眼神经分布于鼻背中部、睑裂以上至矢状缝中点外侧区域的皮肤;上颌神经分布于鼻背外侧、睑裂与口裂之间,向后上至翼点的狭长区域的皮肤;下颌神经分布于口裂与下颌底之间,向后上至耳前上方的皮肤。

一侧三叉神经损伤,出现同侧面部皮肤及眼、口和鼻黏膜一般感觉丧失;角膜反射消失,同侧咀嚼肌瘫痪和萎缩,张口时下颌偏同患侧。临床上三叉神经痛可发生在三叉神经的任一分支,疼痛范围与该支在面部分布区一致,当压迫眶上孔、眶下孔或颏孔时,可诱发或加剧疼痛。

6. 展神经　展神经(abducent nerve)为运动性神经,起于脑桥展神经核,自延髓脑桥沟中线两侧出脑,前行穿海绵窦,经眶上裂入眶,支配外直肌。展神经受损可引起外直肌瘫痪,产生内斜视。

7. 面神经　面神经(facial nerve)为混合性神经,含有 4 种纤维成分。①躯体运动纤维:起自脑桥的面神经核,主要支配面肌(图 4-49)。②内脏运动纤维:起自脑桥的上泌涎核,控制泪腺、下颌下腺和舌下腺的分泌。③躯体感觉纤维:传导耳部皮肤的躯体感觉和面肌的本体感觉。④内脏感觉纤维:分布于舌前 2/3 味蕾,传导味觉。

面神经自延髓脑桥沟外侧部出脑,入内耳门后,穿过内耳道底进入面神经管,由茎乳孔出颅。

(1)面神经管内的主要分支

1)鼓索　在面神经出茎乳孔孔前约 6 mm 处发出,经鼓室至颞下窝,向前下并入三叉神经的舌神经中。鼓索含有 2 种纤维,内脏感觉纤维即味觉纤维,分布于舌前 2/3 的味蕾,传导味觉冲动;内脏运动纤维即副交感神经纤维,在下颌下神经节换元后,分布于下颌下腺和舌下腺,控制腺体的分泌。

2)岩大神经　含内脏运动纤维,经破裂孔出颅,向前穿翼管至翼腭窝进入翼腭神经节换元,换元后经颧神经、泪腺神经支配泪腺、腭部及鼻黏膜的腺体分泌。

3)镫骨肌神经　支配鼓室内的镫骨肌。

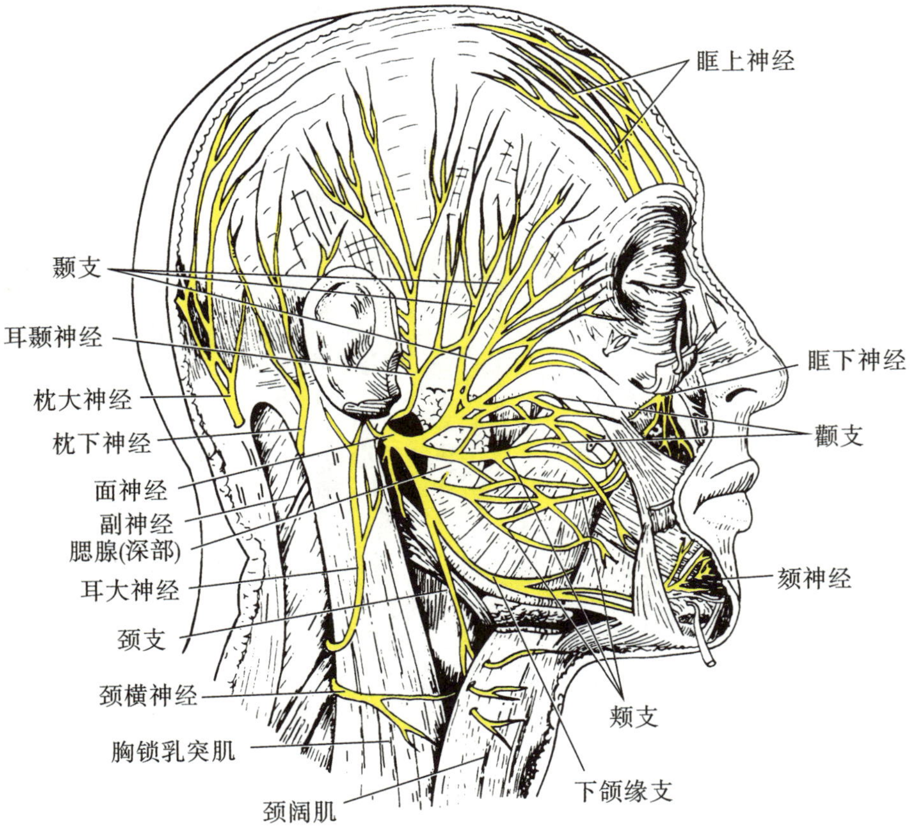

图 4-49　面神经在面部的分支

(2)面神经颅外主要分支　自腮腺前缘发出 5 组分支。①颞支:从腮腺上缘发出,常为 2 ~ 3 支,支配枕额肌的额腹和眼轮匝肌等。②颧支:从腮腺上部发出,常为 3 ~ 4 支,支配眼轮匝肌和颧肌。③颊支:在腮腺前缘导管上、下方发出,常为 3 ~ 4 支,支配颊肌、口轮匝肌和其他口周围肌。④下颌缘支:在腮腺前缘下方发出,沿下颌骨下缘向前,分布于下唇诸肌。⑤颈支:在腮腺前缘下方下颌角附近发出,下行至颈阔肌深面,支配该肌。

★知识链接

面神经损伤

面神经受损的主要表现是面肌的瘫痪。在颅外损伤具体表现为:①伤侧额纹消失,不能闭眼,鼻唇沟变平坦;②发笑时,口角偏向健侧,不能鼓腮,说话时,唾液常从口角漏出;③因眼轮匝肌瘫痪不能闭眼,故角膜反射消失。面神经管内受损则除了有颅外损伤的表现外,还有听觉过敏;舌前部味觉丧失;因泌泪障碍而引起角膜干燥;泌涎障碍等。

8. 前庭蜗神经　前庭蜗神经为感觉性神经,由前庭神经和蜗神经组成,又称位听神经。

(1)前庭神经　前庭神经(vestibular nerve)起自内耳道底的前庭神经节。此节由双极神经元组成,其周围突穿内耳道底,分布于内耳球囊斑、椭圆囊斑和壶腹嵴中的毛细胞。中枢突组成前庭神经,经内耳道、内耳门入颅腔,经延髓脑桥沟外侧部入脑,传导平衡觉。

(2)蜗神经　蜗神经(cochlear nerve)起自耳蜗蜗轴内的蜗神经节。此节也由双极神经元组成,其周围突入内耳，分布至内耳螺旋器上的毛细胞。中枢突组成蜗神经，经内耳门入颅腔，伴前庭神经于脑桥延髓沟外侧部入脑，传导听觉。

前庭蜗神经损伤后表现为患侧耳聋和平衡功能障碍。

9. 舌咽神经　舌咽神经(glossopharyngeal nerve)为混合性神经，含4种纤维成分。①躯体运动纤维：起于疑核，支配茎突咽肌。②内脏运动纤维(副交感神经纤维)：起于下泌涎核，支配腮腺分泌。③躯体感觉纤维：神经元胞体位于上神经节，周围突分布于耳后皮肤，中枢突止于三叉神经脊束核。④内脏感觉纤维：神经元胞体均位于下神经节，周围突分布于舌后1/3的黏膜和味蕾，咽、咽鼓管和鼓室等处黏膜及颈动脉窦和颈动脉小球，中枢突均至孤束核的下部。

舌咽神经自延髓橄榄后沟前部出脑，与迷走神经、副神经穿颈静脉孔出颅。在孔内神经干上有膨大的上神经节，出孔时又形成一稍大的下神经节。舌咽神经出颅后先在颈内动、静脉间下降，然后越过颈内动脉外侧呈弓形向前，经舌骨舌肌内侧达舌根。舌咽神经的主要分支如下(图4-50)。

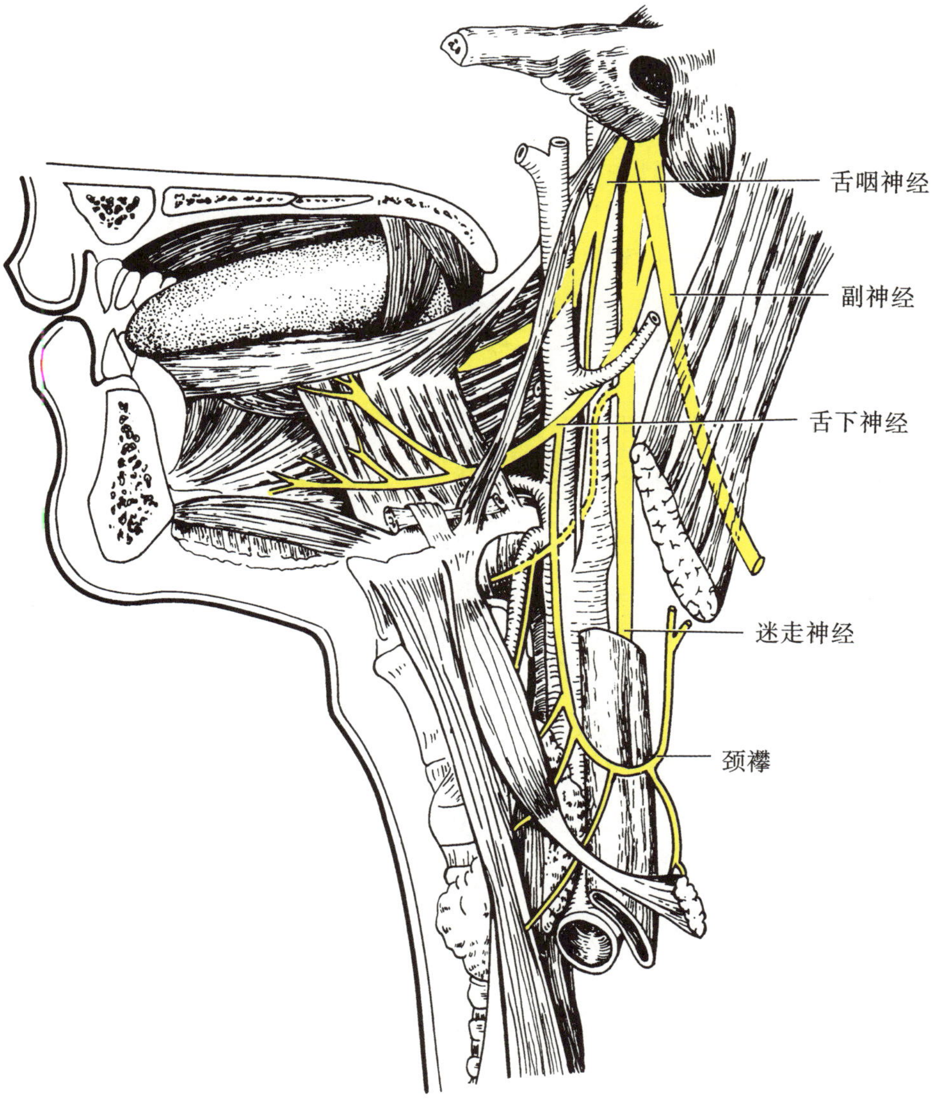

图4-50　舌咽神经及其分支

(1)舌支　是舌咽神经的终支,经舌骨舌肌深面分布于舌后1/3黏膜和味蕾,传导一般内脏感觉和味觉。

(2)鼓室神经　起自舌咽神经的下神经节,经鼓室小管下口入鼓室。分支分布于鼓室、乳突小房和咽鼓管的黏膜,传导一般内脏感觉。其含来自下泌涎核的副交感纤维,出鼓室后在耳神经节交换神经元,发出节后纤维随耳颞神经控制腮腺的分泌。

(3)颈动脉窦支　有1~2支,在颈静脉孔下方发出,沿颈内动脉下降,分布于颈动脉窦和颈动脉小球,传导压力和化学感受器传来的神经冲动,反射性地调节血压和呼吸。一侧舌咽神经损伤可表现为患侧舌后1/3味觉丧失,舌根和咽峡区痛温觉消失,患侧咽肌收缩无力。

10. 迷走神经　迷走神经(vagus nerve)为混合性神经,是行程最长、分布最广的脑神经。含4种纤维成分。①躯体运动纤维:起于疑核,支配咽喉部肌。②内脏运动纤维(副交感):起于迷走神经背核,进入器官旁或器官内的副交感神经节,换元后纤维控制颈、胸、腹部多数器官的平滑肌、心肌和腺体的活动。③躯体感觉纤维:胞体位于上神经节,其周围突分布于硬脑膜、耳郭及外耳道皮肤,中枢突终止于三叉神经脊束核。④内脏感觉纤维:胞体位于下神经节,周围突分布于颈、胸、腹部多数器官,中枢突终止于孤束核。

迷走神经经颈静脉孔出颅后,于颈动脉鞘内下行至颈根部,经胸廓上口入胸腔。左迷走神经于左颈总动脉与左锁骨下动脉之间下行,在左肺根后方下行至食管前面,与交感神经分支交织构成左肺丛和食管前丛,在食管下段逐渐集中延续为迷走神经前干。右迷走神经于右锁骨下动、静脉之间至气管右侧下行,在食管后面,构成右肺丛和食管后丛,继续下行并成迷走神经后干。两干伴随食管穿膈的食管裂孔进入腹腔(图4-51)。

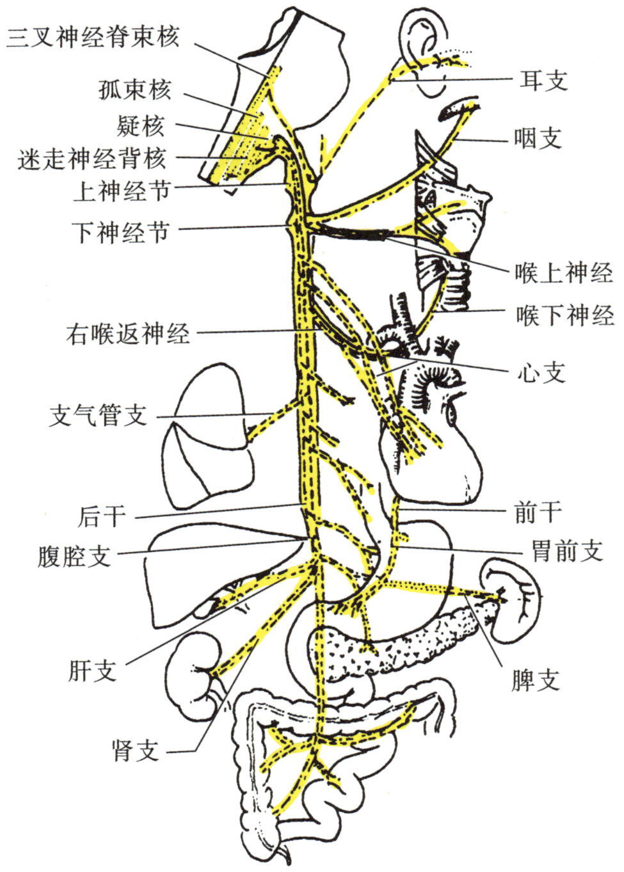

图4-51　迷走神经及其分支

迷走神经的主要分支如下。

(1)喉上神经 起自下神经节,沿颈内动脉内侧下行,在舌骨大角平面分内、外支,外支细小,支配环甲肌;内支为感觉性神经支,伴喉上动脉穿甲状舌骨膜入喉腔,分布于声门裂以上的喉黏膜以及会厌、咽和舌根等处,传导一般内脏感觉及味觉。单侧喉上神经损伤,可出现声音低、粗,且易疲劳。

(2)颈心支 有上、下两支。在喉和气管两侧入胸腔与交感神经交织构成心丛,分布于心传导系、心肌和冠状动脉等,调节心脏活动。上支发出主动脉神经(减压神经),分布于主动脉弓壁内,感受血压变化和血液化学成分改变的刺激。

(3)喉返神经 右喉返神经在右迷走神经经过右锁骨下动脉前方处发出,并勾绕此动脉,返回至颈部。左喉返神经在左迷走神经经过主动脉弓前方处发出,并绕主动脉弓下方,返回至颈部。

在颈部,左,右喉返神经均沿气管与食管之间的沟上行,至甲状腺侧叶深面、环甲关节后方入喉内,终支为喉下神经。其运动纤维支配除环甲肌以外所有的喉肌,感觉纤维分布至声门裂以下的喉黏膜。因喉返神经与甲状腺下动脉及其分支相互交错,在甲状腺手术结扎或钳夹甲状腺下动脉时,应避免损伤喉返神经。若一侧喉返神经受损,可导致声音嘶哑;若两侧同时受损,可引起失声、呼吸困难,甚至窒息。

(4)胃前支和肝支 在贲门附近由迷走神经前干发出。胃前支沿胃小弯分布于胃前壁,终支以"鸦爪"形分支分布于幽门部前壁;肝支向右行分布于小网膜内,参与构成肝丛,随肝固有动脉分布于肝、胆囊等处。

(5)胃后支和腹腔支 在贲门附近由迷走神经后干发出。胃后支沿胃小弯分布于胃后壁,终支以"鸦爪"形分支分布于幽门部后壁;腹腔支向右行,与交感神经纤维共同构成腹腔丛,分布于肝、胆囊、胰、脾、肾及结肠左曲以上的肠管。

迷走神经行程长,分支多,分布广泛,是副交感神经系统中最重要的组成部分。迷走神经主干损伤后,由于喉、咽部黏膜感觉障碍和喉肌瘫痪,患者可出现声音嘶哑、发音和吞咽障碍或吞咽呛咳等症状。由于一侧腭肌瘫痪松弛,腭垂可偏向一侧。内脏功能活动障碍,表现为脉速、心悸、恶心、呕吐、呼吸深慢甚至窒息。

11. 副神经 副神经(accessory nerve)为运动性神经,由颅根和脊髓根组成。颅根起自延髓的疑核下部,支配咽喉肌;脊髓根起自脊髓颈段,支配胸锁乳突肌和斜方肌(图 4-52)。一侧副神经受损,可引起同侧胸锁乳突肌和斜方肌瘫痪,导致头不能向患侧屈,面不能转向对侧,患侧肩胛骨下垂。

12. 舌下神经 舌下神经(hypoglosal nerve)为运动性神经,起自延髓的舌下神经核,自延髓前侧沟出脑,经舌下神经管出颅,支配全部舌内肌和大部分舌外肌。一侧舌下神经损伤时,患侧半舌肌瘫痪、萎缩,伸舌时舌尖偏向患侧。

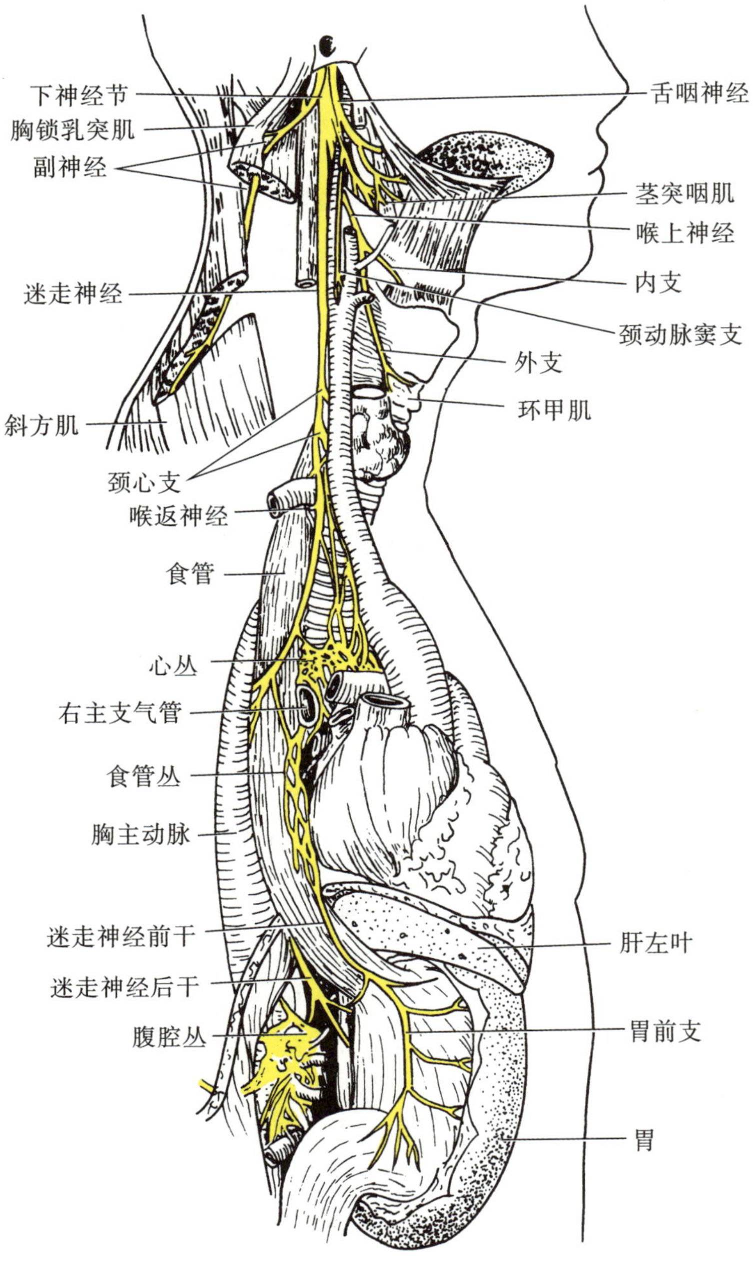

图 4-52　副神经和迷走神经

（三）内脏神经

内脏神经（visceral nerve）是脊神经和脑神经中分布至内脏、心血管和腺体的纤维，按性质可分为内脏运动神经和内脏感觉神经。内脏运动神经调节内脏、心血管的运动和腺体的分泌，调控人体的新陈代谢活动，通常不受人的意志控制，又称自主神经或植物性神经。内脏感觉神经分布于内脏黏膜、心血管壁和腺体的内脏感受器，将这些部位的感觉冲动传入中枢，通过反射调节这些器官的活动，从而维持机体内、外环境的稳定和机体正常生命活动。

1. 内脏运动神经　与躯体运动神经在结构、功能和分布上有较大差异，主要表现在以下几个方面。

支配的器官不同：内脏运动神经支配全身的平滑肌、腺体和心肌的活动，且在一定程度上不受意识控制；而躯体运动神经支配骨骼肌，并受意识控制。

神经元数目不同：内脏运动神经从低级中枢至效应器，需要两级神经元才能完成。第1级神经元称节前神经元，胞体位于脑干和脊髓内，轴突称为节前纤维；第2级神经元称节后神经元，胞体位于内脏运动神经节内，轴突称为节后纤维。而躯体运动神经从低级中枢至骨骼肌，只有一级神经元完成。

纤维成分不同：内脏运动神经分为交感和副交感2种纤维成分，且多数内脏器官同时受两种纤维双重支配；而躯体运动神经则只有1种纤维。

分布形式不同：内脏运动神经的节后纤维常攀附脏器或血管形成神经丛，由丛再分至效应器；而躯体运动神经则以神经干的形式分布。

神经纤维种类不同：内脏运动神经的节前纤维是较细的有髓纤维，节后纤维是较细的无髓纤维；而躯体运动神经一般是较粗的有髓纤维。

根据形态、功能和药理学特点，内脏运动神经可分为交感神经和副交感神经两部分。

（1）交感神经　分为中枢部和周围部。低级中枢位于脊髓 $T_1 \sim L_3$ 灰质侧角内；周围部包括交感干、交感神经节及由节发出的分支和交感神经丛等（图4-53）。

1）交感神经节　①椎旁神经节：即交感干神经节，对称性地位于脊柱两侧，共有19～24对。②椎前神经节：位于脊柱的前方，包括腹腔神经节、主动脉肾神经节各1对，肠系膜上神经节和肠系膜下神经节各1个。

2）交感干　位于脊柱两侧，由同侧椎旁节和节间支组成，呈串珠状，左、右各一。交感干上至颅底，下至尾骨，两干在尾骨前方合成1个奇神经节。

3）交通支　椎旁神经节借交通支与相应的脊神经相连，交通支分2种。①白交通支：呈白色，仅存在于 $T_1 \sim L_3$，各脊神经前支与相应的椎旁神经节之间，由脊髓侧角发出的有髓鞘的节前纤维组成。②灰交通支：色灰暗，连于31对脊神经前支与交感干之间，由椎旁神经节细胞发出的节后纤维组成，多无髓鞘。

4）节前纤维　是脊髓侧角交感神经节内的节前神经元发出的纤维，它们随脊神经前根出椎间孔后，到达椎旁节或椎前节换神经元。

5）节后纤维　是椎旁节和椎前节内的节后神经元发出的纤维，分布于内脏、心血管和腺体。

（2）副交感神经　分为中枢部和周围部。低级中枢位于脑干内副交感神经核和 $S_2 \sim S_4$ 内的骶副交感神经核内；周围部包括副交感神经节、节前纤维和节后纤维。

1）副交感神经节　按其所在位置分：①器官旁神经节位于所支配器官的附近（见Ⅲ、Ⅶ、Ⅸ、Ⅹ对脑神经）；②器官内神经节位于所支配器官的壁内，数量较多。

2）节前纤维　是脑干副交感核和脊髓骶副交感核内的节前神经元发出的纤维。脑干副交感核发出的节前纤维分别加入Ⅲ、Ⅶ、Ⅸ、Ⅹ对脑神经，至副交感神经节换神经元；脊髓骶副交感核发出的节前纤维加入盆内脏神经，到达副交感神经节换神经元。

3）节后纤维　是器官旁节或器官内节的节后神经元发出的纤维，分布于相应器官。其中：颅部副交感神经节后纤维的分布见脑神经；骶部副交感神经的节后纤维分布于结肠左曲以下的消化管、盆腔器官及外生殖器等。

2. 内脏感觉神经　内脏感觉神经（visceral sensory nerve）的特点是：①内脏感觉纤维较细，数量较少，痛阈较高，一般强度的刺激不引起主观感觉，如胃肠的正常蠕动；器官活动较强烈时，可产生内脏感觉。内脏对切割等刺激不敏感，但对牵拉、膨胀、冷热、缺血等刺激敏感。②内脏感觉传入途径较分散，内脏感觉模糊，内脏痛弥散，定位常不准确。

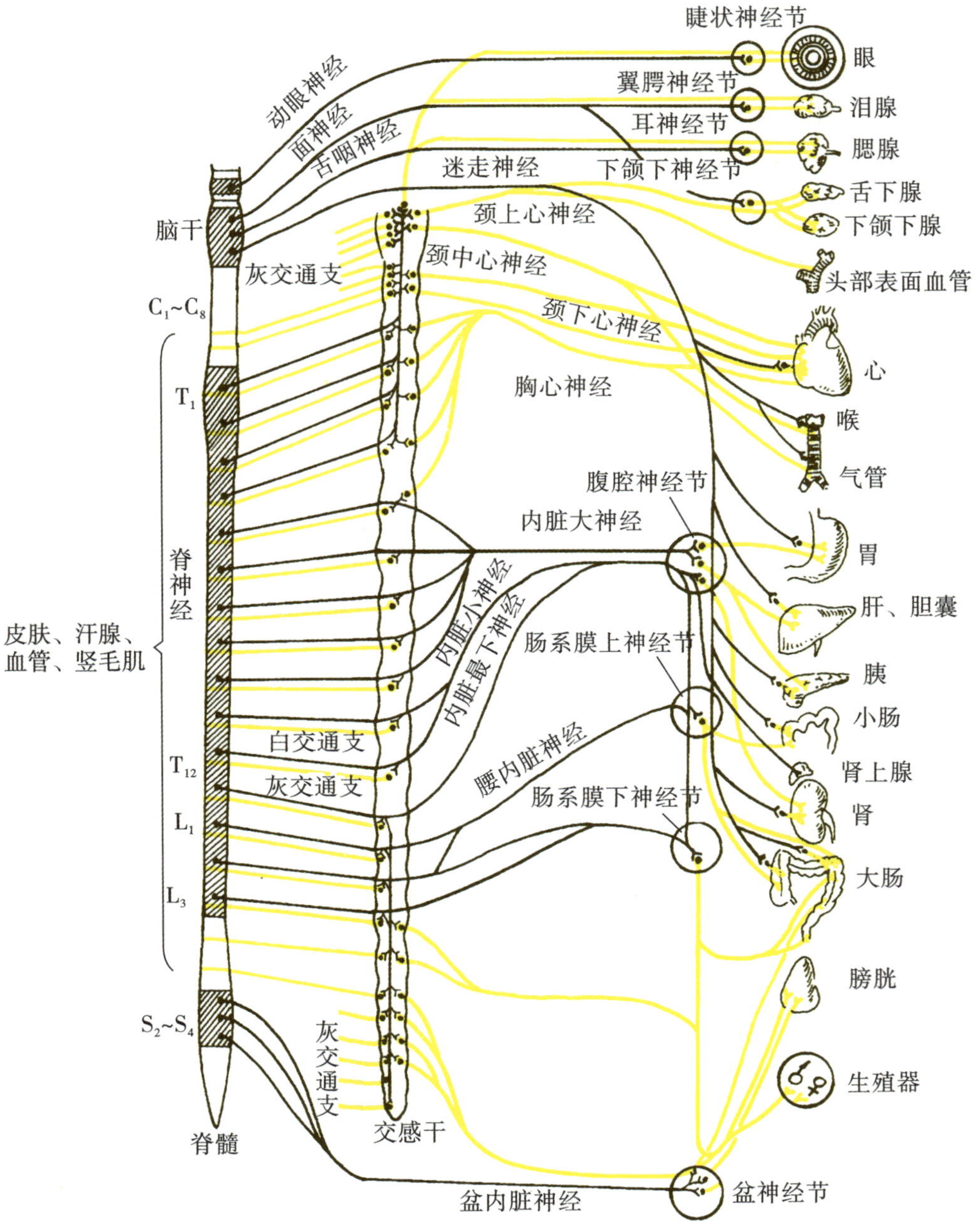

图 4-53 交感神经纤维走行

3. 牵涉性痛 牵涉性痛(referred pain)是指当某些内脏器官发生病变时,常在体表一定区域产生疼痛或感觉过敏,又称牵涉痛(图 4-54)。牵涉性痛可发生在患病内脏附近的皮肤区,也可发生在距离患病内脏较远处的皮肤区。如心绞痛时,在胸前区及左臂内侧皮肤感到疼痛等;肝胆病变时,常在右肩部感到疼痛等。因此,了解各器官病变时牵涉性痛的发生部位,对于临床诊断具有一定的意义。

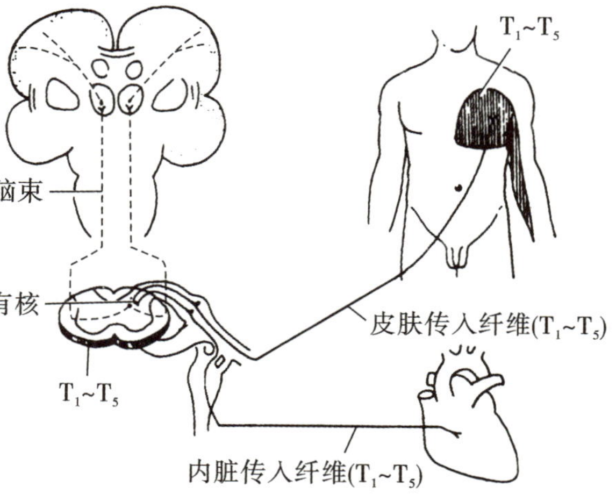

图 4-54　心的牵涉痛

小结

周围神经系统包括脊神经、脑神经和内脏神经。

脊神经共31对，除胸神经前支在胸腹壁上仍保持明显节段性分布外，其余脊神经前支交织形成颈丛、臂丛、腰丛、骶丛4个神经丛，发出分支分布于躯干和四肢。

脑神经共12对，主要分布于头面部。根据纤维成分不同可分为3类：感觉性神经包括Ⅰ、Ⅱ和Ⅷ，分别传导嗅、视觉、平衡觉及听觉；运动性神经包括Ⅲ、Ⅳ、Ⅵ、Ⅺ、Ⅻ，分别管理眼球外肌、胸锁乳突肌、斜方肌和舌肌等；混合性神经包括Ⅴ、Ⅶ、Ⅸ、Ⅹ，分别分布于头肌、舌、大唾液腺及胸、腹腔大部分器官等。

内脏神经主要分布于内脏、心血管和腺体，包括内脏运动神经和内脏感觉神经。内脏运动神经又分为交感神经和副交感神经2部分。

第三节　神经系统活动的一般规律

★**教学目标**

1. 掌握：感受器的一般生理特性；经典化学性突触传递的过程及机制；牵张反射概念及其产生机制；神经元的基本生理功能；突触概念及突出传递特征；睡眠的2种时相及其意义；交感和副交感神经系统的功能及特征。

2. 熟悉：神经元之间信息传递的过程及机制；主要的神经传导通路；脊休克表现及其产生机制；脊髓参与的反射活动。

3. 了解：感受器、感觉器官的定义和分类；神经胶质细胞的功能；反射活动的一般规律；大脑皮质的感觉代表区；神经的营养作用；脑电活动；觉醒；学习的形式、记忆的基本过程。

4. 能够将本章所学知识应用到本专业后期学习和业务实践中。能根据神经系统的功能对机体康复治疗进行简要介绍。

神经元(neuron)是构成神经系统的主要细胞,是神经系统基本的结构和功能单位。神经系统的调节活动不可能由一个神经元来完成,任何的反射活动都是由多个神经元相互协同完成。

一、神经元的功能

(一)神经元的基本功能

神经元即神经细胞,主要由胞体和突起两部分构成(图4-55)。胞体部分含细胞核和多种细胞器;突起分为树突和轴突。一个神经元可有一个或多个树突,树突粗而短,反复分支,其功能主要是接受刺激信号;轴突一般只有一个,细而长,主要功能是传递神经冲动。轴突的末端会形成许多分支,分支末梢部分膨大成球形,称为突触小体(synaptic knob),神经递质可由此释放。

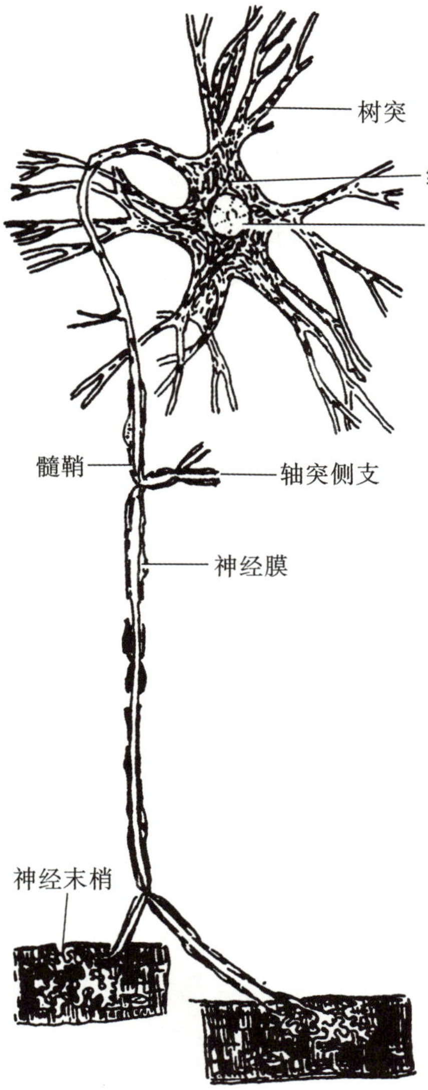

图4-55 神经元的模式

神经元的主要功能是接受和传递信息。神经元之间通过突触联系组成反射弧或更为复杂的神经网络,实现不同的功能。

（二）神经纤维的功能

神经纤维（nerve fiber）是由轴突或某些长的树突外包裹髓鞘或神经膜而形成，其主要功能是传导兴奋。在神经纤维上传导着的兴奋或动作电位称为神经冲动（nerve impulse）。

1. 神经纤维传导兴奋的特征　①生理完整性：指神经纤维只有结构和功能两方面都保持完整时才能完成正常传导的功能。如果神经纤维损伤，破坏其结构的完整性，或者使用麻醉药破坏其功能完整性，兴奋的传导就会受阻。②绝缘性：一条神经干中含有许多根神经纤维，但每根纤维传导兴奋时基本上互不干扰，相互绝缘。其意义在于保证神经调节的精确性。③双向性：刺激神经纤维上某一点，引起的兴奋可向神经纤维两端同时传导。但在体内，由于突触的极性及结构特点，兴奋总是由轴突的起始部位向轴突末梢传导，从而表现为传导的单向性。④相对不疲劳性：与突触传递相比较，实验条件下神经纤维能够连续接受刺激并在较长时间内保持传导兴奋的能力，此即相对不疲劳性。

2. 神经纤维的轴浆运输　神经元的胞体与轴突是一个整体，胞体和轴突之间经常进行物质运输和交换，这种物质运输和交换是通过轴浆的流动实现的，称为轴浆运输（axoplasmic transport）。轴浆运输是双向性的：由胞体向轴突末梢方向的运输称为顺向轴浆运输，由末梢向胞体方向的运输称为逆向轴浆运输。顺向轴浆运输又可分为快速轴浆运输和慢速轴浆运输两类。某些病毒（如狂犬病病毒）和毒素（如破伤风毒素）等在末梢被摄取后，可通过逆向轴浆运输而到达胞体。

3. 神经纤维的营养性作用　神经纤维可通过末梢经常释放某些物质，持续调整其所支配组织的内在代谢活动，从而影响该组织的结构、生化和生理功能，这一作用称为营养性作用（trophic action）。在脊髓灰质炎患者，如果受害的前角运动神经元丧失功能，则所支配的肌肉将发生明显萎缩。

二、神经元之间的信息传递

（一）突触传递

1. 突触的结构　通常将神经元间相互“接触”并传递信息的部位称为突触（synapse）。典型的突触由突触前膜、突触间隙和突触后膜三部分组成。在突触前膜内侧的轴浆内，含有较多的线粒体和大量的囊泡，后者称为突触小泡，直径 20～80 nm，内含高浓度的神经递质（图 4–56）。

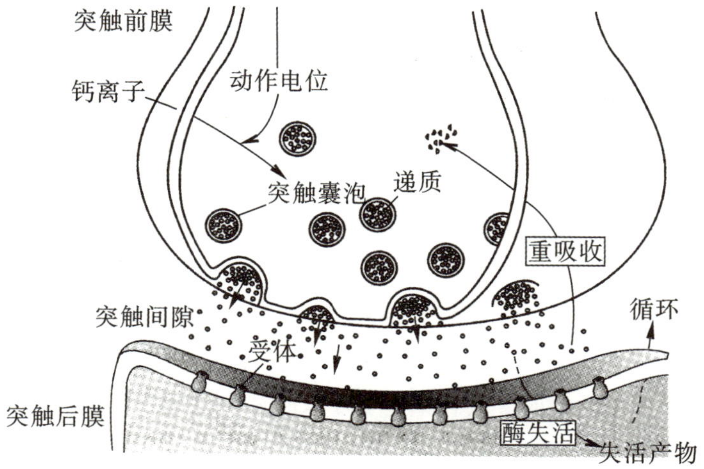

图 4–56　突触结构

2. 突触的分类　根据神经元相互接触的部位，常见的突触有 3 种类型（图 4-57）。

（1）轴突-树突式突触　由前一神经元的轴突与后一神经元的树突相接触而形成的突触，最为常见。

（2）轴突-胞体式突触　前一神经元的轴突与后一个神经元的胞体相接触而形成的突触，也较常见。

（3）轴突-轴突式突触　前一神经元的轴突与后一神经元的轴突相接触而形成的突触。这类突触是构成突触前抑制的重要结构基础。

除上述常见的突触类型外，中枢神经系统内还存在树突-树突式、树突-胞体式、树突-轴突式、胞体-树突式、胞体-胞体式、胞体-轴突式突触，以及两个化学性突触或化学性突触与电突触组合而成的串联性突触、交互性突触和混合性突触等。

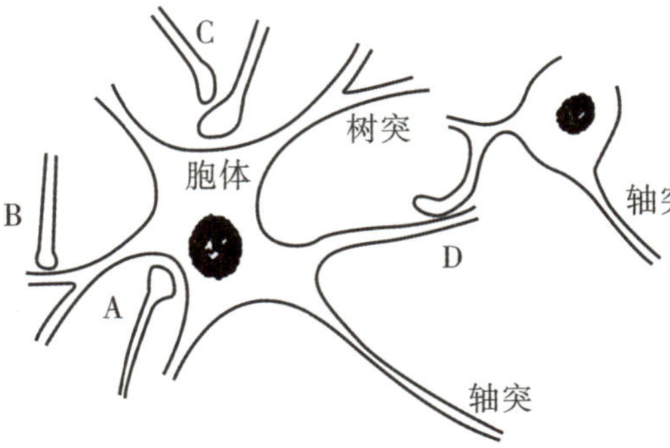

A.轴突-胞体式突触；
B.轴突-树突式突触；
C.轴突-轴突式突触；
D.树突-树突式突触

图 4-57　突触类型

3. 突触传递的过程　经典的突触传递是一个电-化学-电过程。当突触前神经元有神经冲动（即动作电位）传到末梢时，突触前膜发生去极化，此时突触前膜上的电压门控 Ca^{2+} 通道开放，Ca^{2+} 由细胞外进入突触前末梢轴浆内。进入突触前末梢内的 Ca^{2+} 可与轴浆中的钙调蛋白结合，使小泡内的神经递质以出胞的方式释放到突触间隙，经扩散到达突触后膜，作用于突触后膜上的特异性受体或化学门控通道，引起突触后膜上某些离子通道通透性的改变，由于带电离子进出突触后膜，使之发生一定程度的去极化或超极化。这种突触后膜上的电位变化称为突触后电位（postsynaptic potential）。突触后电位是突触后膜的局部电位变化，可分为兴奋性突触后电位和抑制性突触后电位两种形式。

（1）兴奋性突触后电位　如果突触前膜释放的是兴奋性神经递质，它与突触后膜的受体结合后，可提高突触后膜对 Na^+、K^+、Cl^- 的通透性，从而促使 Na^+ 内流，使突触后膜去极化，产生兴奋性突触后电位（excitatory postsynaptic potential，EPSP）。这是一种局部兴奋，可使突触后膜的兴奋性提高。当 EPSP 的幅值增加到一定阈值，便可以引起突触后神经元产生动作电位，使突触后神经元兴奋。

（2）抑制性突触后电位　如果突触前膜释放的是抑制性神经递质，它与突触后膜的受体结合后，主要提高突触后膜对 Cl^- 的通透性，促使 Cl^- 内流，使突触后膜超极化，产生抑制性突触后电位（inhibitory postsynaptic potential，IPSP）。其结果是导致突触后膜的兴奋性降低。

（二）非突触性传递

1. 非突触性化学传递　非突触性化学传递（non-synaptic chemical tranamissin）是指细胞间信息联系以神经递质为媒介，但不形成经典的突触结构。在研究交感神经对平滑肌和心肌的支配方式时发现，交感肾上腺素能神经元的轴突分成许多分支，在分支末梢上有大量的串珠状曲张体（varicosity）。曲张体内含有大量小而具有致密中心的突触小泡，内含高浓度的去甲肾上腺素。当神经冲动抵达曲张体时，递质从曲张体释放出来，通过弥散作用到效应细胞的受体，使效应细胞发生反应。由于这种化学传递不是通过经典的突触进行的，因此也称为非突触性化学传递。

2. 电突触传递　神经元间除了突触联系外，还存在缝隙连接（gap junction），即两个神经元间的距离只有 2～3 nm，连接部位的神经元膜没有增厚，其轴浆内也无突触小泡。局部电流可以电紧张传播的形式从一个细胞传给另一个细胞，从而产生电信号的直接传递。这种现象广泛存在于大脑皮层的星状细胞和小脑皮层的篮状细胞。电传递的速度快，几乎不存在潜伏期；可以在相邻的两个细胞间进行双向传递。

三、反射活动的规律

反射(reflex)是指在神经系统参与下,机体对内外环境刺激所做出的规律性应答,是神经系统对各个器官组织的活动进行调节的基本方式。中枢神经系统内,功能相同的神经元相对集中在一起,通过共同的神经活动来调节某项生理功能,通常将这一群对某一生理功能起调节作用的神经元称为反射中枢。

(一)反射弧

反射弧由五个部分组成:感受器、传入神经、神经中枢、传出神经和效应器。反射中枢是指中枢神经系统中调节某一特定生理功能的神经元群,它是反射弧中最为复杂的部分。反射中枢的范围可相差很大,如膝反射中枢在腰段脊髓,而呼吸中枢则广泛分布于延髓、脑桥、下丘脑乃至大脑皮层等多个水平。根据反射弧中传入、传出和中间神经元之间联系方式的不同,可将反射弧分为单突触反射弧和多突触反射弧。单突触反射弧是指在传入神经元和传出神经元之间有一个突触的反射弧。多突触反射弧是指在传入神经元和传出神经元之间有一个或一个以上的中间神经元,形成两个以上的突触联系。

(二)中枢神经元的联系方式

神经元依其在反射弧中的不同地位可分为传入神经元、中间神经元和传出神经元,其中以中间神经元的数量为最多。中枢神经元之间的联系方式主要有以下几种(图 4-58)。

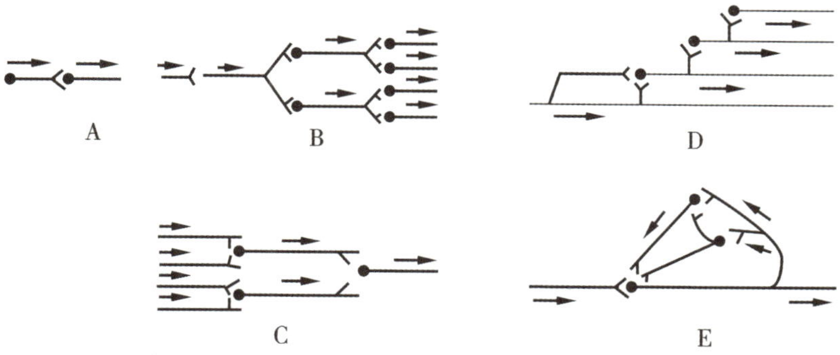

A. 单线式联系;B. 辐散式联系;C. 聚合式联系;D. 链锁式联系;E. 环路式联系

图 4-58　中枢神经元的联系方式模式

1. 单线式　单线式是神经元之间一对一的一种联系方式。如视网膜中央凹处的视锥细胞与双极细胞及神经节细胞之间就是单线式,这种联系方式使信息传递准确,视物分辨率高。

2. 辐射式　一个神经元的轴突通过其分支与多个神经元建立突触联系的方式,称为辐射式,又称为辐射原则。此种联系方式扩大了神经元活动的影响范围。感觉信息传入中枢神经系统常以这种方式发生联系。

3. 聚合式　多个神经元的轴突末梢与同一个神经元建立突触联系的方式,称为聚合式,也称为聚合原则。此种联系方式有可能使许多来源于不同神经元的兴奋和抑制在同一个神经元上发生总和或整合。脊髓的运动神经元常接受不同的突触联系,进而发出传出信息。

4. 链锁式　神经元之间通过侧支依次连接,形成传递信息的链锁,在纵向传递信息的同时也在空间上扩大了作用范围。

5. 环路式　一个神经元和中间神经元发生联系,而中间神经元反过来直接或间接再与该神经元发生突触联系称为环式联系。其意义在于实现反馈调节,神经冲动在通过环式联系时可因负反馈而活动停止，或者因正反馈而活动加强或持续。

(三)中枢兴奋传递的特征

1. 单向传递　在中枢的反射活动中，兴奋通过突触传递时，只能由突触前神经元向突触后神经元做单一方向传递，这种现象称为单向传递。这是因为只有突触前膜能释放神经递质并作用于突触后膜，但近年来发现突触后神经元也可释放递质，而突触前膜也有受体存在，只不过其作用主要是用来调节递质的释放。

2. 中枢延搁　兴奋在中枢传递比在单根神经纤维上传导要慢，原因主要是兴奋通过突触传递时，需要经过递质的释放、扩散及突触后膜受体结合、离子通道开放等环节，耗费时间较长，因此称为中枢延搁，也就是突触延搁。

3. 总和　在反射活动中，一次神经冲动一般不会使突触后神经元兴奋，从而产生传出效应，这是因为一次冲动引起的 EPSP 只是局部兴奋，不足以引起动作电位。通常情况下，一个神经元会同时接受多根神经纤维的兴奋传递而产生多个 EPSP，引起突触后电位叠加，这种由不同部位产生的突触后电位叠加的现象称为空间总和；也可以由前一次神经冲动引起的 EPSP 消失之前，紧接着又传来多次冲动，使得前后形成的 EPSP 叠加，这种由先后不同时间产生的电位相叠加的现象称为时间总和。EPSP 和 IPSP 都可以发生空间和时间总和。

4. 兴奋节律的改变　在反射活动中，传入神经和传出神经上的放电频率并不相同，称为兴奋节律的改变。这是由于突触后神经元同时接受多个突触传递，而且神经元自身功能状态可能有所不同。

5. 后发放　在反射活动中，当对传入神经的刺激停止后，传出神经仍持续发放冲动，使反射活动仍能持续一段时间，这种现象称为后发放。神经元之间的环式联系及中间神经元的作用是造成后发放的主要原因。

6. 对内环境变化的敏感性和易疲劳性　突触对内环境的各种变化十分敏感，如缺氧、二氧化碳增多等均可影响突触传递。碱中毒时，神经元兴奋性升高，突触传递活动增强，严重时出现搐搦；当酸中毒时，神经元兴奋性降低，突触传递活动减弱，甚至出现昏迷。

(四)中枢抑制

在任何反射活动中，中枢总是既有兴奋又有抑制。兴奋和抑制在时间和空间上的多重复杂组合是中枢神经系统具有各种调节功能的重要基础。中枢抑制根据其产生的部位和机制不同，可分为突触后抑制和突触前抑制两类。

1. 突触后抑制　突触后抑制是通过抑制性中间神经元的活动引起的。抑制性神经元通过释放抑制性递质，使突触后神经元产生抑制性突触后电位(IPSP)，从而产生抑制效应。突触后抑制有传入侧支性抑制和回返性抑制两种形式(图 4-59)。

2. 突触前抑制　突触前抑制广泛存在于中枢内，尤其多见于感觉传入通路中，对调节感觉传入活动具有重要作用。它主要是通过轴突-轴突式的突触活动所引起，是由于突触前膜去极化产生的一种突触抑制。

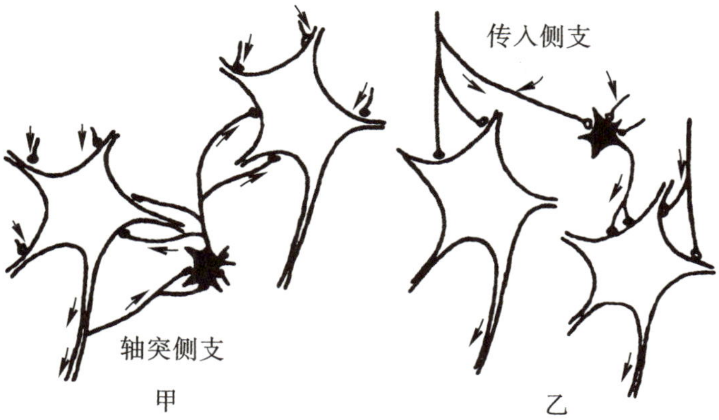

甲：回返性抑制　乙：传入侧支性抑制黑色神经元代表抑制性神经元

图 4-59　两类突触后抑制示意

第四节　神经系统的感觉功能

感觉是客观物质世界作用于感受器或感觉器官在大脑中产生的主观印象。机体内、外环境中的各种刺激首先作用于不同的感受器或感觉器官，通过感受器的换能作用，将各种刺激所包含的能量转换为相应的神经冲动，后者沿专用神经通路到达大脑皮质的特定部位，经过中枢的整合分析，产生相应的感觉。

一、感觉信息的传入通路

人脑通过各种感受器及相关的神经元链与内、外环境建立联系。这种由特定的神经元通过突触构成的神经元链，在中枢传导不用感觉的路径称为感受信息的传入通路。该通路一般由 3 级神经元构成，第 1 级神经元一般位于节细胞，第 2 级神经元位于脊髓和脑干，第 3 级神经元一般位于间脑。

（一）本体感觉和精细触觉传导通路

本体感觉又称深感觉，是指肌、腱、关节和骨膜等运动器官在运动或静止时产生的感觉，包括位置觉、运动觉和振动觉，因其感受器位置较深因而也称深感觉；精细触觉是辨别两点距离和感受物体实体感、纹理粗细等的感觉，精细触觉随意识性本体感觉传导。躯干和四肢的本体感觉有 2 条传导通路，一条传至大脑皮质产生意识性感觉，称意识性本体感觉传导通路；另一条是传至小脑不产生意识性感觉，称非意识性本体感觉传导通路。

1. 躯干和四肢意识性本体感觉传导通路　由 3 级神经元组成（图 4-60）。

第 1 级神经元为脊神经节中的假单极神经元，其周围突分布于肌、腱、关节和骨膜等处的本体感受器和皮肤的精细触觉感受器，中枢突进入脊髓后索，分为升支和降支。其中来自第 5 胸节以下的升支在后索的内侧部形成薄束，传导躯干下部和下肢的本体感觉及精细触觉；而来自第 4 胸节以上的升支在后索的外侧部形成楔束，传导躯干上部和上肢的本体感觉及精细触觉。两束上行至延髓，分别止于薄束核和楔束核。

第 2 级神经元位于薄束核和楔束核，此两核发出纤维向前绕经延髓中央灰质腹侧，在中线左右交叉，是为内侧丘系交叉；交叉后的纤维排列于延髓中线的两侧，后转折上行称内侧丘系。内侧丘系在脑桥呈横位居被盖部的前缘,在中脑居于红核的后外部上升,纤维上升止于丘脑腹后外侧核。

第3级神经元位于丘脑腹后外侧核,其发出的纤维组成丘脑中央辐射,经内囊后肢投射至中央后回中、上部和中央旁小叶后部,其中部分纤维投射至中央前回。

此通路若在内侧丘系交叉的下方或上方的不同部位受损失,则患者在闭眼时不能确定损伤同侧(交叉下方损伤)和损伤对侧(交叉上方损伤)关节的位置和运动方向及两点间距离。

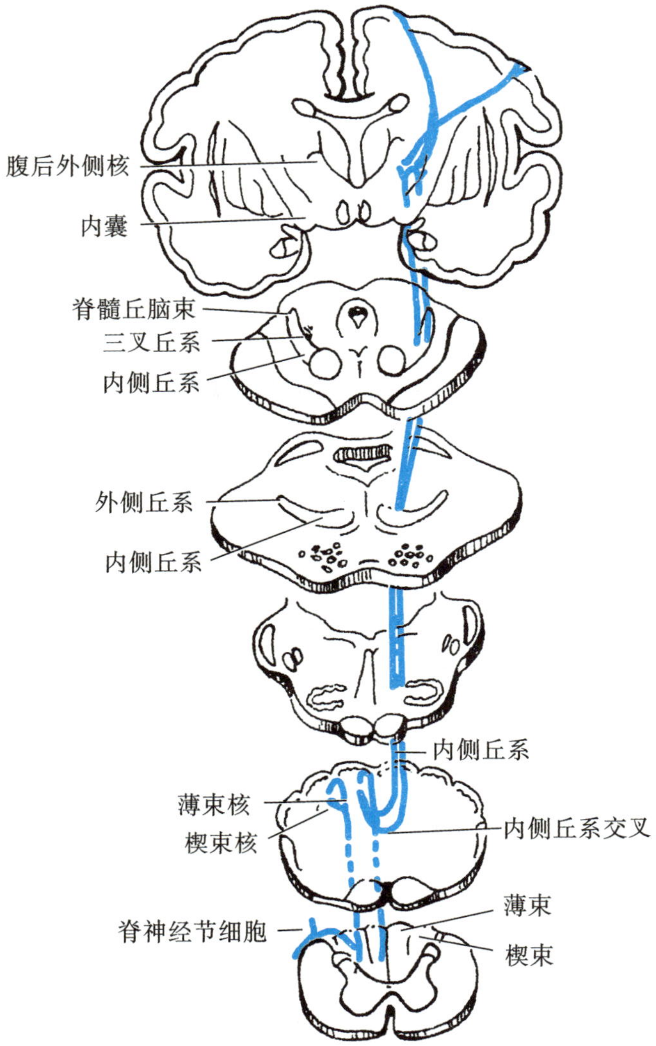

图4-60 躯干和四肢意识性本体感觉传导通路

2. 躯干和四肢非意识性本体感觉传导通路 由2级神经元组成。

第1级神经元为脊神经节中的假单极神经元,其周围突分布于肌、腱、关节等处的本体感受器,中枢突经脊神经后根内侧部进入脊髓。第2级神经元位于脊髓 $C_8 \sim L_3$ 的背核、$L_2 \sim L_3$ 的脊髓边缘细胞和延髓的楔束副核。

由背核发出的纤维在同侧外侧索形成脊髓小脑后束,经小脑下脚进入小脑旧皮质,由脊髓边缘细胞发出的纤维形成双侧的脊髓小脑前束,经小脑上脚进入小脑旧皮质,传导躯干和下肢的本体感觉。

（二）痛、温度觉和粗触觉传导通路

痛觉、温度觉和粗触觉的传导通路又称浅感觉传导通路，传导皮肤、黏膜的痛、温觉和粗触觉，由3级神经元组成（图4-61）。

1. 躯干和四肢的浅感觉传导通路　第1级神经元为脊神经节内的假单极神经元，周围突分布于躯干、四肢皮肤感受器，中枢突经后根进入脊髓。传导痛、温觉的纤维在后根的外侧部组成背外侧束（Lissauer束），上升1～2个脊髓节段，终止于脊髓后角第2级神经元；传导粗触觉的纤维，经后根的内侧部进入脊髓后索，终止于第2级神经元。

第2级神经元的胞体主要位于脊髓后角固有核（第Ⅰ、Ⅳ、Ⅴ层），它们发出纤维经白质前连合交叉至对侧，组成脊髓丘脑侧束（痛觉和温度觉）和脊髓丘脑前束（粗略触觉），两束合称脊髓丘脑束。经下橄榄核的背外侧，内侧丘系的外侧上行，止于丘脑腹后外侧核。

第3级神经元位于丘脑腹后外侧核，发出纤维参与丘脑中央辐射，经内囊后肢投射到中央后回中、上部和中央旁小叶的后部。

在脊髓内，脊髓丘脑束自外向内依次排列着来自骶、腰、胸和颈部的纤维。脊髓内肿瘤压迫脊髓丘脑束时，痛、温觉障碍首先出现在身体对侧上半部，然后逐渐波及下半部；脊髓外肿瘤压迫脊髓，发生感觉障碍的次序相反。

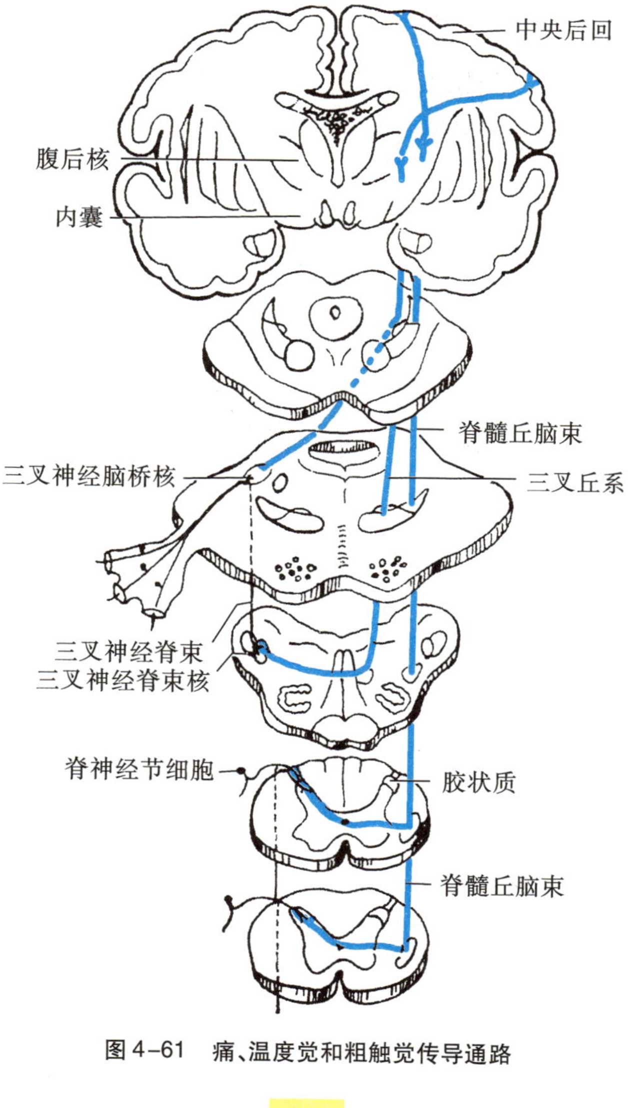

图4-61　痛、温度觉和粗触觉传导通路

2. 头面部的浅感觉传导通路　第1级神经元位于三叉神经节（Ⅴ）的假单极神经元、膝神经节（Ⅶ）和上神经节（Ⅸ）内，其周围突分布于头面部皮肤及口、鼻、眶等处的感受器，中枢突经三叉神经根、舌咽神经和迷走神经入脑干；在脑干内分为升支和降支，降支传导痛、温觉，形成三叉神经脊束，止于三叉神经脊束核；上升支传导触压觉，止于三叉神经脑桥核。

第2级神经元位于三叉神经脊束核和三叉神经脑桥核，发出纤维交叉至对侧组成三叉丘系，沿内侧丘系的背侧上行，止于背侧丘脑腹后内侧核。

第3级神经元位于背侧丘脑腹后内侧核，其发出纤维加入丘脑中央辐射，经内囊后肢投射到中央后回下部头面部代表区。

三叉丘系交叉以上受损，对侧头面部浅感觉障碍；三叉丘系交叉以下受损，同侧头面部浅感觉障碍。

（三）视觉传导通路和瞳孔对光反射通路

当眼球固定向前平视时，所能看到的空间范围称为视野。每个眼的视野分为颞侧半区和鼻侧半区。由于瞳孔的小孔成像原理和眼球屈光系统对光的折射作用，颞侧半视野的物像成像在视网膜的鼻侧半区，鼻侧半视野的物像则成像在视网膜的颞侧半区（图4-62）。

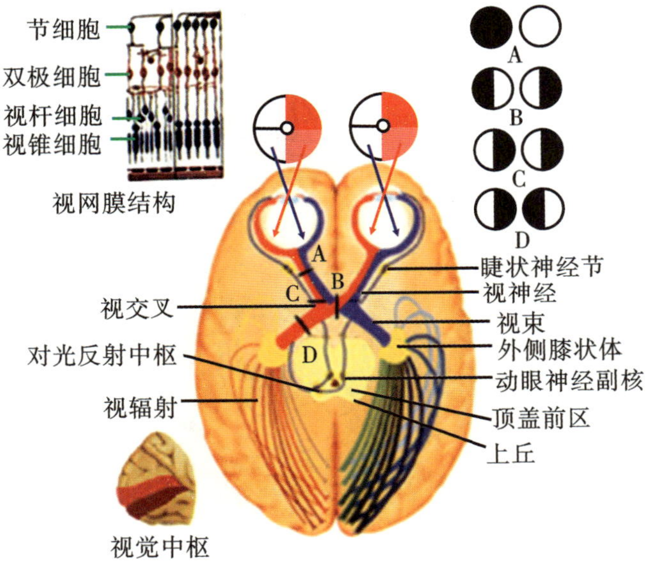

图4-62　视觉和瞳孔对光反射传导通路

1. 视觉传导通路　此传导通路由3级神经元组成。

第1级神经元为视网膜的双极神经元，其周围突至视觉感受器（视锥细胞和视杆细胞），其中枢突至节细胞，接受视锥细胞和视杆细胞的视觉冲动。第2级神经元为视网膜的节细胞，其轴突在视神经盘处汇聚成视神经，经视神经管入颅形成视交叉，后延续成视束。视交叉中，来自双眼视网膜鼻侧半的纤维交叉，加入对侧的视束；来自双眼视网膜颞侧半的纤维不交叉形成同侧视束。故左侧视束由来自双眼视网膜左侧半的纤维组成，右侧视束由来自双眼视网膜右侧半的纤维组成。视束向后绕大脑脚，主要终止于后丘脑的外侧膝状体。第3级神经元位于后丘脑的外侧膝状体内，由外侧膝状体核发出的纤维形成视辐射，经内囊后肢投射到距状沟两岸（视觉区）。视束中有少数纤维经上丘臂终止于上丘和顶盖前区，上丘发出纤维组成顶盖脊髓束完成视觉反射。顶盖前区是瞳孔对光反射通路的一部分。

2. 瞳孔对光反射通路　光照一侧瞳孔，引起双眼瞳孔缩小的反应称为瞳孔对光反射。光照侧的瞳孔缩小称直接对光反射，未接受光照侧的瞳孔缩小称间接对光反射。

该反射通路为：视网膜产生的视觉冲动经视神经、视交叉及两侧视束传导。视束中少量纤维经上丘臂至中脑顶盖前区，顶盖前区发出纤维到达双侧动眼神经副核。动眼神经副核发出纤维参与动眼神经，至睫状神经节换元，节后纤维将冲动传至瞳孔括约肌，引起两侧瞳孔缩小。

瞳孔对光反射在临床上有重要意义，反射消失，可能预示病危。但视神经或动眼神经受损，也能引起瞳孔对光反射的变化。例如，一侧视神经受损时，信息传入中断，光照患侧眼的瞳孔，两侧瞳孔均无反应；但光照健侧眼的瞳孔，则两眼对光反射均存在（此即患侧眼的瞳孔直接对光反射消失，间接对光反射存在）。又如，一侧动眼神经受损时，由于信息传出中断，无论光照哪一侧眼，患侧眼的瞳孔对光反射都消失（患侧眼的瞳孔直接及间接对光反射消失），但健侧眼的瞳孔直接和间接对光反射存在。

（四）听觉传导通路

听觉传导通路主要由 4 级神经元构成（图 4-63）。

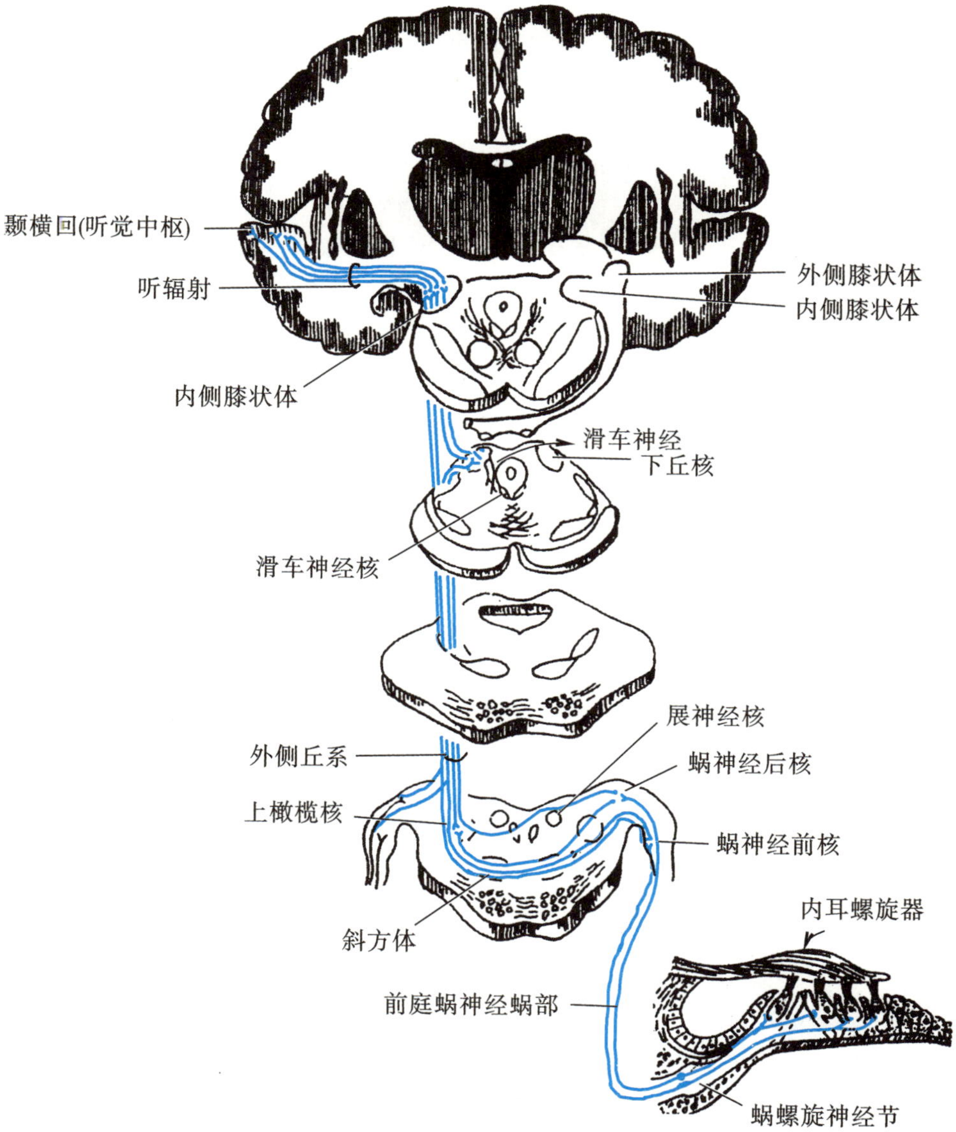

图 4-63 听觉传导通路

第 1 级神经元为蜗神经节内的双极细胞，其周围突分布于内耳基底膜的螺旋器，中枢突组成蜗神经，经内耳道入颅，在延髓脑桥沟处入脑干，止于蜗神经核。

第 2 级神经元胞体为蜗神经核，发出纤维大部分交叉至对侧，至上橄榄核外侧折行向上形成外侧丘系；少量纤维不交叉，直接参与同侧外侧丘系；另有少数纤维在上橄榄核换元，也加入同侧或对侧的外侧丘系。外侧丘系纤维经中脑被盖的背外侧部上行，多数纤维止于下丘；少数纤维直接止于内侧膝状体。

第 3 级神经元胞体位于下丘，其纤维经下丘臂至内侧膝状体。

第 4 级神经元的胞体位于内侧膝状体，其发出的纤维组成听辐射，行经内囊后肢至大脑皮质颞横回（听区）。

听觉冲动由双侧外侧丘系传导。一侧外侧丘系及以上结构损伤，不会产生明显的听觉障碍；损伤蜗神经核、蜗神经、内耳，则会导致听觉障碍。

听觉反射中枢位于下丘。下丘发出纤维到达上丘，上丘发出纤维参与顶盖脊髓束，顶盖脊髓束下降至脊髓前角运动神经元完成听觉反射。

（五）平衡觉传导通路

平衡觉传导通路由 3 级神经元组成。

第 1 级神经元的胞体位于前庭神经节内，其周围突分布于内耳半规管的壶腹嵴和前庭内的椭圆囊斑和球囊斑，中枢突组成前庭神经和蜗神经一起经内耳门进入颅腔，在脑桥小脑脚处入脑，止于前庭神经核。

第 2 级神经元的胞体位于脑干的前庭神经核，其发出纤维止于双侧的丘脑腹后外侧核。

第 3 级神经元的胞体位于丘脑腹后外侧核，其发出纤维投射至中央后回下部的头面部投影区。

二、大脑皮质感觉分析功能

大脑皮质是中枢神经系统感觉功能的最高级部位。人类在生活过程中，各种感觉器官接受内外环境的刺激，产生传入冲动，进入中枢神经系统后，沿特定的通路到丘脑（嗅觉冲动直接到大脑），然后从丘脑更换神经元再投射到大脑皮质的相应感受区，唤起某种感觉，包括躯体感觉、视觉、听觉、味觉和嗅觉等，这就是大脑皮质的功能定位。不同性质的感觉在大脑皮质有不同的感受区。

（一）体表感觉代表区

大脑皮质的体表感觉代表区主要有第 1 体表感觉区和第 2 体表感觉区。

第 1 体表感觉区位于中央后回，主要接收对侧后腹核的纤维投射，第 2 体表感觉区位于人和高等动物中央前回和脑岛之间，躯体感觉在第 2 体表感觉区的投射是双侧性的，空间安排是正立而不倒置，感觉功能定位较差。该区只能对感觉做粗糙的分析，但与痛觉尤其是慢痛有密切的关系。第 2 体表感觉区的切除或损伤，在人类并不产生显著的感觉功能障碍。

（二）本体感觉代表区

本体感觉是指来自躯体深部的肌肉、肌腱、骨膜和关节等处的组织结构对躯体的空间位置、姿势、运动状态和运动方向的感觉。其在大脑皮质的代表区位于中央前回，与运动区相重叠。

（三）内脏感觉代表区

接受内脏感觉的皮质代表区混杂在体表感觉代表区之中。此外，运动辅助区和边缘系统的皮质部位也是内脏感觉的投射区。由内脏传入的感觉投射区和体表感觉投射区有广泛重叠，但投射区总面积相对较小，且不集中，这可能是内脏感觉缺乏准确定位的原因。

三、康复治疗对感觉功能的影响

感觉是其他高级活动的基础，感觉功能异常对躯体的协调、平衡及运动功能有明显的影响，同时由于感觉的丧失和迟钝，还易造成烫伤、创伤及感染等。躯体的浅感觉和深感觉可通过特定感觉训练而得以改善，可有助于患者功能的改善。

感官及环境的刺激有助于促进感觉功能的恢复，感觉功能障碍的患者通过感觉刺激治疗，感觉学习及训练，从而在脑中将这种异常刺激感觉与受伤前脑中已存在的反应模式联系起来，即感觉可以通过学习而重建。以下是一些常用的感觉刺激方法。

1. 听觉刺激　定期播放患者受伤前较熟悉的音乐；亲属定期与患者谈话，谈话内容包括患者既往遇到过的重要事件、患者喜欢或关心的读物等。通过患者面部及身体其他方面的变化，观察患者对听觉刺激的反应。

2. 视觉刺激　用强光、弱光和彩色光线交替进行光线刺激。在光线较暗的环境中，患者头上放置五彩灯，通过不断变换的影光刺激视网膜、大脑皮质。上述治疗每日 2 次，每次 1 h。

3. 触觉刺激　皮肤触觉刺激对大脑皮质有一定的刺激作用。浅感觉丧失的患者可在体表进行刷擦、拍打和冷热刺激等，增加肢体的感觉反应。如利用毛巾、毛刷等从肢体远端至近端进行皮肤刺激。同时，感觉障碍区域的皮肤应保持局部清洁和干燥，加强营养，定时变换体位和检查皮肤，防止压疮形成。

4. 本体感觉刺激　肢体关节位置觉本体感觉丧失的患者通过感觉反馈治疗，应用神经肌肉本体感觉促进法进行被动活动，采用快速牵拉、关节加压等关节深感觉刺激促通中枢神经。如由治疗师或患者家属每天对患者的四肢关节进行被动活动。

5. 穴位刺激　选用头针刺激百会、四神聪、神庭、人中、合谷、内关、三阴交、劳宫、涌泉、十宣等穴位，采用提插泻法，并连接电针仪加用电刺激，有助于解除大脑皮质的抑制状态，起到开窍醒脑的作用。

上述感觉刺激的方法之外，高压氧治疗在神经损伤患者的促醒及功能恢复等方面有着重要的作用，一般要常规应用。高压氧治疗的作用：高压氧治疗能提高氧浓度，增加脑组织的氧含量，改善脑缺氧所致的脑功能障碍，从而促进机体功能的恢复。

第五节　神经系统的运动功能

一、运动信息的传出通路

运动信息的传出通路是指从大脑皮质至躯体运动和内脏活动效应器的神经联系。从大脑皮质至躯体运动效应器（骨骼肌）的神经通路，称为躯体运动传导通路，包括锥体系和锥体外系。从大脑皮质至内脏活动效应器的神经通路，称为内脏运动传导通路（详见内脏神经系统）。运动信息的传出通路常指躯体运动传导通路。

(一)锥体系

锥体系是种习惯称法,因皮质脊髓束行径延髓锥体而得名。锥体系调控骨骼肌的随意运动,由上运动神经元和下运动神经元两级神经元组成。上运动神经元(upper motor neuron)由位于中央前回和中央旁小叶前部(4、6 区)V 层的巨型锥体细胞(Betz 细胞)和其他类型的锥体细胞组成。该神经元的轴突共同组成锥体束,其中下行至脊髓前角细胞的纤维束称为皮质脊髓束,下行至脑干内脑神经运动核的纤维束称为皮质核束。下运动神经元(lower motor neuron)由位于脊髓的前角细胞和位于脑干的脑神经运动核组成。该神经元的胞体和轴突构成传导运动冲动的最后公路(final common pathway)。

1. 皮质脊髓束　皮质脊髓束(corticospinal tract)是由中央前回中、上部和中央旁小叶前部及其他一些皮质区域锥体细胞的轴突集合组成,是哺乳动物最大的下行传导束。该束经内囊后肢下行,至中脑的大脑脚底;然后经脑桥基底部至延髓锥体,在锥体下端,绝大部分纤维左右相互交叉,形成锥体交叉。交叉后的纤维继续于对侧脊髓侧索内下行,形成皮质脊髓侧束。此束纤维在下行过程中,逐节止于同侧前角运动细胞,支配四肢肌。在延髓锥体小部分未交叉的纤维在同侧脊髓前索内下行,形成皮质脊髓前束。该束仅达胸节,并经白质前连合逐节交叉至对侧,止于前角运动细胞,支配躯干和四肢骨骼肌的运动。皮质脊髓前束中有一部分纤维始终不交叉而止于同侧前角运动细胞,支配躯干肌。所以,躯干肌是受两侧大脑皮质支配,而上、下肢肌只受对侧大脑皮质支配,故一侧皮质脊髓束在锥体交叉前受损,主要引起对侧肢体偏瘫,躯干肌运动不受明显影响;在椎体交叉后受损,主要引起同侧肢体偏瘫(图 4-64)。

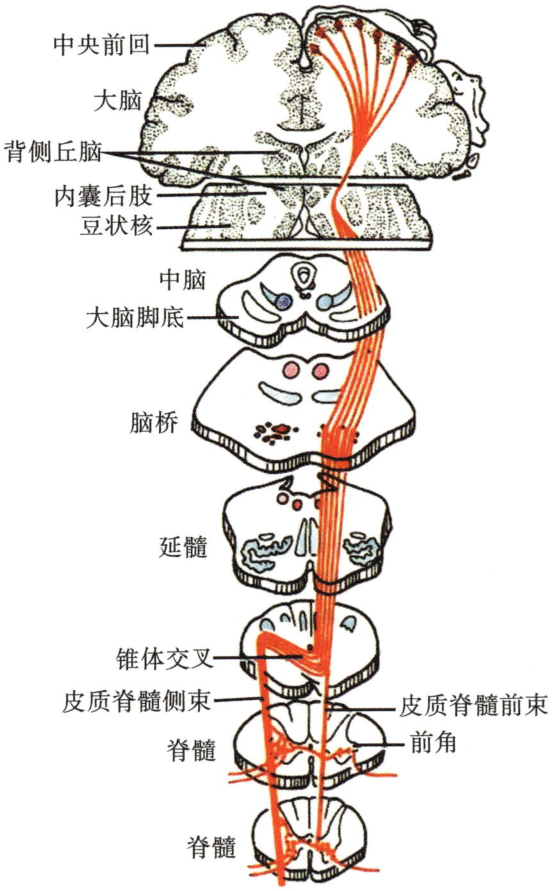

图 4-64　锥体系中的皮质脊髓束

实际上，皮质脊髓束只有 10% ~20% 的纤维直接终止于前角运动神经元，主要是支配肢体远端肌，大部分的纤维须经中间神经元与前角细胞联系。

2. 皮质核束　皮质核束是由起始于大脑皮质初级躯体运动区和初级躯体感受区头面部投影区的锥体细胞轴突集合而成。该束下行经内囊膝至大脑脚底中 3/5 的内侧部，此后与皮质脊髓束伴行至脑桥和延髓。该束在脑干的下行过程中陆续分出纤维，终止于双侧脑神经运动核，包括动眼神经核、滑车神经核、展神经核、三叉神经运动核、面神经核支配面上部肌的细胞群、疑核和副神经核。小部分纤维交叉到对侧，终止于面神经核支配面下部肌的神经元细胞群和舌下神经核，二者发出的纤维分别支配同侧面下部的面肌和舌肌。因此，除面神经核下部和舌下神经核只接受单侧皮质核束支配外，其他脑神经运动核均接受双侧皮质核束的纤维（图 4-65）。

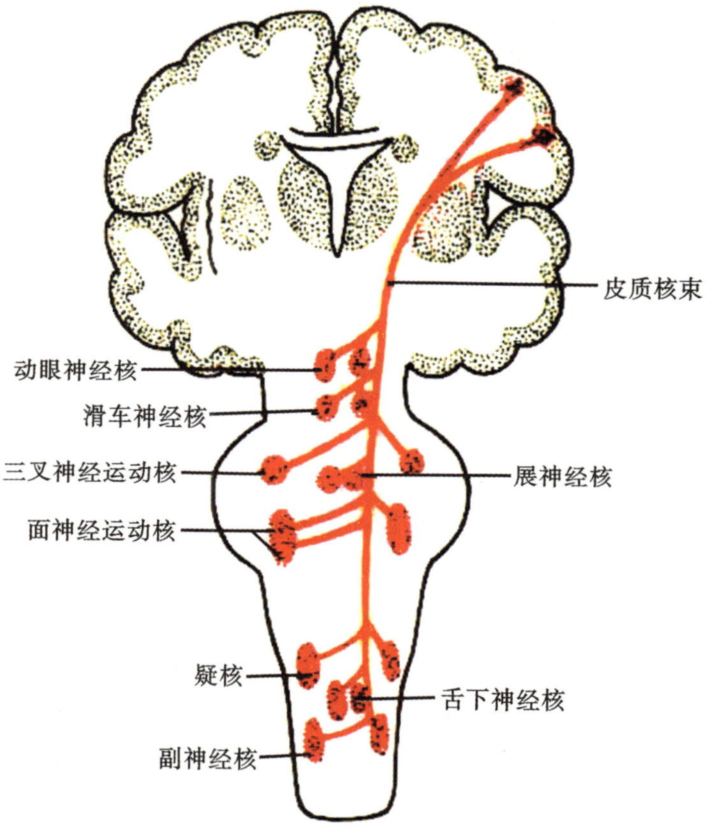

图 4-65　锥体系中的皮质核束

一侧上运动神经元受损，可产生对侧眼裂以下的面肌和对侧舌肌瘫痪，表现为病灶对侧鼻唇沟消失，口角低垂并歪向病灶侧，流涎，不能做鼓腮、露齿等动作，伸舌时舌尖偏向病灶对侧，为核上瘫（supranuclear paralysis）。一侧面神经核的神经元受损，可致病灶侧所有的面肌瘫痪，表现为额横纹消失，眼不能闭，口角下垂并歪向健侧，鼻唇沟消失等；一侧舌下神经核的神经元受损，可致病灶侧全部舌肌瘫痪，表现为伸舌时舌尖偏向病灶侧，两者均为下运动神经元损伤，故统称为核下瘫（infranuclear paralysis）（图 4-66）。

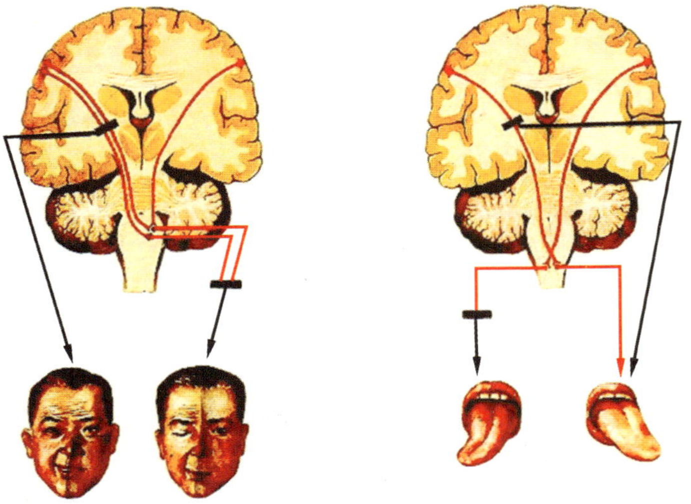

图 4-66　核上瘫、核下瘫

（二）锥体外系

锥体外系（extrapyramidal system）是指锥体系以外影响和控制躯体运动的传导通路。锥体外系结构十分复杂，主要包括大脑皮质、纹状体、小脑、丘脑、底丘脑核、红核、黑质、脑桥核、前庭神经核和脑干网状结构等及它们的纤维联系。锥体外系的纤维最后经红核脊髓束、网状脊髓束等下行终止于脑神经运动核和脊髓前角细胞。

人类锥体外系的主要功能是调节肌张力、协调肌肉运动、维持体态姿势、完成习惯性和节律性的动作等，如走路时的双臂自然摆动和某些防御性反应等。

锥体系和锥体外系在运动功能上是相互依赖不可分割的整体。锥体外系是在锥体系的主导下进行的，锥体系在随意运动的意识、发动上至关重要，而锥体外系为锥体系的活动提供了最适宜的背景条件。

二、神经系统对躯体运动的调节

人和动物的运动都是以骨骼肌的收缩与舒张为基础，而骨骼肌的各种运动和姿势都是在神经系统的控制下完成的。骨骼肌一旦失去神经系统的支配，就会发生运动障碍。

（一）脊髓对躯体运动的调节

除头面部的骨骼肌接受颅神经支配外，躯干与四肢的骨骼肌活动均接受脊髓灰质前角运动神经元的支配。脊髓运动神经元的活动受到高位中枢的控制，是这些高位中枢对运动调节的最后公路。一些躯体运动最基本的反射中枢在脊髓，通过脊髓可完成一些比较简单的反射活动。

1. 脊髓运动神经元和运动单位　脊髓前角灰质中主要存在 α 和 γ 运动神经元。α 运动神经元是脊髓前角中胞体较大的一种神经元，其轴突纤维直径较粗，称为 α 传出纤维，其末梢分为许多小支，每一小支支配骨骼肌的一根梭外肌纤维，因此，当一个 α 运动神经元产生兴奋时，可引起它所支配的所有肌纤维同时收缩。通常将一个 α 运动神经元及其末梢所支配的全部肌纤维组成的功能单位，称为运动单位（motor unit）。

γ 运动神经元胞体较小，散布在 α 运动神经元之间，其轴突称为 γ 传出纤维，支配梭内肌。γ 运动神经元的兴奋性较高，常以较高频率持续放电。当 γ 传出纤维传出冲动增加时，使梭内肌纤维收缩，其作用是提高肌梭对牵拉刺激的敏感性。而且一般情况下，α 运动神经元活动增强时，γ 运动神经元活动也会相应增强。

2. 牵张反射　当具有神经支配的骨骼肌受到外力牵拉而被伸长时，能反射性地引起被牵拉肌肉的收缩，这种反射称为牵张反射（stretch reflex）。牵张反射有腱反射和肌紧张两种类型。

（1）腱反射　腱反射（tendon reflex）是指快速牵拉肌腱引起的牵张反射。因其表现出迅速而明显的肌肉收缩，又称为位相性牵张反射（表 4-3）。如膝跳反射，当膝关节处于半屈曲状态时，叩击股四头肌肌腱，股四头肌可因受到牵拉而发生快速收缩（图 4-67）。腱反射的反射时间（从叩击到出现肌肉收缩反应所经历的时间）很短，约 0.7 ms，仅为一次突触接替所需的时间，因此认为腱反射是单突触反射。正常情况下，腱反射要受到脊髓以上高位中枢的控制。临床上也常用检查腱反射来了解神经系统的功能状态。腱反射减弱或消失，说明该反射的反射弧某部分受到损伤；腱反射亢进，则提示高位中枢可能有病变。

表 4-3　临床常用的腱反射

名称	检查方法	中枢部位	效应
肘反射	叩击肱二头肌肌腱	脊髓颈 5 ~ 7 节段	肱部屈曲
膝跳反射	叩击髌韧带	脊髓腰 2 ~ 4 节段	小腿伸直
跟腱反射	叩击跟腱	脊髓腰 5 骶 2 节段	足部跖屈

（2）肌紧张　肌紧张（muscle tonus）是指缓慢持续的牵拉肌腱引起的牵张反射，表现为受牵拉肌肉持续、轻度、不同运动单位交替收缩，肌肉张力增加而不出现明显的缩短，因此也称为紧张性牵张反射。例如，人体处于直立位时，抗重力肌（伸肌）为对抗重力的持续牵拉而发生的牵张反射。肌紧张是维持躯体姿势最基本的反射活动，是姿势反射的基础。肌紧张与腱反射的反射弧基本相似，感受器都是肌梭，但肌紧张反射的潜伏期较长，说明其突触接替不止一个，属多突触反射，且持久不易疲劳。

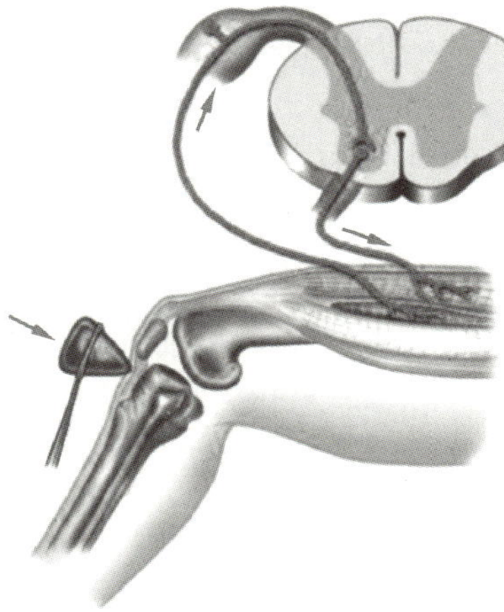
图 4-67　膝跳反射

3. 屈肌反射和对侧伸肌反射　当肢体受到伤害性刺激时，受刺激一侧肢体屈肌收缩而伸肌舒张，肢体屈曲，称为屈肌反射（flexor reflex）。该反射具有保护意义，可使机体避开伤害性刺激。

当伤害性刺激强度增加到一定程度时，在同侧肢体屈曲的时候，可出现对侧肢体伸直的现象，这种现象称为对侧伸肌反射（crossed extensor reflex）。对侧肢体伸直可以支持体重，维持姿势，保持身体平衡，是一种姿势反射。

4. 反牵张反射　当肌肉受到过大力量牵拉时产生的牵张反射抑制称为反牵张反射。该反射的感受器位于肌腱中，称为腱器官。腱器官主要感受肌张力的变化，是一种张力感受器，兴奋阈值较高。当肌肉受到过度牵拉时，随着肌肉收缩力量的增强，可使腱器官兴奋，通过传入纤维将信号传入脊髓，兴奋抑制性中间神经元，使支配同一肌肉的 α 运动神经元受到抑制，从而使肌肉停止收缩转而舒张。反牵张反射的生理意义在于避免被牵拉的肌肉产生过度收缩而受损伤。

5. 脊休克　突然横断动物或人的脊髓后，断面以下的脊髓暂时丧失反射活动能力而进入无反应状态，这种现象称为脊休克（spinal shock）。切断平面一般在脊髓 C_5 节段以下，以保持呼吸功能正常，以保留膈神经对呼吸运动的支配。这种脊髓与高位中枢离断的动物称为脊动物。

脊休克的主要表现是：横断面以下的脊髓所支配的骨骼肌的屈肌反射、对侧伸肌反射、腱反射和肌紧张均减弱或消失，外周血管扩张，血压下降，发汗反射不出现，粪、尿潴留等。脊休克是一种暂时现象，经过一定时间后，脊髓的反射活动可逐渐恢复。恢复所需的时间与动物的种属有关，一般低等动物如蛙在数分钟内即可恢复；在犬则需要数天；而在人类，脊髓反射的恢复就需要数周乃至数月。反射恢复的过程中，首先是一些比较简单的反射，如屈肌反射、腱反射等先恢复；随后是较复杂的反射恢复，如对侧伸肌反射、搔爬反射等；内脏反射也逐渐恢复，如血压逐渐回升到一定水平，并出现排便和排尿反射。但离断面水平以下的主观感觉和随意运动能力将永久丧失。脊髓离断后屈肌反射常占优势，不利于瘫痪肢体支撑体重，需加强患者伸肌的功能锻炼。

脊休克产生的原因并非是由脊髓的损伤引起，而是由于离断面以下的脊髓突然失去了高位中枢的控制，特别是失去了大脑皮质、前庭核和脑干网状结构的下行纤维对脊髓的易化作用，使脊髓自身的活力暂时处于抑制状态，以致一段时间内对任何刺激无反应。脊休克的恢复说明脊髓具有完成某些简单的躯体和内脏反射的能力。

★问题思考

王某，男，18岁，玩单杠时不慎摔下，经检查，四肢和胸部以下躯体失去知觉并丧失运动功能，其第5、6颈椎骨折合并严重错位。

问题与思考：

1. 该患者为何会有感觉和运动障碍？
2. 脊髓对躯体运动的调节有何作用？

（二）脑干对肌紧张的调节

研究发现，电刺激动物脑干网状结构的腹内侧部分具有抑制肌紧张及运动的作用，这些部位称为抑制区（inhibitory area）；而刺激脑干网状结构的背外侧部分、脑桥的被盖、中脑的中央灰质及被盖，则具有加强肌紧张及运动的作用，称为易化区（facilitatory area）（图4-68）。抑制区下行传递信息抑制脊髓前角γ运动神经元的活动，抑制区神经元没有自发放电，其神经元放电活动要受大脑皮质、基底神经节、小脑前叶蚓部等传入神经冲动的驱动。易化区下行传递兴奋加强脊髓前角γ运动神经元活动，易化区神经元兴奋性高，有自发放电活动，此外，易化区还受到来自前庭核、小脑前叶两侧等部位传入神经冲动的兴奋性作用。因此，一般情况下，易化区的活动相对比较强，抑制区的活动比较弱，二者相互拮抗，调节肌紧张的平衡。

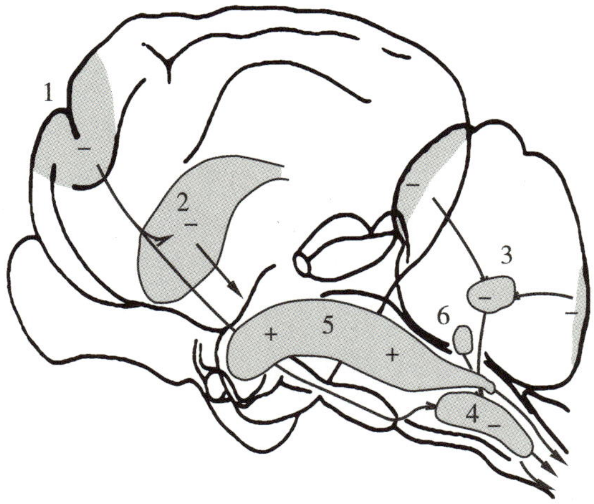

1. 大脑皮层；2. 尾状核；3. 小脑；4. 脑干网状结构抑制区；5. 网状结构易化区；6. 延髓前庭核

+代表易化区　−代表抑制区

图4-68　猫脑内与肌紧张调节有关的脑区及其下行路径

在动物中脑上、下丘之间横切脑干后，来自大脑皮质、基底神经节等高位中枢对脑干网状结构抑制区的神经联系通路被阻断，抑制肌紧张的活动减弱，而易化肌紧张的活动则占有相对优势，易化区和抑制区二者的平衡被打破，动物立即出现四肢伸直、坚硬如柱、头尾昂起、脊柱挺硬等抗重力肌（伸肌）过度紧张的现象，称为去大脑僵直（decerebrate rigidity）。如果此时某一肌内注射局麻药或切断相应的脊髓后根以消除肌索传入冲动，则该肌的僵直现象消失。

从牵张发射的原理分析，去大脑僵直的产生机制有 α 僵直和 γ 僵直两种类型。α 僵直是由于高位中枢的下行易化作用，通过前庭脊髓束直接增强 α 运动神经元的活动，导致了肌紧张增强而出现僵直。而经典的去大脑僵直属于 γ 僵直，其发生机制是首先增强脊髓 γ 运动神经元的活动，通过 γ 环路，使 α 运动神经元兴奋性增强，导致肌紧张增强而出现僵直。如果临床上患者出现去大脑僵直现象，则提示病变已侵犯脑干，是脑干严重损伤且预后不良的信号。

（三）小脑对躯体运动的调节

小脑是调节躯体运动的主要中枢。小脑在维持身体平衡、调节肌紧张、协调随意运动、参与运动设计及程序编制等方面均有重要作用。根据小脑的传入和传出纤维联系，通常将其分成前庭小脑、脊髓小脑和皮质小脑三个功能部分（图 4-69）。

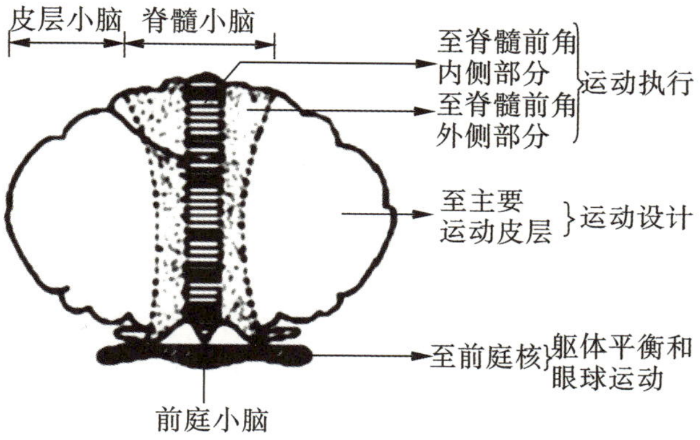

图 4-69　小脑的分区与传入、传出纤维联系

1. 前庭小脑　前庭器官传入的冲动经前庭核传给绒球小结叶，绒球小结叶的传出冲动又回到前庭核，然后经前庭脊髓束抵达脊髓前角运动神经元调节身体平衡。如实验切除绒球小结叶的猴，或第四脑室附近患肿瘤压迫绒球小结叶的患者，都表现为站立不稳、步态困难、没有支撑不能行走等症状。

2. 脊髓小脑　对肌紧张的调节具有易化和抑制双重作用。小脑前叶蚓部有抑制肌紧张的作用，小脑前叶两侧部和后叶的中间带有加强肌紧张的作用，它们分别是通过加强脑干网状结构抑制区和易化区的活动实现的。

脊髓小脑后叶中间带除有加强肌紧张的作用外，在执行大脑皮质运动中枢发动的随意运动方面还起协调作用。当切除或损伤这部分小脑后，会出现小脑性共济失调，同时表现有肌张力减退，四肢无力。

3. 皮层小脑　小脑半球的外侧部在功能上又称皮层小脑，它与随意运动的形成和运动程序的编制有关。例如，在学习完成某项精巧的运动（如体操动作或乐器演奏）时，最初动作往往不协调。在此后的练习过程中，大脑皮质与皮层小脑之间不断通过环路进行联系，小脑参与了运动的形成和运动程序的编制过程，并将运动成熟后的一整套程序储存起来。

（四）基底神经节对躯体运动的调节

1. 基底神经节的组成　基底神经节是皮质下一些神经核团的总称，包括尾核、壳核、苍白球、丘脑底核和黑质。其中尾核、壳核和苍白球称为纹状体，尾核和壳核在发生上较新称为新纹状体，苍白球在发生上较古老称为旧纹状体。

2. 基底神经节的功能　基底神经节与随意运动的稳定、肌紧张的调节、本体感觉传入冲动信息的处理等都有关系。当基底神经节发生病变时，主要表现为运动功能障碍和肌紧张的改变。临床上基底神经节损伤的主要表现可分为两大类：一类是运动过少而肌紧张过强综合征，以帕金森病（震颤麻痹）为代表；另一类是运动过多而肌紧张降低综合征，以舞蹈病为代表。

（1）帕金森病　帕金森的症状是全身肌紧张增高、肌肉强直、随意运动减少、动作缓慢、面部表情呆板。此外，患者常伴有静止性震颤，这种震颤多见于上肢，尤其是手部，其次是下肢和头部。

目前认为帕金森病患者的病变部位在双侧黑质，是由于黑质内多巴胺（DA）能神经元功能活动降低，DA 递质合成释放大大减少，无法抑制纹状体内胆碱能神经元的活动，而导致胆碱能神经元的活动亢进，出现上述帕金森病患者的一系列表现。临床对帕金森病患者可使用合成 DA 的前体物质左旋多巴或 M 受体的阻断剂阿托品治疗。

（2）舞蹈病　舞蹈病也称亨廷顿病，其主要表现为不自主的上肢和头部的舞蹈样动作，并伴有肌张力的降低等。舞蹈病患者发病原因是纹状体内的胆碱能和 γ-氨基丁酸能神经元的功能减退，导致黑质多巴胺能神经元功能亢进所致。所以，治疗舞蹈病应使用利血平耗竭黑质多巴胺神经元的递质方能缓解症状。

（五）大脑皮质对躯体运动的调节

大脑皮质是调节控制躯体运动的最高级中枢。大脑皮质中与躯体运动调控有密切关系的区域，称为大脑皮质运动区。大脑皮质运动区的损伤将导致随意运动的障碍。

大脑皮质运动区是通过锥体系和锥体外系下传冲动对躯体运动实现调节。

锥体系的功能主要有加强肌紧张，若切断猴的延髓锥体，动物将出现弛缓性麻痹（软瘫）；通过锥体束的下传冲动可直接兴奋 α 运动神经元引起肌肉收缩活动，发动随意运动；也可兴奋 γ 神经元引起梭内肌收缩，调整肌梭的敏感性，以协调配合运动。去除哺乳类动物的大脑皮质或损伤锥体束，即可使动物随意运动丧失，出现肌肉运动瘫痪。

锥体外系的功能主要是调节肌紧张和协调肌群的运动，也参与对随意运动的管理。实验中发现，完全切断延髓锥体的动物，随意运动并不完全消失。

三、神经系统对内脏活动的调节

（一）自主神经系统的功能及特征

1. 自主神经系统的功能　自主神经系统的功能主要在于调节心肌、平滑肌和腺体（消化腺、汗腺、部分内分泌腺）的活动。正常情况下，交感神经和副交感神经的活动是相互协调的，使器官的活动保持动态平衡。交感神经和副交感神经的功能区别见表 4-4。

2. 自主神经系统的功能特征　交感神经和副交感神经的功能特征表现有以下特点。

（1）双重神经支配　内脏器官一般都受交感神经和副交感神经的双重支配，而交感和副交感神经对同一器官的作用往往表现为相互拮抗。当机体运动时，不仅有交感神经活动的增强，还有副交感神经活动的抑制，如交感神经过度兴奋，导致心动过速；而迷走神经过度兴奋，导致心动过缓。

交感与副交感神经系统对某些器官的功能作用也可表现为协同效应，如交感与副交感神经都具有促进唾液腺分泌的功能，交感神经兴奋可促进少量黏稠的唾液分泌，而副交感神经兴奋则能引起大量稀薄的唾液分泌。

表4-4 交感神经和副交感神经的功能区别

器官	交感神经	副交感神经
消化系统	分泌黏稠唾液，抑制胃肠运动和胆囊活动，促进括约肌收缩	分泌稀薄黏液，促进胃肠运动和胆囊收缩，促进括约肌舒张，促进胃液、胰液分泌增加
呼吸系统	支气管平滑肌舒张	支气管平滑肌收缩，呼吸道黏膜腺体分泌增加
循环系统	心跳加快、加强，皮肤、腹腔内脏和外生殖器管的血管收缩，骨骼肌血管可收缩或舒张	心跳减慢，心房肌收缩力减弱，部分血管（如软脑膜动脉和外生殖器的血管等）舒张
泌尿系统	尿道内括约肌收缩，逼尿肌舒张	尿道内括约肌舒张，逼尿肌收缩
生殖系统	有孕子宫平滑肌收缩，无孕子宫平滑肌舒张	
眼	睫状肌松弛，瞳孔开大	睫状肌收缩，瞳孔缩小
皮肤	竖毛肌收缩，促进汗腺分泌	—
内分泌和代谢	促进糖原分解，促进肾上腺髓质分泌	促进胰岛素分泌

（2）紧张性支配　在安静时，自主神经经常发放低频神经冲动传至效应器官，使效应器官处于一种微弱的持续的活动状态，称为紧张性作用（tonic action），包括交感紧张和副交感紧张。例如，缩血管的神经的紧张性由延髓缩血管中枢的紧张性活动所决定，当缩血管中枢紧张性增强，其传出神经的紧张性也相应增强，则放电频率增加，血管收缩程度加强；反之，则血管舒张。

（3）与效应器所处的功能状态有关　交感和副交感神经对某一内脏器官的兴奋或抑制作用与效应器的功能状态有关。如交感神经兴奋可使无孕的子宫舒张，但可引起有孕的子宫收缩。

（4）对整体生理功能调节的不同意义　交感神经系统活动的生理意义是使机体能适应外界环境的急剧变化。如剧烈运动、寒冷、缺氧、大出血等情况，交感神经系统兴奋，动员机体许多器官的潜在功能以适应环境的急剧变化。副交感神经系统的生理意义在于当机体处于安静状态时，副交感神经系统活动增强，主要在于保护机体、休整恢复、促进消化、积蓄能量及加强排泄和生殖功能等。

（二）脊髓对内脏活动的调节

脊髓是交感神经和部分副交感神经的发源地，为内脏反射活动的基本中枢。基本的血管张力反射、发汗反射、排尿反射、排便反射、勃起反射等都可在脊髓完成。临床上脊髓离断患者在脊休克期过去后，可有脊髓反射的恢复，但这些反射不能很好地适应生理功能的需要。例如，排尿反射虽有恢复，但排尿不受意识控制，出现尿失禁，且排尿常不完全。

（三）脑干对内脏活动的调节

延髓是部分副交感神经的发源地，同时也是心血管活动中枢、呼吸中枢及与消化有关的重要中枢所在。如损伤延髓可致立即死亡，故延髓有“生命中枢”之称。另外，延髓也是吞咽、咳嗽、喷嚏等反射活动的整合部位。脑桥有呼吸调整中枢，中脑有瞳孔对光反射中枢。

（四）下丘脑对内脏活动的调节

下丘脑不仅是调节内脏活动的较高级中枢，而且能把机体内脏活动、内分泌活动和躯体活动三者联系起来，调节着体温、水平衡、摄食、内分泌腺和生物节律等重要的生理功能。

1. 体温调节　体温调节的基本中枢在下丘脑。视前区-下丘脑前部是温度敏感神经元的所在部位，它们感受着体内温度的变化，调整机体的产热和散热过程，以维持体温的相对恒定。

2. 水平衡调节　一方面，在下丘脑外侧区摄食中枢的附近，有饮水中枢（又称渴中枢），当机体血浆晶体渗透压升高或循环血量减少时，可使机体产生渴感而引发摄水行为。另一方面，下丘脑前部还有渗透压感受器，能根据血液中的渗透压的变化来调节抗利尿激素的分泌，以控制肾脏对水的排出。所以，下丘脑能调节机体对水的摄入与排出，使两者相互协调从而调节水平衡。

3. 摄食行为调节　摄食行为是动物维持个体生存的基本活动。研究表明，下丘脑外侧区存在着摄食中枢，而下丘脑的腹内侧核有饱中枢，这两个中枢之间存在交互抑制作用。电刺激清醒动物的下丘脑外侧区，可引起动物的摄食活动；而刺激下丘脑的腹内侧核，则动物停止摄食活动，表现为拒食。一般来说，摄食活动取决于摄食中枢和饱中枢活动的平衡，而摄食中枢和饱中枢的神经元活动具有相互抑制的关系。

4. 垂体激素分泌调节　下丘脑内某些神经内分泌细胞能合成调节垂体激素分泌的肽类化学物质，称为下丘脑调节肽。这些调节肽经垂体门脉运至腺垂体，促进或抑制某种腺垂体激素的分泌。

5. 调节情绪反应　由于事件、情景或观念所引起的心理反应，并伴有一系列生理变化，包括内脏功能变化和躯体运动变化，称为情绪反应。下丘脑对于情绪反应有重要的调节作用，如在间脑水平以上切除猫的大脑，只保留下丘脑以下结构完整，将会引起类似于人类发怒时的一系列反应，称为“假怒”。若损伤整个下丘脑则“假怒”就不再出现。

6. 生物节律控制　机体内的各种生理活动常按一定的时间顺序发生周期性变化，这种变化的节律称为生物节律（biorhythm）。机体内许多组织细胞的功能活动都表现为以 24 h 为周期的节律性波动，即为日节律或昼夜节律。如觉醒与睡眠、体温、血细胞计数、一些激素的分泌等都呈现明显的日节律变化。目前认为，下丘脑的视交叉上核可能是日周期节律的控制中心。由于该部位与视觉感受装置发生联系，因此能使体内日周期节律和外环境的昼夜变化节律同步起来。

（五）大脑皮质对内脏活动的调节

大脑皮质对内脏活动的调节是通过新皮质和边缘系统来实现的。

1. 新皮质　新皮质是指进化较新、分化程度最高的大脑半球的外侧面。在动物实验中电刺激动物的新皮质，除能引起躯体运动外，也能引致内脏活动的改变。刺激皮质中央前回的内侧面，会产生直肠与膀胱运动的变化；刺激中央前回的外侧面，会产生呼吸及血管运动的变化；刺激中央前回外侧面的底部，会产生消化道运动及唾液分泌的变化。这些结果说明，大脑新皮质既是感觉和躯体运动的最高级中枢，也是调节内脏功能的高级中枢。

2. 边缘系统　边缘系统是人和高等动物调节内脏活动的高级中枢，可通过下丘脑影响一系列的内脏活动。围绕脑干的大脑半球内侧面的一些结构（包括海马、海马回、扣带回、胼胝体回等）称为边缘叶。边缘系统包括边缘叶及与其有密切关系的皮质和皮质下结构。边缘系统是调节内脏活动的重要中枢，参与对血压、心率、呼吸、胃肠、瞳孔、竖毛、体温、汗腺、排尿、排便等活动的调节，故有人称其为内脏脑。此外，边缘系统还与情绪、食欲、生殖、防御、学习和记忆等活动有密切关系。

四、康复治疗对运动功能的影响

运动传导通路中的任一结构受损，都会使下运动神经元失去控制，反射活动异常，导致患者的肢体不能完成在一定体位下单个关节的分离运动和协调运动，从而出现多种形式的运动障碍。

（一）脑卒中后运动功能的康复治疗

脑卒中是指突然发生的、由脑血管病变引起的局限性或全脑功能障碍，持续时间超过 24 h 或引起死亡的临床综合征。我国每年新发卒中患者约 150 万，现存脑卒中患者为 600 万 ~ 700 万，约 40% 的患者会遗留中度功能障碍，15% ~ 30% 的患者会留下严重的残疾。主要为运动功能障碍，也包括言语、认知、心理等障碍。

脑卒中急性期通过被动活动和主动参与，促进偏瘫侧肢体肌张力的恢复和主动活动的出现，以及肢体正确的摆放和体位的转换（如翻身等），预防可能出现的压疮、关节肿胀、下肢深静脉血栓形成、泌尿系和呼吸道的感染等并发症。为主动活动创造条件，为恢复期功能训练做准备。

脑卒中恢复期运动功能的康复重点是抑制痉挛、原始反射和异常运动模式，增强肌力，增进协调性和精细运动，提高和恢复日常生活活动能力；翻身、坐起和站起训练；步行训练，改善步态，恢复步行能力。

后遗症期采取维持性训练，利用残余功能，防止功能退化。继续强化患侧的康复训练，以防止功能退化，提高日常生活活动能力。

（二）颅脑损伤后运动功能的康复治疗

颅脑损伤（rumatic brain injury，TBI）指致伤外力作用于头部导致头皮颅骨脑膜脑血管和脑组织发生机械性改变，从而引起暂时性或永久性的神经功能障碍。颅脑损伤的康复主要依靠有效的康复手段，对颅脑损伤患者的运动、认知、言语等功能障碍进行康复治疗，消除或改善功能障碍，使患者最大限度地恢复正常的生活、工作能力并参与社会活动。

1. 颅脑损伤导致的运动功能障碍　由于颅脑损伤形式多样，导致运动功能障碍差异很大，可出现单肢瘫、偏瘫、三肢瘫或四肢瘫。通常伴肌张力异常，出现痉挛运动整合能力丧失、姿势异常、共济失调、手足徐动等。

2. 康复治疗　患者生命体征稍稳定以后就应立即开始对瘫痪肢体关节进行被动运动训练，每日 1 ~2 次，每一关节在各轴向活动 20 次即可，以避免关节挛缩和畸形的发生。一旦生命体征稳定、神志清醒，应鼓励患者尽早进行深呼吸、肢体主动运动、床上活动和坐位、站位练习。

恢复期的运动治疗主要是进一步改善和加强患者感觉和运动功能，训练各种转移能力姿势控制及平衡能力，尽可能使患者达到日常生活活动自理。主要采用神经发育疗法，包括 Brunnstrom 技术、Rood 技术、Bobath 技术、神经肌肉本体促进技术及运动再学习技术，如床上运动、翻身训练、坐起训练、坐位训练、站起训练、站位训练、步行训练等。通过训练，促进神经功能的恢复，使颅脑损伤患者重新恢复机体的平衡、协调及运动控制功能。

后遗症期康复是为了进一步改善和提高患者的运动、言语、认知功能，学会使用新的力法来代偿不能恢复的功能。加强健侧肢体的功能训练及矫形器和辅助器具的使用，以增强其代偿功能。

（三）脊髓损伤后运动功能的康复治疗

脊髓损伤（spinal cord injury ，SCI）是由于各种致病因素引发脊髓结构、功能的损害，造成损伤平面以下运动、感觉、括约肌和自主神经功能障碍。

1. 脊髓损伤导致的运动功能障碍　颈段脊髓损伤表现为四肢瘫痪，胸段以下脊髓损伤引起躯干及下肢瘫痪：脊髓休克期呈现弛缓性瘫痪，一般持续 6 周以上或更长时间。脊髓休克期结束后，脊髓锥体束受损的患者出现痉挛性瘫痪。马尾神经受损出现弛缓性瘫痪。

2. 康复治疗　脊柱脊髓损伤 2 ~4 周之内，以床旁训练为主，在进行关节活动度训练和肌力增强训练时，应注意脊柱的稳定性问题，控制肢体活动的范围与强度。脊髓损伤 4 ~8 周为急性稳定期，此期应增加肌肉牵张训练、床上坐起训练、起床站立训练等。当患者生命体征平稳后，应在早期训练的基础上开始进行中后期的康复治疗。进一步加强化肌力、平衡等体能性训练，对有可能恢复站立和步行的患者，应进行平行杠、拐杖站立和步行训练。对不能恢复步行的患者加强残存肌力和全身耐力的训练及熟悉轮椅技巧和日常生活技巧训练。

（四）周围神经损伤后运动功能的康复治疗

周围神经损伤（peripheral nerve injury）是指周围神经丛、神经干或其分支受外力作用而发生的损伤。周围神经损伤虽不会危及生命，但可引起严重的功能障碍，影响生活质量。积极、适当的康复治疗可促进神经的修复与再生，改善功能障碍、缩短病程、提高生活质量。

1. 周围神经损伤导致的运动功能障碍　表现为损伤神经所支配的肌肉或肌群呈弛缓性瘫痪，肌张力低下，肌肉萎缩，肢体姿势异常等。

2. 康复治疗　康复治疗可以预防肌肉肌腱挛缩、关节僵硬，防止肌肉萎缩，促进受损神经再生、增强肌力、恢复运动与感觉功能，最终恢复患者的生活和工作能力。对于功能恢复不完全或不能恢复的功能，可使用矫形器代偿，以最大限度地恢复其生活能力。早期可采用运动疗法、物理因子疗法、药物治疗等方法去除病因，及早消除炎症、水肿，减轻对神经的损害，预防关节挛缩的发生，为神经再生做好准备。恢复期时采用运动疗法改善和维持关节活动范围，增强肌力和耐力；采用作业疗法以增强肌肉的灵活性和耐力；采用神经肌肉电刺激疗法可使神经肌肉兴奋性和生物电活性升高，利于损伤神经的修复再生，防止和延缓肌肉萎缩的发生和发展，保持和恢复肌肉质量以迎接神经再支配。通过多种方法促进运动和感觉功能恢复，最大限度地恢复其功能改善患者的日常生活和工作能力，提高患者的生活质量。

第六节　脑的高级功能

人类的大脑得到高度的发展，除感觉和运动功能外，还能完成一些更为复杂的高级功能活动，如条件反射、觉醒与睡眠、学习和记忆等。

一、大脑皮质的生物电活动

大脑皮质神经元的活动所产生的电位变化，通过大脑这个容积导体，可以反映到大脑表面。人在安静且没有明显刺激的情况下，大脑皮质能经常、自发地产生节律性的电位变化，这种电位变化称为自发脑电活动。临床上在头皮用双极或单极记录法所描绘出的皮层自发电位变化的波形，称为脑电图（electroencephalogram, EEG）。直接在皮层表面安放电极所记录的自发电活动称皮层电图。

（一）正常脑电图的波形

根据自发脑电波频率的不同，脑电图主要可区分出 α、β、θ 和 δ 等波形（图 4-70）。各种脑电波的频率、幅度、常见部位和出现条件见表 4-5。

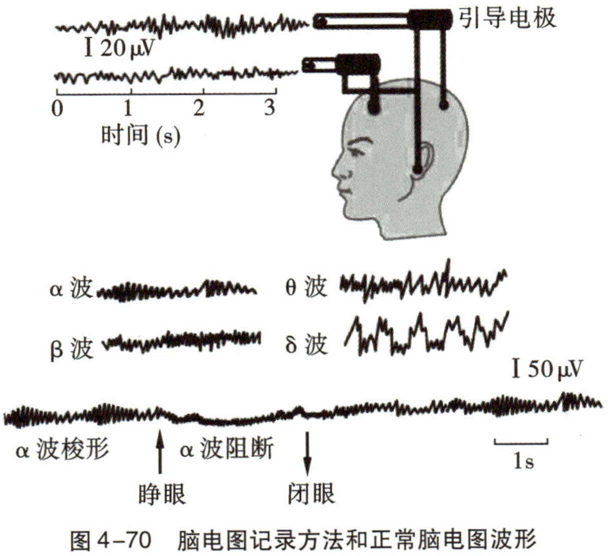

图 4-70　脑电图记录方法和正常脑电图波形

表 4-5　正常脑电图的基本波形的参数和主要特征

波形	频率/Hz	波幅/μV	主要特征
α 波	8～13	20～100	枕叶显著；为慢波，呈梭形，成人安静、闭眼清醒时出现，睁眼或进行紧张性思维或接受其他刺激时消失
β 波	14～30	5～20	额叶、顶叶显著；为快波，成人觉醒睁眼、兴奋、激动、注意力集中时出现
θ 波	4～7	100～150	颞叶、顶叶较显著；为慢波，成人睡眠、困倦时出现，少年正常脑电出现
δ 波	1～3	20～200	额叶较显著；为慢波，成人熟睡、深度麻醉时出现，婴幼儿正常脑电出现

在成年人，α 波为安静时的主要脑电波，β 波则为活动时的脑电波，θ 波通常在困倦时出现，而 δ 波则在睡眠或极度疲劳时出现。α 波常表现为波幅由小变大、再由大变小反复变化的梭形波。α 波在清醒、安静并闭眼时出现，睁开眼睛或接受其他刺激时立即消失而呈现快波（β 波），这一现象称为 α 波阻断。儿童的脑电波一般较慢。在婴儿的枕叶常见到 0.5～2.0 Hz 的慢波，其频率在整个儿童时期强逐渐增快。在幼儿，一般常可见到 θ 样波形，青春期开始时才出现成人型 α 波。不同生理情况下脑电波也有变化，如血糖、体温和糖皮质激素处于低水平，以及动脉血氧分压处于高水平时，α 波的频率减慢。

临床上，癫痫患者或皮质有占位病变（如脑瘤等）的患者，脑电波会发生改变，如癫痫患者常出现异常的高频高幅脑电波或在高频高幅波后跟随一个慢波的综合波形。在颅内占位性病变（肿瘤等）、炎症、昏迷、脑死亡等情况下，均可出现异常的脑电图波形。因此，利用脑电波改变的特点，并结合临床资料，可辅助诊断癫痫或探索脑瘤所在的部位，也可观察疾病的转归以及药物治疗效果等。

（二）皮质诱发电位

感觉传入系统任何部位受刺激时，在大脑皮质某一局限区域记录到的形式较固定的电位变化，称为皮质诱发电位（evoked cortical potential，EP）。该电位一般由 3 部分组成。

1. 主反应　一般为先正后负的电位变化，在大脑皮质的投射有特定的中心区。主反应出现在一定的潜伏期之后，即与刺激有锁时关系。

2. 次反应　是主反应的扩散性续发反应，可见于皮质广泛区域，即无中心区，与刺激也无锁时关系。

3. 后发放　是一系列正相的周期性电位波动，波幅较小，形成原因可能是皮质和丘脑接替核之间环路的电活动引起。

由于皮质诱发电位常出现在自发脑电活动的背景上，因此较难分辨。但根据主反应与刺激具有锁时关系，而其他成分无此关系的原理，运用计算机将电位变化叠加和平均处理，就能将主反应突显出来。用这种方法记录到的电位称为平均诱发电位。记录诱发电位有助于了解各种感觉投射的定位。前文所述皮质感觉代表区的投射规律就是应用这一方法获得的。诱发电位也可在颅外头皮上记录到，临床上测定诱发电位对中枢损伤部位的诊断具有一定价值。

（三）脑电波形成的机制

脑电波是大脑皮质许多神经元活动所产生的电场的总和。当这些神经元的电活动趋于步调一致时，就出现低频率、高幅度的波形，这种现象称为同步化；当传入信息增多时，将引起大脑皮质中各神经元的电活动不一致，则出现高频率、低幅度的波形，称为去同步化。当脑电波由低频率、高幅度的波形转变为高频率、低幅度的波形时，表明中枢兴奋过程的增强；相反，当脑电波由高频率、低幅度的波形转变为低频率、高幅度的波形时，表明中枢抑制过程的增强。另外，实验证明，当切断皮质和丘脑的联系后，皮质的 α 波消失，而丘脑的类似 α 波的节律性活动仍然存在，因而可以认为，皮质自发脑电活动来源于丘脑，脑电图波形是丘脑节律性活动导致大脑皮质神经元突触后电位发生总和形成的。

二、条件反射学说

条件反射(conditioned reflex)是机体经后天的学习和训练所建立起来的一类反射。条件反射学说由俄国著名生理学家巴甫洛夫在20世纪提出，了解其基本规律是研究学习和记忆的重要方法之一。

(一)条件反射的建立

条件反射是经过学习、训练而建立的，建立条件反射的基本条件是无关刺激与非条件刺激在时间上的结合。在巴甫洛夫的经典动物实验中，给狗以食物可引起唾液分泌，这是非条件反射，食物就是非条件刺激；而给狗以铃声刺激则不会引起唾液分泌，因为铃声与食物无关，故称为无关刺激。但如果每次给食物前出现一次铃声，经多次反复后，只要一出现铃声，狗就会分泌唾液。此时无关刺激转变为条件刺激，这种条件刺激与非条件刺激在时间上的结合建立起了条件反射，这个过程称为强化(reinforcement)。

还有一种反射比较复杂，要求动物在执行一定的操作后才能建立起来，例如，将大鼠置入实验笼内，先训练大鼠学会踩杠杆而得到食物，然后用灯光作为条件刺激，即只有在灯光出现后，大鼠踩杠杆才能得到食物，这类条件反射的特征是动物必须通过完成某些特定运动或操作后才能得到强化，故称其为操作式条件反射(operant conditioning reflex)。

(二)条件反射的消退、泛化和分化

条件反射建立之后，如果反复应用条件刺激(铃声)而不给予非条件刺激(给食)强化，条件反射(唾液分泌)就会减弱，最后完全消失。这种现象称为条件反射的消退(extinction)。条件反射的消退不是条件反射的简单丧失，而是中枢将原先引起兴奋性效应的信号转变为产生抑制性效应的信号。

条件反射建立的初期，除条件刺激外，与条件刺激相近似的刺激也具有一定的条件刺激效应，如用100 Hz的音响与食物结合建立了唾液分泌的条件反射，此时不仅100 Hz的音响可以引起唾液分泌，80 Hz和120 Hz的音响也能引起唾液分泌，这种现象称为条件反射的泛化。泛化出现后，如果只用100 Hz的音响时给予食物强化，用80 Hz和120 Hz的音响时不给予食物强化，反复多次后，动物只对100 Hz的音响保持阳性效应，而对80 Hz和120 Hz的音响出现阴性效应，这种现象称为条件反射的分化(differentiate)。

(三)条件反射形成的机制

非条件反射的反射弧是机体生来就已经接通的固定联系，条件反射是以非条件反射为基础而形成的。以往的观点认为，在条件反射形成后，条件刺激的神经通路和非条件反射的神经通路之间产生了一种新接通的暂时联系。然而近年来的研究显示，条件反射的建立是个复杂的过程，暂时联系不是简单地发生在2个大脑皮层中枢之间，而是与皮层下许多神经结构有关。

(四)条件反射的生物学意义

在个体生活过程中，如果只有非条件反射是无法在多变的环境中生存的。可以设想，机体不能只依靠食物掉入口中才能引起吃食动作，更不能只有身上遭受伤害时才引起防御动作。实际上，在生命活动中，单纯的非条件反射是不存在的；机体在复杂多变的环境中，不断在非条件反射的基础上建立起新的条件反射，所以条件反射与非条件反射相比，前者的数目是无限的，后者是有限的。

条件反射扩展了机体对外界复杂环境的适应范围，使机体能够识别还在远方的刺激物的性质，预先做出不同的反应。因此，条件反射使机体具有更大的预见性、灵活性和适应性，使机体更精确地对各种环境的变化做出反应，以提高适应能力。

（五）条件反射的特点

人类不仅可以对具体的信号（如光、声、嗅、味、触等）建立条件反射，还可以用抽象的词语引起条件发射。人类大脑皮质活动的特征具有两个信号系统学说。

1. 第一信号系统　是人类和动物所共有的。信号的种类是客观具体的事物及其属性。大脑皮质以现实具体的信号（第一信号）如光、声、嗅、味、触等感觉作为条件刺激，建立条件反射的功能系统，称第一信号系统。

2. 第二信号系统　是人类所特有的。大脑皮质以抽象信号（第二信号）如语言、文字等发挥刺激，建立条件反射的功能系统，称为第二信号系统。语言文字对人体心理活动和生理活动有重要影响，因此，医护人员不仅要注意自然环境因素对患者的影响，还要运用好语言，以改善患者的心理状态，促进其愈合。

三、觉醒与睡眠

昼夜交替进行的觉醒（wakefulness）与睡眠（sleep）是人体正常生活中必不可少的 2 个生理过程。觉醒状态可使机体迅速适应环境变化，因而能进行各种体力和脑力劳动；而睡眠则使机体的体力和精力得到恢复。如果睡眠发生障碍，就会导致中枢神经系统特别是大脑皮质活动失常，发生幻觉、记忆力和工作能力下降，严重者可能会发生神经错乱等。人类每天所需要的睡眠时间，因年龄、个体不同而有所不同。一般成年人每天需要 7 ~ 9 h，儿童需要睡眠时间较长，新生儿需 18 ~ 20 h，老年人睡眠时间相对短一些。

（一）觉醒状态的维持

人体觉醒状态的维持与脑干网状结构上行激动系统的活动有关。如前所述，感觉传入通路第二级神经元的上行纤维在通过脑干时，发出侧支与脑干网状结构内神经元发生突触联系，经网状结构内神经元的多次接替后，弥散性地投射到大脑皮质的广泛区域，以维持大脑皮质的兴奋和觉醒。刺激动物中脑网状结构能唤醒动物，脑电波呈现去同步化快波；而在中脑头端切断网状结构，动物则出现昏睡现象，脑电波呈现同步化慢波。可见，觉醒状态的维持与脑干网状结构的活动有关，因此称为网状结构上行激动系统。网状结构内经多突触传递，因而易受药物影响，如巴比妥类催眠药和乙醚等麻醉药可作用于该系统而抑制大脑皮层的活动，起到催眠和麻醉作用。

觉醒可分为行为觉醒和脑电觉醒 2 种状态，前者指行为上表现为觉醒，即对新异刺激有探究行为；后者指行为上不一定表现为觉醒，但脑电呈现快波。给动物静脉注射阿托品阻断脑干网状结构的胆碱能系统，此时动物的脑电呈同步化慢波，但行为上并不表现为睡眠，而单纯破坏中脑黑质多巴胺能系统后，动物对新异刺激不再产生探究行为，但脑电仍有快波出现，这与帕金森病患者缺乏行为觉醒的表现一致。目前认为，行为觉醒的维持可能与黑质多巴胺递质系统的功能有关，而脑电觉醒的维持则与脑桥蓝斑上部去甲肾上腺素递质系统和脑干网状结构胆碱能递质系统的作用有关。因为破坏脑桥蓝斑上部去甲肾上腺素递质系统后，动物的脑电快波明显减少，在有感觉传入时，动物仍能被唤醒，但时间很短暂，感觉刺激一停止，唤醒作用随即停止。

（二）睡眠及时相的划分

睡眠是动物的一种行为状态，睡眠时，动物的嗅、视、听、触等感觉减退，骨骼肌反射和肌紧张减弱,同时还会出现血压下降、心率减慢、瞳孔缩小、体温下降、代谢率降低、呼吸变慢、胃液分泌增多而唾液分泌减少、发汗增强等。但这些改变是暂时的,较强刺激可使睡眠中断而转为觉醒。人和哺乳动物在睡眠状态下,根据其眼动电图、肌电图和脑电图的变化,可将睡眠分为慢波睡眠(slow-wave sleep, SWS)和快波睡眠(fast-wave sleep,FWS)。

1. 慢波睡眠　又称正相睡眠。人体表现为:①脑电波呈同步化慢波;②嗅、视、听、触等感觉功能暂时减退;③骨骼肌反射活动和肌紧张减弱;④伴有一系列自主神经功能改变,例如,血压下降、心率减慢、瞳孔缩小、尿量减少、体温下降、代谢率降低、呼吸变慢、胃液分泌增多而唾液分泌减少、发汗增强等。

2. 快波睡眠　又称异相睡眠(paradoxical sleep, PS)或快速眼动睡眠(rapid eye movements sleep, REM sleep)。人体表现为:①脑电波呈去同步化快波;②各种感觉功能进一步减退,以致唤醒阈提高;③骨骼肌反射活动和肌紧张进一步减弱,肌肉几乎完全松弛;④可有间断的阵发性表现,例如,眼球快速运动、部分躯体抽动、血压升高、心率加快、呼吸加快而不规则等表现;⑤做梦是异相睡眠期间的特征之一。

在整个睡眠期间,慢波睡眠和快波睡眠是相互相交替的。成人进入睡眠后,首先是慢波睡眠,持续 80 ~120 min 后转入异相睡眠,维持 20 ~ 30 min 后,又转入慢波睡限;整个睡眠过程中有 4 ~ 5 次交替,越近后期,异相睡眠持续时间越长。两种时相的睡眠均可直接转为觉醒,但由觉醒转为睡眠时,一般只能进入慢波睡眠,而不能直接进入快波睡眠。

慢波睡眠和快波睡眠均为正常人体所必需。一般成年人持续觉醒 15 ~ 16 h,便可称为睡眠剥夺,此时极易转为睡眠状态。长期睡眠剥夺后,如果任其自然睡眠,则慢波睡眠,尤其是深度睡眠将明显增加,以补偿前阶段的睡眠不足。如果连续几夜在睡眠过程中一出现异相睡眠就被唤醒,则变得容易激动,然后任其自然睡眠,则异相睡眠同样出现补偿性增加,此时,觉醒状态也可直接进入异相睡眠,而不需要经过慢波睡眠阶段。觉醒时腺垂体分泌的生长激素较少,慢波睡眠时分泌明显升高,而异相睡眠时分泌又减少,但此时脑内蛋白质合成加速。因而认为,慢波睡眠有利于促进生长和体力恢复;而异相睡眠则促进学习记忆和精力恢复,特别在幼儿阶段,可能与神经系统的发育成熟、建立新的突触联系等有关。但异相睡眠时会出现阵发性表现,可能与某些疾病,如心绞痛、哮喘、阻塞性肺气肿、缺氧等易于夜间发作有关。

(三)睡眠的发生机制

睡眠的发生机制至今仍不清楚,但近年来众多研究表明,睡眠不是脑活动的简单抑制,而是一种脑活动的主动过程。慢波睡眠可能与间脑某些结构、脑干尾端网状结构(上行抑制系统)和前脑基底部等脑区的活动有关,上行抑制系统可作用于大脑皮质,并与上行激动系统相拮抗,调节睡眠与觉醒的相互转化;而异相睡眠则可能与脑桥被盖外侧区胆碱能神经元起源的某种电活动有关。

进一步研究证明,睡眠的发生,还与不同的中枢递质系统功能活动有关。例如慢波睡眠主要与脑干内 5-羟色胺(5-HT)递质系统有关,快波睡眠主要与脑干内 5-HT 和去甲肾上腺素递质系统有关。选择性破坏中缝核上部的 5-HT 递质系统,慢波睡眠明显减少,选择性破坏蓝斑下部的去甲肾上腺素递质系统,则快波睡眠减少。

★知识链接

嗜睡症

嗜睡症是一种过度的白天睡眠或睡眠发作，其表现为经常困乏思睡，出现不同程度、不可抗拒的入睡。主要特征为：①白天睡眠过多或睡眠发作，睡眠发作不能用睡眠时间不足来解释，清醒时达到完全觉醒状态的过渡时间延长；②每天出现且持续1个月以上或反复睡眠发作，引起明显的苦恼或影响患者日常生活；③排除各种器质性疾病引起的白天嗜睡和发作性睡病。目前病因不清，但常与心理因素有关。嗜睡症的治疗主要从生活规律方面进行调节，去除与发病有关的不良心理因素，避免精神刺激，帮助患者建立正常的生活规律。此外，还可采用小剂量精神振奋药如哌甲酯、苯丙胺等治疗。

四、学习与记忆

学习和记忆是脑的重要高级功能之一。学习（learning）是指人和动物不断接受环境变化的信息而获得新的行为习惯（或经验）的神经活动过程。记忆（memory）是将学习到的信息在脑内储存和“读出”的神经活动过程。学习是记忆的基础，记忆又使学习得到巩固和发展，这2个过程有着紧密的联系。从现代神经科学观点来看，巴甫洛夫条件反射是一种典型的学习和记忆模式。

（一）学习和记忆的形式

1. 学习的形式　学习可分为非联合型学习（nonassociative learning）和联合型学习（associative learning）2种形式。

（1）非联合型学习　非联合型学习是一种简单的学习形式，不需要在刺激和反应之间形成某种明确的联系，包括习惯化和敏感化等。习惯化是指一种刺激反复出现，如果不引起某种奖赏或惩罚，机体对该刺激的反应将逐渐减弱以至消退。例如人们对有规律出现的噪声会逐渐减弱反应，即出现习惯化。习惯化有助于免除对无意义信息的应答。敏感化与习惯化正好相反，是指对刺激的反应增强。如在强的伤害性刺激之后，对弱刺激的反应会加强。敏感化有助于强化对有意义信息的应答。

（2）联合型学习　联合型学习需要在神经系统接受刺激与机体产生反应之间建立某种确定的联系，是在时间上很接近的2个事件重复地发生，最后在脑内逐渐形成联系，从而发生行为学恒定变化的学习类型。经典的条件反射和操作式条件反射属于这种学习类型。

2. 记忆的形式　根据信息在脑中储存和回忆的方式，记忆可分为陈述性（declarative memory）和非陈述性记忆（nondeclarative memory）两类。

陈述性记忆与知觉或意识有关，依赖于记忆在海马、内侧颞叶及其他脑区内的滞留时间。包括情景式记忆（episodic memory）和语义式记忆（semantic memory）2种形式。前者是对一件具体事物或一个场面的记忆；后者是对文字和语言等的记忆。非陈述性记忆是对某些技巧性的动作、习惯性行为和条件反射等的记忆，不涉及记忆在海马的滞留时间。陈述性和非陈述性记忆2种形式可以转化，如在学习骑自行车过程中需对某些情景有陈述性记忆，一旦学会后，就成为一种技巧性动作，陈述性记忆即转变为非陈述性记忆。

记忆又可按记忆保留的时间被划分为：①短时程记忆（short-term memory），记忆保留数秒至几分钟，如打电话时的拨号，拨完后记忆随即消失，短时程记忆能转变为长时程记忆；②长时程记忆（long-term memory），记忆保留数天至数年甚至一生，如与自己和最接近的人密切相关的信息，可终生保持。

（二）学习和记忆的过程

外界通过感觉器官进入大脑的信息量是相当大的。但估计只有1%的信息能够被较长期地储存起来，而大部分却被遗忘了。能被长期储存的信息是反复作用于大脑，并且对个体具有重要意义的信息。

人类的记忆过程可以细分为4个阶段，即感觉性记忆、第一级记忆、第二级记忆和第三级记忆。首先是感觉性记忆阶段，机体通过感觉系统获得外界信息后将其储存在脑的感觉区，这个阶段一般不超过1 s，如果信息没有被加工处理，就会很快消失。如果能在此阶段将那些先后传入的信息片断进行整合，形成新的连续的印象，即可从感觉性记忆转入第一级记忆。信息在该阶段的停留时间大约为数秒到数分钟。反复学习运用可使信息在第一级记忆中循环，信息停留时间延长，从而使信息容易转入第二级记忆（持续数分钟到几年）。第二级记忆是一个大而持久的储存系统，可受到一些先前或后来的信息的干扰。有些记忆的痕迹，如自己的名字和每天都在进行操作的手艺等，通过长年累月的运用，是不易遗忘的，这一类记忆储存在第三级记忆中。前两个阶段相当于短时程记忆，后2个阶段相当于长时程记忆。

（三）记忆的遗忘

遗忘（loss of memory）是指部分或完全失去回忆和再认的能力，是一种正常的生理现象。遗忘在学习后就已经开始，最初遗忘的速率很快，以后逐渐减慢。遗忘并不意味着记忆痕迹的消失，因为复习已经遗忘的内容比学习新的内容更加容易。产生遗忘的原因与条件刺激久不强化所引起的消退抑制和后来信息干扰等因素有关。

临床上将疾病情况下发生的遗忘称为遗忘症（amnesia），可分为顺行性遗忘症和逆行性遗忘症两类。前者表现为不能保留新近获得的信息，多见于慢性酒精中毒。其发生机制可能是信息不能从第一级记忆转入第二级记忆。后者表现为不能回忆脑功能障碍发生之前一段时间内的经历，多见于脑震荡，其发生机制可能是第二级记忆发生了紊乱，而第三级记忆却未受影响。

（四）学习和记忆的机制

1. 学习和记忆的脑功能定位　现代神经科学研究表明，学习和记忆在脑内有一定的功能定位。与记忆功能密切相关的脑内结构有大脑皮层联络区、海马及其临近结构、杏仁核、丘脑、下丘脑和脑干网状结构等。目前认为，与近期记忆有关的神经结构是海马回路：海马通过穹隆与下丘脑乳头体相连，再通过乳头体-丘脑束抵达丘脑前核，后者发出纤维投射到扣带回，扣带回则发出纤维又回到海马。此外，杏仁核还参与情绪有关的记忆。其机制主要是通过对海马活动的控制而实现的。

2. 神经生理学机制　从神经生理学的角度看短时性记忆主要是神经元生理活动的功能表现。已知神经元活动有一定的后作用，即在刺激结束后，仍保留一段时间的活动。这是记忆最简单的形式，可能参与感觉性记忆的发生。此外，神经元之间形成的许多环路联系也是记忆的一种形式，例如海马回路的活动就与第一级记忆的保持和第一级记忆转入第二级记忆有关。

现代神经科学认为，神经系统的突触可塑性（synaptic plasticity）是包括学习和记忆在内的行为适应的基础。突触可塑性是指突触受其已进行过的传递活动的影响而发生形态和（或）传递效能改变的特性。前者如突触的修饰或新突触的形成，后者如突触传递效能的长时程增强（long-term potentiation，LTP）和长时程抑制（long-term depression，LTD）、习惯化（habituation）和敏感化（sensitization）等现象。在训练大鼠进行旋转平台的空间分辨学习中，发现记忆能力强的大鼠其海马的长时程增强反应大，而记忆能力差的大鼠反应小。

3. 神经生物化学机制　从神经生物化学的角度看，较长时程的记忆可能与脑内蛋白质的合成有关。动物在每次学习训练后的5 min内，接受麻醉、电击、低温处理，或者给予能阻断蛋白质合成的药物，则动物的长时程记忆不能建立。如果这种干预由5 min一次改为4 h一次，则长时程记忆的建立不受影响。人在脑震荡或电休克治疗后出现的逆行性遗忘症就属于此种情况。

4. 神经解剖学机制　从神经解剖学的角度看，持久性记忆可能与建立新的突触有关。如在复杂的环境中生长的动物大脑皮质发达而且突触联系也较多。这可能与人类的第三级记忆形成有关。研究表明，海马在经敏感化处理后其感觉末梢上所含的活化区增多，而经习惯化处理后则活化区减少。生活在复杂环境中的大鼠其大脑皮层较厚，而生活在简单环境中的大鼠则较薄。

5. 影响学习和记忆的神经递质　中枢递质与学习记忆活动也有关。在与学习和记忆有关的重要结构海马环路中，含有丰富的乙酰胆碱（Ach），实验观察到，注射抗胆碱药东莨菪碱可使动物记忆减退，拟胆碱药毒扁豆碱可加强动物的记忆活动。去甲肾上腺素有利于信息的储存和再现，增强记忆的保持。动物在训练后，在脑室内注入 γ-氨基丁酸可加快学习过程，在海马齿状回注入血管升压素对记忆有易化和巩固的效应，而注入催产素则抑制学习和记忆。临床研究发现，老年人血液中神经垂体素含量减少，用升压素喷鼻可使记忆效率提高；用胆碱药还可改善老年人因中枢胆碱能递质系统功能减退引起的健忘症。

本章小结

神经元是神经系统基本的结构和功能单位，其主要功能是接受和传递信息。神经元之间的信息传递主要依靠突触进行传递。反射是神经系统对各个器官组织的活动进行调节的基本方式，反射弧由 5 个部分组成：感受器、传入神经、神经中枢、传出神经和效应器。

感受器可分为外感受器和内感受器两大类。感受信息的传入通路一般由 3 级神经元构成，第 1 级神经元一般位于节细胞，第 2 级神经元位于脊髓和脑干，第 3 级神经元一般位于间脑。大脑皮质是中枢神经系统感觉功能的最高级部位。

运动信息的传出通路是指从大脑皮质至躯体运动和内脏活动效应器的神经联系。躯体运动传导通路主要包括锥体系和锥体外系。运动信息的传出通路常指躯体运动传导通路。神经系统对躯体运动的调节主要包括脊髓对躯体运动的调节、脑干对肌紧张的调节、小脑对躯体运动的调节、基底神经节对躯体运动的调节、大脑皮质对躯体运动的调节。神经系统对内脏活动的调节主要包括自主神经系统的结构与功能、脊髓对内脏活动的调节、脑干对内脏活动的调节、下丘脑对内脏活动的调节、大脑皮质对内脏活动的调节。脑的高级功能活动主要包括条件反射、觉醒与睡眠、学习与记忆等。

（侯小丽　王世广　李晓婷　陈四清）

思考题

（一）单项和选择题

1. 成人脊髓下端平

A. 第 12 胸椎下缘　　B. 第 1 腰椎下缘　　C. 第 2 腰椎下缘

D. 第 3 腰椎下缘　　E. 第 4 腰椎上缘

2. 第Ⅰ躯体运动区在大脑皮质的功能定位

A. 中央前回　　B. 中央前回和中央旁小叶前部

C. 中央后回和中央旁小叶后部

D. 颞横回

E. 角回

3. 关于内囊，哪项错误

A. 分为前肢、膝和后肢3部分
B. 内囊后肢有视辐射
C. 内囊膝有皮质核束
D. 内囊后肢有皮质脊髓束
E. 一侧内囊受损可导致对侧的偏身感觉障碍

4. 硬膜外麻醉是麻药作用于
A. 脊髓前角 B. 脊髓丘脑束 C. 脊神经根
D. 脊神经前根 E. 脊神经前支

5. 肱骨中段骨折易损伤
A. 正中神经 B. 尺神经 C. 桡神经
D. 腋神经 E. 肌皮神经

6. 对坐骨神经的描述，错误的是
A. 是由腰丛和骶丛共同发出的最大神经
B. 经梨状肌下孔出骨盆
C. 在臀大肌深面
D. 发出分支支配大腿后群肌
E. 至腘窝上方分为胫神经和腓总神经

7. 支配臂部屈肌群的神经是
A. 正中神经 B. 尺神经 C. 桡神经
D. 肌皮神经 E. 脑神经

8. 患者手掌内侧1/3皮肤感觉障碍，但拇指能对掌和内收，受损伤的神经是
A. 正中神经 B. 尺神经深支 C. 尺神经浅支
D. 桡神经 E. 尺神经手背支

9. 动眼神经不支配
A. 上直肌 B. 下直肌 C. 内直肌
D. 上斜肌 E. 下斜肌

10. 不与脑干相连的脑神经是
A. 嗅神经 B. 三叉神经 C. 动眼神经
D. 滑车神经 E. 副神经

11. 神经冲动是沿着神经纤维传导的
A. 静息电位 B. 动作电位 C. 局部电位
D. 兴奋性突触后电位 E. 抑制性突触后电位

12. 神经系统调节的基本方式是
A. 反应 B. 反射 C. 反馈
D. 适应 E. 兴奋

13. 在中脑上、下丘之间切断动物脑干，将出现
A. 肢体痉挛性麻痹 B. 脊休克 C. 去皮层僵直
D. 去大脑僵直 E. 震颤麻痹

14. 对躯干、四肢深感觉传导通路的描述错误的是
A. 第1级神经元胞体在神经节内
B. 精细触觉也在此通路中传导
C. 属于特异性投射系统

D. 第 2 级神经元胞体在脊髓后角
E. 第 2 级神经元胞体在薄束核、楔束核

15. 躯干、四肢浅感觉传导通路的交叉部位在
A. 内侧丘系交叉　B. 脑桥　C. 脊髓
D. 锥体交叉　E. 中脑

16. 皮质脊髓侧束
A. 传导痛、温觉冲动　B. 传导本体感觉冲动　C. 传导内脏运动冲动
D. 传导躯体运动冲动　E. 传导对侧躯体的深感觉

17. 交感神经兴奋时
A. 心跳加快、血压下降　B. 支气管平滑肌收缩　C. 胃肠蠕动加快
D. 冠状动脉收缩　E. 瞳孔扩大

18. 光照患者左眼，双侧瞳孔缩小，照右眼，双侧瞳孔均不缩小，病灶可能在
A. 左外侧膝状体　B. 左侧盖前区　C. 右视神经
D. 右动眼神经　E. 右外侧膝状体

19. 胸部脊髓半横断后，在断面以下出现
A. 患侧痛、温觉丧失　B. 患侧本体感觉丧失　C. 患侧触觉丧失
D. 对侧触觉丧失　E. 两下肢随意运动丧失

（二）简答题

1. 试述脑出血患者一侧内囊受损后的表现。
2. 试述脑脊液的产生及其循环。
3. 股神经行程、分布及损伤后表现各是什么？
4. 简述交感神经与副交感神经的主要区别。
5. 试述牵张反射的概念、类型及意义。
6. 试述兴奋性突触后电位和抑制性突触后电位的区别。
7. 试述一侧视神经损伤或一侧动眼神经损伤后，瞳孔对光反射有何变化？为什么？
8. 试述自主性神经系统的主要生理功能和生理意义。
9. 一患者右侧睑裂以下表情肌瘫痪，伸舌时舌尖偏向右侧，右半身深、浅感觉障碍，右半身运动障碍，可能损伤了什么部位？为什么？
10. 试述大脑僵直现象及其发生原因。

第五章 血液

★教学目标

1. 掌握：血浆渗透压的分类及其生理意义；红细胞、血小板的生理特性；生理性止血的基本过程；血液凝固的基本过程；血型概念；输血的基本原则。

2. 熟悉：血液的组成及作用；血液的理化特性；各类血细胞的正常值及作用；红细胞的生成与破坏；ABO 血型系统的分类依据等。

3. 了解：内源性凝血途径与外源性凝血途径；抗凝血与纤维蛋白的溶解；Rh 血型等；运动对血液的影响。

4. 能够将本章所学知识应用到后续专业课程的学习中。

5. 能根据血液系统相关知识对血液性疾病及其相关并发症进行评估及相应的康复治疗。

★问题思考

学生李明，参加了一次义务献血活动，经实验室检查符合献血条件，献血 200 mL 后，无任何不良反应，并且拿到了无偿献血证。当李明得知我国有部分省市仍存在血液及血液制品供应紧张状况时，自愿成为义务献血的志愿者以及宣传员，希望更多的公众参与并支持献血工作，帮助那些需要血液的患者。

问题与思考：

1. 血液的组成成分是什么？

2. 每次献血为何在 200 ~ 400 mL，为何不能超过 400 mL？

3. 临床输血的基本原则是什么？

第一节 血液的组成与理化特性

一、血量

血量（blood volume）是指人体内血液的总量，是指血浆量与血细胞量的总和。正常成年人的血量占体重的 7% ~ 8%，即每千克体重包括 70 ~ 80 mL 血液。血量分为循环血量和储存血量，其中大部分在心血管中流动的血液，称循环血量；小部分滞留于肝、肺、脾及静脉丛等处的血液，流动速度缓慢，称储存血量。当机体需要时，储存血量可以释放出来，从而补充循环血量。

相对稳定的血量有助于维持机体正常的血压与血流，以保证组织器官正常的血液供应。健康成人若一次失血不超过血量的 10%，机体是可以代偿的，从临床症状来看，机体无明显临床症状；若失血超过血量的 20%，机体则难以代偿，从临床症状来看，机体将出现血压下降、脉搏加快、四肢厥冷、眩晕甚至昏厥等症状；若失血超过血量的 30%，将危及生命。

二、血液的组成及功能

血液(blood)是心血管系统中循环流动的一种红色液体,属于细胞外液,是体液的重要组成部分。其主要作用是运输,主要运输氧气及营养物质到达全身的各个组织细胞,同时带走二氧化碳及代谢产物,后经排泄器官排出体外,从而保证机体正常的新陈代谢。

(一)血液的组成

血液由血浆(plasma)与血细胞(blood cells)组成(图5-1),血细胞悬浮于血浆中,临床上把这种既含血浆又含血细胞的血称为全血。如将一定量的新鲜血液进行抗凝处理后,置于刻度比容管中,经过离心沉淀后,血液可上下分成3层:比容管中最上面一层淡黄色的透明液体是血浆,占总容积的50%~60%;中间有一薄层呈灰白色,是白细胞与血小板,最下面的不透明的深红色沉淀物则是红细胞,约占总容积的1%。

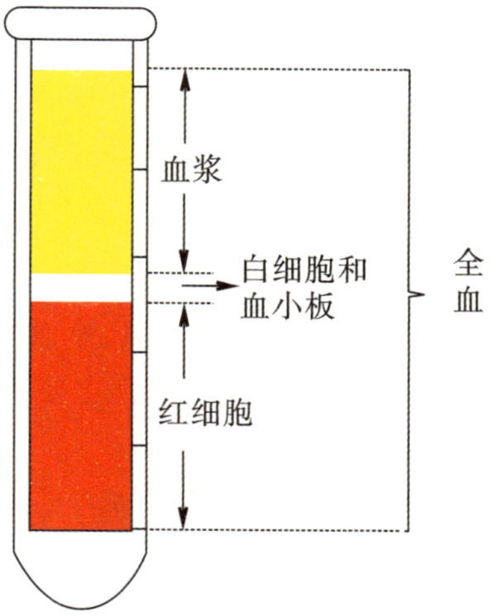

图5-1 血液的组成示意

血细胞比容(hematocrit)是指血细胞在全血中所占容积的百分比。正常成年人血细胞比容女性为37%~48%,男性为40%~50%。由于白细胞以及血小板所占容积的百分比很小,血细胞比容主要用来反映血液中红细胞的相对浓度,所以又称红细胞比容。临床上红细胞比容也称红细胞压积。

血浆是指含有多种溶质的水溶液。血浆中的溶质主要有小分子有机物、电解质、气体以及血浆蛋白等。血浆蛋白(plasma proteins)是血浆中多种蛋白质的总称,主要包括白蛋白、纤维蛋白原、球蛋白。正常成人的血浆蛋白含量60~80 g/L,其中白蛋白40~50 g/L,纤维蛋白原2~4 g/L,球蛋白20~30 g/L。用电泳法可将球蛋白分为α_1、α_2、β、γ球蛋白等。白蛋白以及大多数球蛋白主要是由肝脏产生,而少数球蛋白则是由淋巴系统产生。正常人白蛋白与球蛋白的比值为1.5~2.5,某些疾病比如肝病可能会导致其比值下降,甚至于倒置。

血浆蛋白的主要作用为:①协助运输激素、离子、脂质、维生素等物质;②参与生理性止血、血液凝固;③形成血浆胶体渗透压;④抵御病原微生物的入侵;⑤具有营养功能等。

(二)血液的功能

血液的功能是多方面的,概括起来主要包括以下几个方面。

1.运输作用　血液可以将机体所需要的各种营养物质,由肺及消化管运送至组织细胞,并将组织细胞的代谢产物运送至肺、肾等器官,最终排出体外,从而保证新陈代谢的正常进行。

2.缓冲作用　血液中含有多种缓冲物质,可以起到缓冲血浆的酸碱变化的作用,从而维持血浆pH的相对恒定。

3.调节体温作用　血液中的水分,可以吸收体内产生的大量热量,并且通过血液循环,将机体深部热量带到体表散发,从而维持体温的相对恒定。

4.防御与保护作用　血液对机体的防御与保护作用体现在许多方面。比如血液中的白细胞、免疫球蛋白以及补体等通过特异性及非特异性的免疫反应,可以清除入侵的病原微生物及体内衰老或者坏死的组织细胞;血小板、凝血因子参与的止血、凝血过程;血液中抗凝系统与纤溶系统的作用等。

很多疾病可能会导致血液组成成分或者性质发生一些特征性的变化,通过检验血液可以帮助我们对某些疾病进行诊断,因此血液在医学诊断上是有着重要价值的。

三、血液的理化特性

（一）颜色

血液的颜色取决于红细胞内氧合血红蛋白含量和未携带氧的血红蛋白含量的高低。若是动脉血中氧合血红蛋白含量较高，血液即呈鲜红色；若是静脉血中未携带氧的血红蛋白含量高，血液即呈暗红色。

（二）比重

正常人全血比重1.050～1.060，血浆比重1.025～1.030。血液比重的大小取决于血液中红细胞的数量以及血红蛋白的浓度等。

（三）黏滞性

血液的黏滞性（viscosity）来源于血液内部分子或者颗粒之间的摩擦，主要与水的相对黏滞性作对比，若水的黏滞性是1，全血的黏滞性则为水的4～5倍，而血浆则是水的1.6～2.4倍。当温度保持不变时，全血的黏滞性主要取决于血细胞的数量，血浆的黏滞性则主要取决于血浆蛋白的含量。

（四）酸碱度

正常人血浆pH值为7.35～7.45，是组织细胞进行正常新陈代谢的适宜酸碱度。血液中含有各种缓冲物质，其中最重要的缓冲对是$NaHCO_3/H_2CO_3$，其正常比值为20：1。缓冲物质的存在可以保证血液pH的相对稳定。

（五）渗透压

1. 渗透压的概念　渗透压（osmotic presure）是指溶液中溶质分子通过半透膜吸引并保留水分子的能力。如用半透膜隔开2种同一容积不同浓度的溶液，水分子可从低浓度溶液的一侧向高浓度溶液的一侧转移，这种现象称为渗透现象，而此种现象发生的动力就是该溶液的渗透压。溶液中的渗透压的大小与单位体积溶液中所含有的溶质的颗粒数目成正比，而与溶质种类与分子量则没有关系。渗透压的单位通常用压力（mmHg）或浓度（mOsm）表示。

2. 血浆渗透压　血浆也是一种溶液，其溶质的吸水能力也构成了渗透压，称为血浆渗透压（plasma osmotic pressure）。正常人的血浆渗透压为300 mOsm/L（280～320 mOsm/L），相当于5 790 mmHg。血浆渗透压包括血浆胶体渗透压（colloid osmotic pressure）和血浆晶体渗透压（crystal osmotic pressure）。

血浆胶体渗透压主要来自白蛋白，一般不超过1.5 mOsm/L，相当于25 mmHg，是指由血浆蛋白形成的渗透压。血浆胶体渗透压可以调节血管内外水平衡。比如当细胞外液晶体渗透压升高时，细胞将脱水，体积变小，甚至皱缩；反之，细胞将吸水膨胀，甚至破裂。血浆胶体渗透压高于组织液胶体渗透压，可以促使组织液中的水分回流入毛细血管维持正常血容量。在临床或生理实验所使用的各种溶液中，若渗透压与血浆渗透压相等，则称为等渗溶液（如5%的葡萄糖注射液、0.9%氯化钠注射液），而高于或低于血浆渗透压的则分别称为高渗或低渗溶液。

血浆晶体渗透压是由血浆中数量较多的电解质、葡萄糖、尿素等小分子晶体物质形成的，其中的80%都来自于氯化钠，其数值约为298.5 mOsm/L，相当于5 775 mmHg（即766.7 kPa），占血浆总渗透压的99.6%，是形成血浆渗透压的主要组成部分。其主要功能为维持红细胞内外水分的平衡和保持红细胞的正常形态与功能。

★知识拓展

治疗性血液成分单采术

治疗性血液成分单采术是指分离并去除患者血液中某些病理或异常成分，返输其正常成分，并补充一定量的溶液或正常人的血浆，以达到治疗疾病或减轻症状的目的。根据去除成分的不同可分为治疗性血浆单采术与治疗性血细胞单采术两种，治疗性血浆单采术在操作的过程中，需要用一定量的溶液以及正常人血浆补充替换已被去除的病理性血浆，又称为血浆置换术。

第二节　血细胞

一、红细胞

（一）红细胞的形态数量与功能

1. 形态　正常红细胞（red blood cell）呈双凹圆碟形，直径为 7～9 μm，中央薄，周边稍厚，这种形状不仅增大红细胞的表面积，有利于气体交换，也增加了红细胞的可塑性变形性。正常成熟的红细胞无核，无细胞器，细胞质内充满血红蛋白（hemoglobin，Hb），是比较特殊的细胞之一。

2. 数量　我国成年男性红细胞的数量为(4.0～5.5)×10^{12}/L，女性为(3.5～5.0)×10^{12}/L，平均为4.2×10^{12}/L，新生儿值可达(6.0～7.0)×10^{12}/L 以上。红细胞内含有大量的血红蛋白，血红蛋白浓度男性为 120～160 g/L，女性为 110～150 g/L，新生儿可达 170～200 g/L。在人体外周血液中，单位容积内红细胞数量或血红蛋白含量低于正常值，则称为贫血（anemia）。

3. 功能　红细胞的主要功能是运输氧以及二氧化碳，并对血液酸碱度的变化起缓冲作用。

（二）红细胞的生理特性

1. 可塑变形性　红细胞随血液循环在血管中运行时，经常遇到直径比它小的毛细血管及血窦孔隙，此时需要红细胞将双凹圆碟状变形才能挤过，通过后又可恢复正常形态，红细胞的这种变形特性称为可塑变形性，此特性是红细胞的生存所需的重要特性。红细胞的变形能力与膜及其内容物的流动性及红细胞的正常形态（双凹圆碟形，表面积大）等有关，衰老的红细胞、血红蛋白、球形红细胞异常均可降低红细胞的可塑变形性。

2. 悬浮稳定性　将经抗凝处理的血液置于有刻度的沉降管中垂直静置，正常情况下红细胞在血浆中总能保持悬浮状态不易下沉，这种特性就是悬浮稳定性。通常用红细胞在第一小时末下沉的距离来表示红细胞的沉降速度，称为红细胞沉降率（erythrocyte sedimentation rate，ESR）。正常成年男性红细胞沉降率为 0～15 mm/h，女性为 0～20 mm/h。与抗凝剂混匀的血液垂直静置于玻璃管中，红细胞由于比重较大而下沉，但正常时下沉速度十分缓慢，红细胞沉降率越快则说明红细胞的悬浮稳定性越小，反之，则越大。当血浆中白蛋白增多时，红细胞叠连延缓，红细胞沉降率减慢；而当血浆中球蛋白与纤维蛋白原增多时，红细胞叠连加速，红细胞沉降率加快。因此决定红细胞发生叠连速度的因素在于血浆成分的变化而不是红细胞本身。将红细胞沉降率快的患者的红细胞置于正常人的血浆中，红细胞的红细胞沉降率也正常；但若将正常人的红细胞置于红细胞沉降率快的患者的血浆中，红细胞沉降率则会加快。临床上测定红细胞沉降率有助于某些疾病的诊断，比如风湿热、恶性肿瘤、活动性肺结核等可以引起红细胞叠连，红细胞与血浆因接触总面积减少使摩擦力相对减少，从而导致红细胞沉降率加快。

3. 渗透脆性　红细胞的渗透脆性是指红细胞在低渗盐溶液中发生膨胀破裂的特性。将正常红细胞放置在不同浓度的氯化钠溶液中可看到：在等渗溶液中红细胞可以保持正常形态；而在渗透压递减的一系列溶液中，水在渗透压差的作用下会进入红细胞，使红细胞逐渐胀大成球形，直至最终破裂溶血。实验证明，正常红细胞在 0.45% ~ 0.40% 氯化钠溶液中，部分红细胞开始破裂，出现溶血现象；若是在 0.35% ~ 0.30% 的氯化钠溶液中则全部会出现溶血现象。这一现象说明红细胞对低渗盐溶液是具有一定抵抗力的。抵抗力大者，脆性小；反之，则脆性大，比如：衰老的红细胞对低渗盐溶液的抵抗力小，而脆性大。临床上有些疾病可能会影响红细胞的脆性，比如：患有遗传性红细胞增多症的患者，其红细胞脆性增大，因此测定红细胞渗透脆性可以协助做一些临床疾病的诊断。

（三）红细胞的生成与破坏

1. 红细胞的生成　对于成年人来说，制造红细胞的唯一场所是红骨髓。在红细胞生成过程中，机体需要有足够的蛋白质、叶酸、铁及维生素 B_{12}。蛋白质与铁是合成血红蛋白的重要原料，叶酸与维生素 B_{12} 则是红细胞成熟所必需的物质。成人每天需要 20 ~ 30 mg 的铁可以用于红细胞的生成。铁的来源有两部分，一部分来自于体内红细胞破坏后所释放出的铁，而另一部分则来自于食物。食物中的铁多为 Fe^{3+}，必须在胃酸的作用下转变为 Fe^{2+} 之后才能被吸收。当机体缺铁时，血液中血红蛋白合成减少，从而导致小细胞低色素性贫血，即缺铁性贫血。

维生素 B_{12} 和叶酸是红细胞在分裂和生长成熟过程中必不可少的 2 个因子。叶酸是 DNA 合成的辅酶，而叶酸的利用和转化则需要维生素 B_{12} 参与。在红细胞的发育成熟过程中，两者任何一个缺乏，叶酸的利用率下降，引起叶酸的相对不足，会造成 DNA 合成障碍，最终引起起细胞核发育异常，幼红细胞分裂减慢，红细胞体积增大，形成巨幼细胞贫血。

正常人体内红细胞的数量是相对稳定的。红细胞的生成主要受雄激素及促红细胞生成素（erythropoietin，EPO）的调节。雄激素可直接刺激骨髓造血，也可以促进肾释放 EPO。调节红细胞生成的主要因素是 EPO，组织缺氧时可促进其分泌，如贫血、肾血流量减少、缺氧等时，由肾产生的 EPO 增多，而 EPO 是红细胞生成的主要调节物，作用于骨髓红系祖细胞之后，其增殖分化加速，促使骨髓释放网织红细胞，从而使血液中成熟红细胞的数目增加。此外，甲状腺激素、糖皮质激素、生长素对红细胞的生成也有一定的作用。

2. 红细胞的破坏　红细胞平均寿命约为 120 d。肝、脾是红细胞破坏的主要场所。随着红细胞逐渐衰老，其变形能力逐渐减弱而脆性增加，在血流湍急处可能会因为机械冲击而破损，在通过微小孔隙时易滞留在肝血窦以及脾索中，从而被巨噬细胞所吞噬。衰老的红细胞被巨噬细胞吞噬消化后，铁被储存在体内重新利用。

二、白细胞

（一）白细胞的分类与正常值

1. 白细胞分类　光镜下，在 Wright 或 Giemsa 染色血涂片上，我们根据白细胞胞质内有无颗粒，将其分为粒细胞与无粒细胞两大类。后根据其颗粒的嗜色性，粒细胞分为嗜酸性粒细胞（eosinophil）、中性粒细胞（neutrophil）以及嗜碱性粒细胞（basophil）。而无粒细胞分为淋巴细胞（lymphocyte）与单核细胞（monocyte）。

2. 正常值　正常成人外周血液中白细胞的总数目为（4.0 ~ 10.0）$\times 10^9$/L。其以 2 ~ 3 叶核居多，核分叶的多少标志着细胞的衰老程度。幼稚的细胞呈杆状核，而衰老的细胞核分叶数目较多。白细胞的总数目是有着较大生理变动的，一般情况下，下午比早晨稍高；剧烈运动时会明显升高，运动停止数小时后又会恢复至原来水平；妊娠、分娩等白细胞总数均可增加。

（二）白细胞的形态结构与功能

白细胞的主要功能是对机体起到防御及保护的作用，是通过吞噬与免疫所实现的。白细胞具有变形、吞噬、趋化以及游走的特性（表5-1，图5-2）。

表5-1　我国健康成人血液白细胞分类计数及形态特点和主要功能

名称	百分比/%	形态特点	主要功能
中性粒细胞	50～70	细胞核为杆或分叶状，细胞质颗粒微细，染成紫红色	吞噬细菌与坏死组织
嗜酸性粒细胞	0.5～5	细胞核分为2叶，多呈外八字形，颗粒粗大，染色成红色	抑制组胺的释放
嗜碱性粒细胞	0～1	细胞核不规则，有些分为2～3叶，颗粒大小不等，分布不均，染成深蓝色	释放组胺和肝素
单核细胞	3～8	核呈肾形或马蹄形，细胞质比淋巴细胞的稍多，染成灰蓝色	吞噬细菌和衰老细胞，参与特异性免疫
淋巴细胞	20～40	核较大，呈圆形或椭圆形，染成深蓝色，胞质很少，染成天蓝色	参与特异性免疫

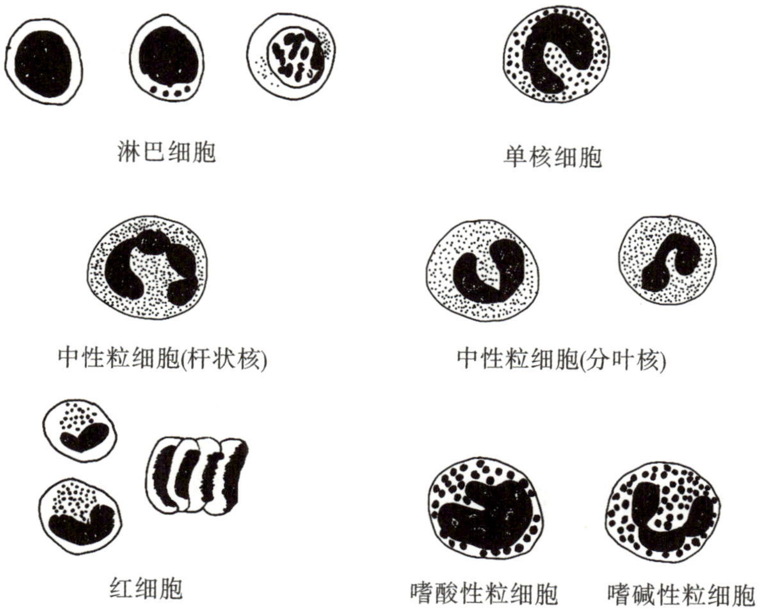

图5-2　白细胞的形态结构

三、血小板

（一）血小板的形态结构与数量

1. 血小板的形态结构　血小板（platelet，PLT）是由骨髓中成熟的巨核细胞胞质脱落的碎块形成的。血小板呈双面微凸的圆盘状，受刺激后呈不规则形，无核，但是有完整的细胞膜和细胞器。是体积最小的一种血细胞，直径为 2～3 μm。

2. 血小板的数量　正常成人血液中血小板的数量为(100～300)×10^9/L。不同生理状态下血小板的数目可发生波动，如妊娠中晚期、运动及缺氧可使血小板增多；而妇女月经期血小板则会减少。通常情况下当血小板的数量超过 1 000×10^9/L，称为血小板过多，此时易发生血栓；当血小板减少到 50×10^9/L 以下时，称血小板减少，此时毛细血管壁脆性增加，微小创伤或仅血压增高即可使皮肤以及黏膜下出现瘀血点，甚至出现大块紫癜，称血小板减少性紫癜。血小板寿命 7～14 d。

（二）血小板的生理特性

1. 黏附　血小板与非血小板表面的黏着称血小板黏附(platelet adhesion)。正常情况下血管内皮光滑完整，血小板不会发生黏附，但当血管内皮受损时，胶原纤维暴露，流经此处的血小板被内皮下组织激活，血小板立即黏附于暴露出来的胶原纤维上，这种血小板与非血小板表面的黏着称为血小板的黏附性。此特性是血小板在止血过程中重要的起始步骤。

2. 聚集　血小板一旦发生黏附，血小板与血小板彼此之间的相互黏着，称血小板聚集(platelet agregation)。引起血小板聚集的因素称为致聚剂，血小板的聚集可通过致聚剂发生。如有腺苷二磷酸(ADP)、肾上腺素、5-羟色胺、组胺、胶原、凝血酶等主要的生理性致聚剂；还有细菌、病毒、免疫复合物、药物等病理性致聚剂。血小板聚集过程通常有两个时相，第一聚集时相为可逆性聚集，发生迅速，与外源性 ADP 有关；第二聚集时相为不可逆性聚集，发生缓慢与内源性 ADP 有关。血小板聚集是形成血小板血栓的基础。

3. 释放　受到刺激后的血小板，将储存在颗粒中的物质排出的过程称为血小板释放(platelet release)。血小板的黏附、聚集与释放几乎同时发生，而且可以引起血小板聚集的因素，多数则会引起血小板释放。血小板释放的物质主要有 ADP、腺苷三磷酸(ATP)、5-羟色胺、儿茶酚胺、Ca^{2+}等。其中 5-羟色胺、儿茶酚胺可使小动脉收缩，有助于止血。ADP 可促进血小板的聚集形成血栓，以堵塞伤口，起止血功能。

4. 吸附　当血管破损时，血小板通过黏附聚集在损伤部位，释放使局部凝血因子浓度升高，促使血液凝固，加快止血进行初步止血，之后血小板可将血浆中许多凝血因子(如凝血因子Ⅰ、Ⅴ、Ⅹ、Ⅷ等)吸附到它的表面，加速凝血过程，进行有效止血。

5. 收缩　血小板因含有收缩蛋白，可使血凝块中的血小板回缩变硬，形成牢固的血小板血栓以堵住伤口，有利于止血。

（三）血小板的功能

1. 参与生理性止血　正常情况下，小血管受损后引起的出血，机体在正常生理情况下经数分钟后出血可自然停止，此现象称为生理性止血(hemostasis)。此过程与血小板的黏附、聚集、释放、吸附和收缩等特性密切相关。血管受损后血小板释放的 5-羟色胺和儿茶酚胺可收缩血管；血小板黏附聚集形成的血小板血栓能初步堵塞伤口；吸附的凝血因子启动凝血机制形成牢固的止血栓达到有效止血。用采血针刺破耳垂或指尖使血液自然流出，测定出血延续的时间，称为出血时间。正常为 1～3 min。出血时间反映生理性止血功能状况。

2. 促进血液凝固　血小板通过吸附凝血因子以及释放血小板因子促进血液凝固。血小板的促凝过程体现在两个方面：一方面血小板表面具有吸附凝血因子的功能，加速凝血过程的发生。另一方面血小板本身含有多种血小板因子，如纤维蛋白激活因子(PF_2)，血小板磷脂表面因子(PF_3)等，都能在血液凝固过程中起促凝作用。

3. 维持血管内皮的完整性　毛细血管管壁非常薄，经常会有内皮细胞脱落留下空隙，血小板可以填补血管内皮细胞脱落留下的空隙，并与内皮细胞融合，促进内皮的修复，维持毛细血管壁的正常通透性，使红细胞不易逸出。

第三节 生理性止血与血液凝固

一、生理性止血的基本过程

生理性止血过程主要包括血管收缩、血小板血栓形成以及血液凝固 3 个过程（图 5-3）。

（一）血管收缩

引起血管收缩的原因主要是损伤性刺激以及血小板释放 5-羟色胺等缩血管物质的作用。如若血管破损不大，血管收缩可以使血管破口封闭制止出血。机体损伤会引起受损血管局部及其附近小血管的收缩，使局部血流量减少。

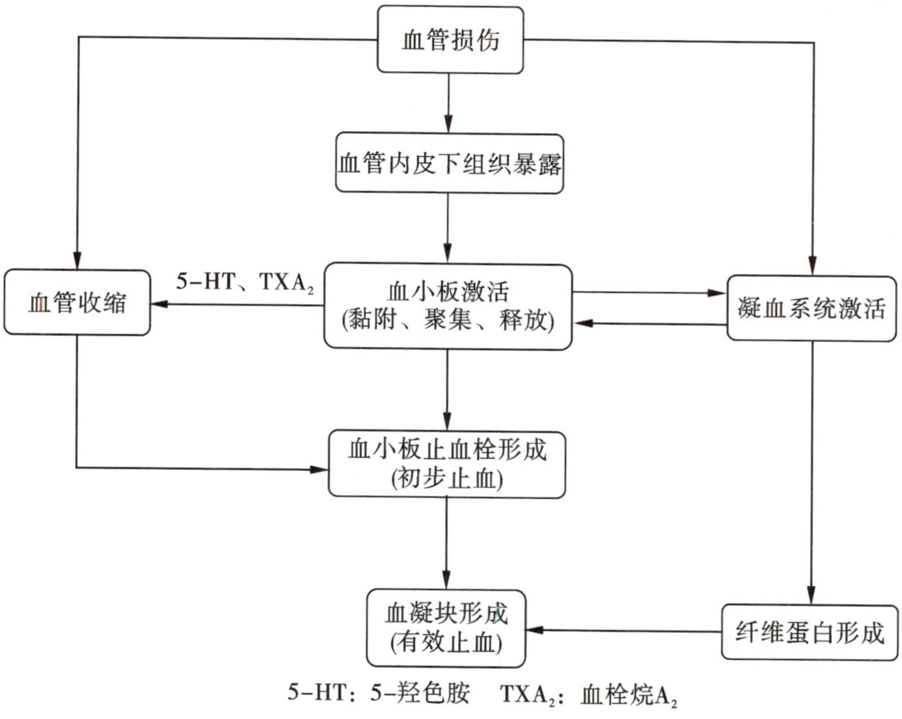

图 5-3 生理性止血过程

（二）血小板血栓的形成

血管损伤后，由于内皮下胶原组织的暴露，血小板激活，从而使其黏附聚集于破损部位，形成血小板血栓堵塞伤口，最终达到初步止血的目的。

（三）血液凝固

血管受损后，机体启动凝血系统，血液在局部迅速凝固，加固血小板血栓以达到有效止血。

以上 3 个过程相互重叠、相互促进，使生理性止血能够及时而快速地进行。

二、血液凝固

血液由可以流动的液体状态变成不可以流动的凝胶状态的过程称血液凝固(blood coagulation)。从本质上来看,血液凝固是一系列复杂的酶促反应,需要多种凝血因子的参与。

(一)凝血因子

血浆与组织中直接参与血液凝固的物质,被称为凝血因子(coagulaion factor 或 cloting factor)。目前世界已知的凝血因子有12种,其中按国际命名法依发现顺序用罗马数字编号的有12种,即Ⅰ~ⅩⅢ(表5-2)。此外,还有新增的前激肽释放酶、高分子激肽原以及血小板磷脂(PF_3)等。除了因子Ⅳ是Ca^{2+}外,其余的凝血因子都是蛋白质。因子Ⅱ、Ⅶ、Ⅸ、Ⅹ、Ⅺ、Ⅻ以及前激肽释放酶都是丝氨酸蛋白酶,可以对特定的肽链进行有限水解。通常在血液中,这些酶都是没有活性的酶原,被激活后在其右下角加"a"表示。如凝血酶原被激活为凝血酶,即由因子Ⅱ改成因子Ⅱa。因子Ⅵ被证实是因子Ⅴ的活化型,所以因子Ⅵ取消。因子Ⅶ以活化型存在于血液中,但必须有因子Ⅲ同时存在才能够起作用。除Ⅲ外,其他均存在于新鲜血浆中,而且多数在肝内合成,其中Ⅱ,Ⅶ、Ⅸ、Ⅹ的合成需维生素K的参与。

表5-2 按国际命名法编号的凝血因子

因子	中文名称	因子	中文名称
Ⅰ	纤维蛋白原	Ⅷ	抗血友病因子
Ⅱ	凝血酶原	Ⅸ	血浆凝血激酶
Ⅲ	Ca^{2+}	Ⅹ	斯图亚特因子
Ⅳ	组织因子	Ⅺ	血浆凝血激酶前质
Ⅴ	前加速素	Ⅻ	接触因子
Ⅶ	前转变素	ⅩⅢ	纤维蛋白稳定因子

(二)血液凝固过程

血液凝固过程包括凝血酶原酶复合物的形成、凝血酶的形成以及纤维蛋白的形成3个基本步骤。

1. 凝血酶原酶复合物的形成　凝血酶原酶复合物为Ⅹa、Ⅴ、Ca^{2+}及PF_3的复合物。它的形成首先需要因子Ⅹ被激活为Ⅹa。Ⅹa的形成有2条途径,即内源性凝血途径与外源性凝血途径(图5-4)。

(1)内源性凝血途径　参与凝血的因子均存在血浆中,故称为内源性凝血途径,由因子Ⅻ启动。当血液与异物(如内皮下胶原等)接触时,因子Ⅻ被激活成Ⅻa。Ⅻa可激活前激肽释放酶使之变成激肽释放酶,后者对因子Ⅹ的激活有正反馈作用。Ⅻa把因子Ⅺ激活成Ⅺa。Ⅺa在Ca^{2+}(因子Ⅳ)的参与下,将因子Ⅸ激活成Ⅸa,Ⅸa与因子Ⅷa、Ca^{2+}(因子Ⅳ)以及PF_3,形成复合物,该复合物可以将Ⅹ激活为Ⅹa。在此过程中,因子Ⅷa的参与使Ⅸa激活因子Ⅹ成为Ⅹa的过程加快20万倍。

临床实践中发现,缺少因子Ⅷ、Ⅸ与Ⅺ的患者,凝血过程缓慢,轻微外伤可引起流血不止,分别称为甲型、乙型、丙型血友病。

(2)外源性凝血途径　由组织因子(因子Ⅲ)暴露于血液导致凝血启动的凝血过程,称外源性凝血途径。组织损伤血管破裂时,释放出因子Ⅲ,因子Ⅲ与血浆中的Ca^{2+}(因子Ⅳ)与因子Ⅶa形成复合物,激活因子Ⅹ。此外,该复合物还可以激活因子Ⅸ,从而使内、外源性凝血途径相互联系,相互促进,共同完成凝血过程。因子Ⅲ为磷脂蛋白,广泛存在于血管外组织中,尤其在脑、肺以及胎盘组织中特别丰富。

因子Xa与因子V及 Ca^{2+}（因子Ⅳ）在 PF_3 提供的磷脂表面上组成凝血酶原酶复合物。

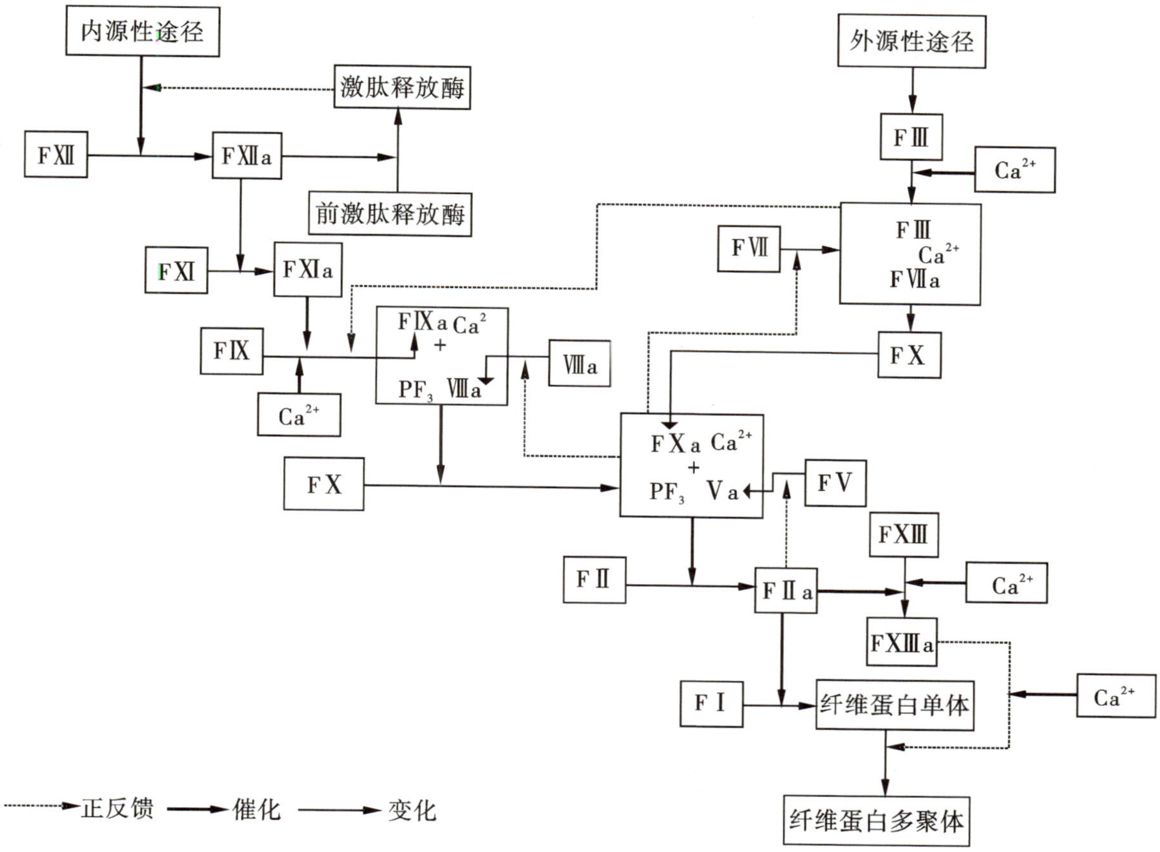

图 5-4 内源性凝血途径与外源性凝血途径

2. 凝血酶的形成 在凝血酶原酶复合物的作用下，凝血酶原水解为凝血酶。凝血酶是具有多功能的凝血因子，其主要作用是把纤维蛋白原转变成纤维蛋白单体。

3. 纤维蛋白的形成 纤维蛋白原在凝血酶的作用下转变成纤维蛋白单体。同时，在 Ca^{2+}（因子Ⅳ）帮助下凝血酶激活因子ⅩⅢ，因子ⅩⅢa使纤维蛋白单体聚合形成纤维蛋白多聚体，并且交织成网，网罗血细胞形成凝血块，完成血液凝固过程。

血液凝固后析出的淡黄色液体，称血清（serum）。血清与血浆的主要区别是血清中缺乏纤维蛋白原以及凝血过程中消耗掉的一些凝血因子。

三、抗凝血与纤维蛋白的溶解

（一）抗凝血系统

一般情况下，血管中的血液不凝固正常流动，是许多种因素共同作用的结果，包括血管内皮细胞的抗凝作用；血浆中抗凝物质的作用；单核细胞的吞噬作用和循环血液的稀释作用等。这里主要介绍血浆中的主要抗凝物质。

血浆中最主要的抗凝物质是抗凝血酶Ⅲ与肝素。

1. 抗凝血酶Ⅲ 由肝细胞与血管内皮细胞产生，可以与凝血酶结合成复合物使其失活，还可以与因子Ⅸa、Ⅹa，Ⅺa，Ⅻa等的活性中心结合抑制其活性取消被激活状态，达到抗凝作用。正常情况下，抗凝血酶Ⅲ的直接抗凝作用慢而弱，与肝素结合后，其抗凝作用增加数百倍。

2. 肝素　肝素是一种酸性黏多糖，主要由肥大细胞与嗜碱性粒细胞产生。心、肝、肺与肌肉等组织中含量丰富。肝素主要通过加强抗凝血酶Ⅲ的活性而间接发挥抗凝作用。肝素还可刺激血管内皮细胞产生组织因子（因子Ⅲ）途径抑制物而抑制外源性凝血过程。目前，肝素在临床实践中被广泛应用于体内、外抗凝。

草酸盐与枸橼酸盐可以去除游离的 Ca^{2+}（因子Ⅳ），阻断凝血过程多个环节，常作为体外抗凝剂应用。少量枸橼酸钠进入血液循环被稀释不至于产生毒性，常被用作抗凝剂处理输血用的血液。

（二）纤维蛋白溶解

纤维蛋白被纤溶酶降解液化的过程，称为纤维蛋白溶解，简称纤溶。纤溶过程包括纤溶酶原的激活以及纤维蛋白的降解两个阶段。纤维蛋白溶解系统由参与纤溶过程的物质构成，包括纤溶酶原激活物、纤溶酶原、纤溶酶及纤溶酶原抑制物（图 5–5）。

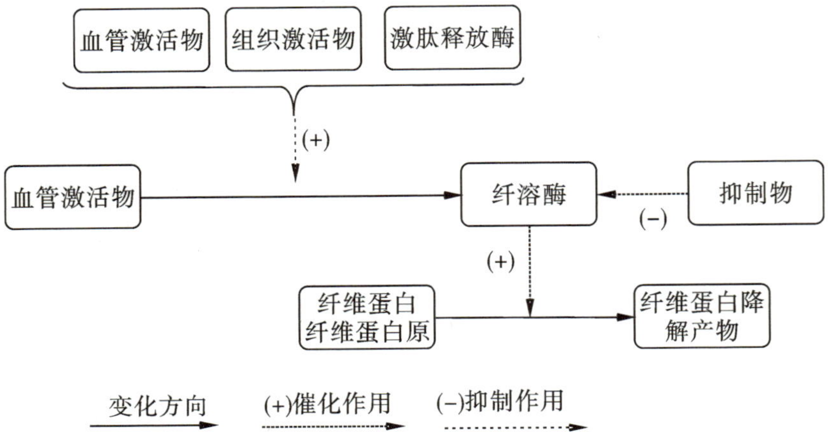

图 5–5　纤维蛋白溶解系统

第四节　血型与输血

一、血型与红细胞凝集

血型（blood group）一般是指红细胞膜上特异性抗原（即凝集原）的类型。把两种不同类型的血液滴加在玻片上混合，红细胞可凝集成簇，这个现象称红细胞凝集（agglutination）。人体输入血型不相容的血液时，在血管内可发生红细胞凝集以及溶血反应，严重者危及生命。

红细胞凝集的本质是一种抗原–抗体反应。红细胞膜上的特异性抗原在凝集反应中称凝集原，可以与其发生反应的特异抗体称凝集素（agglutinin）。凝集素存在于血浆中。白细胞、血小板也有其对应的血型抗原。人类白细胞抗原（HLA），是一个极为复杂的抗原系统，在体内分布广泛，是器官移植后造成免疫排斥反应的最重要抗原。血小板抗原与输血后出现血小板减少症的发生有关。

二、红细胞血型

根据红细胞表面抗原特异性不同，目前已发现红细胞有 30 多个不同的血型系统。其中与临床关系最密切的是 ABO 及 Rh 血型系统。

（一）ABO 血型系统

ABO 血型系统是第一个被人类所发现的血型系统。ABO 血型是根据红细胞膜上所含凝集原的种类不同及有无而将血液分为 4 型：红细胞膜上只含有 A 抗原的为 A 型；只含有 B 抗原的为 B 型；同时含 A 与 B 两种抗原的为 AB 型；不含有 A 与 B 抗原的为 O 型。不同血型的人，其血浆中含有不同的抗体，A 型人的血浆只含有抗 B 抗体（抗 B 凝集素）；B 型人的血浆中，只含有抗 A 抗体（抗 A 凝集素）；AB 型人的血浆中无抗 A 与抗 B 抗体；O 型人的血清中同时含有抗 A 与抗 B 抗体。

已发现，人 ABO 血型系统中存在多个亚型。如 A 型中的人以及 A_1 亚型红细胞膜上含有 A 与 A_1 抗原，血清中只含有抗 B 抗体；A_2 亚型红细胞膜上只含有 A 抗原，血清中含抗 A_1 与抗 B 2 种抗体。由于 A_1 与 A_2 亚型的存在，出现了人 A_1B 与 A_2 2 个亚型。在测定血型以及输血时应注意到 A_1、A_2 亚型的存在。

（二）Rh 血型系统

Rh 凝集原是人类红细胞膜上存在着的另一类凝集原。在恒河猴（Rhesus monkey）的红细胞表面上最先发现，故命名为 Rh 凝集原。现已知 Rh 血型系统存在 40 多种凝集原，与临床关系密切的有 C、e、D、E、e5 种凝集原。其中以 D 凝集原的抗原性是最强。红细胞表面有 D 凝集原的称为 Rh 阳性，无 D 凝集原的称为 Rh 阴性。我国汉族 99% 的人都是 Rh 阳性。有些少数民族 Rh 阴性比例相对较大，如塔塔尔族约为 15.8% ，苗族约为 12.3% 。

Rh 血型系统无天然存在的凝集素，经输血致敏后获得免疫凝集素。即 Rh 阳性与 Rh 阴性者，血浆中均无与 Rh 凝集原起反应的抗 Rh 凝集素，在 Rh 阳性的红细胞输给 Rh 阴性者后，可因免疫反应使 Rh 阴性者的血浆中产生抗 Rh 凝集素。

三、输血原则

血量的相对稳定是机体维持正常生命活动的必要条件，对急性大失血、手术或患某些疾病的人，输血是治疗的必要手段。输血治疗已经由输入全血发展到成分输血，可根据患者的病情需要，选择输入全血、血浆 、血小板或者红细胞悬液等。

输血的基本原则是必须保证供血者的红细胞不被受血者血浆中的凝集素所凝集，即供血者红细胞膜上的抗原不与受血者血浆中的抗体（凝集素）发生凝集反应。

（一）ABO 血型与输血关系

根据抗原与相应的抗体相接触即发生凝集反应的原理，ABO 血型的输血受血关系为：①同型血相输，即只有在 ABO 血型相同时才可以输血。②O 型血可以少量输给其他血型的人。在紧急情况下，无同型血液，可考虑把 O 型血输给其他血型的人，但输血的量要少（<300 mL），速度要慢，避免重复输入。因为 O 型血红细胞膜上虽然不含 A 与 B 抗原，但其血浆中含有抗 A 与抗 B 2 种抗体，所以当 O 型血输给 A 型或 B 型或 AB 型受血者时，都有可能与受血者的红细胞发生凝集反应。因此，当输入的血量较多较快时，供血者血浆的抗体如果未被受血者的血浆充分稀释时，受血者的红细胞就会被凝集。③AB 型的人可以少量接受其他血型的血液。因为 AB 型的血浆中不含抗 A 与抗 B 抗体。但同样要坚持少量和缓慢输入的原则。

（二）Rh 血型与输血关系

Rh 血型系统不存在天然抗体。Rh 阴性者再次接受 Rh 阳性输血时，就会发生凝集反应，所以临床上给患者输血时，如果同一供血者重复供血，还必须做交叉配血试验，避免因为 Rh 血型不合引起的输血反应。Rh 阴性妇女怀孕后，如果胎儿是 Rh 阳性，胎儿的 Rh 凝集原有可能会进入母体，引起免疫反应，使母体产生抗 Rh 的凝集素。或 Rh 阴性的母体曾经接受过 Rh 阳性的血液，体内已经产生了抗 Rh 凝集素，抗 Rh 凝集素属于 IgG 抗体，分子量较小，可以透过胎盘，可使胎儿血液中的红细胞发生凝集反应而造成溶血，以导致胎儿死亡。因此对于多次怀孕后流产或死胎的孕妇，应注意母亲与胎儿 Rh 血型合与不合的问题。

（三）交叉配血试验

由于红细胞血型物质存在很多种及血型亚型，所以在输血前必须进行交叉配血试验。把供血者的红细胞悬液与受血者的血清相互混合称为主侧；把受血者的红细胞悬液与供血者的血清相互混合称为次侧（图 5-6）。分别观察实验结果，如果两侧都无凝集反应，称配血相合，可以进行输血；如果主侧有凝集反应，称配血不合，不可以输血；如果主侧无凝集反应，次侧有凝集反应，则只能在紧急情况下输血，输血时不宜太快太多，并密切观察输血过程。交叉配血试验既可检验血型鉴定是否有误，又能够发现是否还存在其他抗原或抗体，以保证输血安全。

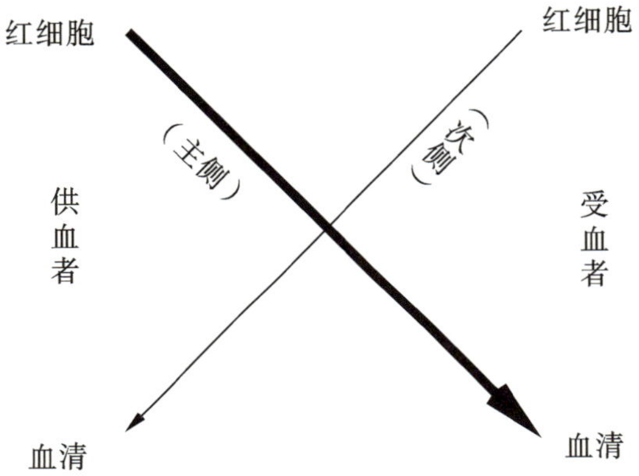

图 5-6　交叉配血

第五节　运动对血液的影响

一、运动对血量的影响

运动时，潴留在肝、肺、腹腔静脉等处的储存血量被动员加入循环，循环血量增加。长期从事耐力运动，人体循环总量（血容量）增加，包括血浆容量以及红细胞容量都增加，但血浆容量较红细胞容量增加更多，所以血细胞比容减少，单位容积中的红细胞数量与血红蛋白含量减少，血液相对稀释。

二、运动对血细胞的影响

（一）运动对红细胞的影响

一次性运动可引起红细胞数量暂时性增加，其增加幅度与运动强度和持续时间有关。短时间运动因储存血量释放，使循环血中红细胞数量增多，大强度、长时间运动时，由于血液中代谢产物增多、大量出汗等因素，造成血浆中水分向血管外组织转移，导致血液浓缩，红细胞浓度相对增高，血细胞比容增大，在正常黏度范围内红细胞数量与血红蛋白浓度增加可提高红细胞的携氧能力。运动时红细胞数量的暂时性增加，一般会在运动停止后 1 ~2 h 恢复正常。

长期运动的人，安静时红细胞及血红蛋白总量略高于缺乏锻炼者，但由于血浆容量增加较红细胞容量增加更明显，所以血细胞比容减少，单位容积中的红细胞数量以及血红蛋白含量减少，血液相对稀释，血液黏度下降，对预防各种心脑血管疾病有积极作用。由于血液稀释造成血细胞比容以及血红蛋白浓度降低，有的甚至低于正常值，临床上可能被诊断为“运动性贫血”，并非真正贫血。

★知识拓展

运动对红细胞流变性的影响

正常情况下红细胞呈分散状态存在于流动的血液中，并在切应力作用下很容易变形，即红细胞被动地适应于血流状况而发生相应的形状改变，以减少血流阻力。红细胞的这个特性称为流变性。红细胞的流变性主要表现为红细胞的变形能力、红细胞内的胞质流动以及红细胞的血管轴向集中等。如果红细胞的流变性下降，红细胞可发生聚集，增加血液黏滞性与血流的阻力。

研究发现，科学的运动训练能够加快体内红细胞的更新速度，使血液中新生的红细胞增多，红细胞膜的变形性增加，从而提高红细胞的变形能力，对降低血液的黏滞性，改善微循环起积极作用。

（二）运动对白细胞的影响

由于运动中儿茶酚胺等物质分泌增加，促使血管内边缘池及肝、脾、淋巴结与胸腺等血管外组织白细胞池释放白细胞入血液增加，某种程度上提高了机体的免疫力，降低了患病的风险。但长时间、力竭性运动或长期过度训练，可使血液中白细胞数量在运动过程中急剧增高，淋巴细胞亚群比例发生明显改变，运动后 3 ~72 h 淋巴细胞降至安静水平以下，增殖分化能力及活性降低，免疫功能暂时性下降。

（三）运动对血小板的影响

大强度剧烈运动可引起血液中血小板数量增加、血小板活性增强及循环血中血小板聚集趋势增加，导致血液呈高凝状态，特别对平时较少运动的心脑血管疾病患者，短时间剧烈运动可增加心肌梗死、脑梗死的危险性。但适宜的有氧运动可抑制血小板的活化，因而可减少血栓性疾病的发生。

三、运动对凝血与纤溶能力的影响

（一）一次性运动对凝血与纤溶能力的影响

有实验表明，以 68% $VO_{2\,max}$（最大摄氧量）的中等强度运动时，凝血活性指标无明显增高，但能够促使纤溶酶的形成；而以 83% $VO_{2\,max}$ 大强度运动时，凝血活性以及纤溶酶活性均增高。可见中等强度的运动可以提高血液纤溶性，大强度的运动可同时激活凝血系统与纤溶系统。

纤溶活性增高与运动强度和持续时间有关，如分别以 40%、70%、100% $VO_{2\,max}$ 的强度进行运动时，后两种强度的运动导致纤溶活性明显增高。如果在 70% $VO_{2\,max}$ 中等强度的运动中延长运动时间，纤溶活性增高的程度也可以达到 100% $VO_{2\,max}$ 大强度运动时的水平。

（二）长期运动对凝血与纤溶能力的影响

研究表明，经常从事体育运动的人血液凝固能力与一般人无差别，但纤溶能力高于一般人群。

纤溶能力的增强是长期的系统的运动所引起的适应性改变,其改变的程度与锻炼年限呈正相关。近年来研究认为,运动具有抗血栓形成的作用,长期坚持适度的运动可以减少血小板聚集,加强血液的纤溶能力,而且这种改善是双向的调节作用,即可以使纤溶能力亢进者减弱,纤溶能力不足者增强,并可减弱由于年龄增长而使纤溶能力下降的影响。心血管病流行病学调查显示,纤溶活性降低与冠心病、脑梗死等血栓性疾病密切相关,体力劳动者的冠心病发病率较低。

本章小结

血液由血浆及血细胞组成。

血浆渗透压分晶体渗透压与胶体渗透压,对细胞及其血管内外水的相对平衡有重要意义。

血细胞中红细胞数量最多,主要有运输氧与二氧化碳的作用。白细胞具有吞噬杀菌及免疫作用,血小板参与生理性止血、可以促进凝血过程以及维持毛细血管的通透性。

凝血过程有3个步骤、2条途径。

人体血量是体重的7%~8%、每千克体重有70~80 mL血液。

血型有ABO与Rh血型系统,凝集反应是抗原-抗体反应,可使红细胞破裂,发生溶血。

输血必须遵守输血原则,交叉配血实验是供血者与受血者的红细胞与血清的交叉混合实验。

(赵天使)

思考题

(一)单项选择题

1. 血浆中最重要的一对缓冲对是

A. Na_2HPO_4/NaH_2PO_4　B. K_2HPO_4/KH_2PO_4　C. $KHCO_3/H_2CO_3$

D. 蛋白质钠盐/蛋白质　E. $NaHCO_3/H_2CO_3$

2. 形成血浆晶体渗透压的主要物质是

A. 白蛋白　B. 球蛋白　C. NaCl

D. 血红蛋白　E. 纤维蛋白原

3. 调节血管内外水平衡的主要因素是

A. 血浆晶体渗透压　B. 血浆胶体渗透压　C. 血浆渗透压

D. 组织液胶体渗透压　E. 组织液静水压

4. 在0.6%氯化钠注射液中正常人的红细胞形态是

A. 缩小　B. 不变　C. 膨大

D. 先缩小后破裂　E. 立即破裂

5. 红细胞悬浮稳定性降低是由以下哪种因素所致

A. 血栓形成　B. 脆性增加　C. 凝集反应

D. 叠连加速　E. 溶血

6. 红细胞的主要功能是

A. 起保护和防御作用　B. 缓冲血液的酸碱变化　C. 形成渗透压

D. 运输氧和二氧化碳　E. 参与生理性止血

7. 成年人的造血组织是

A. 肝　B. 脾　C. 胸腺

D. 红骨髓　E. 黄骨髓

8. 骨髓长期受到 X 射线过度照射后易发生
   A. 巨幼细胞贫血　　B. 缺铁性贫血　　C. 再生障碍性贫血
   D. 恶性贫血　　E. 溶血性贫血

(二)简答题

1. 何谓血浆晶体渗透压与血浆胶体渗透压？其生理作用有何不同？为什么？
2. 简述血液凝固的基本过程。
3. ABO 血型系统的分型依据是什么？输血原则是什么？各型的输受关系如何？

第六章 脉管系统

★教学目标

1. 掌握：循环系统的组成和功能；血液循环的途径；心脏的位置、外形及心尖的体表投影；左、右冠状动脉的起始、分布；心脏的泵血过程和机制，心脏泵血功能的评价指标及影响心输出量的因素；动脉血压的概念及正常值、动脉血压的形成及影响动脉血压的因素；心血管的神经支配及作用，压力感受性反射的过程及生理意义。

2. 熟悉：心腔的结构；心壁的构造、心的传导系统；头颈部的动脉名称及分布；上、下肢的动脉主干；心室肌细胞与自律细胞动作电位的分期、特点及形成的离子基础；心肌细胞的生理特性；静脉血压和静脉回心血量及其影响因素；微循环的血流通路及功能；组织液的生成与回流及其影响因素；体液因素对心血管活动的调节作用。

3. 了解：心的体表投影；心包；血管的组织结构；胸部、腹部和盆部的动脉分布；上、下腔静脉系的组成、收集范围、主要属支；肝门静脉的组成、属支、收集范围；淋巴系统的组成，胸导管、右淋巴导管；淋巴器官的形态、位置；人体各部的淋巴引流；第一、第二心音的特点及形成原因；正常心电图波形所代表的意义；运动时循环功能的变化及心血管疾病的康复。

4. 能够将本章所学知识应用到后续专业课程的学习中。能根据脉管系统相关知识对心血管疾病进行评估和相应的康复治疗。

★问题思考

某城市晚报报道，一位22岁的男性学生在参加10 km马拉松赛跑中猝死。据悉，这名死者为某高校大三学生，平时喜欢运动。抢救过程中曾出现呼吸心跳复苏，最后因多个器官缺血，呼吸循环衰竭，抢救无效死亡。

问题与思考：

1. 体循环及循环途径是什么？肺循环及循环途径是什么？
2. 心脏是如何泵血来维持生命的？
3. 运动时机体心率和血压有什么变化？

第一节　脉管系统的组成及功能

一、脉管系统的组成

脉管系统包括心血管系统和淋巴系统，是体内一系列连续且封闭的管道系统。分布范围很广，几乎分布于全身各部。

心血管系统由心、动脉、静脉和连于动静脉之间的毛细血管组成，其内流动着血液。

淋巴系统是心血管系统的辅助结构，由淋巴管道、淋巴器官和淋巴组织组成，其内流动着淋巴，最终注入心血管系统。

二、脉管系统的功能

脉管系统的主要功能是物质运输，既把营养物质、激素和氧气等输送给身体各器官，满足组织和细胞新陈代谢所需，同时将代谢产物如二氧化碳、尿素等分别运送至肺、肾及皮肤等器官排出体外，从而维持机体内环境理化特性的相对稳定，以保证人体生命活动的正常进行。

第二节　心血管系统

一、血液循环及其途径

血液由心射出，经动脉、毛细血管和静脉又回流到心，如此这样周而复始、循环不息地流动的过程称为血液循环。根据血液循环途径的不同，可分为体循环和肺循环（图 6-1）。

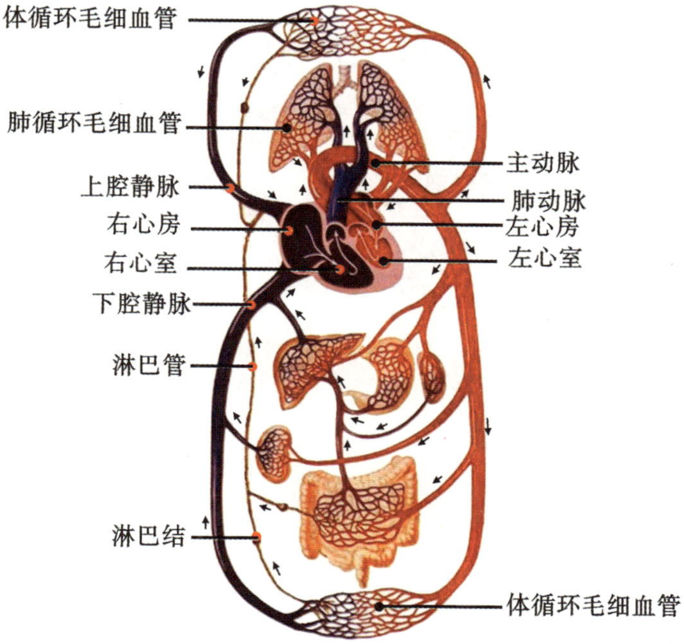

图 6-1　体循环和肺循环示意

体循环又称大循环。血液由左心室射出，经主动脉及各级分支到达全身各部的毛细血管。血液在此与周围的组织细胞进行物质交换和气体交换后，动脉血转变成静脉血，再经静脉的各级属支，汇合成上腔静脉、下腔静脉和冠状窦，最后流回右心房。其特点为流程长，流速快；流经范围广，分布于全身。

肺循环又称小循环，血液由右心室射出，经肺动脉及其在肺内的各级分支流至肺泡毛细血管。血液在此不进行物质交换，只与肺泡内的气体进行交换，而后，静脉血逐渐变为动脉血，再经静脉属支汇入左、右肺静脉，最后流回左心房。其特点为流程短，流速慢；流经范围窄，仅分布于肺。

体循环和肺循环相互关系：肺循环的血从左心房到左心室进入体循环；体循环的血从右心房到

右心室进入肺循环。体循环和肺循环同步进行。

二、心

(一)心的位置和外形

1. 心的位置　心位于胸腔的中纵隔内(图 6-2)。约 2/3 在正中矢状面的左侧,1/3 在正中矢状面的右侧。前方与胸骨体和第 2 ~6 肋软骨相对;后方平对第 5 ~8 胸椎椎体,与食管、迷走神经和胸主动脉等相邻;两侧与纵隔胸膜和肺相邻。上方与出入心的大血管相连;下方邻膈。前面大部分被肺和胸膜遮盖,只有一小部分与胸骨体下部左半及左侧第 4 ~5 肋软骨相邻。

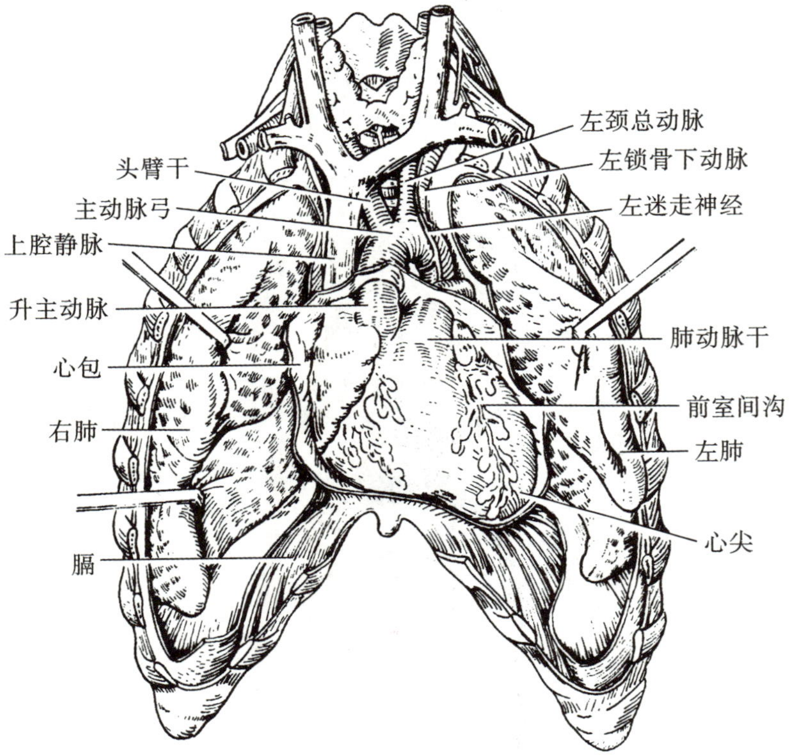

图 6-2　心的位置及外形

2. 心的外形　心的外形略呈倒置的、前后稍扁的圆锥体,其大小约与本人的拳头相近。可分一尖、一底、两面、三缘和四沟(图 6-3,图 6-4)。“一尖”即为心尖。心尖朝向左前下方,在左锁骨中线与第 5 肋间隙交点的内侧 1 ~2 cm 处,可触及或看到心尖的搏动。“一底”即为心底。心底朝向右后上方,与出入心的大血管相连,是心脏比较固定的部分。“两面”即为胸肋面和膈面。前面称胸肋面,朝向前上方;下面称膈面,略朝向后下方,隔心包贴于膈。“三缘”即为心的左缘、右缘和下缘。左缘圆钝,斜向左下,主要由左心室构成;右缘垂直圆钝,主要由右心房构成;下缘较锐利,近水平位,主要由左心室和右心室构成。“四沟”即为房间沟、冠状沟、前室间沟和后室间沟。房间沟是左、右心房在心后面的分界标志,位于心底部,与房间隔后缘一致,是指右心房与右肺上、下静脉交界处的浅沟。冠状沟,又称房室沟,形似环形,是心房与心室在心表面的分界标志。前室间沟和后室间沟,是左、右心室在心表面的分界标志,分别在心室的胸肋面和膈面,从冠状沟走向心尖的右侧,并在心尖右侧的会合处稍凹陷,称心尖切迹。冠状沟和前、后室间沟内填充着冠状血管和脂肪组织等,其轮廓不清。房间沟、后室间沟与冠状沟的相交处称房室交点(crux)，是心表面的一个重要标志。

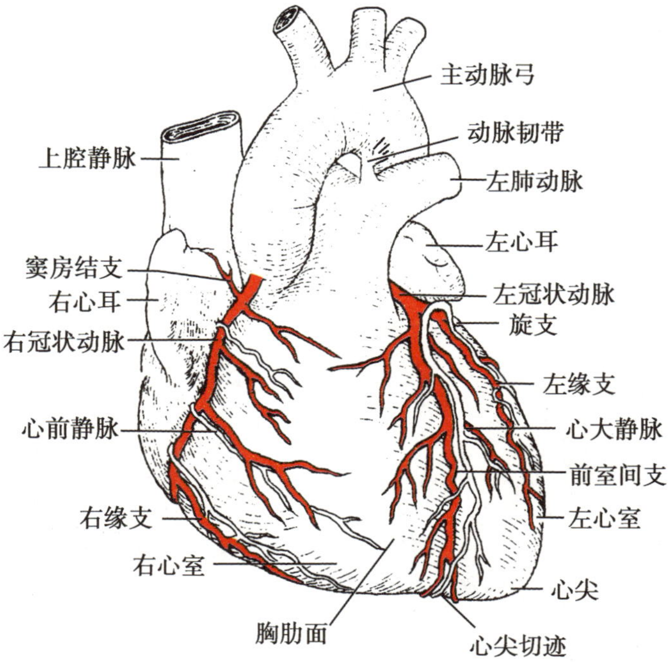

图 6-3　心的外形及血管(前面观)

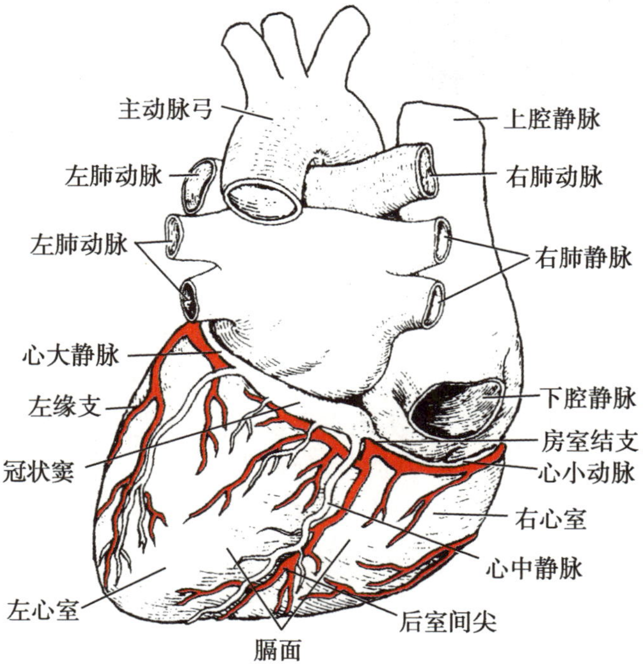

图 6-4　心的外形及血管(后面观)

(二)心腔的结构

心腔包括左心房(lef atrium)、右心房(right atrium)、左心室(left venticle)和右心室(right venticle)。左、右心房间有房间隔分隔，左、右心室间有室间隔分隔。同侧的心房与心室之间可借房室口相通,但左、右心房之间和左、右心室之间均不相通。

1. 右心房　壁薄,位于心的右上部(图6-5)。右心房有3个入口:上腔静脉口位于上方,引导上半身的静脉血回流到心;下腔静脉口位于下方,引导下半身的静脉血回流到心;冠状窦口位于右房室口与下腔静脉口之间,引导心壁的静脉血回流到心。右心房的出口为在右心房的前下部的右房室口,血液由此流进右心室。

在房间隔右心房侧的下部,有一卵圆形浅凹,称卵圆窝(oval fossa),是胎儿时期卵圆孔封闭后的遗迹。房间隔缺损多在此发生,是一种先天性心脏病。

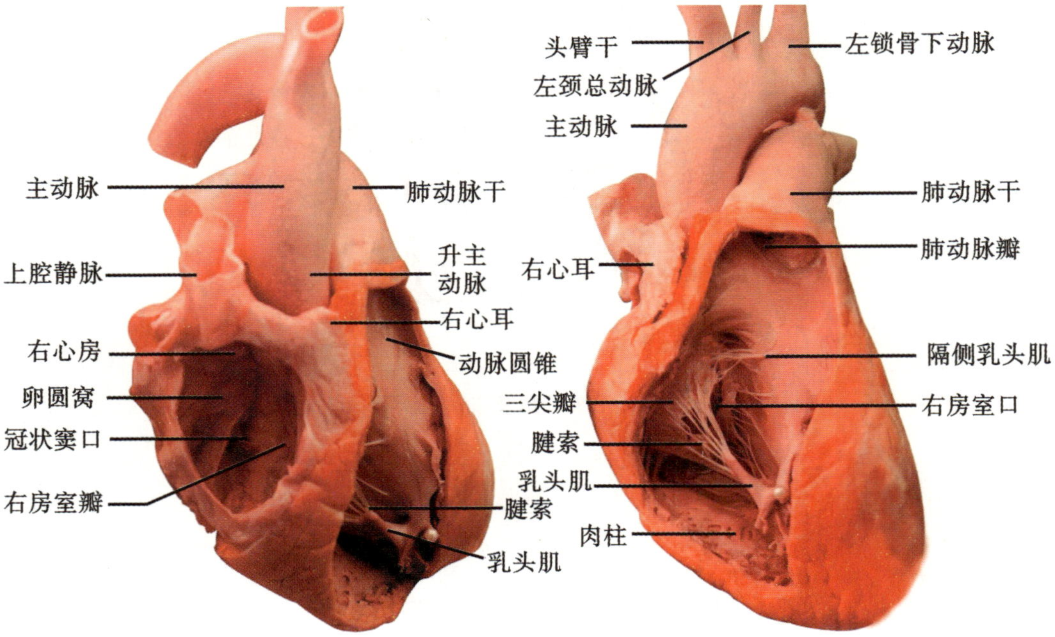

图6-5　右心房及右心室

2. 右心室　位于右心房的左前下方,室腔形似尖端向下的锥体状(图6-5)。

右心室的入口即为右房室口,有三个呈三角形的瓣膜附着于口周缘的纤维环上,为三尖瓣,又称右房室瓣。瓣膜的基底附于右房室口周围的纤维环,尖端向下突入右心室。流入道的内壁有许多肌性隆起,其中有3~4处呈锥状隆起突入室腔,称乳头肌。瓣的边缘有许多腱索与室壁的乳头肌相连。当右心室收缩时,血液推动三尖瓣,关闭右房室口,由于乳头肌的收缩,腱索的牵拉,使其相互对合,封闭右房室口,从而防止右心室内的血液逆流入右心房。右心室的出口为肺动脉口,通肺动脉干,有三个呈半月形的瓣膜附着于口周缘的纤维环上,称肺动脉瓣。当右心室收缩时,血流冲开肺动脉瓣射入肺动脉干;当右心室舒张时,由于肺动脉干内血液的回冲压力,肺动脉瓣充盈,肺动脉口关闭,阻止血液反流回右心室。

3. 左心房　为心外科常用的手术入路之一。位于右心房的左后方,是四个心腔中最靠后的一个腔,构成心底的大部(图6-6)。左心房后壁两侧各有两个入口,分别为左肺上、下静脉口和右肺上、下静脉口,左心房的出口,称左房室口,在左心房的前下部,通往左心室。

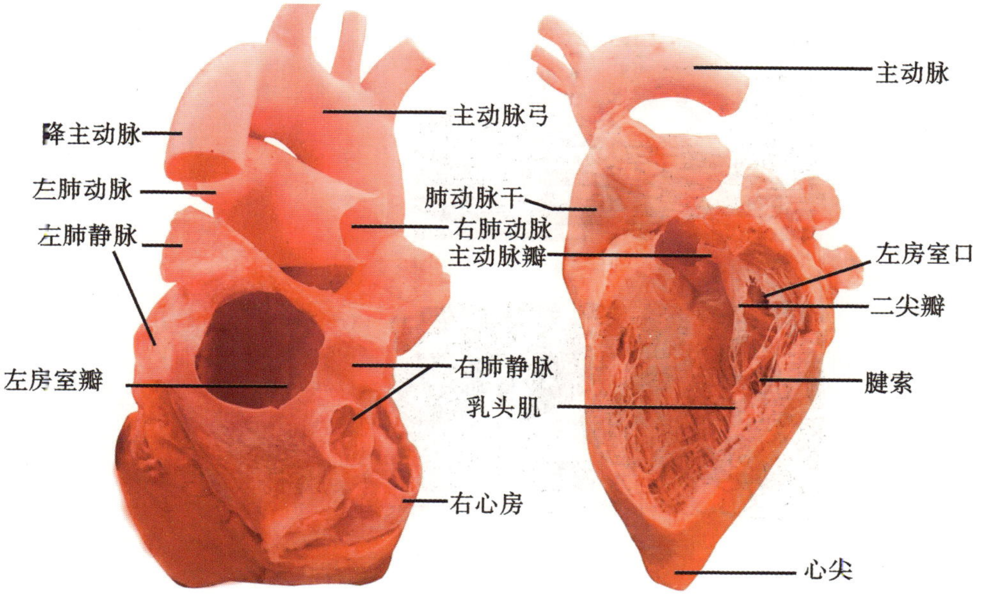

图 6-6 左心房及左心室

4. 左心室 部分位于右心室的左后下方(图 6-6),构成心尖及心的左缘,壁厚约为右室壁的三倍(图 6-6)。左心室的入口为左房室口,口周缘的纤维环上有两片呈三角形的瓣膜,称为二尖瓣,又称左房室瓣,瓣膜的游离边缘有许多腱索与室壁的乳头肌相连,其功能与三尖瓣相同。出口为主动脉口,在口周缘的纤维环上附有主动脉瓣,主动脉瓣相对的主动脉壁向外膨出,形成主动脉窦,可分为左窦、右窦和后窦。左、右窦的动脉壁上分别有左、右冠状动脉的开口。心像一个“血泵”,瓣膜类似泵的闸门,保证了心内血液的定向流动。当左心室收缩时,二尖瓣即关闭,与此同时,主动脉瓣被冲开,血液流入主动脉;当左心室舒张时,由于倒流的血液充盈,主动脉瓣关闭,从而防止血液从主动脉反流入左心室。

(三)心的构造

1. 心壁 心壁从外向内依次分为心外膜、心肌膜和心内膜三层(图 6-7)。

(1)心外膜 属于浆膜,即浆膜心包的脏层,被覆在心肌的外侧。其浅层为间皮,深层有少量的结缔组织,内有神经和血管等。

(2)心肌膜 由心肌构成,是心壁的主要组成部分,是心壁三层中最厚的一层。心房肌较薄,心室肌较厚,左心室肌最厚,其中左心室肌是右心室肌厚度的三倍。心纤维骨骼将心房肌与心室肌分开,使其分别附着于左、右房室口周围的纤维环上,因此,心房肌和心室肌不可同时收缩。

(3)心内膜 心内膜被覆于心面,是一种光滑薄膜,由内皮及其深面的结缔组织构成,是心壁的最内层。其结构包括内皮、内皮下层和心内膜下层,其中心内膜下层中含有浦肯野纤维(Purkinje fiber)。心内膜折叠即形成心的瓣膜,比如:心内膜在房室口和动脉口处分别折叠形成房室瓣和动脉瓣。

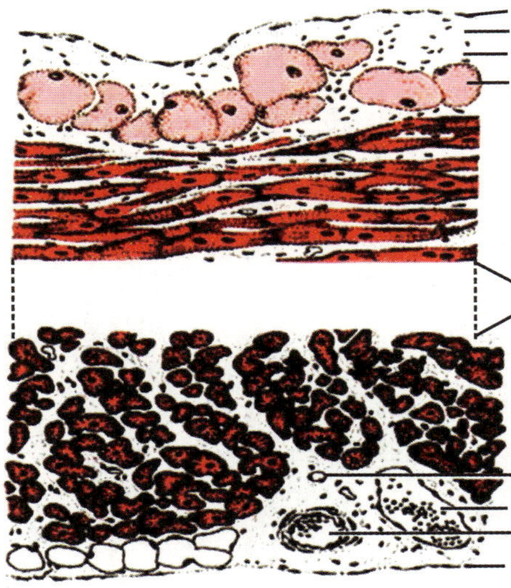

图 6-7　心壁结构仿真示意

2. 心间隔　心间隔包括房间隔和室间隔。房间隔将左、右心房分隔开，连接着左、右心房肌，因此左、右心房同时舒缩；室间隔将左、右心室分隔开，连接着左，右心室肌，因此左、右心室同时舒缩。室间隔的上部为膜部，其余大部分为肌部，膜部是室间隔缺损的好发部位（图 6-8）。

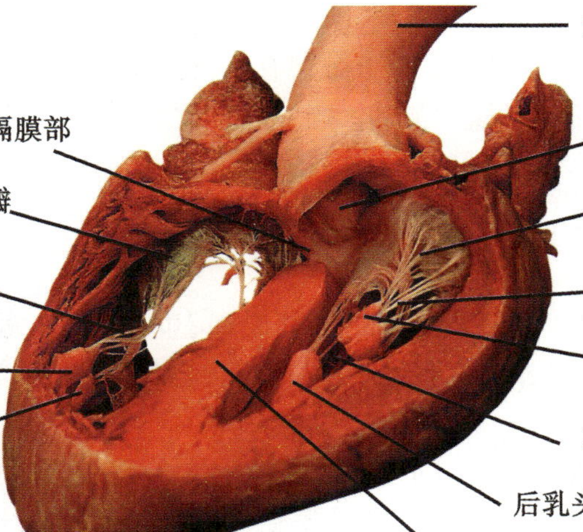

图 6-8　房间隔和室间隔

（四）心的传导系统

心的传导系统由特殊分化的心肌细胞构成，它能自动发生节律性兴奋，传导冲动，从而引起心的节律性收缩。包括窦房结，房室结，房室束及左、右束支，浦肯野纤维网等（图 6-9）。

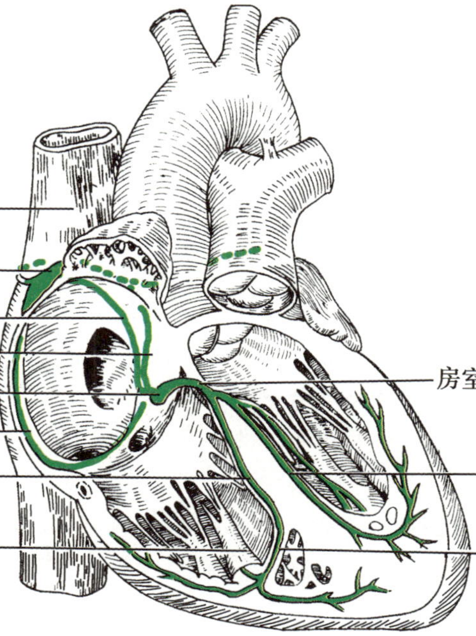

图 6-9　心的传导系统

1. 窦房结　位于上腔静脉与右心房交界处的前方，心外膜深面，呈椭圆形，是心的正常起搏点。

2. 房室结　位于冠状窦口前上方的心内膜深面，右侧房间隔的下部，呈扁椭圆形。其主要的功能是将窦房结的兴奋传到心室，但传导较慢，是心脏兴奋的潜在起搏点。

3. 房室束　又称希氏(His)束，房室束自房室结发出，在室间隔内下降，下降至室间隔肌部上缘时分为左束支和右束支，分别沿室间隔两侧心内膜的深面下降至左、右心室内。最后分散为细小的浦肯野纤维网并与一般的心肌纤维相连接。

4. 浦肯野纤维　左、右束支的分支在心内膜下交织，形成心内膜下浦肯野纤维网，与心室肌纤维相连。由窦房结发出的节律性兴奋，经心传导，心房肌先兴奋，与此同时由优势传导通路传向心室肌，从而引起心房肌与心室肌有序且有节律性地收缩。

(五)心的血管

1. 心的动脉　营养心的动脉是左、右冠状动脉，从升主动脉根部发出。

(1)右冠状动脉　右冠状动脉(right coronary artery)起自主动脉根部的前壁，沿冠状沟向右下行绕过心的右缘，到心的膈面之后，分为两支:左室后支分布在左心室的后壁；后室间支沿后室间沟下行分布，并与前室间支吻合。右冠状动脉主要分布于右心房、右心室、左心室的后壁小部分、室间隔的后下部、窦房结和房室结等处。若右冠状动脉阻塞，常引起左室后壁心肌梗死及房室传导阻滞。

(2)左冠状动脉　左冠状动脉(left cornary artey)起自主动脉根部的左后壁，沿左前方行进至冠状沟处，分为前室间支和旋支。前室间支沿前室间沟下行，并向左、右及深面发出分支，分支供应左心室前壁、部分右心室前壁及室间隔的前上部。旋支沿冠状沟向左行至心的膈面，供应左心室的侧壁、后壁以及左心房等处。冠心病便是由于冠状动脉或其分支病变引起血管腔狭窄，导致心肌血液供应不足所造成的心脏病变。

2. 心的静脉　多与动脉伴行，可经 3 条途径回流。主要属支包括心大静脉、心中静脉和心小静脉，最终汇入位于冠状沟后部的冠状窦。大部分静脉血由冠状窦收集后，经冠状窦口注入右心房。

★知识拓展

冠心病的康复

冠心病即冠状动脉性心脏病，是冠状动脉粥样硬化性心脏病的简称，是由于冠状动脉或其分支病变引起血管腔狭窄，导致心肌缺血、缺氧或坏死所造成的心脏病变。

冠心病的康复可分为三期康复。

Ⅰ期：住院期（3～7 d）发生急性心血管事件后（心肌梗死、心绞痛的发生、由于冠心病急诊住院、冠脉搭桥或冠脉介入手术，或第一次诊断为心衰）。康复治疗目标（原则）：能够进行一般家庭活动而不出现心血管症状，低水平运动试验阴性，正常节奏连续行达200 m、上下1～2层楼无症状。

Ⅱ期：出院早期（5～6周）从出院开始至病情稳定性完全确立5～6周，介于急性与陈旧性心梗之间，即瘢痕形成的时间，瘢痕形成前有恶化的可能性，之后病情可长期处于稳定状态。康复原则：出院早期瘢痕尚未形成，进行较大强度运动的危险较大，在出院前运动试验基础上，确保安全前提下，按运动处方从低水平的体力训练开始，使体力恢复到病前水平。

Ⅲ期：稳定期（3个月至终生维持）病情处于较长期的稳定状态，一般自急性心肌梗死、手术或介入治疗2～3个月开始，包括陈旧性心肌梗死、稳定型心绞痛、隐性冠心病，需长期维持运动训练和良好的生活方式，持之以恒。康复原则：个体化、循序渐进、持之以恒、兴趣性、全面性。

（六）心包

心包（pericardium）是包在心和大血管根部周围的膜性囊，包括纤维性心包和浆膜性心包（图6-10）。心包具有保护心和防止心的过度扩大的作用，可以保持血容量的恒定。

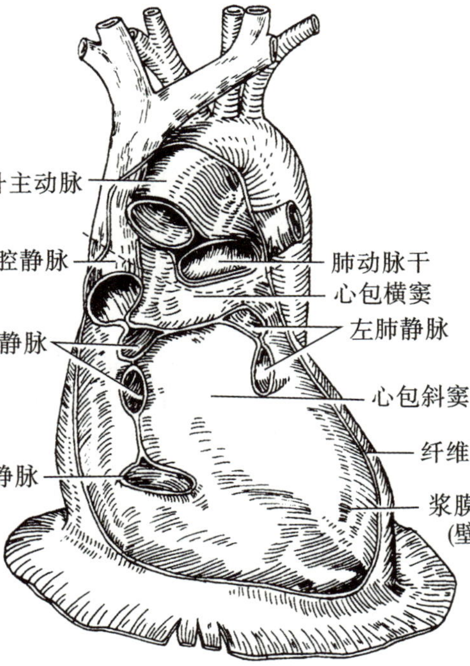

图6-10　心包

1. 纤维性心包　是坚韧的结缔组织囊，其上方与出入心的大血管外膜相移行，下方则与膈的中心腱紧密相连。

2. 浆膜性心包　分为壁层和脏层。壁层紧贴着纤维心包的内面；脏层即心外膜。脏层和壁层在出入心的大血管根部互相移行，两层之间的潜在性腔隙称心包腔，内含少量浆液，起润滑作用，可减少心搏动时的摩擦。

(七)心的体表投影

1. 心外形体表投影　可用四点及其间的连线来确定(图6-11)。

(1)左上点　位于左侧第2肋软骨下缘,距胸骨左缘约1.2 cm。

(2)右上点　位于右侧第3肋软骨上缘,距胸骨右缘约1 cm。

(3)右下点　位于右侧第6胸肋关节处。

(4)左下点　位于左侧第5肋间与左锁骨中线的交点内侧1~2 cm(或距前正中线7~9 cm处)。

左、右上点连线为心的上界,左、右下点连为心的下界、右上点与右下点之间微向右凸的弧线为心的右界,左上点与左下点之间微向左凸的弧线为心的左界。

2. 心瓣膜的体表投影

(1)肺动脉瓣(肺动脉口)　在左侧第3胸肋关节的稍后方,部分位于胸骨之后。

(2)主动脉瓣(主动脉口)　在胸骨左缘第3肋间隙,部分位于胸骨之后。

(3)二尖瓣(左房室口)　在左侧第4胸肋关节处及胸骨左半的后方。

(4)三尖瓣(右房室口)　在第4肋间隙胸骨正中线的后方。

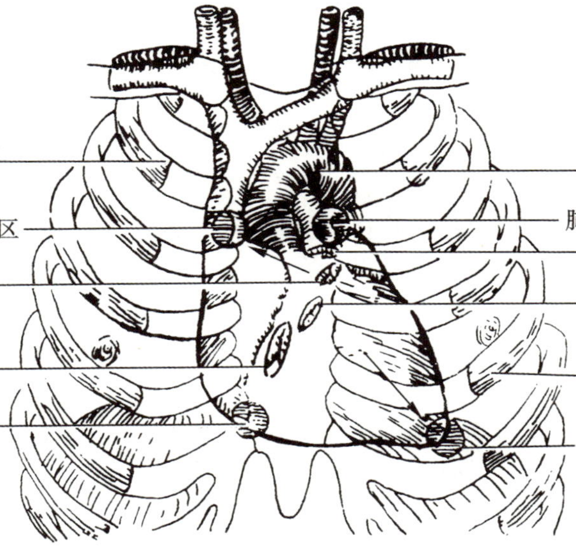

图6-11　心的体表投影

三、血管

(一)血管的类型及微细结构

血管包括动脉(artery)、静脉(vein)和毛细血管(capillary)三类,根据管径的大小,动脉和静脉都可以分为大、中、小三级。

1. 动脉　是引导血液离心的血管。在行程中沿血液方向不断分支,管径由大变小,最后移行为毛细血管。通常根据管径的大小,将动脉分为大动脉、中动脉、小动脉和微动脉四级。大动脉是指接近心的动脉,管径最粗,如主动脉和肺动脉等;管径小于1 mm的动脉属小动脉,其中接近毛细血管的小动脉称微动脉;管径介于大、小动脉之间的属中动脉,如桡动脉和尺动脉等。它们的管壁结构基本相似,都可以分为内膜、中膜、外膜,尤以中动脉的管壁结构为典型。

(1)内膜　是位于管壁的最内层、最薄的膜,由一层内皮和少量结缔组织构成。内皮游离面光滑,可减少血流的阻力。中动脉的内膜靠近中膜处还有较明显的波浪状的内弹性膜,大动脉有内弹性膜,但不明显。

(2)中膜　最厚,由平滑肌、弹性纤维、胶原纤维等构成。大动脉的中膜以弹性纤维为主,其管壁有较大的弹性,因此大动脉也称为弹性动脉(图 6-12)。中、小动脉以平滑肌为主,中动脉的中膜含有 10 ~40 层环行平滑肌;小动脉的中膜含有 3 ~9 层环行平滑肌,因此中动脉和小动脉也称为肌性动脉(图 6-13)。小动脉平滑肌的舒缩,不仅可明显改变血管的口径,也可改变血流的外周阻力,影响血压。

(3)外膜　较薄,由结缔组织构成,内有血管和神经。中动脉的外膜近中膜处有明显的外弹性膜,大动脉有外弹性膜,但不明显。

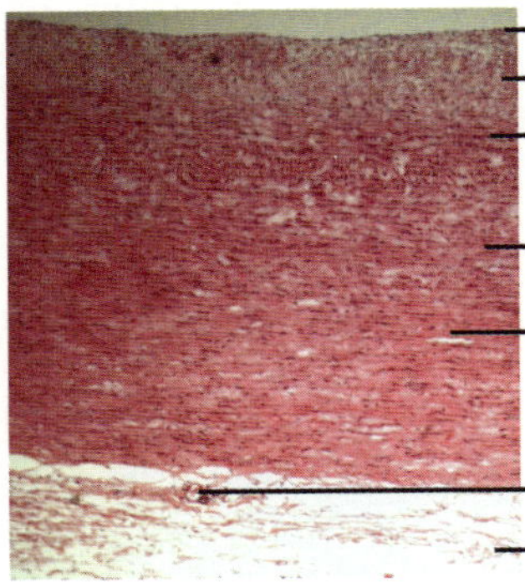

图 6-12　大动脉的微细结构

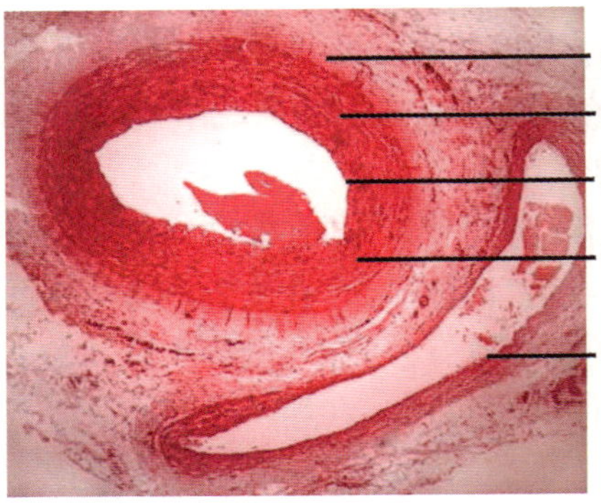

图 6-13　中动脉和中静脉的微细结构

2. 静脉　静脉起自毛细血管的静脉端,在回心的过程中,管径逐渐变大,最终形成大静脉注入右心房,是引导血液流回心房的血管。与各级相应的动脉做对比,静脉的管径较大,大静脉的管径大于 10 mm,如上腔静脉和下腔静脉等;管径小于 2 mm 的静脉属小静脉,其中与毛细血管相连的小静脉称微静脉;管径介于大、小静脉之间的属中静脉,管壁相对较薄,其管壁也分内膜、中膜和外膜,但三层的分界不明显。

3. 毛细血管　是极微细的血管,其分支很多,分支相互连成网状,除软骨、角膜、牙釉质、毛发等结构外,遍布全身各处。

(1)毛细血管的构造特点　管壁结构简单,壁薄,仅由一层内皮细胞和基膜构成,因此具有一定的通透性,有利于血液与组织细胞之间进行物质交换。

(2)毛细血管的分类　在电镜下,根据毛细血管的结构特点,可将其分为连续毛细血管、有孔毛细血管和窦状毛细血管三类(图 6-14)。

(二)肺循环的血管

1. 肺循环的动脉　包括肺动脉干及其分支。肺动脉干(pulmonary trunk)是一短而粗的动脉干,起自右心室,向左后上方斜行至主动脉弓的下方,分为左、右肺动脉。肺动脉在肺实质内反复分支,最后形成肺泡毛细血管网。

在肺动脉干分叉处与主动脉弓下缘之间有一条短的纤维结缔组织索,称动脉韧带,是胎儿时期动脉导管闭锁后的遗迹。若动脉导管在出生后 6 个月尚未闭锁,则称动脉导管未闭,也为先天性心脏病之一。

2. 肺循环的静脉　肺静脉(pulmonary vein)无静脉瓣,左右各两条,分别为左肺上、下静脉和右肺上、下静脉,均起始于肺泡毛细血管网的静脉端,在肺内由各级静脉血管逐级汇合,出肺门后注入左心房。

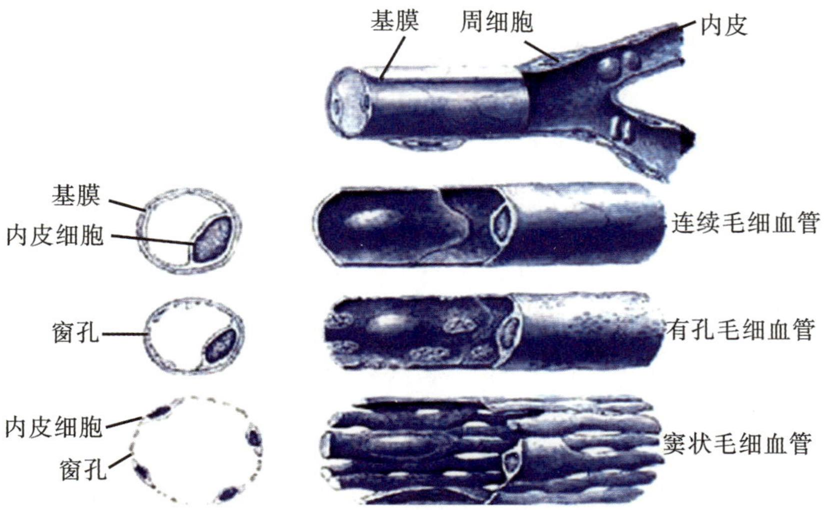

图 6-14　毛细血管类型模式

（三）体循环的血管

1. 体循环的动脉　由主动脉及其各级分支组成。体循环的动脉主干为主动脉，主动脉粗而长，自左心室发出，先向右上行继而弓形弯向左后方，再沿脊柱下行，在膈的主动脉裂孔处进入腹腔，于第 4 腰椎体的下缘平面处分为左、右髂总动脉。根据其行程，主动脉以胸骨角平面分为三段，即升主动脉、主动脉弓和降主动脉，降主动脉以膈为界，又分为胸主动脉和腹主动脉。

升主动脉位于胸骨左缘的后方，是主动脉发出后向前右上行的一段。其平对第 3 肋间隙，自左心室沿右前上方斜行，至右侧第 2 胸肋关节后方移行为主动脉弓。其分支有左、右冠状动脉，分布于心。

主动脉弓位于胸骨柄的后方，是主动脉向左后方弯曲呈弓形的部分。其续于升主动脉，弓形弯向左后下方，跨越左肺根达第 4 胸椎体下缘处移行为降主动脉。在主动脉弓的凸侧向上从右向左发出 3 个分支，依次为头臂干、左颈总动脉和左锁骨下动脉。头臂干粗而短，向右上斜行，行至右胸锁关节的后方分为右颈总动脉和右锁骨下动脉。主动脉弓的分支主要分布于头颈部和上肢，其壁内含有压力感受器，称主动脉窦，具有调节血压的功能。主动脉弓的稍下方有 2～3 个粟状小体，称主动脉小球，属化学感受器，能感受血液中二氧化碳和氧浓度的变化，参与呼吸的调节。

降主动脉为最长的一段，上接主动脉弓，是主动脉在胸、腹腔内的下行段。其沿胸椎体前面下降，穿过膈的主动脉裂孔，以膈为界分为胸主动脉和腹主动脉，这二者的分支主要分布于胸部（心除外）和腹部。降主动脉的终末分支称左、右髂总动脉，分支主要分布于盆部和下肢。

（1）头、颈部的动脉　颈总动脉为头颈部的动脉主干。颈总动脉与位于其外侧的颈内静脉以及位于其后侧的迷走神经共同被包于颈动脉鞘内。两侧颈总动脉均经同侧胸锁关节的后方，上行于气管、食管和喉的外侧，在甲状软骨上缘平面处分为颈外动脉和颈内动脉。

在颈总动脉的分叉处有两个重要结构：颈动脉窦和颈动脉小球。颈动脉窦是颈总动脉末端与颈内动脉起始处的管径稍膨大的部分。窦壁内有压力感受器，当机体血压升高时，刺激此处感受器可反射性地造成心跳减慢。颈动脉小球为红棕色的扁卵圆形小体，属化学感受器，能感受血液中二氧化碳浓度的变化，具有反射性地调节呼吸运动的作用。

颈外动脉（图 6-15）发自颈总动脉，在胸锁乳突肌的深面上行，入腮腺实质，在达下颌高度处分为颞浅动脉和上颌动脉两个终支。颈外动脉的主要分支如下。

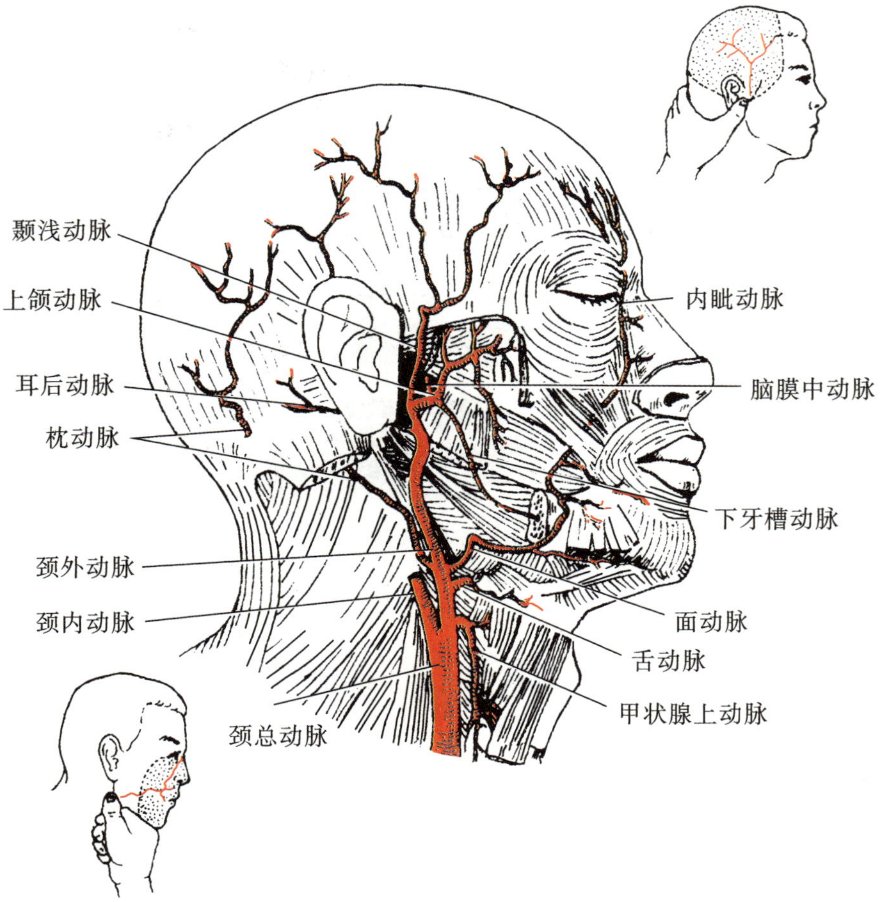

图 6-15 颈外动脉及其分支

1）甲状腺上动脉 自颈外动脉的起始部发出，向前下方行进，其分支分布于甲状腺上部和喉。

2）舌动脉 自平舌骨大角处分出，向前内行进，其分支分布于舌、舌下腺和腭扁桃体。

3）面动脉 自舌动脉稍上方分出，沿下颌下腺深面向前行进至咬肌止点前缘，绕过下颌体下缘行至面部，后经口角和鼻翼的外侧向上内方行进至内眦处，改称为内眦动脉。其分支分布于腭扁桃体、下颌下腺和面部软组织等处。

4）颞浅动脉 沿耳屏前方和颧弓根部的浅面上行，其分支分布于额、顶、颞部软组织。可在外耳门前方触及颞浅动脉的搏动，当头前外侧部出血时，可在此处压迫止血。

5）上颌动脉 位于下颌支的深面，自下颌颈深面分出，向内前方行进。其分支分布于咀嚼肌、上下颌牙齿及牙龈、颊、扁桃体、鼻腔及硬脑膜窦等处。其主要分支有脑膜中动脉。

颈内动脉自颈总动脉发出，在颈部无分支。经咽的外侧垂直上行至颅底，继而经颈动脉管入颅腔，其分支及属支分布于脑及视器等处。

（2）上肢的动脉 腋动脉是其主干，在第 1 肋的外侧缘处续于锁骨下动脉。

锁骨下动脉（图 6-16）呈弓形弯曲，沿肺尖内侧行，经胸膜顶的前方至颈根部，穿斜角肌间隙，至第 1 肋外侧缘处移行为腋动脉。其分支分布于脑、颈、肩和胸壁等处，主要分支有椎动脉、胸廓内动脉、甲状颈干等。

腋动脉（图 6-17）位于腋窝内，是锁骨下动脉的延续，在第 1 肋的外侧缘处续于锁骨下动脉。沿外下方走行，在臂部移行为肱动脉。腋动脉的分支较多，主要分布于肩部、背部、胸壁和乳房等处。

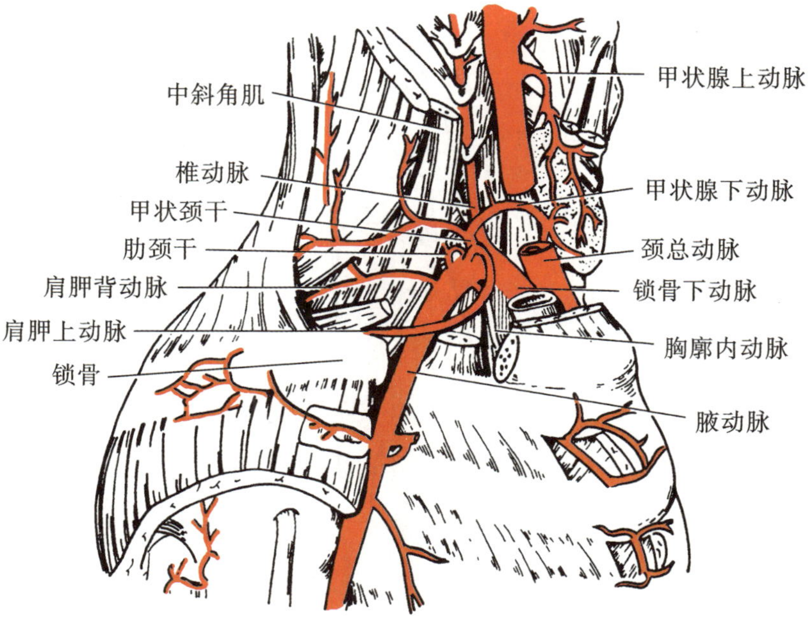

图 6-16　锁骨下动脉及其分支

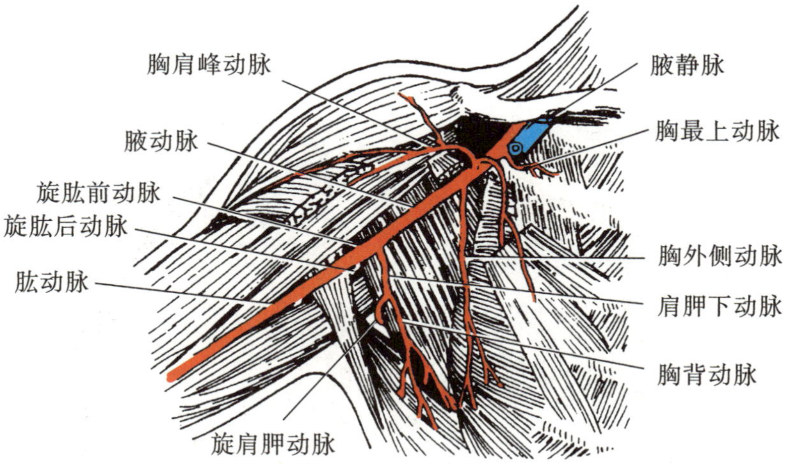

图 6-17　腋动脉及其分支

肱动脉(图 6-18)是腋动脉的直接延续,沿肱二头肌的内侧缘与正中神经向下伴行,在肘窝深部分为桡动脉和尺动脉。肱动脉的分支分布于臂部和肘关节。肱动脉在肘窝稍上方和肱二头肌腱的内侧位置表浅,可触及其搏动,是测量血压时的听诊部位。当上肢远侧部大出血时,可在臂中部的内侧将肱动脉压向肱骨止血。

桡动脉在肘窝处起自肱动脉,沿肱桡肌与旋前圆肌和桡侧腕屈肌之间下行,经腕部到达手掌。其分支分布于前臂和手。桡动脉在前臂远端桡侧腕屈肌肌腱的外侧位置表浅,可触及其搏动,为诊脉的常见部位,也是临床触摸和记数脉搏的常用部位。

尺动脉在肘窝处起自肱动脉,在尺侧腕屈肌与指浅屈肌之间下行,斜向内下方,经豌豆骨外侧至手掌,其分支主要分布于前臂尺侧。

掌浅弓和掌深弓是由桡动脉与尺动脉的分支和终支到手掌互相吻合而成,其分支分布于手掌和手指。当手指出血时,于手指根部的两侧处同时进行压迫,即可止血。

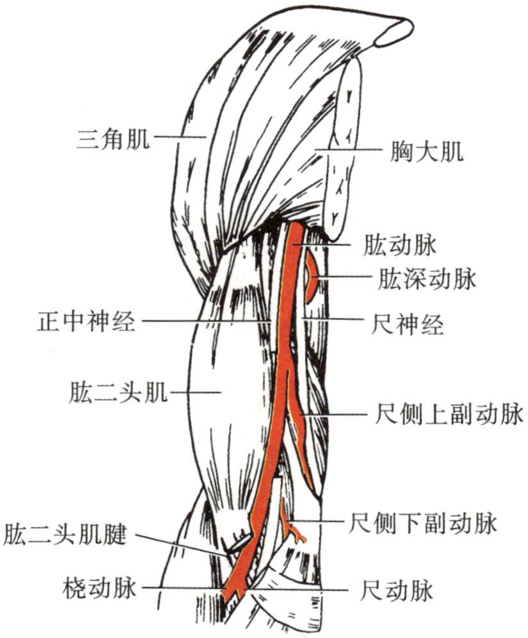

图 6-18　肱动脉及其分支

(3)胸部的动脉　其主干为胸主动脉(图 6-19)。其分支可分为脏支和壁支。

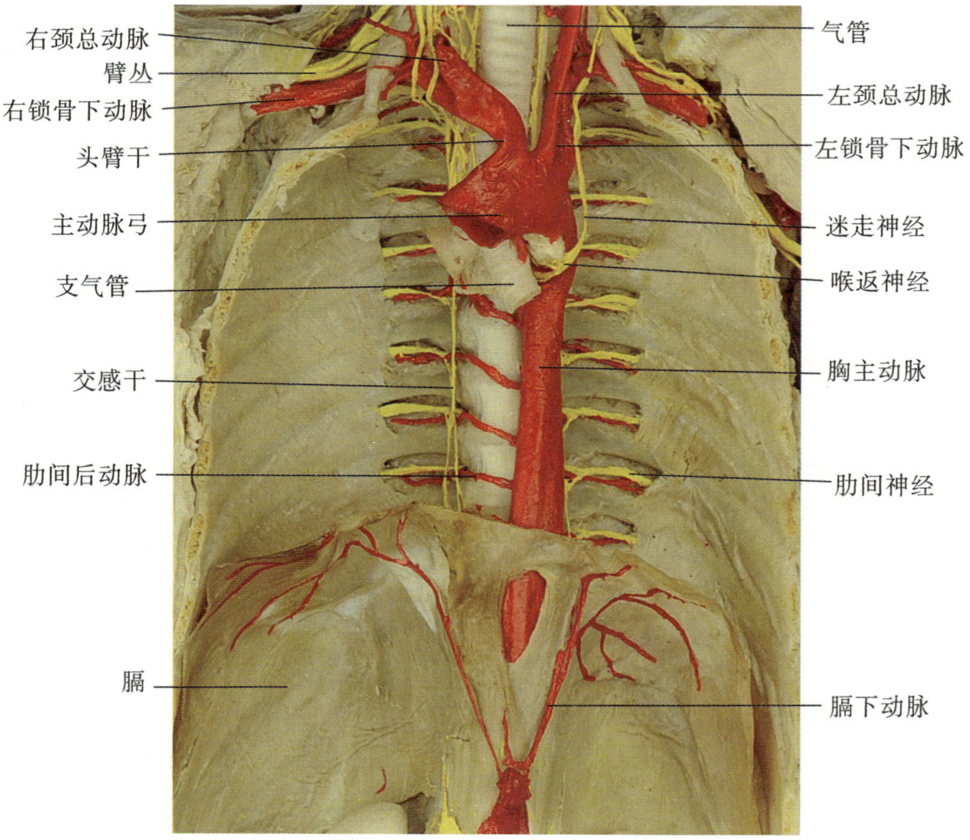

图 6-19　胸主动脉及其分支

1)脏支 较细小,主要有食管支、支气管支及心包支,可分别营养食管、气管、主支气管、肺、心包等。

2)壁支 主要有肋间后动脉和肋下动脉。肋间后动脉位于肋间隙内,共9对,沿第3~11对肋间隙内走行。肋下动脉行于第12对肋下缘处。其分支主要分布于胸、腹壁的肌肉、背部、脊髓和皮肤等。

(4)腹部的动脉 腹部的动脉主干为腹主动脉(图6-20),位于脊柱的前方。其分支分为脏支和壁支,相对而言,脏支远较壁支粗大。

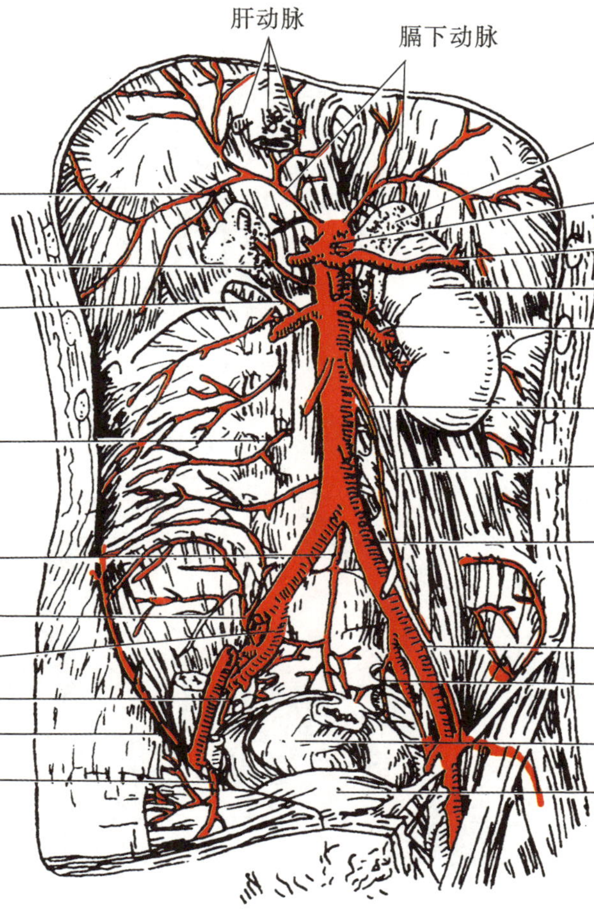

图6-20 腹主动脉及其分支

1)壁支 主要有腰动脉和膈下动脉。腰动脉共4对,分支分布在腹后壁、背肌和脊髓等处。膈下动脉共1对,分布在膈,继而发出肾上腺上动脉到肾上腺。

2)脏支 有不成对的和成对的2种。

不成对的脏支有腹腔干、肠系膜上动脉和肠系膜下动脉。

腹腔干(图6-21,图6-22):为一短干,起自腹主动脉的前壁,位于主动脉裂孔的稍下方,随即分支为胃左动脉、肝总动脉和脾动脉。分支主要分布在食管的腹段、肝、胆囊、胰、脾、胃、十二指肠和网膜等处。

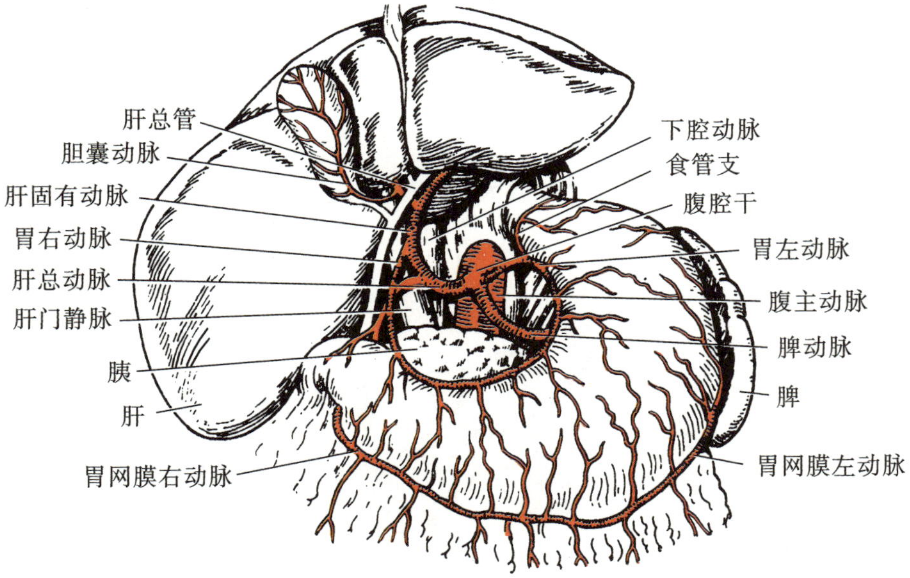

(1)胃前面

图 6-21 腹腔干及其分支(胃前面)

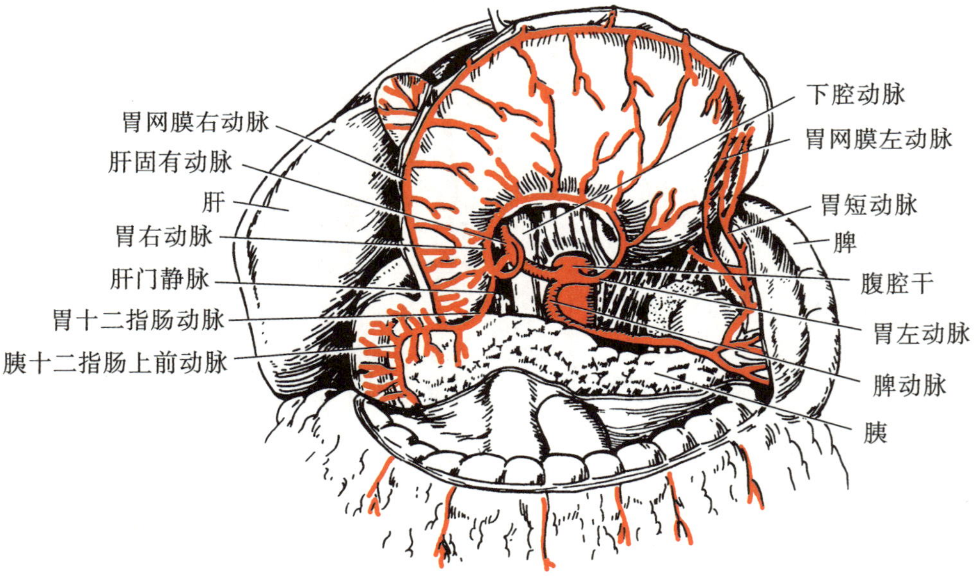

(2)胃后面

图 6-22 腹腔干及其分支(胃后面)

肠系膜上动脉(图 6-23):位置在腹腔干起始处的稍下方,起自于腹主动脉的前壁,约平第 1 腰椎,继而向下行进入小肠系膜根内。其主要分支包括空肠动脉、回肠动脉、回结肠动脉、右结肠动脉和中结肠动脉,主要分支分布于胰、十二指肠至结肠左曲的肠管。

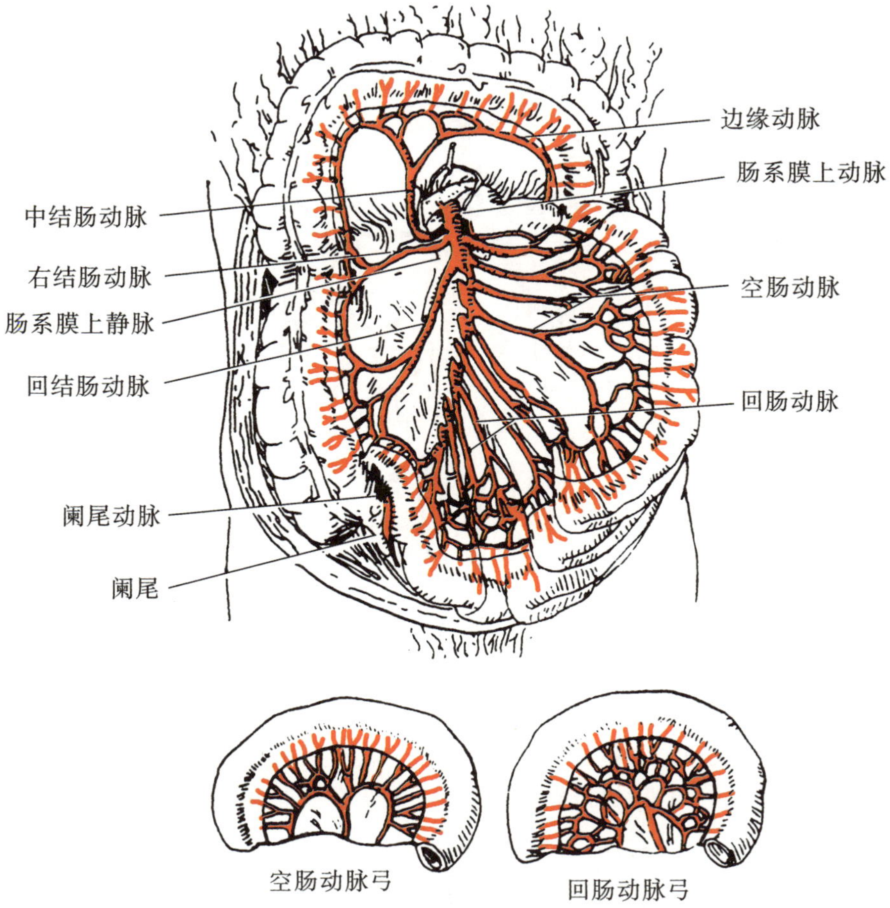

图 6-23　肠系膜上动脉及其分支

肠系膜下动脉(图 6-24):位置约在第 3 腰椎高度,起自腹主动脉的前壁,向左下方行,主要分支包括左结肠动脉、乙状结肠动脉和直肠上动脉,其主要分支分布于结肠左曲以下到直肠上部的消化管。

成对的脏支主要有肾上腺中动脉、肾动脉和睾丸动脉。

肾上腺中动脉:起自腹主动脉的侧壁,分支分布于肾上腺中部。

肾动脉:平对第 2 腰椎体,起自腹主动脉,横行向外行,分数支经过肾门入肾。其在入肾前还发出肾上腺下动脉,分支分布于肾上腺。

睾丸动脉:细而长,自肾动脉起始处的稍下方发出,沿腰大肌前面斜向外下方行,经腹股沟管进入阴囊,其分支分布于睾丸和附睾。对女性而言,此动脉为卵巢动脉,分布于卵巢和输卵管。

(5)盆部的动脉　其主干为髂内动脉,由髂总动脉在骶髂关节的前方发出,其左、右各一。髂总动脉在平第 4 腰椎高度的位置,自腹主动脉分出,沿腰大肌内侧向外下方行,在骶髂关节的前方分为髂内动脉和髂外动脉。

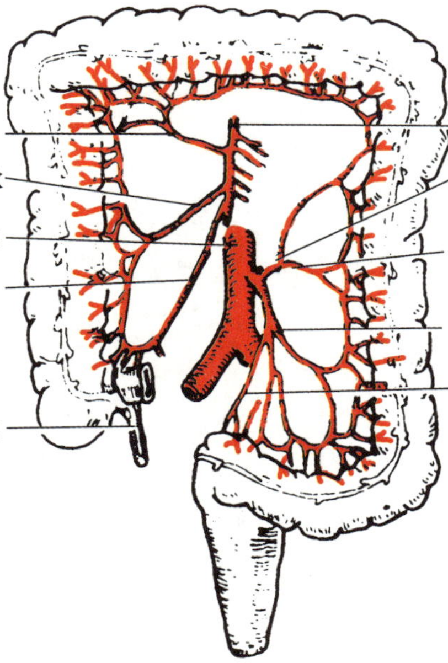

图 6-24 肠系膜上、下动脉及其分支

1）髂内动脉　为一短干，下行入骨盆腔，发出脏支和壁支（图 6-25，图 6-26）。脏支包括膀胱上动脉、膀胱下动脉、直肠下动脉、子宫动脉、阴部内动脉等，分支主要分布于盆腔脏器、肛区和外生殖器等处。壁支包括闭孔动脉、臀上动脉、臀下动脉，分支主要分布于盆壁、臀部等处。

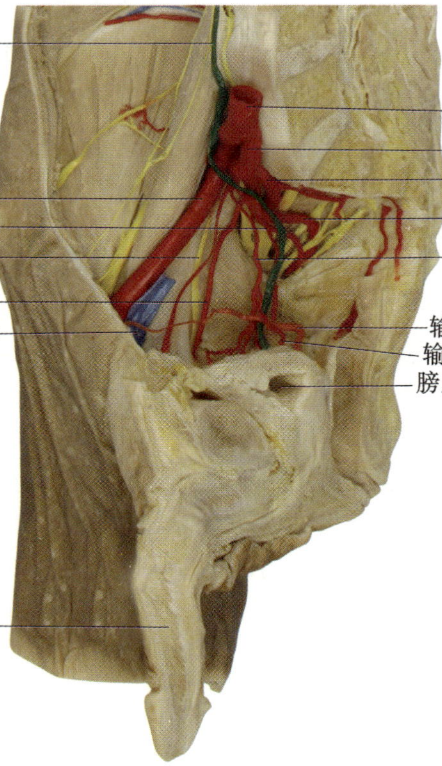

图 6-25 盆部的动脉（右侧 男性）

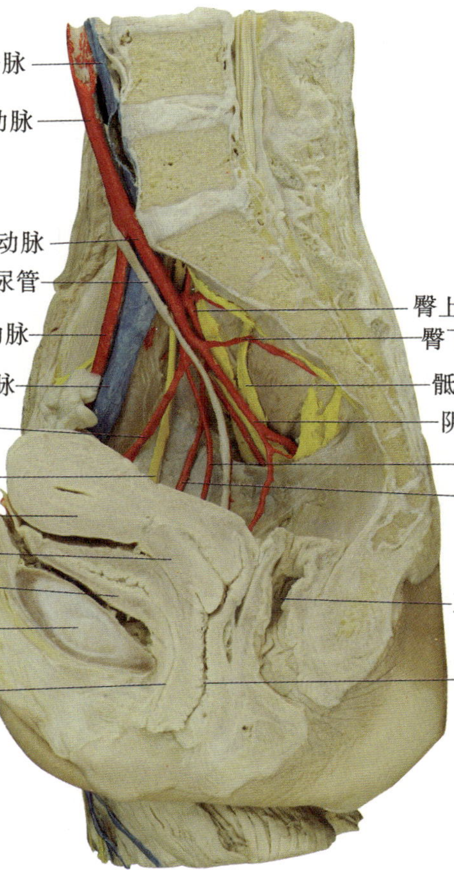

图 6-26　盆部的动脉(右侧 女性)

2)髂外动脉　沿腰大肌内侧缘向下行,在腹股沟韧带的深面移行为股动脉。

髂外动脉在腹股沟韧带上方发出腹壁下动脉,腹壁下动脉经腹股沟管深环的内侧,斜向内上方行,继而进入腹直肌鞘内,分支分布于腹直肌。

(6)下肢的动脉　其主干为股动脉,续于髂外动脉。

1)股动脉　在股三角内下行,自收肌腱裂孔出,后至腘窝,移行为腘动脉(图 6-27)。其分支主要分布于股部及髋关节。在腹股沟韧带中点稍向内侧的下方,即为股动脉的位置,在此处可触及其搏动。当下肢出血时,可在此处将股动脉压向耻骨止血,股动脉也是动脉穿刺和插管最方便的血管。

2)腘动脉　沿腘窝深部下行,在腘肌下缘处可分为胫后动脉和胫前动脉(图 6-28)。其主要分支分布于膝关节及其附近诸肌。

3)胫前动脉　自腘动脉发出后,向前方行,穿骨间膜到小腿肌前群之间转而下行,在踝关节前方移行为足背动脉。当足背出血时,可以在内外踝连线的中点处压迫足背动脉进行止血。胫前动脉和足背动脉分支主要分布于小腿肌前群和足背、足趾等处。

4)胫后动脉　沿小腿肌后群浅、深两层之间下行,后经内踝后方到足底,在此处分为足底内侧动脉和足底外侧动脉两终支。胫后动脉分支主要分布于小腿肌外侧群、后群和足底肌处。

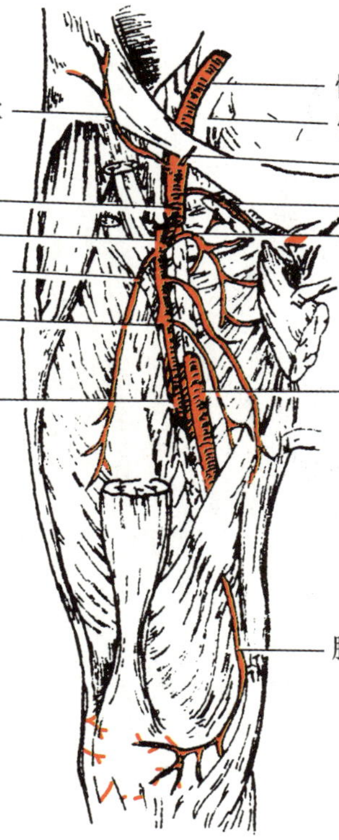

图 6-27　股动脉及其分支

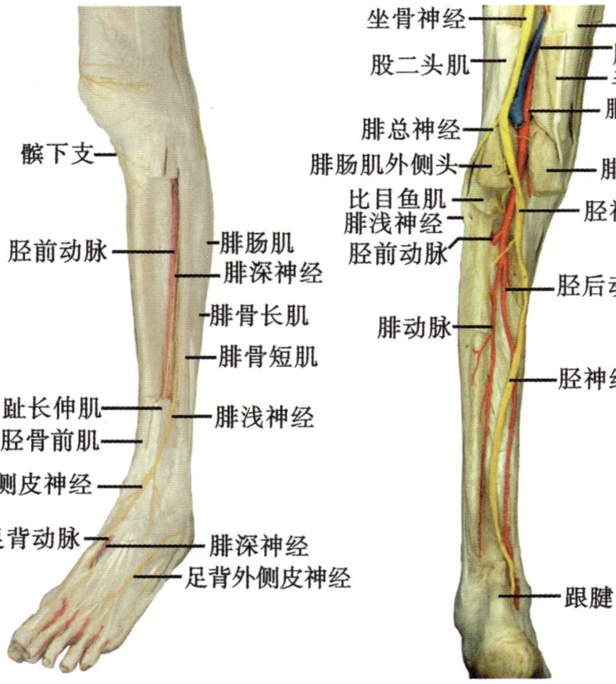

图 6-28　胫后动脉和胫前动脉

2. 体循环的静脉　体循环的静脉分为上腔静脉系、心静脉系和下腔静脉系三部分。

（1）上腔静脉系　由上腔静脉及其属支组成，其主要功能为收集头、颈、胸部（心除外）和上肢等上半身的静脉血。

上腔静脉（superior vena cava）（图6-29）是由左、右头臂静脉在右侧第1胸肋连结处后方汇合而成，沿升主动脉右侧向下行，在右侧第3胸肋关节下缘处注入右心房，在注入前，收集奇静脉的血。头臂静脉是由锁骨下静脉和颈内静脉在胸锁关节的后方汇合而成，汇合处的夹角称之静脉角。头臂静脉主要功能为收纳头颈部、上肢以及部分胸壁的静脉血。

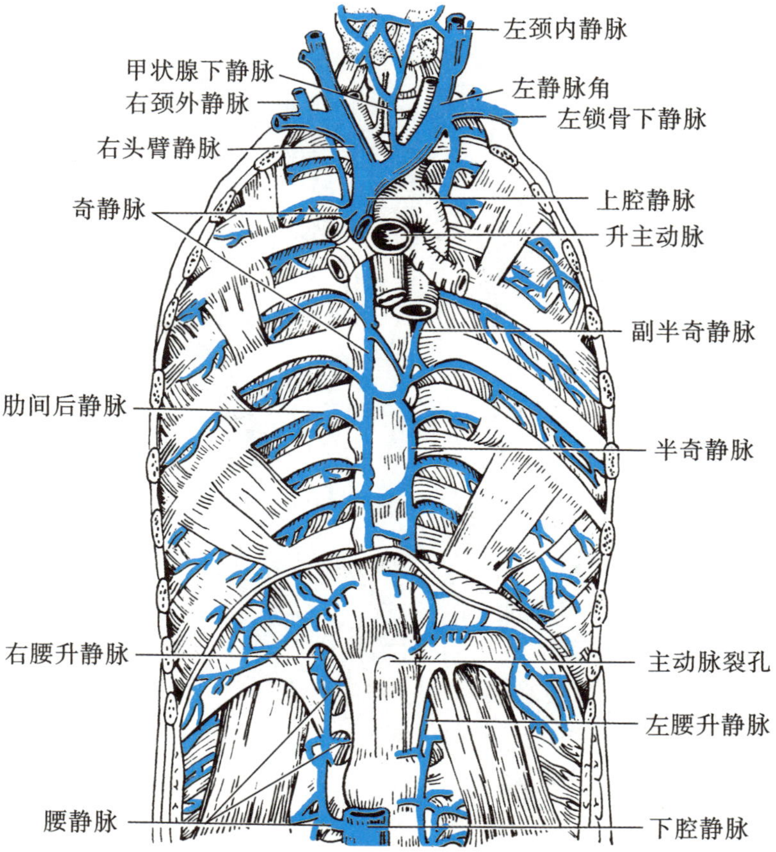

图6-29　上腔静脉

1）头颈部的静脉　头颈部的静脉主干包括颈内静脉、颈外静脉及其属支（图6-30）。

颈内静脉是头颈部最大的静脉主干，起自颅底的颈静脉孔，伴颈内动脉和颈总动脉的外侧向下行，行至胸锁关节后方处与锁骨下静脉汇合成头臂静脉。颈内静脉的属支包括颅内支和颅外支两种。

颅内支的主要功能为通过硬脑膜窦收集脑、脑膜、视器、前庭蜗器及颅骨的血液。

颅外支的主要功能为收集面部、颈部、咽和甲状腺的血液。

其颅外支属支主要包括：①面静脉。续于内眦静脉，与面动脉伴行，在下颌角的下方与下颌后静脉的前支汇合，后至舌骨大平面注入颈内静脉。面静脉收集静脉血，通过内眦静脉、眼静脉及面深静脉等与颅内的海绵窦相交通，而在口角以上缺乏静脉瓣，因此，当面部尤其是鼻根到两侧口角的三角区内发生化脓性感染时，若处理不当（如挤压等）细菌即可沿上述交通途径至海绵窦，从而引起颅内的继发感染。临床上常称此区为“危险三角”。②下颌后静脉。由颞浅静脉和上颌静脉在腮腺内交汇而成，向下行可分为前、后两支，前支汇合成面静脉，后支汇合成颈外静脉。

颈外静脉是颈部最大的浅静脉，由耳后静脉、枕静脉和下颌后静脉的后支在耳下方处汇合而成，沿胸锁乳突肌浅表面下行，在锁骨中点上方穿过颈深筋膜，后注入锁骨下静脉。其功能为收集耳郭、枕部及颈前区浅层的静脉血。颈外静脉位置表浅，因此在临床上，常选作静脉穿刺的部位。

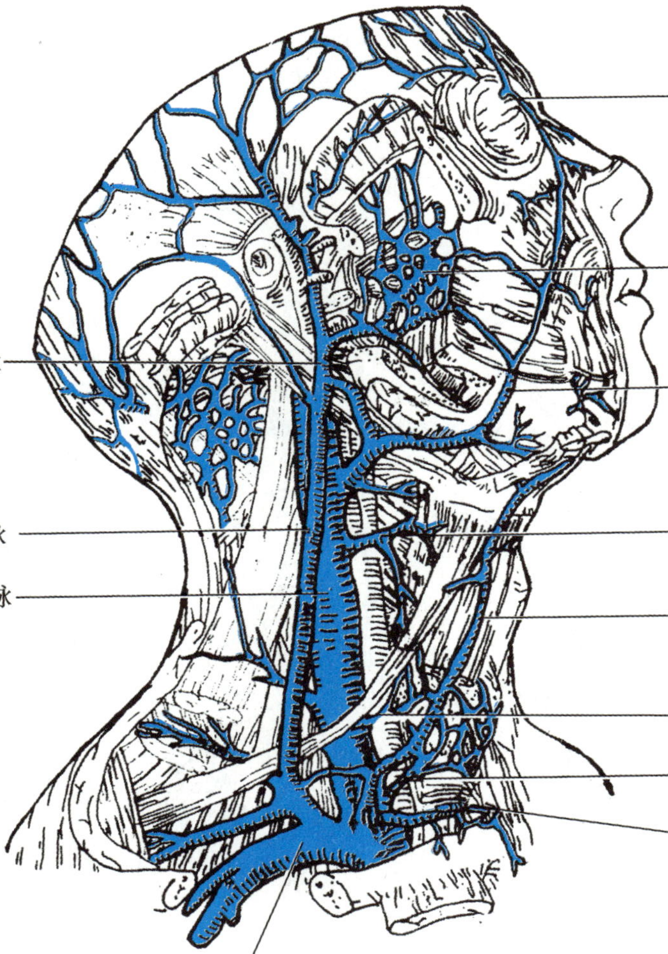

图 6-30　头颈部的静脉

2）上肢的静脉　分为浅静脉和深静脉。上肢深静脉与同名动脉伴行至腋窝，汇集成腋静脉。腋静脉位于腋动脉的前内侧，收集上肢全部深、浅静脉的血液，终续为锁骨下静脉。浅静脉一般有三条。①头静脉起自于手背静脉网的桡侧，沿前臂桡侧缘及肱二头肌外侧沟上行至肘窝，再沿前臂前面外侧上行至三角胸大肌间沟处，后穿深筋膜注入腋静脉或者锁骨下静脉。②贵要静脉起自于手背静脉网的尺侧，沿前臂尺侧缘上行至肘窝处，在肘窝处接受肘正中静脉后，继而在肱二头肌内侧沟上行至臂中点的稍下方，穿过深筋膜注入肱静脉，或伴肱静脉继续上行，终注入腋静脉。③肘正中静脉位于肘窝皮下，连接头静脉与贵要静脉，为临床上常被选用作为药物注射或采血的部位（图 6-31）。

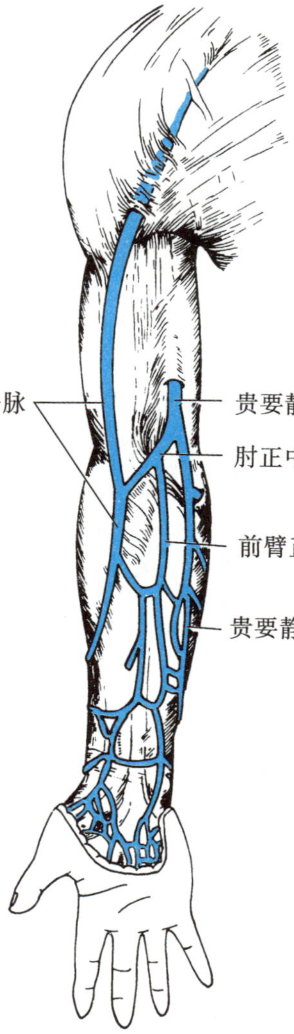

图 6-31 上肢的浅静脉

3）胸部的静脉 右腰升静脉穿膈肌入胸腔，更名为奇静脉。奇静脉起自于右腰升静脉，穿过膈沿胸椎体右侧向上行，在第 4 胸椎体高度处向前弯曲，越过右肺根上方，终注入上腔静脉。奇静脉的属支包括半奇静脉、食管静脉、右侧肋间后静脉和支气管静脉。

（2）下腔静脉系 其主干是下腔静脉（图 6-32）。下腔静脉为人体最大的静脉，在第 5 腰椎右前方由左髂总静脉、右髂总静脉汇合而成，继而在腹主动脉的右侧上升，经肝的腔静脉沟，穿过膈的腔静脉孔进入胸腔，终注入右心房。其主要功能为收集下肢、盆部、腹部的血液。

1）腹部的静脉 包括壁支和脏支。成对的壁支和脏支可直接或间接注入下腔静脉，而不成对的脏支（除肝之外）需先汇合成肝门静脉入肝后，终经肝静脉回流至下腔静脉。

壁支包括 1 对膈下静脉和 4 对腰静脉，皆与同名动脉伴行。

成对的脏支包括：①肾上腺静脉，左侧直接向下注入左肾静脉，右侧直接注入下腔静脉。②肾静脉，起自肾门，从肾门横行向内侧注入下腔静脉。左侧肾静脉较右侧肾静脉长，其功能主要为收集左肾上腺静脉和左睾丸（卵巢）静脉的血液。③睾丸静脉，左侧以直角注入左肾静脉，右侧以锐角注入下腔静脉。对女性而言,此静脉为卵巢静脉,回流同男性。不成对的脏支包括肝静脉以及其属支。肝内的静脉血管在肝实质内包埋汇合成三条肝静脉,于腔静脉沟上端出肝,注入下腔静脉。

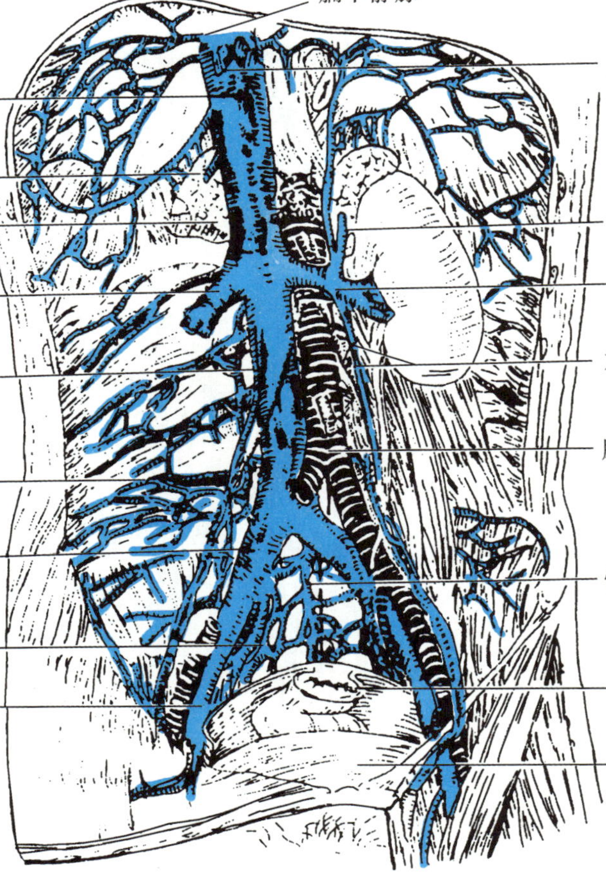

图 6-32 下腔静脉及其属支

肝门静脉系由肝门静脉以及其属支所组成。

肝门静脉(hepatic portal vein)(图 6-33)是短而粗的静脉干,由肠系膜上静脉和脾静脉在胰头后方处汇合而成,在胆总管和肝固有动脉后方处入肝。其主要功能为收集腹腔内不成对脏器(除肝外)的静脉血。

肝门静脉的主要属支包括肠系膜上静脉、脾静脉、肠系膜下静脉、胃左静脉、胃右静脉、胆囊静脉及附脐静脉(图 6-32)。

肠系膜上静脉:与同名动脉伴行,其主要功能为收集同名动脉分布区域的静脉血。

脾静脉:与同名动脉伴行,其主要功能为收集同名动脉分布区域的静脉血,除此之外,还可收纳肠系膜下静脉的静脉血。

肠系膜下静脉:与同名动脉伴行,其主要功能为收集同名动脉分布区域的静脉血,终注入脾静脉。

胃左静脉:与同名动脉伴行,其主要功能为收集同名动脉分布区域的静脉血,终注入肝门静脉。

胃右静脉:与同名动脉伴行,其主要功能为收集同名动脉分布区域的静脉血,终注入肝门静脉。

胆囊静脉:起自于胆囊,终汇入肝门静脉或其右支。

附脐静脉:起自于脐周静脉网,沿肝圆韧带走行,终注入肝门静脉。

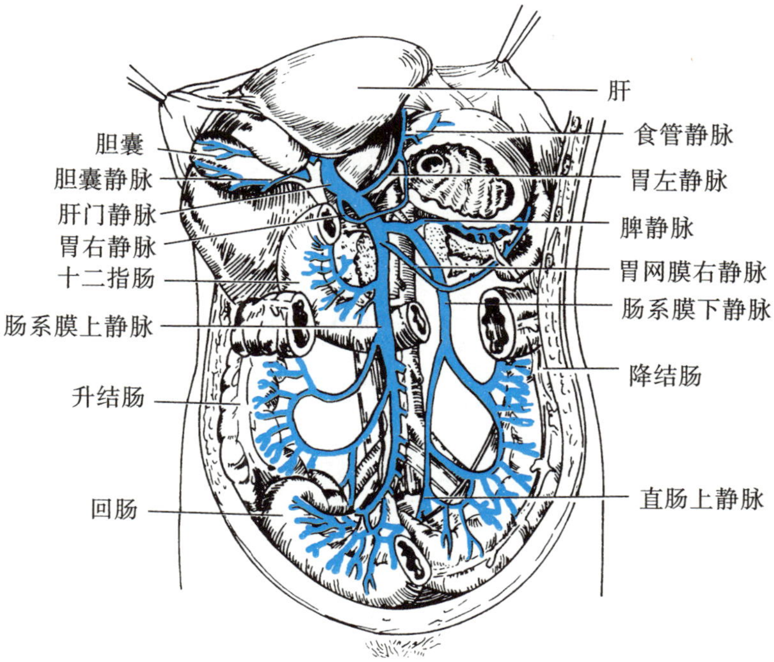

图 6-33 肝门静脉及其属支

肝门静脉的属支与上、下腔静脉系之间具有丰富的吻合，最具有临床意义的有食管静脉丛、直肠静脉丛与脐周静脉网（图 6-34）。

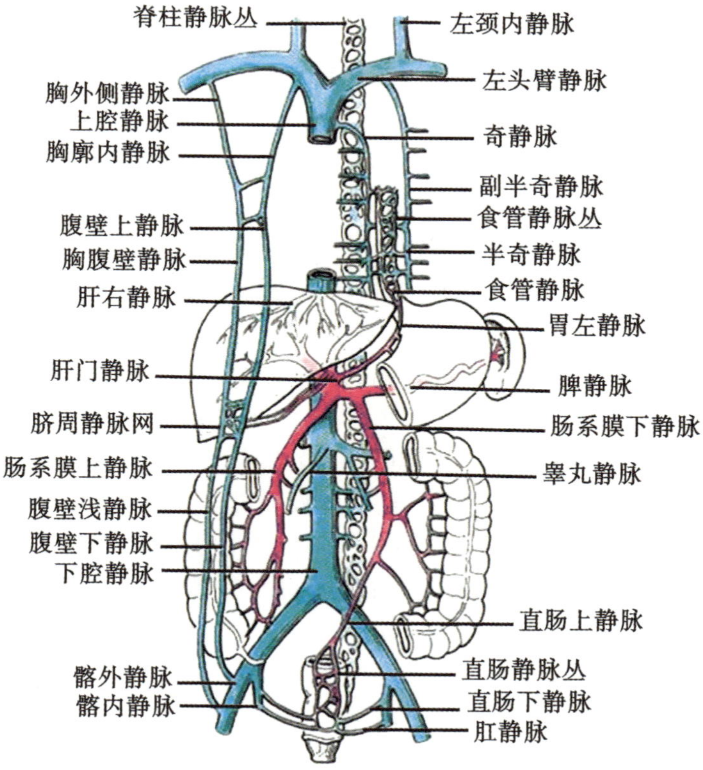

图 6-34 肝门静脉与上、下腔静脉系之间的吻合模式

正常情况下，肝门静脉与上、下腔静脉系之间的吻合支较细小，血流量少，各属支分别将血液引流到所属的静脉系。当肝门静脉血流入肝受阻时，形成肝门静脉高压，迫使其属支的血液通过吻合途径建立三条侧支循环（图 6-35），部分肝门静脉血可分别经上、下腔静脉回流入心。此时，因血流量增加，引起上述吻合处的静脉曲张，甚至出现静脉破裂，若食管静脉丛破裂可引起呕血；若直肠静脉丛破裂可引起便血。也可因其他属支瘀血而引起消化功能下降、腹水、脾大等。

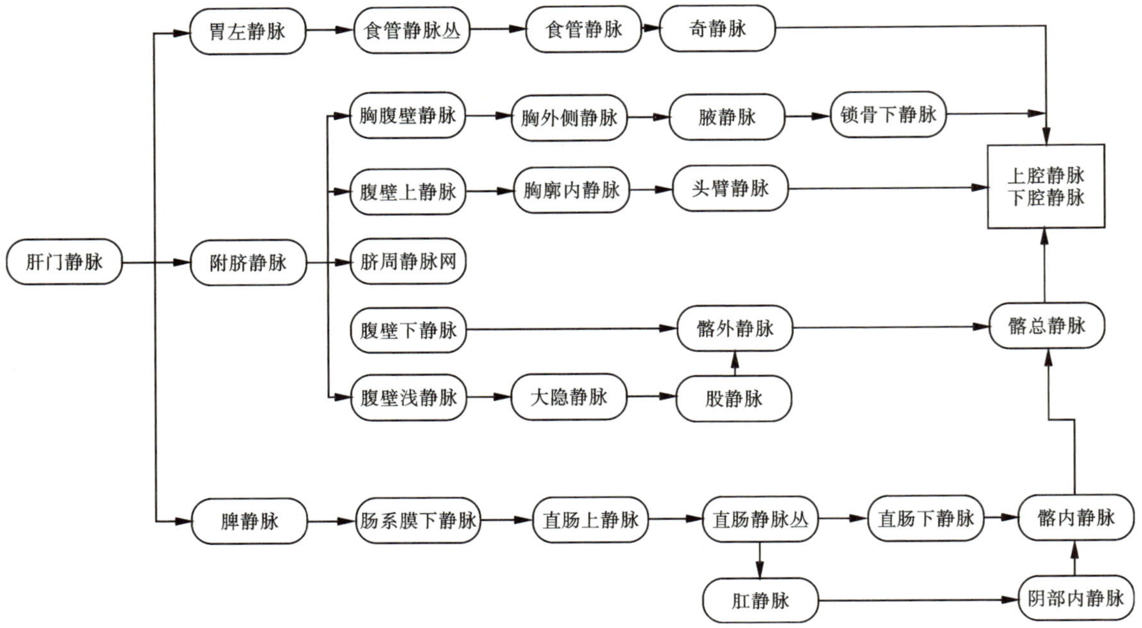

图 6-35　肝门静脉与上、下腔静脉系之间的侧支循环

2）盆部的静脉　包括髂内静脉及其属支。髂内静脉位于坐骨大孔的稍上方，由盆部静脉合成，伴同名动脉向上行，在骶髂关节前方与髂外静脉汇合成髂总静脉。髂内静脉的属支可分为脏支和壁支，主要功能均为收集同名动脉分布区域的静脉血。脏支包括直肠下静脉、子宫静脉和阴部内静脉等，分别起自于直肠静脉丛、子宫阴道静脉丛、膀胱静脉丛。壁支主要包括臀上静脉、闭孔静脉和臀下静脉等。

3）下肢的静脉　包括深静脉及浅静脉。深静脉包括股静脉、腘静脉、胫前静脉和胫后静脉等，均与同名动脉伴行，最后股静脉上行，终于腹股沟韧带中点深面处，移行为髂外静脉。浅静脉主要包括大隐静脉和小隐静脉（图 6-36）。①大隐静脉：起自于足背静脉弓的内侧缘，经内踝前方，沿小腿和大腿的内侧向上行，在耻骨结节外下方 3～4 cm 处穿过深筋膜，终注入股静脉。由于其在内踝前上方位置表浅，临床上常在此处进行大隐静脉穿刺。②小隐静脉：起自于足背静脉弓的外侧缘，经外踝后方，沿小腿后面向上行至腘窝，穿过深筋膜后，终注入腘静脉。

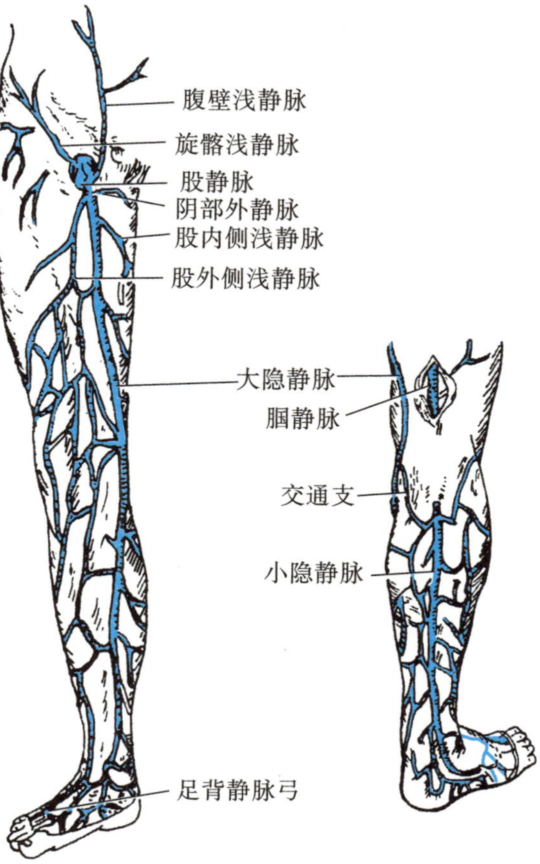

图 6-36　大、小隐静脉及其属分支

第三节　淋巴系统

淋巴系统由淋巴组织、淋巴器官和淋巴管道组成(图 6-37)。血液运行到毛细血管动脉端时，一部分成分经过毛细血管壁进入组织间隙，形成组织液。组织液与细胞进行物质交换后，大部分经毛细血管静脉端回流入静脉，小部分水分及大分子物质则进入毛细淋巴管，形成淋巴。淋巴沿淋巴管道向心流动，沿途经过淋巴组织、淋巴结，最后汇入静脉。所以，淋巴系统是心血管系统静脉回流的辅助结构。淋巴系统具有产生淋巴细胞、过滤淋巴液、吞噬细菌、产生抗体及免疫应答等作用，是人体重要的防御系统之一。

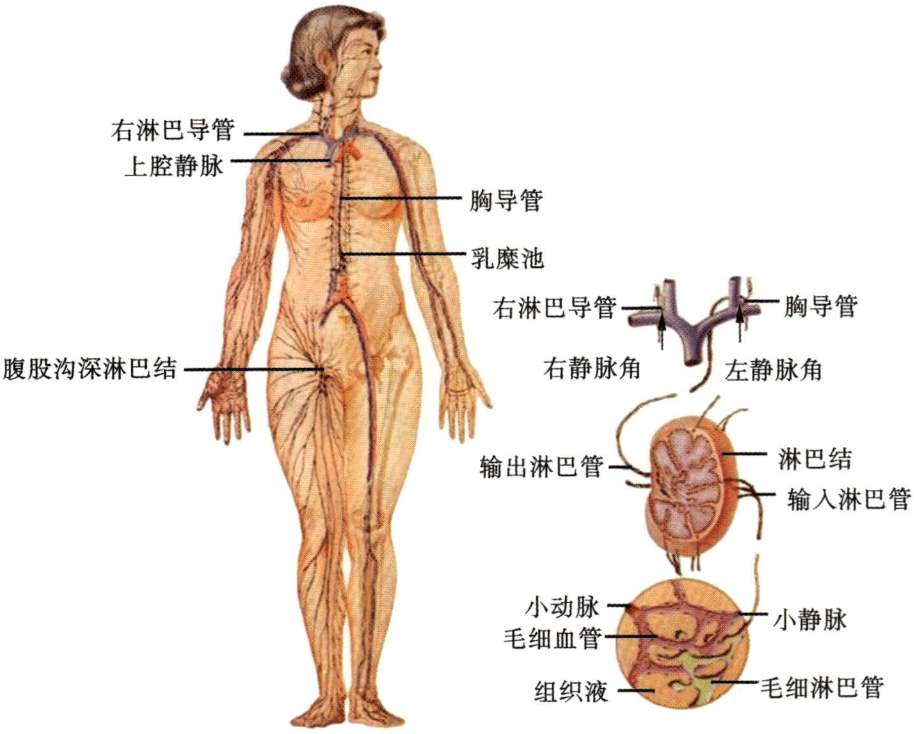

图 6-37　全身浅、深淋巴管和淋巴结

一、淋巴管道

淋巴管道根据管径和结构的不同,可分为毛细淋巴管、淋巴管、淋巴干和淋巴导管。

(一)毛细淋巴管

毛细淋巴管是淋巴管道的起始部。位于组织间隙内,以膨大的盲端起于细胞间隙,互相吻合形成毛细淋巴网。除脑、脊髓、胎盘及无血管的结构外,毛细淋巴管几乎遍布全身,多与毛细血管伴行。毛细淋巴管比毛细血管通透性更大,一些大分子物质,如蛋白质、异物、细菌和肿瘤细胞等较易进入。

(二)淋巴管

淋巴管由毛细淋巴管汇合而成。其结构与静脉类似,但管径细、管壁薄、单向开闭的瓣膜很丰富。淋巴管在向心的行程中,一般都经过一个或多个淋巴结。进入淋巴结时称输入淋巴管,出淋巴结时,称输出淋巴管。淋巴管分浅淋巴管和深淋巴管。浅淋巴管行于皮下,深淋巴管与深部的动脉和静脉伴行。

(三)淋巴干

淋巴干由最后级淋巴结的输出淋巴管汇合而成(图 6-38)。全身一共有 9 条淋巴干,即左右腰干、1 条肠干、左右支气管纵隔干、左右锁骨下干和左右颈干。

(四)淋巴导管

全身 9 条淋巴干分别汇聚成左、右 2 条的淋巴导管,即胸导管(thoracic duct)和右淋巴导管

(right lymphatic duct)。

1. 胸导管　是全身最大的淋巴管道,长 30~40 cm,通常起始在第 1 腰椎体前方由左、右 2 条腰干和 1 条肠干汇合而成的乳糜池,上行过膈的主动脉裂孔入胸腔,出胸廓上口至颈根部,于脊柱前面上行,接受左颈干、左锁骨下干和左支气管纵隔干的淋巴,至颈根部呈弓形弯曲向左,注入左静脉角。收集左上半身和整个下半身,约占全身 75% 的淋巴。

2. 右淋巴导管　位于右侧颈根部,长 1.0~1.5 cm,由右颈干、右锁骨下干和右支气管纵隔干汇集而成,注入右静脉角。收集右上半身,约占全身 25% 的淋巴(图 6-38)。

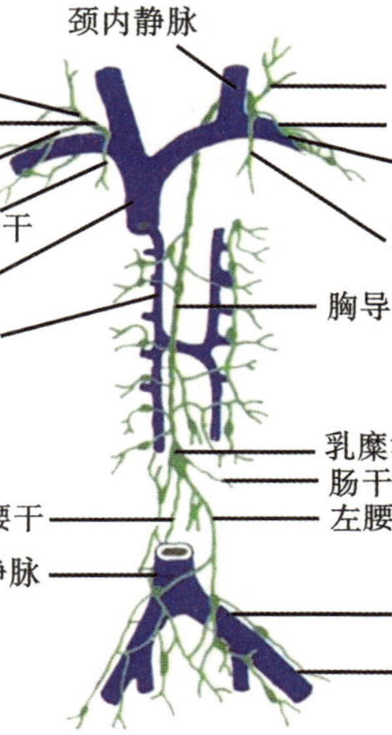

图 6-38　淋巴干和淋巴导管

二、淋巴组织

淋巴组织以网状组织为支架,网眼中含有大量淋巴细胞、浆细胞和巨噬细胞。可分为弥散淋巴组织和淋巴小结两类。

三、淋巴器官

淋巴器官分为周围淋巴器官和中枢淋巴器官。周围淋巴器官是淋巴结、脾和扁桃体;中枢淋巴器官是胸腺和骨髓。

(一) 淋巴结

1. 淋巴结的形态结构　一般为灰红色质软的椭圆形的小体。一侧隆凸,有数条输入淋巴管进入,另一侧凹陷为淋巴结门,有输出淋巴管、血管和神经出入(图 6-39)。

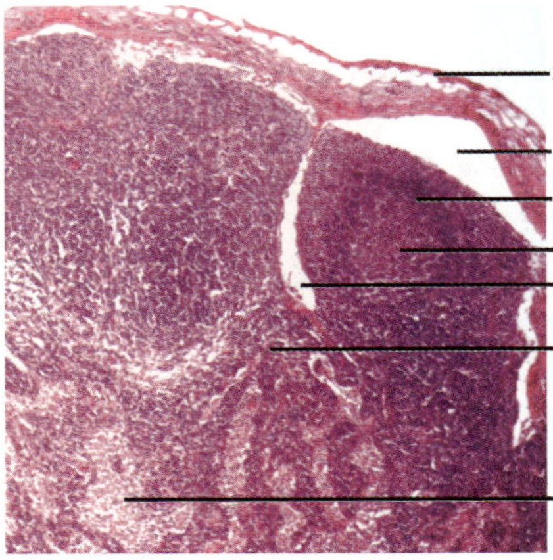

图 6-39　淋巴结（高倍）

表面为薄层致密结缔组织形成的被膜，被膜伸入实质形成小梁，组成淋巴结的支架。实质分为周围的皮质和中央的髓质两部分，都有淋巴窦存在。

2. 淋巴结的功能

（1）滤过　当淋巴流经淋巴结时，淋巴窦内的巨噬细胞可吞噬清除淋巴液中的抗原物质，起到过滤淋巴和防御保护作用。

（2）繁殖淋巴细胞　淋巴结内的各种淋巴细胞，可以分裂繁殖，产生新的淋巴细胞。

（3）参与机体的免疫　在抗原刺激下，淋巴结产生的抗体和效应 T 细胞，参与免疫反应。

3. 全身主要的淋巴结群　全身淋巴结数目很多，常成群分布，有浅部、深部之分，多沿血管排列，并且接受一定器官或一定部位的淋巴回流，因此，当局部感染时，可引起有关淋巴结群的肿大或疼痛，癌细胞也常沿淋巴管转移至相关淋巴结群，所以了解淋巴结群的位置及其引流范围，具有重要的临床意义。

（1）头颈部的淋巴结群　头颈部的淋巴结在头、颈部呈圆环状排列，输出淋巴管均流入沿颈外静脉和颈内静脉排列的颈外侧浅淋巴结和颈外侧深淋巴结。最后颈外侧深淋巴结的输出淋巴管形成颈干。

1）头部的淋巴结　①枕淋巴结：位于枕部，接受头后部的淋巴管；②耳后淋巴结：又称乳突淋巴结，位于乳突；③下颌下淋巴结：位于下颌下腺附近，收纳面部与口腔的淋巴；④颏下淋巴结：位于颏下部，收纳颏部与舌尖等处的淋巴；⑤腮腺淋巴结：位于腮腺，收集腮腺等处的淋巴（图 6-40）。

2）颈部淋巴结　主要包括颈外侧浅淋巴结和颈外侧深淋巴结（图 6-41）。①颈外侧浅淋巴结：位于胸锁乳突肌表面和后缘，沿颈外静脉排列，收集颈部浅层、耳后部、枕部的淋巴，其输出淋巴管流入颈外侧深淋巴结。②颈外侧深淋巴结：自颅底至颈根部，沿颈内静脉排列；沿锁骨下动脉排列的这一部分淋巴结，称锁骨上淋巴结。胃癌、食管癌的后期，癌细胞有时可通过胸导管经左颈干逆向转移到左锁骨上淋巴结，引起该淋巴结肿大。颈外侧深淋巴结直接或间接地收纳头颈部等处的淋巴，其输出淋巴管合为颈干，在汇入部位常缺少瓣膜。

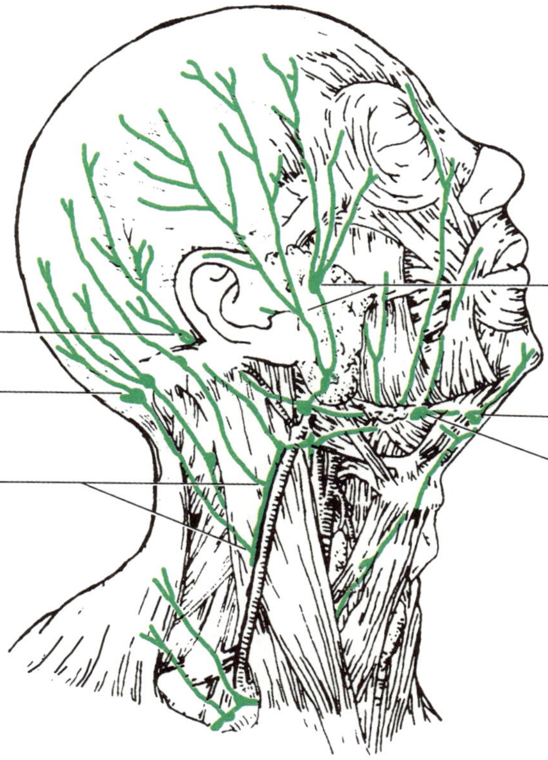

图 6-40　头颈部的淋巴管和淋巴结(1)

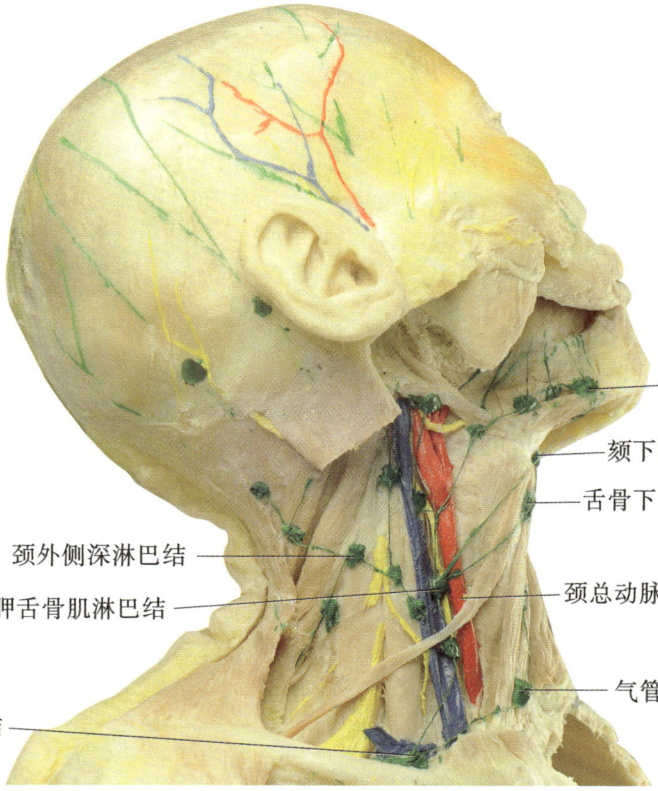

图 6-41　头颈部的淋巴管和淋巴结(2)

（2）上肢的淋巴结群　主要有肘淋巴结和腋淋巴结。

1）肘淋巴结　位于肘窝内，收纳手尺侧半和前臂尺侧半的淋巴，其输出淋巴管汇入腋淋巴结。

2）腋淋巴结　位于腋窝内，沿血管排列，按位置分为5群。收纳上肢、胸壁和乳房等处的浅部与深部淋巴。其输出淋巴管汇成锁骨下干（图6-42）。

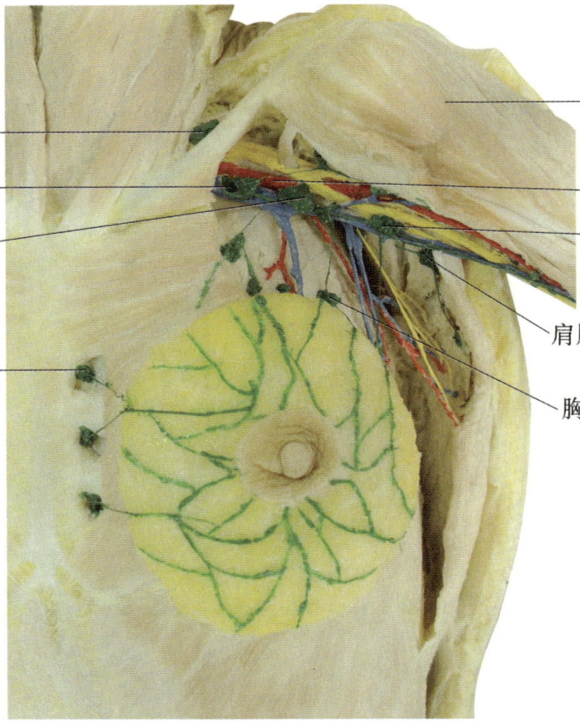

图6-42　乳房的淋巴引流和腋淋巴结

（3）胸部的淋巴结　主要有支气管肺门淋巴结，又称肺门淋巴结，位于肺门处，其输出淋巴管经气管淋巴结与支气管淋巴结汇入气管旁淋巴结。气管旁淋巴结的输出淋巴管汇入支气管纵隔干。肺结核和肺癌的癌细胞常转移到肺门淋巴结，引起肺门淋巴结肿大。

（4）腹部的淋巴结　腹部淋巴结位于腹后壁和腹腔脏器周围，主要有腰淋巴结、腹腔淋巴结、肠系膜上淋巴结和肠系膜下淋巴结等汇合注入乳糜池。

1）腰淋巴结　位于腹后壁，沿腹主动脉和下腔静脉分布，引流腹后壁深层结构和腹腔成对器官的淋巴，并收纳髂总淋巴结的输出淋巴管，其输出淋巴管汇合成左、右腰干，注入乳糜池。

2）腹腔淋巴结、肠系膜上淋巴结和肠系膜下淋巴结　分别沿腹腔干、肠系膜上动脉和肠系膜下动脉及其分支排列，收纳同名动脉分布区的淋巴，输出管汇合成肠干，注入乳糜池。

（5）盆部的淋巴结　淋巴结沿髂内动脉和静脉，髂外动脉和静脉、髂总动脉和静脉排列，分别称髂内淋巴结、髂外淋巴结和髂总淋巴结。它们分别收纳同名动脉分布区的淋巴，最后经髂总淋巴结的输出管流入腰淋巴结。

（6）下肢的淋巴结　主要有腘淋巴结、腹股沟浅淋巴结与腹股沟深淋巴结等。

1）腘淋巴结　位于腘窝内，收纳小腿内侧和足内侧缘的淋巴，输出管汇入腹股沟浅淋巴结。

2）腹股沟浅淋巴结　腹股沟浅淋巴结分上、下2群。上群沿腹股沟韧带平行排列，下群位于大隐静脉末端纵行排列，收集腹前壁下部、臀部、会阴、外生殖器的淋巴及下肢伴随大隐静脉收集范围的浅淋巴管，其输出管大部分汇入腹股沟深淋巴结，小部分汇入髂外淋巴结。

3）腹股沟深淋巴结　沿股静脉排列，收纳腹股沟浅淋巴结输出的淋巴及下肢的深部淋巴，其输出管汇入髂外淋巴结。

（二）脾

1. 脾的位置　位于左季肋区，与第 9、10、11 肋相对，长轴与第 10 肋一致。正常情况下，在左侧肋弓下缘不能触及脾（图 6-43）。

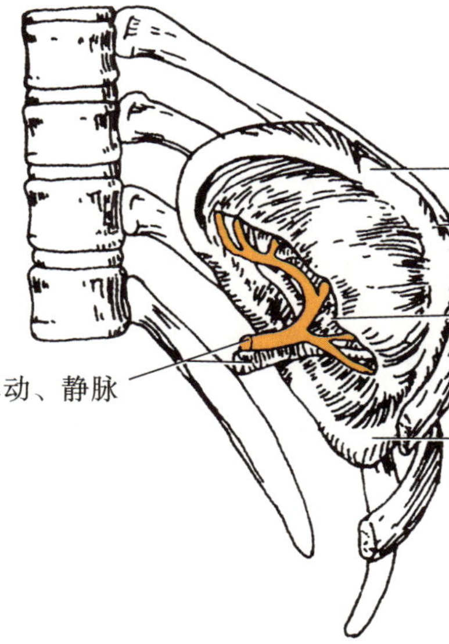

图 6-43　脾的形态

2. 脾的形态　脾略呈扁椭圆形，暗红色，质软而脆，受暴力打击容易破裂。分为两面、两缘。脾的膈面光滑隆凸，脏面凹陷，近中央处为脾门，是脾的血管、神经出入处。脾的后缘较钝，前上缘锐利，常有 2～3 个脾切迹。脾大时，脾切迹是触诊脾的标志。

3. 脾的组织结构　表面是一层结缔组织和间皮细胞组成的被膜，被膜深入实质形成许多小梁，构成脾的支架。实质主要由红髓、白髓和边缘区构成（图 6-44）。

（1）白髓　散在于红髓内，包括动脉周围淋巴鞘和淋巴小结两部分。动脉周围淋巴鞘主要由 T 淋巴细胞围绕中央动脉而成，是脾的胸腺依赖区。淋巴小结又称脾小体，位于动脉周围淋巴鞘的一侧。

（2）红髓　由脾索与脾窦构成。脾索呈索状，互相连接成网，脾索内有许多 B 淋巴细胞、网状细胞、巨噬细胞及红细胞等；脾窦位于脾索之间，是外形不规则的腔隙，附近有较多的巨噬细胞。

（3）边缘区　位于白髓与红髓交界处。该区 B 细胞和 T 细胞均有，但以 B 细胞为主。

4. 脾的功能

（1）滤血　血液流经脾时，脾内的巨噬细胞可吞噬和清除血液中的病菌、异物、衰老的红细胞和血小板。当脾功能亢进时可引起红细胞和血小板过度减少，导致脾性贫血。

（2）造血　胚胎时期，脾能产生各种血细胞。出生后，脾只产生淋巴细胞。当机体严重贫血或在某些特定病理状态下，脾能重新产生多种血细胞。

（3）储血　可储存相当于 200 mL 血的血细胞，尤以红细胞和血小板为主，机体需要时，可释放回血液循环。

（4）参与免疫应答　脾内大量的 T 淋巴细胞、B 淋巴细胞、NK 细胞和巨噬细胞都参与机体的免疫反应。

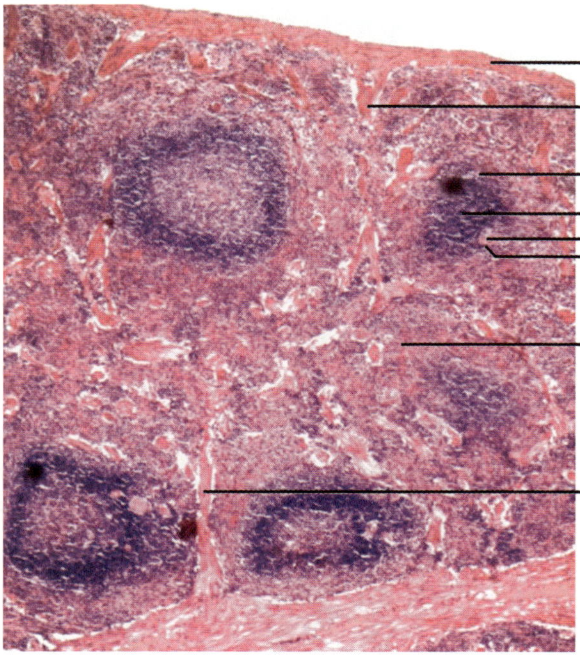

图 6-44　脾(低倍)

第四节　心脏生理

一、心脏的泵血功能

心脏的节律性收缩和舒张对血液的驱动作用称为心脏的泵血功能,是心脏的主要功能。心脏收缩时将血液射入动脉,并通过动脉系统将血液分配到全身各组织;心脏舒张时通过静脉系统使血液回流到心脏,为下一次射血做准备。心脏的结构和血管中的瓣膜使血液在循环系统中只能以单一方向流动。

(一)心脏泵血的过程和机制

1. 心动周期与心率　心脏收缩和舒张一次构成的机械活动周期称为一个心动周期(cardiac cycle)。在一个心动周期中,心房与心室的机械活动均包括收缩期和舒张期。心动周期的长短与心率成反变关系。心率(heart rate, HR)指每分钟心跳的次数,正常成人安静时心率为 60 ~ 100 次/min,如果取平均值 75 次/min,则每个心动周期持续 0.8 s。如图 6-45 所示,心房活动周期中,两心房同时收缩,持续约 0.1 s,继而舒张,持续约 0.7 s;心室活动周期中,两心室同时收缩,持续约 0.3 s,继而舒张,持续约 0.5 s。心房收缩时,心室仍处于舒张状态;心房收缩结束不久,心室开始收缩。从心室开始舒张到心房开始收缩之前这段时间,心房、心室都处于舒张状态,称为全心舒张期,历时 0.4 s。在一次心动周期中,心房和心室各自按一定的时程和次序进行张缩规律交替活动,左右两侧心房或两侧心室的活动几乎是同步的。无论心房或心室,收缩期均短于舒张期。心率加快时,心动周期缩短,收缩期和舒张期均相应缩短,但心舒期缩短更明显。因此心肌工作的时间相对延长,休息时间相对缩短,这对心脏的持久活动是不利的。

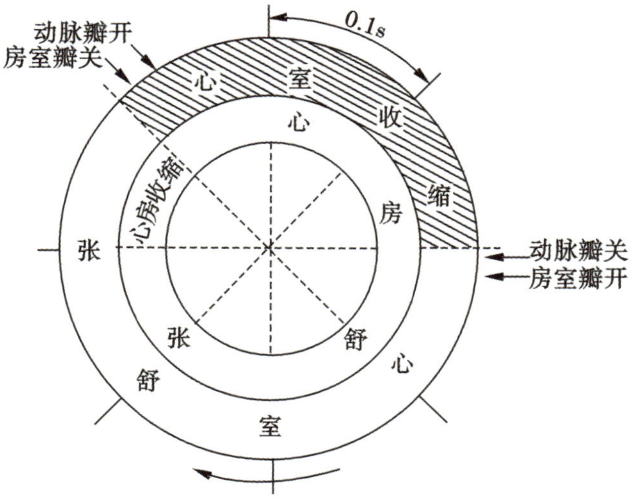

图 6-45 心动周期示意

2. 心脏的泵血过程 心脏泵血过程中心室起主要作用，故心动周期通常指心室的活动周期。左右心室的泵血过程基本一致，且几乎同步进行。现以左心室为例说明一个心动周期中心室射血和充盈的过程与机制（图 6-46，图 6-47）。

（1）心室收缩期 心室收缩期分为等容收缩期、快速射血期和减慢射血期。

1）等容收缩期 心房收缩完毕进入舒张期后，心室开始收缩，室内压迅速增高，当室内压超过房内压时，心室内的血液推动房室瓣使其关闭，血液不会倒流入心房。此时，室内压仍低于动脉压，动脉瓣仍处于关闭状态。这段时期内，心室腔处于封闭状态，无血液进出心室，心室肌虽在持续收缩，但作用于不可压缩的血液，心室容积并不改变，故称等容收缩期，此期持续约 0.05 s。这时心肌纤维虽不缩短，但肌张力和室内压急剧升高。若主动脉压升高或心肌收缩力减弱时，等容收缩期将延长。

2）快速射血期 随着心室继续收缩，室内压力继续上升，当超过大动脉压时，血液冲开动脉瓣，在心室与动脉之间的压力梯度下迅速射入动脉，进入射血期。在射血的早期，血液射入动脉的速度快，射入的血量约占心室一次总射血量的 2/3，心室容积迅速缩小，该期称快速射血期，持续时间约 0.1 s。但由于心室肌强烈收缩，室内压仍继续上升，并达到峰值，主动脉压也随之进一步升高。

3）减慢射血期 射血后期，心室收缩强度减弱，射血速度逐渐减慢，称减慢射血期，历时约 0.15 s。减慢射血期内，室内压和主动脉压都由峰值逐渐下降。在快速射血期中或稍后，乃至整个减慢射血期，室内压已略低于主动脉压。但此时心室内血液具有较高的动能，故仍可逆压力梯度继续进入主动脉。

（2）心室舒张期 心室舒张期分为等容舒张期、快速充盈期和减慢充盈期，也包括心房收缩期在内。

1）等容舒张期 心室开始舒张后室内压下降，当下降到低于大动脉压时，动脉内的血液向心室方向倒流，推动动脉瓣使其关闭，以防止血液倒流入心室，但此时室内压仍高于房内压，房室瓣仍处于关闭状态。这段时期亦无血液进出心室，心室容积不变，称为等容舒张期，持续 0.06～0.08 s。由于此时心室肌继续舒张，因而室内压急剧下降。

2）快速充盈期 房室瓣开启初期，随着心室肌快速舒张，室内压明显降低，甚至成为负压。心房和心室之间形成很大的压力梯度，心室对心房和腔静脉的血液可产生“抽吸”作用，血液快速流入心室，心室容积迅速增大，称为快速充盈期，持续约0.11 s。此期进入心室的血量占心室总充盈量的2/3。

3）减慢充盈期　随着心室内血液充盈量的增加，房室间压力梯度减小，血液进入心室的速度减慢，故这段时间称为减慢充盈期，约占时0.22 s。

4）心房收缩期　在心室舒张期的最后0.1 s，心房开始收缩，使房内压升高，将血液挤入心室，心室容积进一步增大，此后便进入新一轮周期活动。

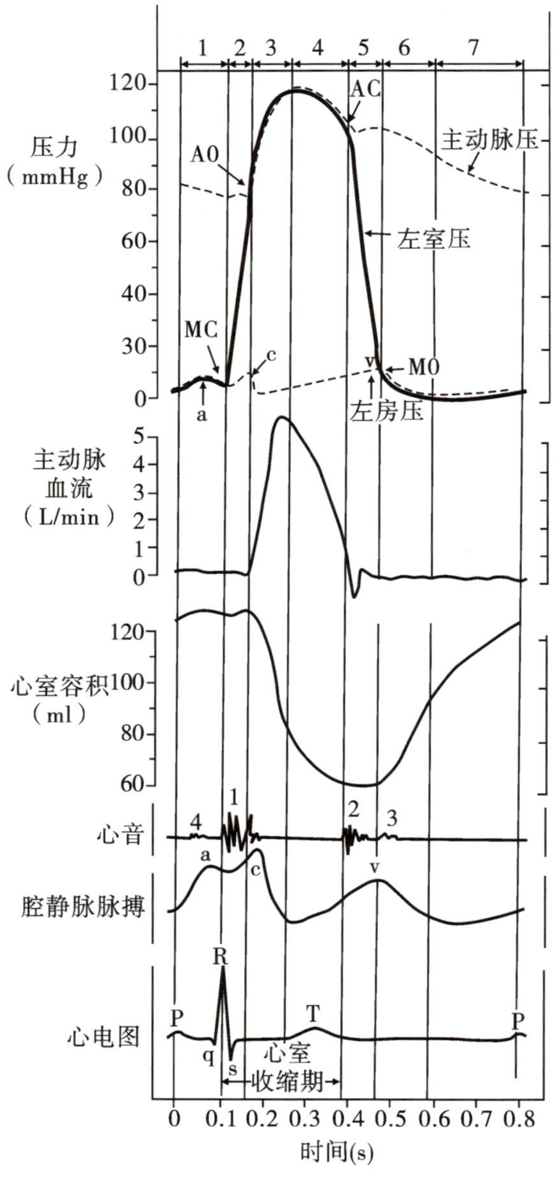

a、c、v：心房波；1、2、3、4：一、二、三、四心音；P、Q、R、S、T：心电图基本波形

图6-46　心动周期各时相中左心室压力、容积和瓣膜等变化示意图

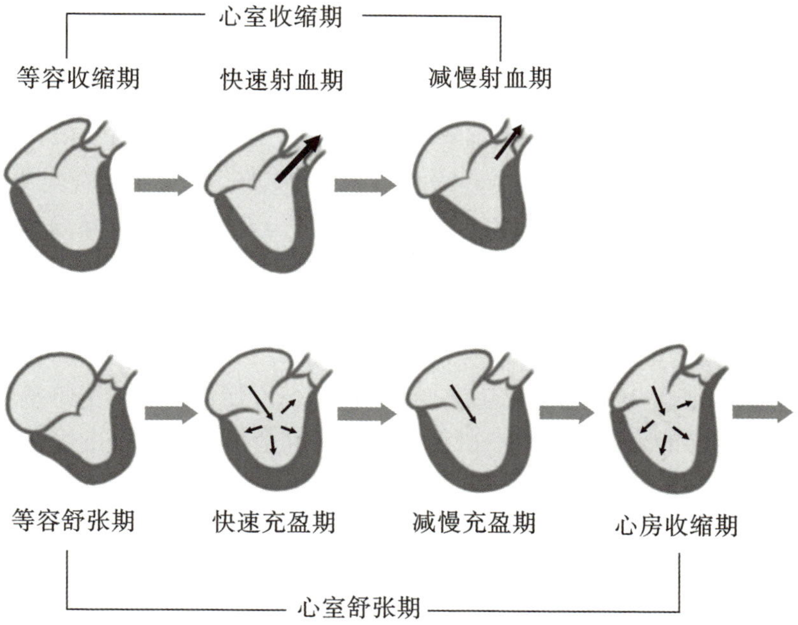

图 6-47 心室射血过程示意

总之,血液只能沿一定方向流动取决于心瓣膜的开闭,而心瓣膜开闭取决于心瓣膜两侧压力大小;而压力梯度的产生取决于心肌的收缩和舒张。在收缩期,心室肌收缩产生的压力升高和血流惯性是心脏射血的动力,舒张早期,心室主动舒张是心室充盈的主要动力,舒张晚期心房肌的收缩可进一步充盈心室。右心室的泵血过程与左心室基本相同,但肺动脉压是主动脉压的 1/6,因此心动周期中右心室内压变化小于左心室内压变化。

3. 心音　心动周期中,心肌收缩、瓣膜启闭、血液流速改变形成的涡流和血流撞击心室壁和大动脉壁引起的机械振动,可通过周围组织传递到胸壁,将听诊器放在胸壁某些部位,就可以听到声音,称为心音。多数情况下只能听到两个心音,分别称为第一、第二心音。

第一心音:标志心室收缩的开始,在心尖处听诊最清楚。它的强弱可反映心室肌收缩强弱和房室瓣的功能状态。

第二心音:标志心室舒张的开始,在胸骨左、右两旁第 2 肋间处听诊最清楚。它的强弱可反映动脉瓣的功能状态和动脉血压的高低。

(二)心脏泵血功能的评价与心力储备

1. 每搏输出量和射血分数　一侧心室每收缩一次所射出的血量,称为每搏输出量(stroke volume),简称搏出量,左、右心室搏出量基本相等。正常成人安静状态下搏出量约 70 mL(60 ~ 80 mL)。左心室舒张期末容积约 125 mL,收缩末期容积约 55 mL,两者之差即为搏出量。可见每次心搏,心室内血液并没有全部被射出。搏出量占心室舒张末期容积的百分比,称为射血分数(ejection fraction),健康成人安静时为 55% ~65%。心室功能减退、心室腔异常扩大的患者,其搏出量可能与正常人无明显差异,但心室舒张期末容积增大,因此射血分数显著下降,故射血分数更能准确地反映心脏的泵血功能,对早期发现泵血功能异常有重要意义。

2. 心输出量和心指数　每分钟由一侧心室射出的血量称为心输出量(cardiac output)或心排出量,左、右两侧心室的心输出量基本相等。它等于搏出量乘以心率,如果心率以 75 次/min 计算,搏出量以 70 mL 计算,心输出量约为 5 L/min。心输出量可受性别、年龄及其他生理因素的影响,如女性可比同体重男性低 10% 左右；青年人心输出量较老年人高；成年人在剧烈运动时可高达 25～35 L/min，而在麻醉状态下可降至 2.5 L/min。研究表明正常人在安静时心输出量与体表面积成正比，因此对于不同身材的个体测量心功能时，若用心输出量作为指标比较是不全面的。以每平方米体表面积计算心输出量称为心指数(cardiac index)。安静和空腹状态下测出的心指数称静息心指数，可作为比较不同身材个体心功能的评价指标。中等身材的成年人，静息心指数为 3.0～3.5 L/(min·m^2)。同一个体不同年龄段或不同生理情况下，心指数也可发生变化。10 岁左右儿童静息心指数可达 4.0 L/(min·m^2)以上，80 岁时接近于 2.0 L/(min·m^2)。运动、妊娠和情绪激动时，心指数均有不同程度的升高。

3. 心脏做功量　心脏向动脉内射血要克服动脉血压所形成的阻力才能完成，在不同动脉血压的条件下，心脏射出相同血量所消耗的能量或做功量是不同的。而且心脏做功所释放的能量转化为压强能和血流的动能，血液才能循环流动。心室每收缩一次所做的功称为每搏功，可以用搏出的血液所增加的动能和压强能来表示。其中血流的动能在整个每搏功中所占比例很小，可以忽略不计，而压强能实际上是指心脏将静脉血管内较低的血压变成动脉血管内较高的血压所消耗的能量。故每搏功近似于搏出量乘以一个心动周期中室内压的增量值，即：

每搏功(J)= 搏出量(L)×[射血期左心室内压(mmHg)－左心室舒张末期内压(mmHg)]

右心室搏出量与左心室基本相等，但肺动脉压是主动脉压的 1/6，故右心室做功量也只有左心室的 1/6。心室每分钟收缩射血所做的功称为每分功，等于每搏功乘以心率。用做功量来评定心泵血功能，较搏出量或心输出量更有意义。心脏收缩不仅仅是排出一定量的血液，而且使这部分血液具有较高的压强能。在动脉压增高的情况下，心脏要射出与原先同等量的血液就必须加强收缩。如果此时心肌收缩的强度不变，那么搏出量将会减少。例如，2 个人的搏出量同为 70 mL，但一人是高血压患者，另一个是正常人，显然前者心脏做功大于后者，才能维持相同的搏出量。因此，心脏做功量作为评定心泵血功能的指标更为合理。

4. 心力储备　健康人的心输出量具有随机体代谢需要而增加的能力称为心力储备(cardiac reserve)。安静时心输出量约为 5 L/min。强体力活动时最大心输出量可达 25～30 L/min，为安静时的 5～6 倍。这主要取决于搏出量和心率能够提高的程度。因而心力储备包括搏出量储备和心率储备两部分。

假设搏出量不变，心率在一定范围内加快达 160～180 次/min 时，心输出量可增加至静息时的 2.0～2.5 倍，成为心率储备。但心率过快，超过 180 次/min 时，由于舒张期过短，心室充盈不足，可导致搏出量和心输出量减少。

搏出量的增加可通过增加心缩期射血量(收缩期储备)和增加心舒期充盈量(舒张期储备)两个方面实现。安静时，左室舒张期末容积约 125 mL，收缩末期容积约 55 mL，搏出量约 70 mL。心肌做最大程度收缩时，收缩末期容积可减少到不足 20 mL，收缩期储备可达约 35 mL；正常心室腔最大可扩张至 140 mL 左右，故舒张期储备可达 15 mL 左右。相比之下收缩期储备更大一些。

在进行体力活动时，交感肾上腺系统活动增强，机体主要通过动用心率储备和收缩期储备使心输出量增加。运动员心肌纤维增粗，收缩力明显增强，心输出量最大可增加到正常 7 倍；某些心脏疾病患者，安静时心输出量与健康人几乎相等，但活动增强时心输出量却不能相应增加，因而不能满足代谢增强的需要，表明心力储备已减弱。这种状态称为心力衰竭(或心功能不全)。

(三)影响心输出量的因素

1. 前负荷　心室肌的前负荷是指心室肌收缩前所承受的负荷。心室前负荷由心室舒张末期充盈量决定。心室舒张末期充盈量是静脉回心血量和射血后留在心室内的余血量之和。根据 Frank-Starling 定律，在一定范围内，静脉回心血量增加，心室舒张末期充盈量增加，心室容积随着增大，心肌前负荷增大，心肌纤维初长度（收缩前的长度）增长，心肌收缩力增强，搏出量增多；相反，则搏出量减少。这种由于心肌纤维初长度的改变来调节心肌收缩力的调节方式，称为异长自身调节。如果静脉血回心速度过快，量过多，可造成心肌前负荷过大，心肌初长过长，超过心肌最适初长度时，心肌收缩力反而减弱，导致搏出量减少，可引起急性心力衰竭。故临床应控制静脉输液或输血速度和量。

2. 后负荷　心室肌的后负荷是指心室肌开始收缩时才遇到的负荷，即动脉血压。动脉血压升高时，因心室收缩所遇阻力增大而导致动脉瓣开放推迟，等容收缩期延长，射血期缩短，射血速度减慢，使搏出量减少。一方面搏出量减少造成心室内剩余血量增多，如果此时静脉回流量不变，将使心室舒张末期充盈量增加，心肌初长增加，又可通过异长自身调节来增强心肌收缩力，使搏出量恢复到正常水平。另一方面搏出量降低又可通过交感神经兴奋，使心肌收缩能力增强，进而促进搏出量恢复。如果动脉血压长期升高，会引起心肌收缩力的持续增强，导致心肌肥厚而心力衰竭。因此，对由后负荷增大引起的心力衰竭患者，可考虑用扩张血管的药物降低动脉血压，减轻心肌后负荷，增加搏出量，对改善心功能是有益的。

3. 心肌收缩能力　心室肌收缩能力是指心室肌细胞本身的功能状态。这种心肌收缩能力的改变与心肌初长和后负荷无关，在心肌初长度不变的条件下，而是取决于心肌本身收缩活动的强度和速度的改变而引起搏出量的改变，这种调节方式称为等长自身调节。在心肌保持在同一初长度和相同动脉阻力的情况下，心肌收缩能力增强，搏出量增多；心肌收缩能力减弱，搏出量减少。人体的心肌收缩能力受神经和体液因素影响。如运动时，交感神经活动增强，肾上腺素和去甲肾上腺素分泌增多，使心肌收缩能力增强，搏出量增多；迷走神经活动增强时，则引起相反效应。

4. 心率　心率在一定范围内变动时，心输出量随之增减。但如果心率太快（超过 180 次/min）时，因心舒期明显缩短，心室充盈量显著减少，将引起心输出量减少；心率过慢（低于 40 次/min）时，心输出量亦明显减少。

二、心肌细胞的生物电现象

（一）心肌细胞的分类

1. 自律细胞和非自律细胞　根据是否能自动产生节律性兴奋，可将心肌细胞分为自律细胞和非自律细胞两类。一类是普通心肌细胞（又称工作细胞、非自律细胞），包括心房肌和心室肌，含有丰富的肌原纤维，主要执行收缩功能，但一般不能自动地产生节律性兴奋。一类是特殊分化了的心肌细胞（又称自律细胞），组成了心脏的特殊传导系统，具有自动节律性或起搏功能。主要包括窦房结 P 细胞、房室交界细胞、所有传导束和浦肯野细胞。含肌原纤维很少或完全缺乏，不具有收缩性。

2. 快反应细胞和慢反应细胞　根据动作电位 0 期去极化形成机制的不同，可将心肌细胞分为快反应细胞和慢反应细胞。快反应细胞 0 期去极化的形成主要与 Na^+通道活动有关，慢反应细胞 0 期去极化的形成主要与 Ca^{2+}通道活动有关。快反应细胞主要包括：心室肌细胞和心房肌细胞（非自律）、房室束及其分支的细胞和浦肯野细胞（自律）；慢反应细胞主要包括：房室交界内结区的细胞（非自律）、窦房结 P 细胞和房室交界处房结区和结希区细胞（自律）。

（二）工作细胞跨膜电位及其形成机制

1. 静息电位　心室肌细胞的静息电位约为 -90 mV，其产生原理与神经纤维、骨骼肌细胞相似，主要是由于安静时细胞内高浓度的 K^+向膜外扩散所致。

2. 动作电位　心室肌细胞的动作电位比神经纤维的动作电位形成机制复杂，全过程分为 0、1、2、3、4 共 5 个时期（图 6-48），包括去极和复极 2 个过程。复极过程历时长，最大特征是 2 期复极尤为缓慢。

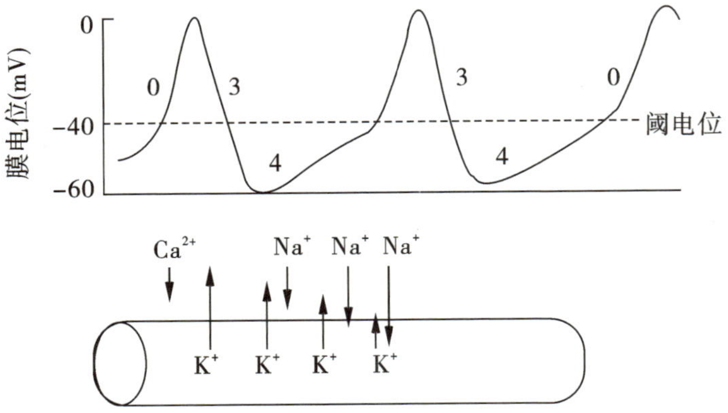

图 6-48　心室肌细胞动作电位及主要离子流

(1)0 期去极化过程　心室肌细胞发生兴奋时,跨膜电位由-90 mV 上升到 0 mV 的过程称为去极。当心室肌细胞受刺激时,首先引起细胞膜上部分 Na^{+}通道开放,少量 Na^{+}顺浓度差和电位差内流,造成细胞膜部分去极化,当膜电位由静息电位减小到阈电位(约-70 mV)时,Na^{+}通道大量开放,Na^{+}迅速再生性内流,当膜内电位迅速升高达 0 mV 时,Na^{+}通道开始失活,Na^{+}内流速度减慢,在膜电位达+30 mV 时,Na^{+}净内流为 0,构成动作电位的上升支。

(2)复极化过程　该过程形成动作电位下降支,包括 1 期、2 期、3 期、4 期。

1 期(快速复极初期):膜电位迅速由+30 mV 下降到 0 mV 左右。其机制是膜的去极化使膜上 K^{+}通道激活,K^{+}外流所致。

2 期(缓慢复极期):此期膜电位下降速率非常缓慢,基本上停滞于 0 电位左右,历时 100 ~ 150 ms,构成平台状,又称平台期,是心室肌细胞动作电位的主要特征,也是心室肌细胞的动作电位与神经纤维的动作电位的主要区别,又是动作电位持续时间长、有效不应期特别长的原因。其产生机制是在细胞膜去极达到-40 mV 时,膜上慢 Ca^{2+}通道已开始激活。2 期开始时,膜上慢 Ca^{2+}通道处于全面激活状态,Ca^{2+}缓慢而持久地内流。此外,膜对 K^{+}也具有通透性。因此,本期的形成原因是由 Ca^{2+}内流和 K^{+}外流同时存在,致使膜电位保持在 0 mV 附近。随后 Ca^{2+}通道逐渐失活至净内流停止,K^{+}外流使膜电位下降进入复极 3 期。

3 期(快速复极末期):此期膜电位从 0 mV 迅速下降到-90 mV 左右,完成复极化过程,其产生原因是由于 K^{+}迅速外流而形成的。

4 期(静息期):在 3 期后,膜电位基本上稳定于静息电位水平,故又称静息期。但由于在形成动作电位过程中有一定量的 Na^{+}、Ca^{2+}内流和 K^{+}外流,以致细胞内外的原有离子浓度有所改变。膜上钠泵和钠钙交换体将内流的 Na^{+}、Ca^{2+}泵出,并摄回外流的 K^{+},以恢复细胞内外离子的正常浓度,保持心肌细胞的正常兴奋能力。

(三)自律细胞的跨膜电位及形成机制

窦房结细胞和浦肯野细胞都为自律细胞。非自律细胞在没有受到外来刺激时,其 4 期膜电位始终稳定在静息电位水平。而自律细胞动作电位的最大特点是 3 期复极化末达最大值(称为最大舒张电位)之后,4 期膜电位不稳定,可自动缓慢地去极化,称为 4 期自动去极化(简称 4 期去极化)。4 期自动去极化是自律细胞与非自律细胞生物电现象的主要区别,也是形成自律性的基础。根据 0 期去极化的速度和幅度的不同,浦肯野自律细胞和窦房结自律细胞的生物电又各有特点(图 6-49)。

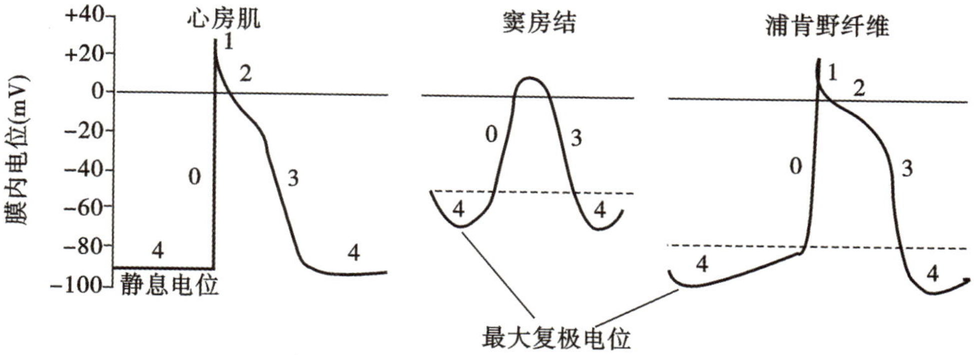

图 6-49　窦房结细胞动作电位及主要离子流

1. 浦肯野自律细胞　其动作电位可分为 0、1、2、3、4 共 5 个时期。与心室肌细胞动作电位的不同点包括：①2 期电位历时较短；②除 4 期外成因与心室肌细胞基本相同。浦肯野细胞 4 期自动去极化是由于细胞膜对 Na^+通透性逐渐增加，Na^+缓慢内流，同时 K^+外流不断衰减所致。浦肯野细胞 4 期去极化速度比窦房结 P 细胞 4 期去极化速度慢，因而浦肯野细胞比窦房结细胞的自动节律性低。在生理状态下，其活动受窦房结发出的冲动控制。

2. 窦房结自律细胞　其动作电位分为 0、3、4 共 3 个时期（图 6-48）。窦房结 P 细胞动作电位与浦肯野细胞动作电位相比较特点是：① 0 期去极化速度较慢，幅度较小，是由于 Ca^{2+} 内流所致。②窦房结细胞复极化无明显的 1、2 期，主要表现为 3 期。这是由于复极化中膜对 K^+通透性增高，K^+迅速外流所致。③3 期末复极化最大舒张电位和阈电位较高，分别为 -70 mV 和 -40 mV 左右。④4 期自动去极化速度较快。4 期自动去极化的离子成分较复杂，目前认为有 3 种离子流作用：膜对 K^+的通透性逐渐降低而引起 K^+外流逐渐减少，Na^+内流进行性增强和 Ca^{2+} 内流。3 种因素相互作用使膜自动去极达阈电位水平，引起 0 期去极。

三、心电图

心脏活动时产生的生物电变化是无数心肌细胞生物电变化的综合，它不仅可直接从心脏表面测量到，而且可从身体表面测出来。将心电图机测量电极放置在人体体表一定部位记录出来的心电位变化的波形，称为心电图（electrocardiogram，ECG）。它是反映心兴奋产生、传导和恢复过程的电位变化。心电图检查是临床常用的器械检查方法之一，对心律失常类型、心肌缺血、某些电解质紊乱的诊断具有重要意义。在记录心电图时，引导电极安放的位置和连接方式称为导联。为了便于分析、比较心电图，对导联做了统一规定。临床常用导联有 12 个。包括标准导联Ⅰ、Ⅱ、Ⅲ 3 个、加压单极肢体导联 aVR、aVL、aVF 3 个和单极胸导联 $V_1 \sim V_6$ 6 个。导联正常典型的体表心电图是由以下各波、段及间期组成（图 6-50）。

1. P 波　代表两心房的去极化过程，其时程反映去极化在整个心房传播所需的时间，其波形小而圆钝。历时 0.08～0.11 s，波幅不超过 0.25 mV。

2. QRS 波群　代表两心室的去极化过程，表示心室肌兴奋扩布所需的时间。它包括 3 个顺序相连的电位波动：第一个向下的 Q 波，随后向上的 R 波和最后向下的 S 波。历时 0.06～0.10 s，在不同导联中，这 3 个波不一定都出现，且波幅变化较大。

3. T 波　历时 0.05～0.25 s，波幅 0.1～0.8 mV。反映心室复极化过程的电位变化，其方向与 QRS 波群主波的方向一致。

4. P-R 间期（或 P-Q 间期）　历时 0.12～0.20 s，是指从 P 波起点到 QRS 波起点之间的时程，代表去极化从窦房结产生并传到心室肌所需的时间。房室传导阻滞时,PR 间期延长。

5. S-T 段　是指从 QRS 波终点到 T 波起点的线段,相当于平台期的时程,代表心室各部均处于去极化状态,电位差很小,所以曲线位于基线水平。

6. Q-T 间期　是指 QRS 波起点到 T 波终点的时程,代表心室开始兴奋到完全复极的时间。Q-T 间期与心率成反比关系,心率愈快,Q-T 间期愈短。

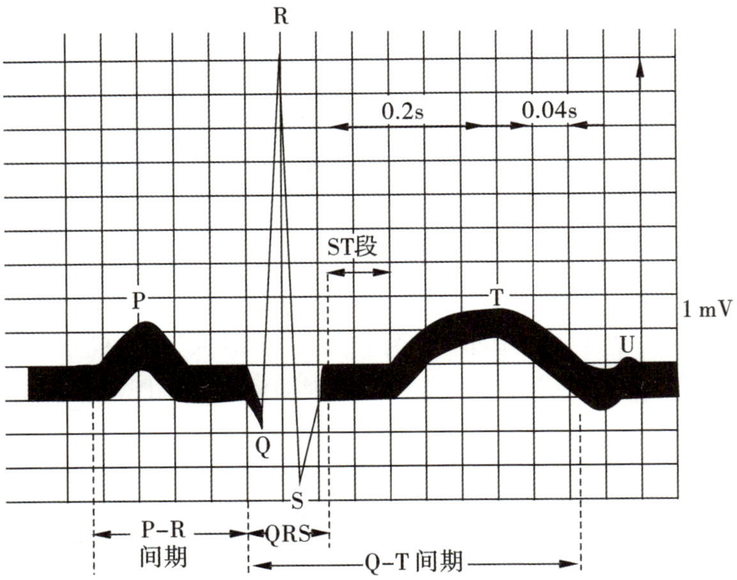

图 6-50　正常体表心电图

四、心肌的生理特性

心肌的生理特性包括自动节律性、传导性、兴奋性和收缩性。前三者为电生理特性,后者为机械特性。

(一) 自动节律性

心脏在脱离神经体液因素及外来刺激的条件下,能够自动地发生节律性兴奋的能力或特性,称为自动节律性(autorhythmicity),简称自律性。具有自律性的组织或细胞称为自律组织或自律细胞。

1. 心脏活动的起搏点　心脏的自动节律性来源于心脏特殊传导系统中的自律细胞。正常成人在安静状态下,心脏不同部位自律细胞兴奋的频率分别为:窦房结的自律性最高(约 100 次/min),但由于受心迷走神经紧张的影响,窦房结自律性表现为 70 次/min 左右;其次是房室交界(50 次/min);浦肯野细胞最低(约 25 次/min)。正常心脏的节律性活动是受自律性最高的窦房结控制,从而使窦房结成为整个心脏活动的正常起搏点。由窦房结控制的心跳节律称窦性心律。窦房结以外的自律细胞在正常时,由于自律性较低,不能表现出来,称为潜在起搏点。由潜在起搏点控制的心跳节律称异位心律。心脏内潜在起搏点的存在,一方面是一种安全因素,当窦房结不能产生兴奋或兴奋下传受阻时,它以较低频率发生节律性兴奋,继续引起心跳,不致因窦房结失控而引起心脏停搏。另一方面也是一种潜在的危险,如某些疾病导致潜在起搏点的自律性高于窦房结时,它可以控制部分或整个心脏活动,将导致心律失常,严重时可危及生命。

2. 影响自律性的因素　自律细胞的自动兴奋是 4 期膜自动去极化使膜电位从最大复极电位达到阈电位水平引起的。因此,自律性的高低受 4 期自动去极化速度的影响,其为主要因素,也取决于最大复极电位与阈电位的水平(图 6-51)。

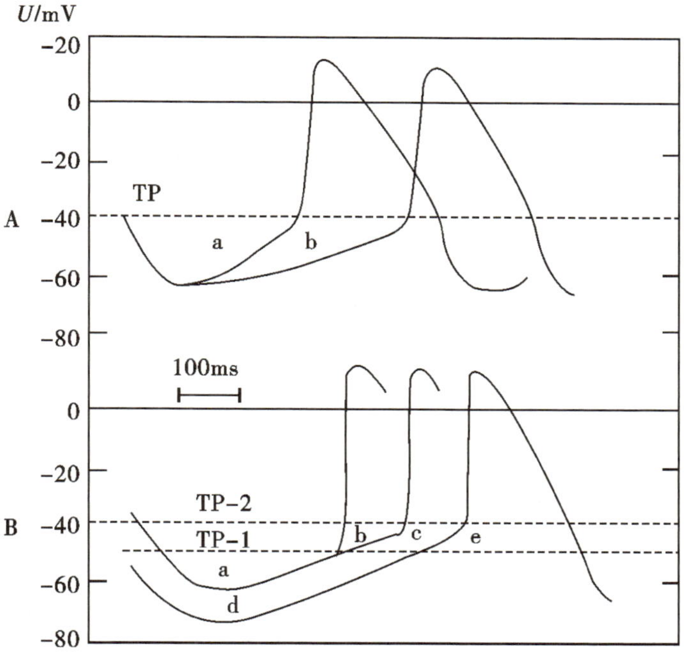

A. 去极化速度对自律性的影响：起搏电位斜率由 a 减小到 b 时，自律性降低。B. 阈电位和最大复极电位对自律性的影响：最大复极电位水平由 a 达到 d，或阈电位由 TP-1 升到 TP-2 时，自律性均下降。TP. 阈电位。

图 6-51　影响心肌自律性的因素

（二）兴奋性

心肌细胞接受刺激后产生动作电位的能力或特性，称兴奋性（excitability）。

1. 影响兴奋性的因素

（1）静息电位和阈电位水平　静息电位的绝对值增大，同阈电位的差距增大，引起兴奋的刺激阈值增大，兴奋性降低。反之，静息电位的绝对值减小则兴奋性增高；阈电位水平下移，静息电位与阈电位的差距减小，兴奋性增高，反之降低。

（2）Na^+通道状态　Na^+通道具有激活、失活和备用三种状态。跨膜电位处于-90 mV 时，Na^+通道全部处于备用状态，心肌受到阈刺激，细胞膜发生去极达阈电位水平，Na^+通道被大量激活而开放。处于激活状态的时间约 1 ms，继而失活关闭。在失活关闭状态下，任何强度的刺激均不能使之再次激活。失活几十毫秒后，当跨膜电位复极到-55 mV 左右时，部分 Na^+通道由失活转为备用状态。当跨膜电位恢复到-90 mV 左右时，Na^+通道又全部处于备用状态。Na^+通道处于不同的状态，是下述心肌细胞兴奋性周期性变化的内在机制。

2. 兴奋的周期性变化　心肌细胞在受到刺激而发生兴奋的过程中，其兴奋性会发生周期性变化，即经过有效不应期、相对不应期和超常期，而后恢复到原来状态（图 6-52）。

（1）有效不应期　从去极化 0 期开始到复极化 3 期跨膜电位约-60 mV 的期间内，心肌细胞不能产生动作电位，称为有效不应期（effective refractory period，ERP）。它包括绝对不应期和局部反应期两部分。绝对不应期是指从去极化 0 期开始到复极化 3 期跨膜电位约-55 mV 的期间内，不论给予多么强大的刺激，都不能引起反应，表示此期兴奋性已降低为零。局部反应期是指跨膜电位从复极-55 mV 至-60 mV 的期间内，受到足够强度刺激，可引起局部去极化，产生局部电位，但仍不能产生可扩布性的动作电位，表示此期心肌兴奋性稍有恢复。

（2）相对不应期　跨膜电位从复极-60 mV 至-80 mV 期间，给予阈上刺激，可产生动作电位，称为相对不应期（relative refractory period，RRP）。该期只有部分 Na^+通道由失活转为备用状态，受到刺激后，Na^+通道开放数量较少，内流速率慢，故动作电位幅度仍较正常的小，心肌细胞的兴奋性继续恢复，但仍低于正常。

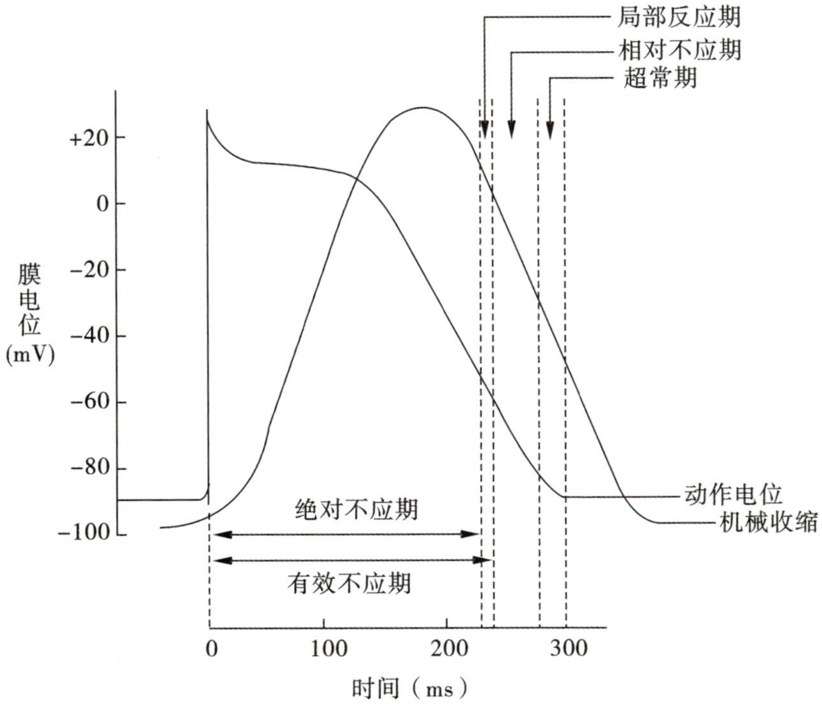

图6-52　心室肌细胞一次兴奋过程中的兴奋性变化和与收缩之间的关系

(3)超常期　跨膜电位从复极-80 mV至90 mV这段时期，给予阈下刺激也可产生动作电位。在这段时期，表明兴奋性高于正常，称为超常期(supranormal period，SNP)。该期大部分或全部Na^+通道处于备用状态，加之此时跨膜电位与阈电位差距较小，故兴奋性高于正常。当膜电位复极至静息电位后，心肌细胞兴奋性也恢复正常。

3. 兴奋性周期变化的特点及意义　心肌细胞兴奋性的特点是有效不应期特别长，几乎占据整个收缩期和舒张早期，在这一期间，心肌对任何强大刺激都不再产生兴奋。因此，心肌不会像骨骼肌那样发生强直收缩，始终保持收缩与舒张交替进行，这样有利于心脏的射血和充盈。

正常心脏是按窦房结的节律进行活动的。如果在心室的有效不应期之后，下一次窦房结兴奋传来之前，受到一次较强的额外刺激，心室可以对这一提前刺激产生一次兴奋和收缩，称为期前兴奋和期前收缩(又称早搏)。期前收缩也有自己的有效不应期，当来自窦房结的下一次兴奋正好落在期前收缩的有效不应期内，就会造成一次正常窦性节律的“脱失”，只有等下一次的窦房结兴奋传来时才能引起心室收缩。所以，在期前收缩之后出现一个较长时间的心室舒张期，称代偿间歇。期前收缩是临床常见的一种异位心律(图6-53)。

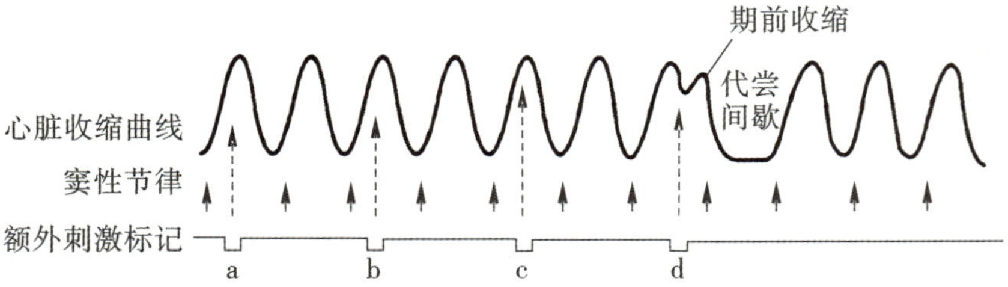

刺激a,b,c落在有效不应期内不引起反应；刺激d落在相对不应期内引起期前收缩和代偿间歇。

图6-53　期前收缩和代偿间歇

（三）传导性

心肌细胞具有传导兴奋的能力或特性，称传导性（conductivity）。兴奋在单个心肌细胞上传导也是局部电流作用的结果。动作电位沿细胞膜传播的速度可以作为衡量传导性的指标。

1. 心脏内兴奋传导的途径　正常心脏内兴奋的传递主要依靠特殊传导系统来完成。从窦房结发出的兴奋通过心房的“优势传导通路”前、中、后房间束传递到整个右心房和左心房，引起左、右心房的兴奋和收缩。继而迅速传到房室交界，再经过房室束及左、右束支和浦肯野纤维网传到左、右心室内膜，兴奋由心内膜向心外膜传播从而引起整个心室兴奋。

2. 传导的特点及意义　兴奋在心脏内传导的过程中，各部的传导速率不一致，其中浦肯野纤维网的传导速率最快(4 m/s)，这样有利于将窦房结传来的兴奋迅速地通过浦肯野纤维网而广泛地传向两侧心室，以保证左、右心室的同步收缩。房室交界是正常兴奋由心房传入心室的唯一通路，但其兴奋传导速率缓慢(0.02～0.05 m/s)，传导耗时约 100 ms，故兴奋在房室交界处的传导延搁了一段时间，称为房室延搁。其重要生理意义在于使心房兴奋和收缩完毕之后，心室才开始兴奋和收缩，这有利于心室的充盈和射血。但当心传导兴奋的功能发生障碍时，房室交界又常是传导阻滞的好发部位。

3. 影响传导性的因素

（1）心肌细胞的直径　细胞的直径小，内阻大，局部电流小，传导速度慢，反之传导速度快。浦肯野纤维直径约 70 μm，传导速度最快；房室交界结区细胞直径 3μm，传导速度最慢。

（2）0 期去极速度和幅度　心肌兴奋部位 0 期去极速度快，局部电流形成得快，促使临近未兴奋部位去极化达阈电位所需的时间缩短，兴奋传导速度加快；0 期去极幅度愈高，已兴奋部位和未兴奋部位电位差愈大，局部电流愈强，传导速度加快，反之传导速度减慢。

（四）收缩性

心肌细胞与骨骼肌细胞相似，具有收缩性（contractility），但是心肌收缩有其自身的特点。

1. 对细胞外液 Ca^{2+} 的依赖性　心肌细胞的肌质网不发达，容积小，终池储 Ca^{2+} 量少，因而心肌的收缩对细胞外液的 Ca^{2+} 浓度有明显的依赖性。

2. 同步收缩　当刺激达到阈强度时，由于心内特殊传导组织传导兴奋的速度很快，且细胞间闰盘电阻很低，兴奋容易通过，故心房或心室一旦兴奋所有心肌细胞几乎同时收缩，因此，可以把心房和心室看作是 2 个功能性合胞体，表现为同步收缩或“全或无”式收缩。

3. 不发生强直收缩　心肌的有效不应期特别长，相当于整个收缩期和舒张早期。在此期间无论多大刺激均不能引起心脏兴奋而收缩，因而心肌不会发生强直收缩。

4. “绞拧”作用　心肌排列可分为浅、中、深 3 层，呈螺旋状走形。这种排列方式使之在收缩时产生绞拧作用，收缩合力使心尖做顺时针方向旋转，最大限度减少心室容积将更多的血液射入动脉。

在生理和病理情况下，许多因素能影响心肌的收缩。运动时，交感-肾上腺髓质系统兴奋，心肌收缩能力增强，心输出量增多满足机体代谢的需要；冠心病、心肌缺血、心肌病、心肌炎等导致的心肌代谢紊乱、酸性代谢产物增多、能量供应不足均可使心肌收缩能力减弱。

第五节　血管生理

根据各类血管不同的结构和功能，血管通常可分为以下几种。①弹性储器血管：指主动脉和肺动脉主干及其大分支，这类血管的管壁厚且富含弹性纤维，有明显的可扩张性和弹性。②分配血管：指从弹性储器血管以后到分支为小动脉前的动脉管道，其管壁中弹性纤维逐渐减少，而平滑肌成分逐渐增加。③阻力血管：指毛细血管前的小动脉和微动脉，其管壁富含平滑肌,是产生血流阻力的主要部位。④交换血管:指真毛细血管,其管壁仅由单层内皮细胞构成,外面有一薄层基膜,故通透性很高,是血液和组织液进行物质交换的场所。⑤容量血管:静脉壁薄腔大,数量多,容量大且易扩张,在安静状态下,循环血量的60% ~70%容纳在静脉中,故称为容量血管,静脉在血管系统中起着血液储存库的作用。⑥短路血管:血管床中小动脉和小静脉之间的直接吻合支。主要分布在手指、足趾、耳郭等处皮肤,与体温调节有关。

一、血流动力学

单位时间内流过血管某一横切面的血量,称为血流量(blood flow)。单位时间内流经某器官的血量,称为该器官血流量,通常以 mL/min 或 L/min 表示。血液在血管中流动时所遇到的阻力,称为血流阻力。它来源于血液成分之间及血液与管壁之间的摩擦力。在生理情况下,血流阻力主要取决于血管口径,二者成反变关系。神经体液因素可以通过改变管径大小调节血流阻力。小动脉和微动脉的管径变化对血流阻力的影响最大,占总血流阻力的47%,通常把来自小动脉和微动脉的阻力称为外周阻力。

血管内的血液作用于单位面积血管壁的侧压力,称为血压(blood pressure,BP)。血压的单位是千帕(kPa),习惯上以毫米汞柱(mmHg)表示,1 mmHg=0.1333 kPa。各段血管的血压并不相同,从左心室射出的血液流经外周血管时,不断克服血管对血流的阻力而消耗能量,血压逐渐降低。血液流经静脉回右心房时,压力接近0。其中小动脉和微动脉血流阻力最大,血压降幅最显著,可达55 mmHg。血流动力学中血流量、血流阻力和血压之间的关系符合流体力学的原理。血流量(Q)与血管两端压力差($\triangle P$)成正比,与血管内血流阻力(R)成反比。即:

$$Q \propto \triangle P/R$$

对整体循环而言,Q 相当于心输出量,对某一器官而言,Q 相当于器官血流量。

二、动脉血压和动脉脉搏

(一)动脉血压的概念

动脉血对单位面积动脉管壁的侧压力称为动脉血压,通常所说的血压就是指动脉血压。在一个心动周期中,动脉血压呈现周期性变化,心室收缩时,动脉血压升高所达到的最高值称为收缩压(systolic pressure);心室舒张时,动脉血压下降所达到的最低值称为舒张压(diastolic pressure);收缩压与舒张压之差称脉搏压,简称脉压。在一个心动周期中每一瞬间动脉血压的平均值,称平均动脉血压。因心动周期中心舒期长于心缩期,因此平均动脉压更接近于舒张压,约等于舒张压加1/3脉压。血压测量通常是测量右上臂肱动脉血压,测量结果习惯上书写方法为“收缩压/舒张压”。

我国健康成年人安静状态下的收缩压为100 ~120 mmHg,舒张压为60 ~80 mmHg,脉压为30 ~40 mmHg。动脉血压存在个体、年龄和性别差异。女性更年期前略低于同龄男性;随年龄增长血压可逐渐升高;体力劳动或情绪激动时血压可暂时升高。正常人血压存在昼夜波动规律:凌晨2 ~3点最低,上午6 ~10点及下午4 ~8点各有1个高峰,以后呈缓慢下降趋势。这种双峰双谷现象在老年人和高血压患者中更为显著。

目前我国采用国际上统一标准,收缩压≥140 mmHg或舒张压≥90 mmHg称为高血压。2017年美国心脏协会(AHA)发布新的高血压指南,将高血压定义为收缩压≥130 mmHg或舒张压≥80 mmHg。目前对低血压的定义尚无统一标准,一般把收缩压< 90 mmHg或舒张压< 60 mmHg划定为低血压。

动脉血压正常是维持组织、器官血流量正常的重要条件。如果动脉血压过低,可致各器官血流量减少,特别是心、脑等重要脏器,因缺血缺氧造成严重后果;动脉血压过高,心室肌后负荷长期过重,可致心室肥厚,甚至发生心力衰竭。长期血压升高易损伤血管壁,如脑血管受损可破裂出血造成脑溢血。因此，动脉血压相对稳定对重要器官的血液供给，减轻心血管的负担具有重要的生理意义。

（二）动脉血压的形成机制

动脉血压的形成条件主要包括以下3个方面。

1. 心血管系统有足够的血液充盈　循环系统中血液的充盈程度可用平均充盈压表示，充盈压的高低取决于血量和循环系统容积之间的关系。动脉血压是流动着的血液使动脉血管达到一定程度的充盈时产生的压力。因此，在封闭的心血管系统中，足够的充盈压是形成动脉血压的前提。

2. 心脏射血和外周阻力　是动脉血压形成的必要条件。心室收缩时所释放出来的能量一部分作为血液流动的动能，推动血液向前流动；另一部分转化为大动脉扩张所储存的势能。心室舒张时，大动脉弹性回缩，将储存的势能再转换为动能，推动血液前行。由于心脏射血是间断的，心室收缩时动脉血压升高，舒张时血压降低。由于外周阻力的存在，心室每次收缩只有约1/3的血液流至外周，其余暂时储存在大动脉内，因而使动脉血压升高。如果没有外周阻力，心室每次收缩的血液全部迅速流至外周，大动脉内的血压不能维持正常水平，舒张期则没有血流继续供应外周。

3. 主动脉和大动脉的弹性储器作用　对减小动脉血压在心动周期中的波动幅度有重要意义。心室收缩时，主动脉和大动脉扩张，缓冲剧烈血流冲击，使动脉压不至升的过高；心室舒张时，主动脉和大动脉依其弹性回缩，保证舒张压不会过度降低，同时将心室的间断射血转变为动脉内持续流动的血液（图6-54）。

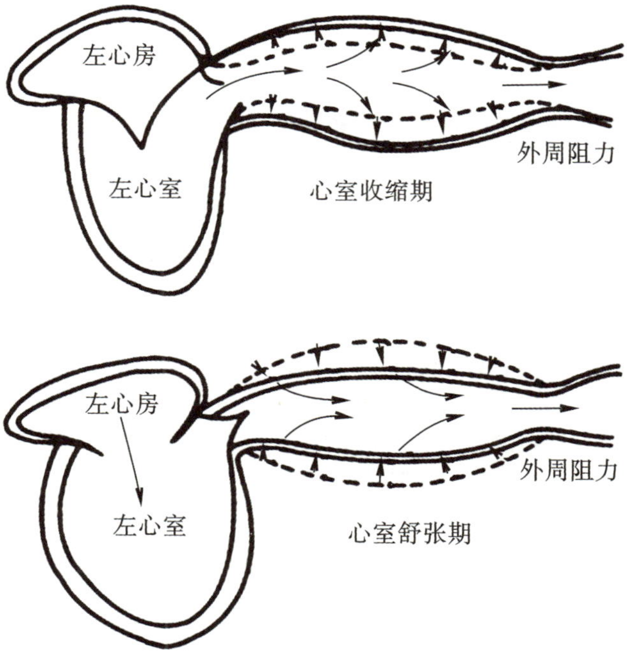

图6-54　大动脉管壁弹性作用示意

（三）影响动脉血压的因素

凡能影响动脉血压形成的因素，都能影响动脉血压。

1. 搏出量　在其他因素不变的前提下增大搏出量，心缩期中主动脉和大动脉内增加的血量变多，管壁承受的张力更大，故收缩压的升高更加明显。由于动脉血压升高，大动脉内增多的血量仍可在心舒期流至外周，到舒张期末，大动脉内存留的血量和搏出量增加之前相比，增加并不多。因此，舒张压升高不多，故脉压增大。反之，当搏出量减少时，则主要使收缩压降低，脉压减小。可见，收缩压的高低主要反映搏出量的多少。

2. 心率　在搏出量和外周阻力不变前提下加快心率，由于心舒期缩短，在心舒期内流至外周的血液就减少，故心舒期末主动脉内存留的血量增多，舒张压升高。由于舒张期末存留的血量增多导致收缩期血量也多，收缩压相应升高，然而血压升高可使血流速度加快，因此心缩期内可有较多的血液流至外周，收缩压的升高不如舒张压的升高显著，脉压比心率增加前减小。相反，心率减慢时，舒张压降低的幅度比收缩压降低的幅度大，故脉压增大。

3. 外周阻力　外周阻力增大时，血流速率减慢，心舒末期存留于大动脉内血量增多，舒张压明显升高；反之舒张压降低。因此，舒张压的高低主要反映外周阻力的大小。原发性高血压患者，小、细动脉管壁玻璃样变致使口径变小，造成外周阻力过高。

4. 大动脉管壁的弹性　老年人大动脉管壁由于弹性纤维减少，缓冲血压的作用减弱，造成收缩压升高而舒张压降低，脉压增大。但老年人的小动脉往往伴有硬化而致口径变小，使外周阻力增大，故舒张压也升高。

5. 循环血量和血管系统容量的比例　血量和血管系统容量相适应，才能使血管系统足够地充盈，产生一定的体循环平均充盈压。在正常情况下，循环血量和血管容量是相适应的。失血后，循环血量减少，此时如果血管系统的容量改变不大，则体循环平均充盈压必然降低，使动脉血压降低。如果循环血量不变而血管系统容量增大时，也会导致动脉血压下降。

以上是单一因素改变前提下，分析这种因素对动脉血压可能发生的影响。康复治疗期间，上述各种影响动脉血压的因素可同时发生改变。因此，在完整人体内，动脉血压的维持是多种因素综合作用的结果。

（四）动脉脉搏

动脉脉搏（arterial pulse）是心动周期中，因动脉内压力和容积发生周期性变化而引起的动脉管壁周期性波动。中医通过感触桡动脉搏动判断机体变化。脉搏能沿动脉管壁向外周传播，其速度远比血流速度快。

三、微循环

（一）微循环的概念和组成

微动脉与微静脉之间的血液循环称为微循环（microcirculation），微循环的组成与形态在不同的器官有所差异。典型的微循环由微动脉、后微动脉、毛细血管前括约肌、真毛细血管、通血毛细血管、动-静脉吻合支和微静脉 7 部分组成（图 6-55）。

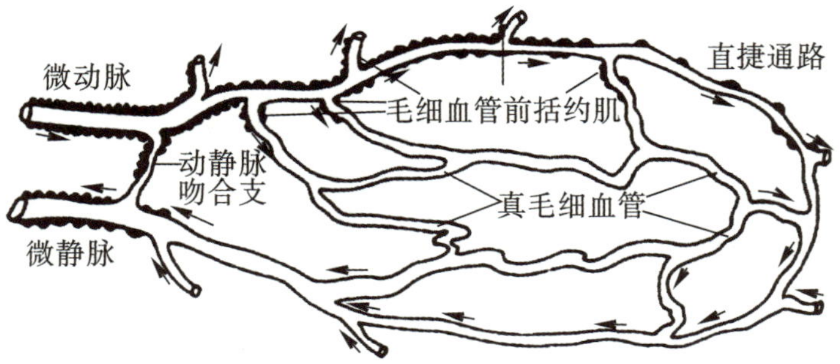

图 6-55　微循环示意

(二)微循环的血流通路及功能

1. 直捷通路　血液经微动脉、后微动脉、通血毛细血管到微静脉的通路。它经常处于开放状态。由于血流速度快,流经通血毛细血管时很少进行物质交换。这条通路的主要生理意义在于使部分血液迅速通过微循环及时回心。

2. 迂回通路　血液经微动脉、后微动脉、毛细血管前括约肌、真毛细血管网到微静脉的通路。真毛细血管穿插于细胞间隙中,迂回曲折,相互交错成网,血流缓慢,血管轮流交替开闭,是血液与组织细胞进行物质交换的主要场所,又称为营养通路。

3. 动静脉短路　指血液经微动脉、动-静脉吻合支回到微静脉,一般情况下,这一通路经常处于封闭状态。皮肤中,特别是手指、足趾和耳郭,这类通路较多,当其开放时,皮肤血流量增加,促进皮肤散热,有调节体温的作用。

(三)微循环的调节

微动脉、后微动脉、毛细血管前括约肌是微循环的前阻力血管,在神经体液因素调节下,通过其舒缩活动的改变,调节进入微循环的血流量。微动脉是微循环的"总闸门",当交感神经兴奋和去甲肾上腺素增多时使总闸门关闭。毛细血管前括约肌是微循环的"分闸门",它控制从微动脉进入真毛细血管的血量。血液中的缩血管物质,如肾上腺素、去甲肾上腺素等使毛细血管前括约肌收缩;局部代谢产物,如 CO_2、乳酸等使其舒张,后者是调节毛细血管前括约肌舒缩活动的主要因素。微静脉是微循环的"后闸门",它的舒缩决定毛细血管后阻力的大小,从而影响微循环的血液流出量。

四、组织液及淋巴的生成与回流

组织液是血浆经毛细血管壁滤过到组织间隙形成的,是细胞赖以生存的内环境,也是血液和细胞内液进行物质交换的媒介。组织液大部分成胶冻状,不能自由流动。组织液不断更新是维持内环境稳态和组织细胞正常新陈代谢的基本条件。

(一)组织液

1. 组织液的生成与回流　毛细血管壁的通透性是组织液生成的结构基础,血浆中除大分子蛋白质外,其余成分都可通过毛细血管壁滤出。组织液生成和回流的动力为有效滤过压,它取决于毛细血管血压、组织液静水压、血浆胶体渗透压和组织液胶体渗透压四个因素。其中毛细血管血压和组织液胶体渗透压是促进组织液生成的力量,而血浆胶体渗透压和组织液静水压是促进组织液回流的力量。促使组织液生成的力量与促使回流的力量之差称为有效滤过压,其计算公式为:

有效滤过压=(毛细血管血压+组织液胶体渗透压)-(血浆胶体渗透压+组织液静水压)

毛细血管动脉端血压平均为 32 mmHg,毛细血管静脉端血压约为 14 mmHg,血浆胶体渗透压为 25 mmHg,组织液胶体渗透压约为 8 mmHg,组织液静水压约为 2 mmHg。根据上式计算得出,动脉端有效滤过压为+13 mmHg;静脉端有效滤过压为-5 mmHg。可见,流经毛细血管的血浆有 0.5% ~ 2.0% 在动脉端滤出为组织液,90% 的滤出液在静脉端回流入毛细血管,其余回流入毛细淋巴管形成淋巴液(图 6-56)。

2. 组织液生成与回流的影响因素　正常情况下,组织液的生成与回流保持动态平衡。有效滤过压中各种因素的改变,以及毛细血管壁的通透性发生改变,均可破坏这种动态平衡,造成组织液生成大于回流,过多的液体潴留在组织间隙而引起水肿。临床上造成组织水肿原因有:毛细血管血压升高、血浆胶体渗透压降低、淋巴回流受阻和毛细血管壁通透性升高等。

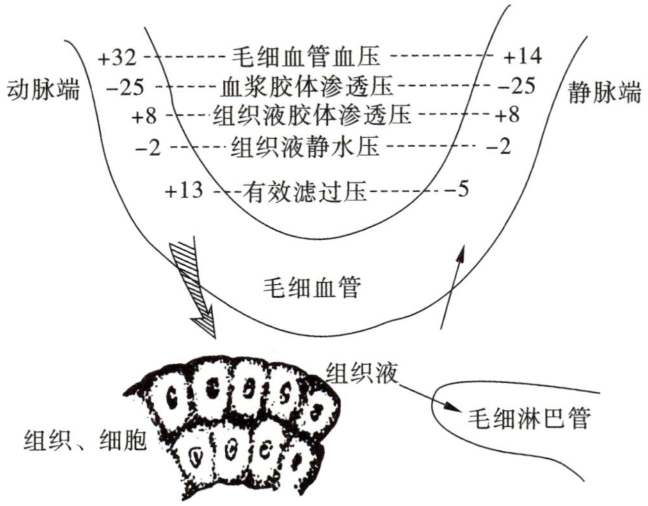

+代表使血浆滤出毛细血管的力量，-代表使组织液吸收回毛细血管的力量。

图6-56　组织液生成与回流示意

（二）淋巴液

约10%的滤出液回流入毛细淋巴管生成淋巴液，再经淋巴系统回流入静脉。毛细淋巴管以盲端起始于组织间隙，通透性极高，能将由毛细血管壁逸出的微量蛋白质运回血液。每天回收蛋白质75～200 g。小肠黏膜吸收的脂肪，可由小肠绒毛淋巴管转运至血液。组织间隙的红细胞、细菌和癌细胞等可进入淋巴液，随淋巴循环途经淋巴结，被淋巴结内的巨噬细胞吞噬清除，或诱导产生抗体，启动机体的免疫防御功能。

五、静脉血压与静脉回心血量

静脉是血液回心的通道，因容易扩张，容量大，故称为容量血管。静脉的收缩与舒张能有效地调节回心血量和心输出量，以适应机体不同情况的需要。

（一）静脉血压

血液经动脉、毛细血管到微静脉时已降低到15～20 mmHg，腔静脉时血压已接近于0。通常将右心房和胸腔内大静脉血压称为中心静脉压（central venous pressure，CVP），各器官或肢体的静脉血压称为外周静脉压。CVP正常变动范围为4～12 cmH_2O，其高低取决于心脏射血能力和静脉回心血量之间的相互关系。心脏射血功能减弱，右心房和腔静脉淤血，CVP升高。静脉回心血量增多或回流速度增快，也可引起CVP升高。故临床上测定中心静脉压有助于了解心血管功能状态，同时可作为临床控制补液速度和量的指标。

（二）影响静脉回流的因素

单位时间内静脉回心血量取决于外周静脉压与中心静脉压之间的压力差，凡能改变这个压力差的因素，均能影响静脉血回流。

1. 循环系统平均充盈压　实验证明，血管系统内血液充盈程度愈高，静脉回心血量愈多。当血量增加或容量血管收缩时，体循环平均充盈压升高，静脉回心血量增多；反之静脉回心血量减少。

2. 心肌收缩力　心脏收缩时将血液射入动脉，舒张时则可以从静脉抽吸血液。如果心脏收缩力强，射血分数高，心舒期室内压就较低，对心房和大静脉内血液的抽吸力量也就较大。右心衰竭时，射血力量显著减弱，心舒期右心室内压较高，血液淤积在右心房和大静脉内，回心血量大大减少。患者可出现颈静脉怒张、肝淤血肿大、下肢水肿等表现。

3. 骨骼肌的挤压作用　骨骼肌收缩时，位于肌肉内和肌肉间的静脉受挤压，促进静脉血回流；骨骼肌舒张时，静脉瓣能阻止血液倒流。所以，骨骼肌的节律性舒缩活动，加之静脉瓣的协助，具有肌肉泵的作用，从而促进静脉血回流。

4. 重力和体位　平卧位时，全身静脉与心基本处在同一水平，重力大致相等，受重力影响不大。当人由卧位变为直立时，因受重力影响，心以下的静脉血管扩张充盈，所容纳的血液增多，因而回心血量减少。长期卧床或体弱久病患者，其下肢静脉血管因紧张性降低而更易扩张，加之下肢肌肉收缩无力，挤压静脉的作用减弱，故而从卧位或蹲位突然站立时，下半身静脉容纳更多血液，造成静脉回心血量比正常人更少，心输出量减少，易引起昏厥。

5. 呼吸运动　吸气时胸膜腔内负压增大，胸腔内的大静脉和右心房更加扩张，由于容积增大，CVP 下降，促进静脉血回流；呼气时相反，静脉血回流相应减少。呼吸运动对静脉回流也起着“泵”的作用。

第六节　心血管活动的调节

心血管活动的调节包括神经调节和体液调节。目的是保证正常的心率、心输出量、血压等指标，从而适应各组织器官在内外环境变化时对血流量的需要，协调各器官之间的血流分配，适应代谢活动改变的需要。

一、神经调节

（一）心血管的神经支配

1. 心的神经支配及其作用　支配心脏的传出神经为心交感神经和心迷走神经，心交感神经兴奋增强心脏活动，心迷走神经兴奋抑制心脏活动。

（1）心交感神经及其作用　心交感神经起始于脊髓胸段（$T_1 \sim T_5$）侧角神经元，神经节换元后节后纤维支配心脏的各个部分，包括窦房结、房室交界、心房肌、心室肌细胞。神经末梢释放去甲肾上腺素，与心肌细胞膜上 β_1受体结合后加强心脏的活动。表现为心率加快、房室传导速度加快、心肌收缩力增强，从而心输出量增多。

（2）心迷走神经及其作用　迷走神经胞体位于延髓迷走背核和疑核内，节前纤维在迷走神经干中下行至胸腔后，于心内神经节换元，节后纤维支配窦房结、心房肌、房室交界、房室束及其分支。节后纤维末梢释放的乙酰胆碱与心肌细胞膜上 M 受体结合后抑制心脏活动。表现为心跳减慢、房室传导速度减慢、心肌收缩力减弱，从而心输出量减少。

2. 血管的神经支配及其作用　除真毛细血管外，其他血管的活动均接受自主神经的调节。

（1）交感缩血管神经及其作用　绝大多数血管只受交感缩血管神经的单一支配。它发自脊髓胸腰段侧角，其节后纤维末梢释放去甲肾上腺素，与血管平滑肌细胞膜上 α 受体结合后使血管收缩，外周阻力增大，血压上升。

（2）舒血管神经及其作用　一类是交感舒血管神经，它支配骨骼肌血管，其末梢释放乙酰胆碱，作用于血管平滑肌上的 M 受体使血管舒张，保证肌肉足够血液供应；另一类是副交感舒血管神经，支配脑、唾液腺、胃肠腺体和外生殖器的血管，其末梢释放乙酰胆碱，作用于血管平滑肌上的 M 受体使血管舒张，起调节局部组织器官血流量的作用。

(二)心血管中枢

中枢神经系统中与控制心血管活动有关的神经元集中的部位称为心血管中枢。广泛分布在脊髓至大脑皮质的各个水平。其中延髓是调节心血管活动的基本中枢。主要包括:①心迷走(抑制)中枢,位于延髓迷走背核和疑核。②心交感(加强)中枢和交感缩血管神经中枢,位于延髓头端腹外侧区。这些神经元在平时都有紧张性活动,分别称为心迷走紧张、心交感紧张和交感缩血管紧张。在机体处于安静状态时,这些延髓神经元的紧张性活动表现为心迷走神经纤维和交感神经纤维持续的低频放电活动,共同作用于心脏,使心脏的活动协调、统一。③孤束核是传入神经接替站,中继来自各方面的信息参与心血管活动的调节。延髓以上各级心血管中枢,在调节心血管活动中所起作用,比延髓心血管中枢更复杂、更加高级,它们使心血管活动与机体其他功能活动能彼此配合,相互协调。

(三)心血管反射

当机体处于不同的生理状态或内、外环境发生变化时,神经系统对心血管活动的调节是通过各种心血管反射进行的。

1. 颈动脉窦和主动脉弓压力感受器反射　当动脉血压突然升高时,反射性引起心率减慢,心输出量减少,血管舒张,外周阻力减小,血压下降,这一反射称为压力感受器反射。

(1)反射过程　颈动脉窦和主动脉弓管壁外膜下有对牵拉刺激敏感的压力感受器。颈动脉窦压力感受器的传入神经是窦神经,加入舌咽神经进入延髓。主动脉弓压力感受器的传入神经是主动脉神经,行走于迷走神经干内,然后进入延髓(图6-57)。

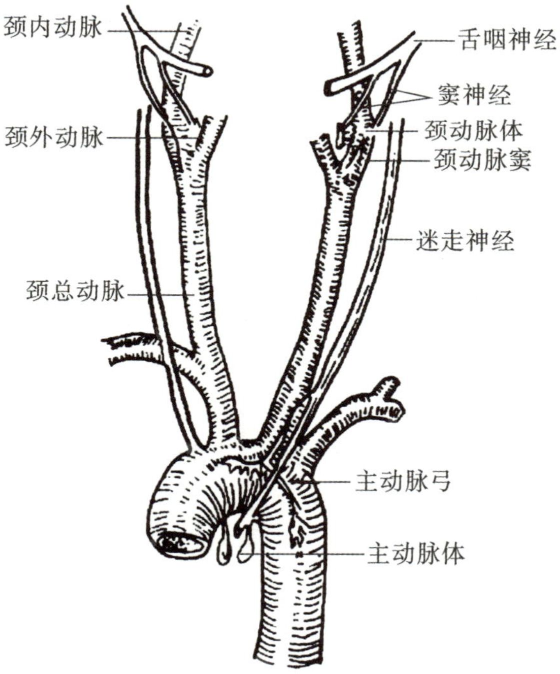

图6-57　颈动脉窦和主动脉弓压力感受器

当动脉血压升高时,颈动脉窦和主动脉弓压力感受器所受牵张刺激增强,沿窦神经和主动脉神经分别经舌咽神经、迷走神经传到延髓的冲动增多,使心迷走中枢紧张性增强而心交感缩血管中枢紧张性减弱。经心迷走神经传至心的冲动增多,经心交感神经传至心的冲动减少。故心跳减慢,心肌收缩力减弱,心输出量减少;由交感缩血管神经传至血管的冲动减少,故血管舒张,外周阻力降低，动脉血压回降至正常水平。相反，如果动脉血压降低，压力感受器所受牵张刺激减弱，沿相应传入神经传入冲动减少，使心交感缩血管中枢紧张性增强而心迷走中枢紧张性减弱，则引起心输出量增多，外周阻力增大而使血压回升。

（2）生理意义　压力感受器反射属于典型的负反馈调节。在短时间内快速调节动脉血压，维持血压的相对稳定。在急性出血或体位突然改变的情况下，通过此反射能使血压回升，避免血压过低引起的休克和晕厥等不良反应。但此反射对缓慢血压变化不敏感，同时对偏离正常水平的异常血压波动纠正敏感性降低。因此慢性高血压患者不能只依赖自身反射调节，需要药物辅助控制血压。

2. 颈动脉体和主动脉体化学感受器反射　在颈总动脉分叉处和主动脉弓区域存在有颈动脉体和主动脉体，能感受血中某些化学成分变化的刺激，称为化学感受器。当血液 PO_2降低、PCO_2增高或 H^+浓度升高时，化学感受器发放兴奋冲动沿窦神经和主动脉神经纤维传入延髓，提高缩血管中枢紧张性，使交感缩血管神经传出冲动增多，血管收缩，外周阻力增大，动脉血压升高。颈动脉体和主动脉体化学感受器反射主要对呼吸具有经常性调节作用（见第七章），对心血管活动的作用主要体现在机体严重缺氧、窒息、失血、酸中毒等异常情况下，能提高缩血管中枢的紧张性，使血压升高、血液重新分配，以保证心、脑的血液供应。

二、体液调节

心血管活动的体液调节是指血液和组织液中一些化学物质对心肌和血管平滑肌的活动产生影响。这些体液因素中，有些由血液运输，广泛作用于心血管系统；有些则在组织中形成，作用于局部的血管或心肌。

（一）肾上腺素和去甲肾上腺素

血液中的肾上腺素和去甲肾上腺素主要来自肾上腺髓质，都属于儿茶酚胺类物质，两者对心和血管的作用有许多共同点，但并不完全相同，这是因为它们与心肌和血管平滑肌细胞膜上肾上腺素能受体的亲和力不同。

肾上腺素主要与心肌细胞膜上 β_1受体结合，使心率增快，心肌收缩力增强，心输出量增多，临床常作为强心急救药。去甲肾上腺素也可与心肌细胞膜上 β_1受体结合，但较肾上腺素对心脏的作用弱，其主要与血管平滑肌细胞膜上 α 受体结合，能使除冠状动脉外的血管收缩，尤其是小动脉的强烈收缩，外周阻力显著增大，血压明显升高，因此临床上常用去甲肾上腺素作为升压药。

（二）肾素-血管紧张素系统

肾素-血管紧张素系统（renin-angiotensin system，RAS）是人体重要的体液调节系统。因交感神经兴奋、肾血流量减少或血 Na^+浓度降低时，肾近球细胞分泌肾素增多，启动 RAS 链式反应。首先将肝产生的血管紧张素原转变为血管紧张素Ⅰ，后者经肺循环时，在血管紧张素转换酶作用下变成血管紧张素Ⅱ，血管紧张素Ⅱ进一步酶解成为血管紧张素Ⅲ。Ⅱ是血管紧张素家族中最重要的成员，它可以收缩全身微动脉，血压升高；也能收缩静脉，促使血液回心，增加心输出量。此外，还可刺激肾上腺皮质球状带合成分泌醛固酮，后者促进肾小管对钠、水的重吸收，增加循环血量。

（三）血管升压素

血管升压素（vasopressin，VP）是由下丘脑视上核和室旁核神经元合成的激素，经下丘脑-垂体束运送至神经垂体储存，活动需要时释放入血液循环。VP 可促进肾集合管对水的重吸收，故又称为抗利尿激素（见第十章）。血中 VP 浓度升高时首先出现抗利尿效应，仅当其浓度明显升高时，才作用于血管平滑肌的 V_1受体，引起血压升高。在脱水及失血等细胞外液量减少情况下，VP 释放增加，调节细胞外液量从而控制动脉血压稳定。

三、康复治疗对心血管活动的影响

(一)康复治疗对心泵功能的影响

1. 心输出量的改变　患者在进行运动治疗时,心输出量开始急剧增加,通常一分钟达到高峰,并维持在该水平。运动时心输出量的增加与运动量或耗氧量成正比。由于肌肉的节律性舒缩和呼吸运动加强,回心血量大大增加,这是增加心输出量的保证;运动时交感缩血管中枢兴奋,容量血管收缩,也有利于静脉回流。

2. 对心力储备的影响　长期运动治疗可使副交感神经活性增强,安静时心率减慢,心肌舒张期延长,有利于心肌供血。还可提高心肌对缺氧的耐受性,降低心肌损害和潜在的致命性心律失常风险。长期适当运动锻炼可使心肌纤维增粗,ATP 酶活性提高,肌丝滑行能力提高。心肌内收缩蛋白合成增多,收缩力增强。增强收缩期储备。

3. 对冠脉循环的影响　康复治疗可以不同程度增加心肌毛细血管密度,促进侧支循环形成,改善冠脉血液和血氧供应,为心泵功能加强提供物质基础。

(二)各器官血流量的影响

运动时各器官的血流量将进行重新分配。其结果是使心脏和进行运动的肌肉的血流量明显增加,不参与运动的骨骼肌及内脏的血流量减少。在运动开始时,皮肤血流也减少,但以后由于肌肉产热增加,体温升高,通过体温调节机制,使皮肤血管舒张,血流增加,以增加皮肤散热。

(三)血管的影响

适当规律的有氧运动可使肌肉中毛细血管扩张,开放数量增加,小动脉血管的紧张程度减弱,外周阻力降低,降低舒张压。还可增加一氧化氮(NO)等舒血管物质生成,促进血管新生和内皮修复。长期规律物理治疗有助于清除血管壁上的脂类沉积,延缓动脉硬化,提高血管张力和弹性,降低血压。

第七节　器官循环

体内各器官的血流量都与该器官的动、静脉压力差成正比,与该器官阻力血管的舒缩口径成反比。不同的器官有其特殊的结构和功能,器官内部的血管分布也各有特点,因此,其血流量的调节除服从前述的一般规律外,还有其各自的本身特点。本节主要叙述心、脑的循环特点。

一、冠脉循环

(一)冠脉循环的解剖特点

心肌自身的血液供应主要来自冠脉循环。冠状动脉的主干和大分支主要分布在心脏表面,小分支常垂直穿入心肌,沿途发出分支,最后在心内膜下交织成网。该特点导致小分支在心肌收缩时容易受压。心肌毛细血管密度高,心肌横切面每平方毫米面积内有 2 500 ~ 3 000 根毛细血管,因此物质交换可以快速进行。冠状动脉同一分支的近、远端之间或不同分支之间有侧支相互吻合,但侧支均较细小,血流量很少。如果冠状动脉突然发生阻塞,常不易很快建立侧支循环而导致心肌梗死;但若冠脉慢慢狭窄,侧支循环可逐渐形成。

（二）冠脉循环的生理特点

1. 灌注压高，血流量大　冠状动脉直接开口于主动脉根部，其开口处的血压等于主动脉压，同时冠脉的血流途径短，阻力小，压力降低幅度小，小血管的压力可维持在较高水平。正常成年人在安静状态下，冠脉血流量为每 100 g 心肌 60 ~ 80 mL/min，占心输出量的 4% ~ 5%，而心脏的重量只占体重的 0.5%。当心肌活动加强，冠脉达到最大舒张状态时，血流量可增加到每 100 g 心肌 300 ~ 400 mL/min，是安静时的 5 倍。

2. 摄氧率高，耗氧量大　心肌比骨骼肌的摄氧能力约大 1 倍，动脉血流经心后，其中 70% ~ 80% 的氧被心肌摄取。心肌耗氧量也大，安静状态下，经冠脉循环血液中所余氧含量就低，机体再进行剧烈运动，耗氧量增加时，心肌靠提高从血液中摄取氧的潜力很小，只能靠扩张冠脉血管增加血流量来满足对氧的需求。

3. 血流量随心动周期波动　由于冠脉分支大部分深埋于心肌组织中，故心肌收缩对冠脉血流量有很大影响，尤其是对左心室冠脉血流量的影响。等容收缩期开始，心室壁张力急剧升高，压迫肌纤维之间的小血管，可使左室冠脉血流量明显减少，出现断流甚至反流。在快速射血期，主动脉压升高，冠状动脉血压也随之升高，冠脉血流量增加，但进入减慢射血期后，冠脉血流量又复减少。等容舒张期开始时，心肌对冠脉的压迫减弱或者解除，冠脉血流阻力减小，冠脉血流量迅速增加，并在舒张早期达到高峰，然后逐渐减少。一般情况下，左心室收缩期的冠脉血流量大约只有舒张期的 20% ~ 30%，当心肌收缩增强时，心缩期的冠脉血流量所占的比例更小。当体循环的外周阻力增大时，动脉舒张压升高，冠脉血流量增多。心率加快时，由于心舒期明显缩短，冠脉血流量则减少。由此可见，动脉舒张压的高低和心舒期的长短是影响冠脉血流量的重要因素。右心室壁心肌比左心室薄弱，收缩时对冠脉血流量的影响不如左心室明显。

（三）冠脉血流量的调节

1. 心肌代谢水平的影响　冠脉血流量和心肌耗氧量密切相关。心肌代谢增强时，耗氧量增加，局部组织缺 O_2 能量生成减少而分解增加，存在于冠脉血管周围间质细胞中的分解代谢产物腺苷增多。腺苷具有强烈的舒张小动脉作用。腺苷生成后在几秒内即被破坏，因此不会引起其他器官的血管舒张。心肌的其他代谢产物，如 H^+、CO_2、乳酸、缓激肽、前列腺素 E（PGE）等也有舒张冠脉的作用。

2. 神经调节　交感神经兴奋时，可通过激活心肌 β_1 受体使心脏活动增强，耗氧量增加，代谢加快而产物增多，继发性引起冠脉舒张；也可通过激活冠脉平滑肌 α_1 受体使之收缩。迷走神经兴奋时，可通过激活冠脉平滑肌 M 受体而使之舒张，也可通过激活心肌 M 受体抑制心脏活动而使心肌代谢水平降低，继发性引起冠脉收缩。在完整机体，神经因素的影响可在很短的时间内就被心肌代谢改变所引起的血流变化所掩盖。在剧烈运动或大失血等情况下，交感神经兴奋虽使全身血管收缩，但冠脉血管（及脑血管）却无明显收缩，这是通过全身血量的重新分配来保证心、脑等重要器官获得相对较多的血液供应。

3. 体液调节　肾上腺素和去甲肾上腺素主要通过增强心肌代谢水平使冠脉血流量增加；也可直接作用于冠脉平滑肌 α_1 和 β_2 受体，引起冠状动脉血管收缩和舒张，但其作用不如对代谢作用明显。甲状腺激素能提高心肌代谢水平，可使冠脉舒张，血流量增加。NO 和前列环素具有较强的舒张冠脉的作用；血管紧张素Ⅱ和大剂量血管升压素则能使冠状动脉收缩，冠脉血流量减少。

二、脑循环

脑的血液供应来自颈内动脉和椎动脉。它们在颅底形成 Willis 环，然后各自发出分支营养脑组织。一部分毛细血管伸入脑室内形成脉络丛，分泌脑脊液。脑毛细血管血液和脑脊液最后都汇入静脉系统。

(一)脑循环的特点

1. 血流量大,耗氧量大　正常成年人安静状态下,脑循环总血流量约为750 mL/min,相当于心输出量的15%,而脑的重量仅占体重的2%左右。由于脑组织代谢水平高,能量消耗几乎全部来源于糖的有氧氧化,故耗氧量很大。脑的耗氧量约为50 mL/min,约占全身总耗氧量的20%。因此,脑组织对缺血缺氧的耐受性较低,若每100 g脑组织血流量低于40 mL/min时,就会出现脑缺血症状;在正常体温条件下,如果脑血流量完全中断数秒,意识即丧失,中断5~6 min以上,将产生不可逆的脑损伤。

2. 血流量变化小　脑组织、脑血管和脑脊液位于骨性颅腔内,颅腔的容积是固定的,脑组织和脑脊液均不可压缩,脑血管的舒缩程度就受到很大的限制。所以,脑血流量的变化范围明显小于其他器官,脑组织血液供应的增加主要依靠提高脑循环的血流速度来实现。

3. 存在血-脑脊液屏障和血-脑屏障　详见下文。

(二)脑血流量的调节

1. 自身调节　正常情况下,脑循环的灌注压为80~100 mmHg,正常人平时脑血流量主要靠自身调节来维持。在高血压患者,自身调节范围上限可上移到180~200 mmHg。当平均动脉压低于60 mmHg时,脑血流量将明显减少,可引起脑功能障碍;若平均动脉压高于140 mmHg时,脑血流量则明显增加,严重时可因毛细血管血压过高而引起脑水肿。

2. CO_2分压与低O_2的影响　PCO_2升高和低O_2可直接引起血管舒张,也可引起化学感受性反射使血管收缩,但效应较弱,故PCO_2升高和低O_2对脑血管的直接舒血管效应较为明显。当过度通气使CO_2呼出过多时,由于脑血管收缩,脑血流量减少,可引起头晕等症状。

(三)血-脑脊液屏障和血-脑屏障

脑脊液(cerebrospinal fluid,CSF)为无色透明液体,含极少量细胞,充满在脑室和蛛网膜下隙中。正常成年人脑脊液总量约150 mL,大部分由脑室脉络丛上皮细胞和室管膜细胞分泌而成,小部分由软脑膜血管和脑毛细血管滤过产生,每天生成的脑脊液约800 mL,同时有等量的脑脊液被吸收入血,可见脑脊液的更新率较高。脑脊液生成后,由侧脑室经第三脑室、中脑水管、第四脑室进入蛛网膜下隙,最后绝大部分通过蛛网膜绒毛被吸收入硬膜静脉窦,少量可被脑室室管膜上皮、蛛网膜下隙毛细血管和脑脊膜淋巴管吸收,从而完成脑脊液的循环。

脑脊液的主要功能是缓冲外力冲击,以防脑和脊髓发生震荡,由于脑组织与脑脊液的比重几乎相等,所以,当头部受撞击时,只要撞击不很强烈,浮于脑脊液中的脑将不受任何损伤。但若遇严重撞击时,则可能发生对侧伤,如额部受撞击时,脑损伤通常不发生于直接受撞击的额叶皮质,却常发生于枕部视区,导致部分视觉缺失。同时,由于脑脊液对脑有一定的浮力,可使脑的重量减轻到50 g左右,因而能避免脑组织对颅底部神经和血管的压迫。

脑脊液成分与血浆成分不同,蛋白质含量极微,葡萄糖以及K^+、HCO_3^+、和Ca^{2+}浓度也较低,但Na^+和Mg^{2+}浓度较高。表明脑脊液的生成并非完全是简单的血浆滤过,还包括主动转运。一些大分子物质较难从血浆进入脑脊液,表明在血液和脑脊液之间存在屏障,这一屏障称为血-脑脊液屏障,其组织学基础是无孔的毛细血管壁和脉络丛细胞中运输各种物质的特殊载体系统。

血液和脑组织中也存在类似的屏障,可限制物质在血液和脑组织中自由交换,这一屏障称为血-脑屏障(blood-brain barrier)。水和游离状态的脂溶性物质,如CO_2、O_2、NH_3、乙醇和一些麻醉剂等,很容易通过血-脑屏障。而水溶性物质,如葡萄糖、氢基酸和Na^+、K^+等电解质,要通过屏障一般都需要毛细血管内皮上特殊转运体的介导。先天性缺乏葡萄糖转运体的婴儿在血糖浓度正常时,脑组织摄取葡萄糖不足,可导致癫痫发作和发育迟缓。蛋白质和多肽一般不能通过血-脑屏障。如红细胞破坏后产生的胆红素与血浆蛋白结合后不能通过血-脑屏障，但新生儿由于血-脑屏障发育尚未成熟，若发生高胆红素血症，游离的胆红素可通过血-脑屏障而引起核黄疸。血-脑屏障的存在也使得某些药物无法进入脑组织而疗效降低。然而脑脊液和脑组织之间的室管膜和软脑膜通透性都很高，可将药物直接注入脑脊液内。

血-脑脊液屏障和血-脑屏障对于保持脑组织内环境理化因素的相对稳定，防止血液中有害物质进入脑组织具有重要意义。例如，血液中的乙酰胆碱、去甲肾上腺素等神经递质不易进入脑组织，扰乱中枢神经元的正常功能活动。在脑缺氧、损伤或脑瘤等情况下，血-脑屏障作用减弱，可使一些平时不能通透的物质进入病变部位，引起脑脊液的理化性质、血清学和细胞学特性发生改变。临床上采集并检查脑脊液样本，可对神经系统某些疾病的诊断提供参考依据。

本章小结

循环系统包括心血管系统和淋巴系统。心血管系统由心、动脉、静脉和连于动静脉之间的毛细血管组成；淋巴系统是心血管系统的辅助结构，由淋巴管道、淋巴器官和淋巴组织组成。循环系统的主要功能是物质运输。

心脏的位置、外形及心尖的体表投影；左、右冠状动脉的起始、分布；心腔的结构；心壁的构造、心包。头颈部的动脉名称及分布；上、下肢的动脉主干，胸部、腹部和盆部的动脉分布。上、下腔静脉系的组成、收集范围、主要属支；肝门静脉的组成、属支、收集范围。胸导管、右淋巴导管；淋巴器官脾的形态、位置；人体各部的淋巴结群引流。

心血管系统的功能及其调节重点内容包括心脏的泵血过程和机制，心脏泵血功能的评价指标及影响心输出量的因素；动脉血压的概念及正常值，动脉血压形成及影响动脉血压的因素；心血管的神经支配及作用，压力感受性反射的过程及生理意义。难点是心脏泵血功能的调节；心力储备；心室肌细胞和窦房结细胞生物电产生机制；影响心肌各生理特性的因素；动脉血压形成原理；颈动脉窦和主动脉弓压力感受器反射等。

（赵天使　张秋莹）

思考题

（一）单项选择题

1. 主动脉弓的 3 大分支是
   A. 头臂干、左颈总动脉和左锁骨下动脉
   B. 头臂干、左颈总动脉和左锁骨上动脉
   C. 左头臂干、右颈总动脉和左锁骨下动脉
   D. 左头臂干、右颈总动脉和左锁骨上动脉
   E. 左头臂干、左颈总动脉和左锁骨上动脉
2. 肝门静脉系与上、下腔静脉系之间的交通途径有
   A. 食管静脉丛、直肠静脉丛与脐周静脉网
   B. 胃左静脉、直肠静脉丛与脐周静脉网
   C. 食管静脉丛、直肠静脉丛与胃右静脉
   D. 食管静脉丛、脐周静脉网与胆囊静脉
   E. 食管静脉丛、脐周静脉网与胃右静脉

3. 淋巴干包括
A. 左右腰干、一条肠干、左右支气管纵隔干、左右锁骨下干和左右颈干
B. 一条腰干、左右肠干、左右支气管纵隔干、左右锁骨下干和左右颈干
C. 左右腰干、左右肠干、左右支气管纵隔干、左右锁骨下干和一条颈干
D. 左右腰干、左右肠干、左右支气管纵隔干、一条锁骨下干和左右颈干
E. 左右腰干、一条肠干、左右支气管纵隔干、一条锁骨下干和左右颈干
4. 心指数等于
A. 每搏输出量×心率/体表面积
B. 每搏输出量×体表面积/心率
C. 每搏输出量×体表面积
D. 每搏输出量/体表面积
E. 心输出量×体表面积
5. 心室肌的后负荷是指
A. 心室舒张末期容积　B. 心室收缩末期内压　C. 大动脉血压
D. 心房内压　E. 静脉血压
6. 当心率超过 180 次/min 时,心输出量减少主要是因为
A. 等容收缩期缩短　B. 快速射血期缩短　C. 减慢射血期缩短
D. 充盈期缩短　E. 等容舒张期缩短
7. 心室在期前收缩后出现代偿间歇的原因是由于正常窦房结传来的冲动落在了期前兴奋的
A. 有效不应期　B. 低常期　C. 相对不应期
D. 超常期　E. 局部反应期
8. 外周阻力和心率不变而搏出量增大时,动脉血压的变化主要是
A. 舒张压升高　B. 收缩压升高　C. 收缩压和舒张压等量升高
D. 收缩压升高,舒张压降低　E. 收缩压和舒张压变化不大
9. 中心静脉压的测定主要反映
A. 外周阻力大小　B. 心率快慢　C. 大动脉管壁的顺应性大小
D. 回心血流量多少　E. 循环系统平均充盈情况
10. 剧烈运动时,体循环总外周阻力降低的原因是
A. 交感神经末梢释放去甲肾上腺素增多
B. 代谢产物增多
C. 交感神经放电减少
D. 副交感舒血管活动加强
E. 交感舒血管活动减弱

(二)简答题

1. 何谓危险三角? 有何临床意义?
2. 上肢的浅静脉有哪些? 分别起自何处,汇入哪些静脉?
3. 运用所学知识,解释有的人从卧位或蹲位突然站立时可出现头晕、眼发黑但片刻即可恢复的原因。
4. 动脉血压是如何形成的? 解释影响动脉血压各种因素对脉压的影响有何不同?
5. 组织液生成与回流的影响因素有哪些? 试分析引起水肿的原因。

第七章 呼吸系统

★教学目标

1. 掌握：上、下呼吸道的概念；喉的位置、喉的软骨，喉腔的形态结构；肺的形态、位置和分叶；气管的位置及左、右主支气管的形态区别；肺通气的动力和阻力；肺通气功能评价；胸膜和胸膜腔的概念；胸膜腔内压的形成及意义；肋膈隐窝的位置及意义；呼吸膜对肺换气的影响；通气/血流比值；化学感受性反射对呼吸运动的调节；常用的呼吸康复手段。

2. 熟悉：呼吸系统的组成及呼吸的基本过程；鼻腔的分部及各部的形态结构；鼻旁窦的名称及其开口部位；咽的位置、分部及各部的主要结构名称；影响气道阻力的因素；肺表面活性物质在降低吸气阻力中的作用；气体交换的基本原理。

3. 了解：外鼻的形态结构及鼻黏膜的分布；喉肌的位置和作用；纵隔的分部及各部主要器官、结构；Hb 与 O_2 结合的特征；延髓和脑桥呼吸中枢对呼吸运动的调节。

4. 能够将本章所学知识应用到后续专业课程的学习中。能根据呼吸系统主要结构对康复治疗进行解剖定位；初步具有分析肺活量等肺通气功能指标变化的能力。

呼吸系统（respiratory system）由呼吸道和肺两部分组成（图 7-1）。呼吸道是输送气体的管道，包括鼻、咽、喉、气管及各级支气管，其壁内均有骨或软骨支撑，以维持呼吸道的通畅。临床上将鼻、咽、喉称上呼吸道，将气管和各级支气管称下呼吸道。肺是气体交换的器官，由肺实质和肺间质组成。

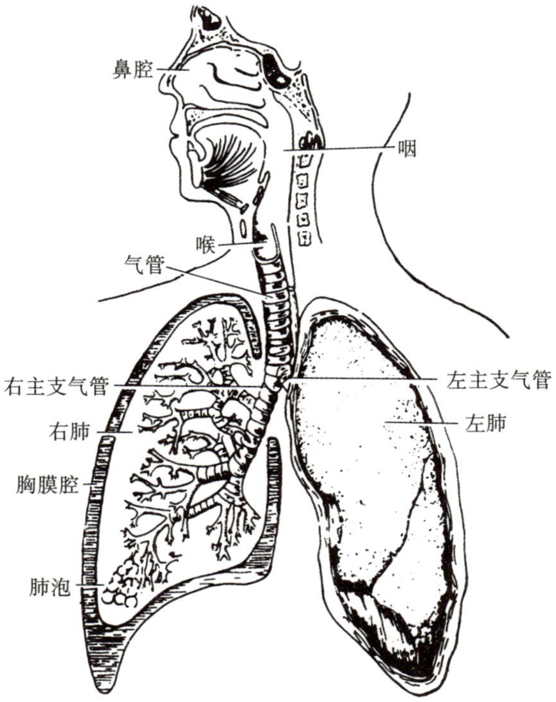

图 7-1　呼吸系统概观

机体在新陈代谢过程中不断从外界环境中摄取 O_2，排出产生的 CO_2，这种机体与外界环境之间的气体交换过程称为呼吸(respiration)，其生理意义在于维持机体内环境的 O_2 和 CO_2 含量相对恒定，以保证生命活动的正常进行。呼吸过程包括三个环节(图 7-2)。①外呼吸：包括肺通气和肺换气，肺通气指肺与外界的气体交换，肺换气指肺泡与肺毛细血管血液之间的气体交换；②气体在血液中的运输；③内呼吸，即组织换气，指组织毛细血管血液与组织细胞之间的气体交换。所以呼吸过程不仅靠呼吸系统来完成，还需要血液循环系统的配合。呼吸过程中任何一个环节发生障碍，均可导致组织缺 O_2 或 CO_2 积聚，影响细胞的新陈代谢，尤其是重要脏器的正常活动，甚至危及生命。

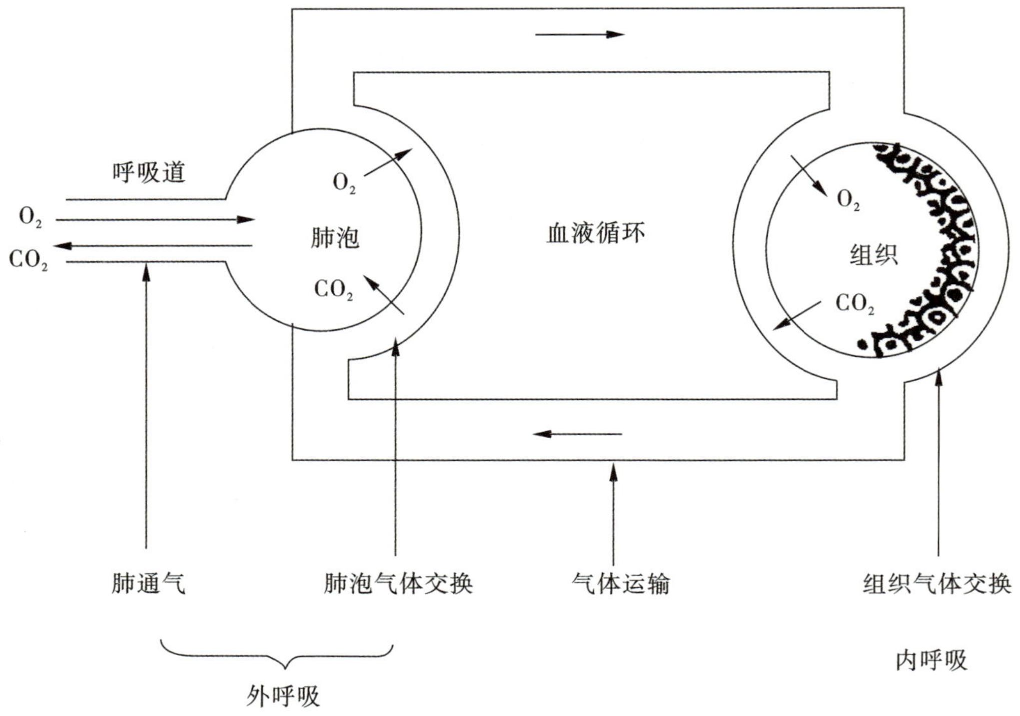

图 7-2 呼吸全过程

第一节 呼吸器官

★问题思考

2019 年底，武汉华南海鲜市场，一女商户突然出现发热、气短、干咳，入院后进行核酸检测阳性。确诊为感染新型冠状病毒，随即隔离治疗。肺部 CT 显示：两肺可见多发小片状影，磨玻璃样，病灶分布以肺外周及下部为主。经降温、抗病毒、抗炎、吸氧、祛痰等综合治疗半个月后，症状好转。但仍有气短现象，随加入呼吸功能康复治疗，包括氧疗、传统康复治疗、呼吸训练等手段提高其肺部的功能康复，2 个月后核酸检测转阴出院(CT 图片来自丁香园整理资料)。

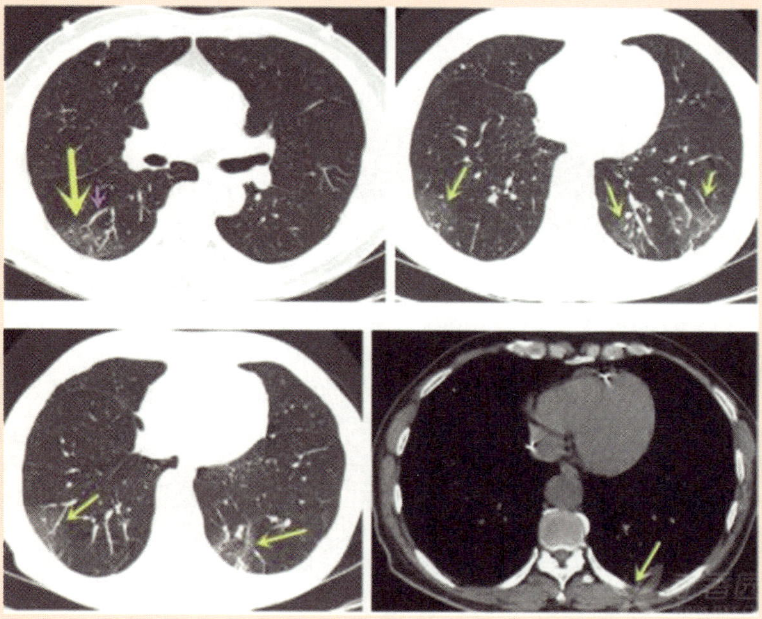

问题与思考：

1. 呼吸系统由哪些结构组成？

2. 呼吸的意义是什么？仅有呼吸系统能完成呼吸功能吗？

一、呼吸道

（一）鼻

鼻（nose）是呼吸道的起始部，又是嗅觉器官，由外鼻、鼻腔和鼻旁窦3部分组成。

1. 外鼻　以鼻骨和软骨为支架，表面被覆皮肤和少量皮下组织。外鼻上端称鼻根，向下延伸为鼻背，末端突向前方为鼻尖。鼻尖两侧成弧形隆起称鼻翼，呼吸困难时可见鼻翼扇动。鼻翼外侧向外下至口角的浅沟，称鼻唇沟。鼻尖和鼻翼处皮肤富含皮脂腺和汗腺，是痤疮及酒渣鼻的好发部位。

2. 鼻腔　以骨和软骨为支架，内衬皮肤和黏膜，鼻中隔将其分为左、右两腔。每侧鼻腔前经鼻孔通外界，后经鼻后孔通鼻咽，以鼻阈为界可分为鼻前庭和固有鼻腔两部分。

（1）鼻前庭　由鼻翼围成，内衬皮肤，生有鼻毛。

（2）固有鼻腔　为鼻前庭以后的部分，底壁为腭，顶壁为颅前窝的底，内侧壁为鼻中隔。外侧壁自上而下，为近似水平排列的上鼻甲、中鼻甲和下鼻甲，各鼻甲的下方分别有上鼻道、中鼻道和下鼻道（图7-3）。固有鼻腔内衬黏膜，按生理功能分为嗅区和呼吸区。上鼻甲内侧面及与其相对的鼻中隔表面黏膜，内含嗅细胞，称嗅区。嗅区以外的鼻黏膜称呼吸区，内含血管、黏液腺和纤毛，对吸入的空气有加温、加湿和净化作用。鼻中隔前下部黏膜内血管丰富且位置表浅，是鼻衄的常见部位。

3. 鼻旁窦　指鼻腔周围同名颅骨内的含气空腔，共有4对，分别是上颌窦、额窦、筛窦和蝶窦。筛窦又分前、中、后3组。前筛窦、中筛窦、上颌窦和额窦开口于中鼻道，后筛窦开口于上鼻道，蝶窦开口于蝶筛隐窝（图7-4）。鼻旁窦黏膜与鼻黏膜相延续，故鼻腔的炎症可蔓延至鼻旁窦，引起鼻窦炎。尤其是上颌窦开口位置高于窦底，发炎化脓时易引流不畅，造成积脓。

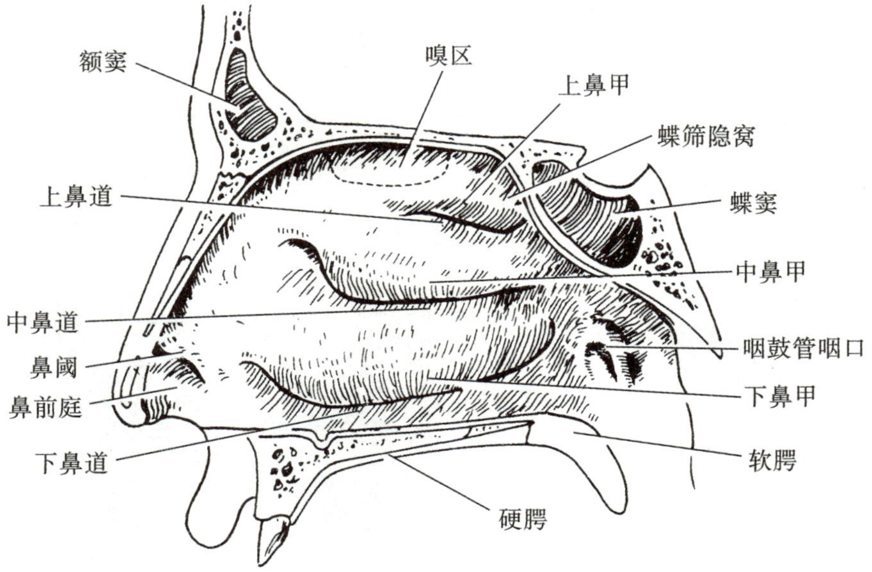

图 7-3　鼻腔的外侧壁（右侧）

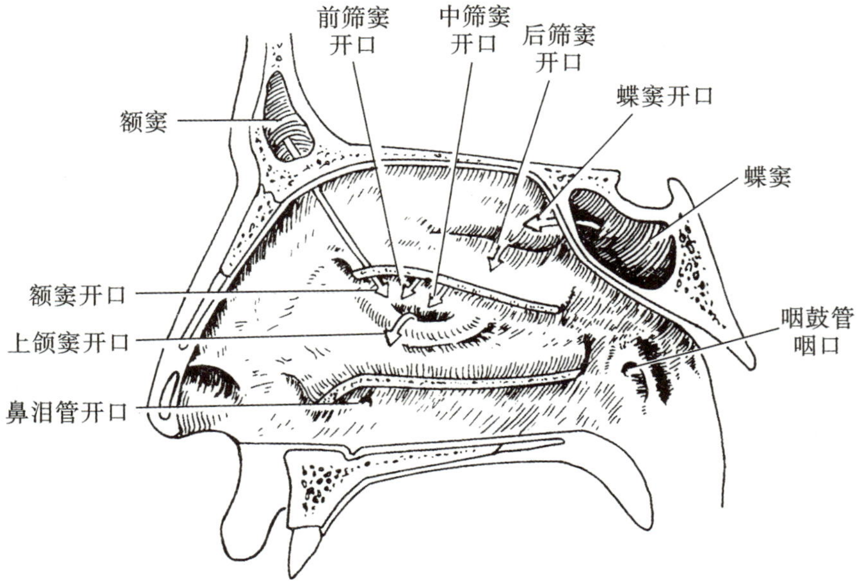

图 7-4　鼻旁窦的开口

（二）咽

咽（pharynx）是呼吸道和消化道的共同通道，为前后略扁的漏斗形肌性管道，位于颈椎前方，上起颅底，下于第 6 颈椎体下缘平面延续为食管。咽前壁不完整，分别与鼻腔、口腔和喉腔相通，故自上而下以软腭、会厌上缘平面为界分为鼻咽、口咽和喉咽三部分（图 7-5）。

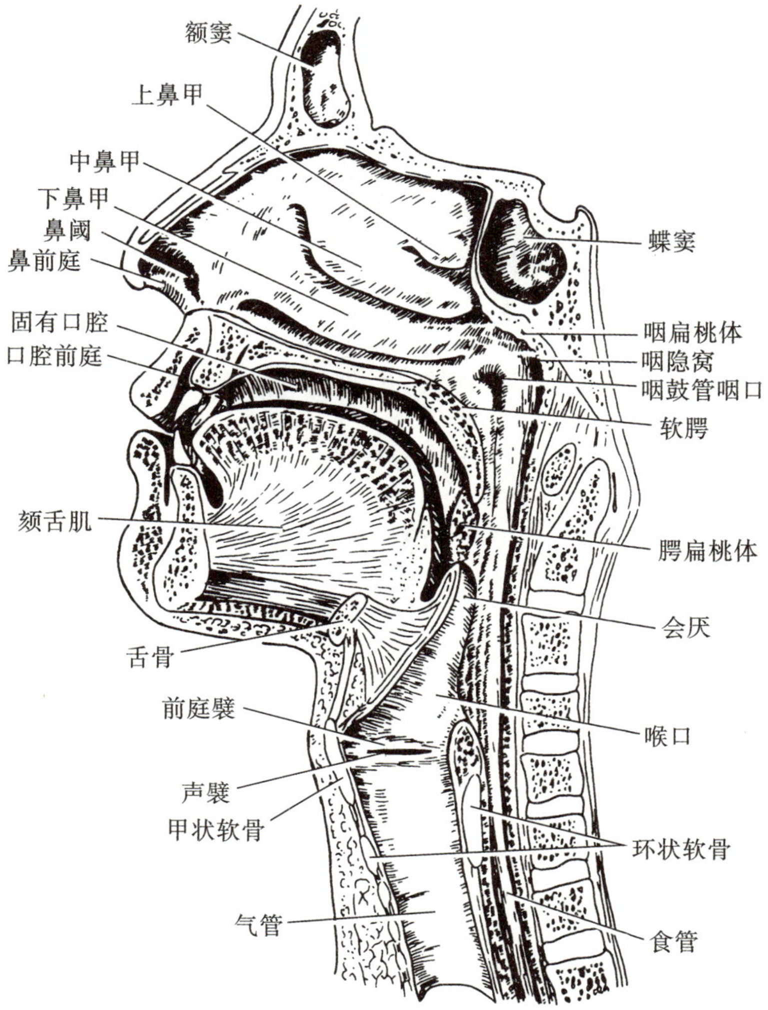

图 7-5 头颈部正中矢状断面

鼻咽位于鼻腔后方,前经鼻后孔通鼻腔。其外侧壁上有咽鼓管咽口,与中耳鼓室相通。此口周边有一向上的半环形隆起,称咽鼓管圆枕,圆枕后方的凹陷,称咽隐窝,是鼻咽癌的好发部位。口咽位于口腔后方,软腭与会厌上缘平面之间,向前经咽峡通口腔。外侧壁腭舌弓与腭咽弓之间有一凹陷,容纳腭扁桃体。喉咽位于会厌上缘平面之下,至第6颈椎体下缘与食管相移行,向前经喉口通喉腔。喉口两侧各有一个深窝,称梨状隐窝(图7-6),是异物易滞留部位。

咽肌为骨骼肌,主要由斜行的咽缩肌和纵行的咽提肌交织而成。咽提肌在咽缩肌的深部,起自茎突、咽鼓管软骨及腭骨,止于咽壁及甲状软骨上缘。吞咽时,食团刺激软腭部感受器,引起咽肌反射性收缩。其中咽缩肌自上而下依次收缩,将食团推向食管。咽提肌收缩上提咽与喉,致使软腭上升,咽后壁前突,封闭鼻咽通道;舌根后压,喉头升高,会厌软骨封闭喉口,呼吸暂停。同时食管上口张开,食团越过会厌进入食管,整个吞咽动作完成。

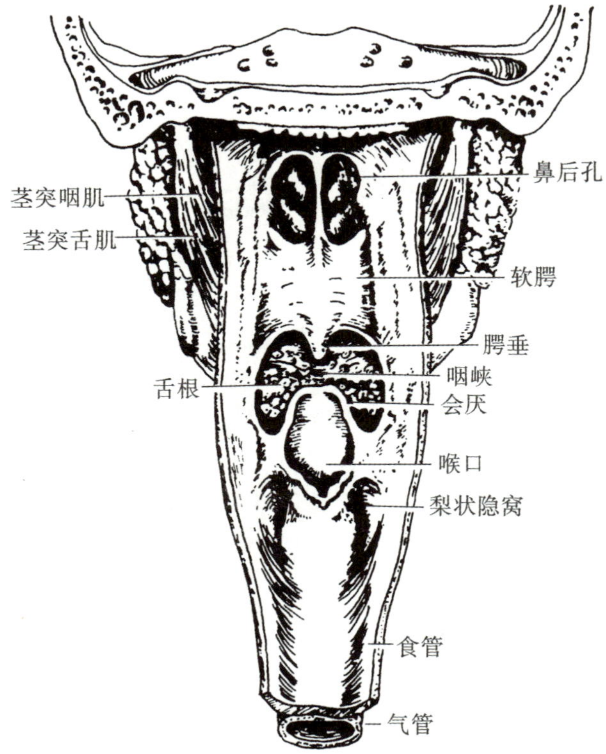

图 7-6　咽壁(后壁切开,后面观)

(三)喉

喉(larynx)既是呼吸道,又是发音器官。位于颈前部正中,平对 4 ~6 颈椎椎体,上连舌骨,下接气管,前被舌骨下肌群、筋膜和皮肤覆盖,后为咽,两侧为颈部的大血管、神经和甲状腺侧叶。可随吞咽或发音而上下移动。

1. 喉软骨　单块的有甲状软骨、环状软骨、会厌软骨;成对的有杓状软骨(图 7-7)。

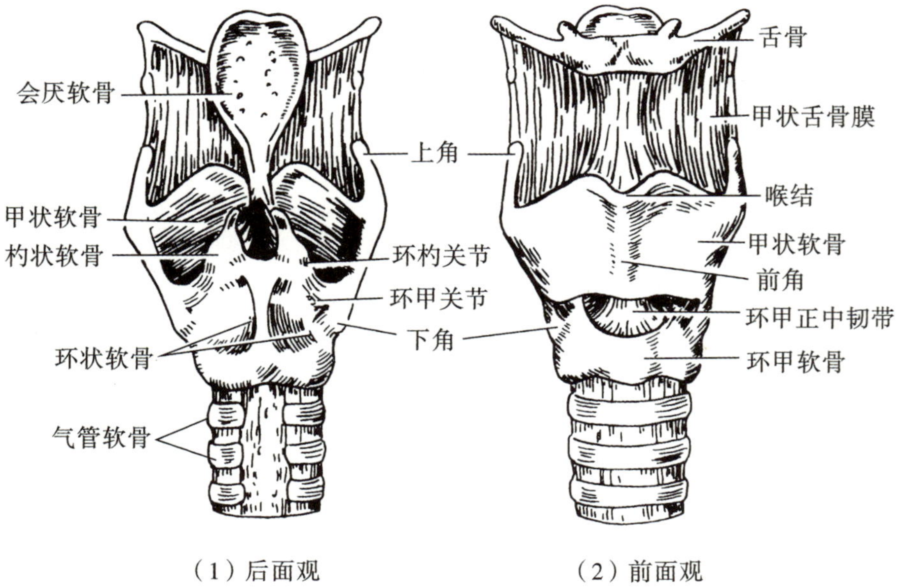

图 7-7　喉的软骨及连接

（1）甲状软骨　最大，构成喉的前外侧壁，由两块近似方形软骨板融合而成，融合前缘形成前角，前角上端向前突出，称喉结，是成年男性重要的体表标志。两板后缘游离，向上的突起称上角，向下的突起称下角。

（2）环状软骨　位于甲状软骨的下方，形似指环，前部低窄称环状软骨弓，后部高宽称环状软骨板，是唯一完整的软骨环，对保持呼吸道的通畅起着重要的作用。

（3）会厌软骨　形似树叶，被覆黏膜构成会厌。上端游离，下端附着于甲状软骨前角的内（后）面，位于喉口的前方。吞咽时喉上提，会厌遮盖喉口，防止食物误入喉腔。

（4）杓状软骨　左右各一，三棱锥形，尖朝上，底向下。底部有两个突起，向前的称声带突，有声韧带附着；向外侧的称肌突，有喉肌附着。

2. 喉的连结　喉软骨之间以及喉与舌骨和气管间的连结。

（1）环甲关节　由甲状软骨下角与环状软骨板侧部的关节面构成。可使甲状软骨在冠状轴上做前倾和复位运动，使声韧带紧张或松弛。

（2）环杓关节　由杓状软骨底与环状软骨板上缘的关节面构成。杓状软骨在此关节上可沿垂直轴做旋转运动，使两侧声带突接近或分开，因而能开大及缩小声门。

（3）弹性圆锥　又称环甲膜或环声膜，由弹性纤维组成（图 7-8）。是张于甲状软骨前角后面，环状软骨弓上缘和杓状软骨声带突间的膜性结构。此膜上缘游离增厚，张于甲状软骨前角与两个杓状软骨声带突间，称声韧带。弹性圆锥前份较厚，张于甲状软骨下缘与环状软骨弓上缘间，称环甲正中韧带。当急性喉阻塞来不及进行气管切开术时，可切开或穿刺此韧带，建立暂时的通气道，抢救患者生命。

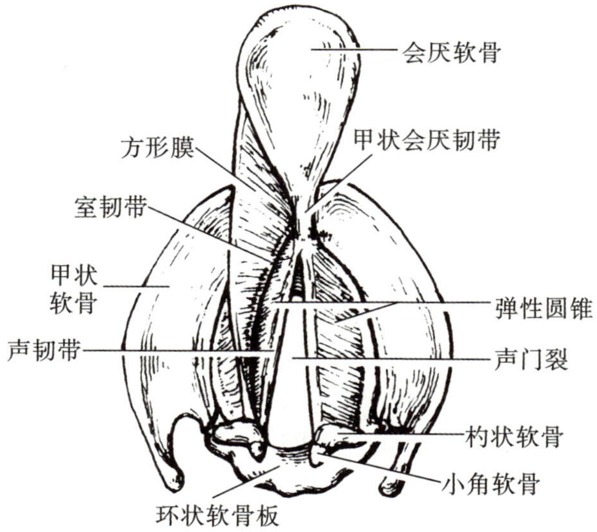

图 7-8　弹性圆锥（上面观）

3. 喉肌　喉肌按功能分为两群。一群作用于环甲关节，如环甲肌起自环状软骨弓前外侧面，止于甲状软骨下缘，起紧张和松弛声带的作用。另一群作用于环杓关节，如环杓后肌，位于环状软骨板后面，起开大或缩小声门裂，调节喉口大小的作用（图 7-9）。

4. 喉腔　为喉的内腔，向上借喉口通喉咽，向下通气管。喉口由会厌上缘、杓状会厌襞和杓间切迹围成。喉腔中部侧壁形成上、下两对黏膜皱襞，上方一对为前庭襞，其间的裂隙称前庭裂；下方一对为声襞，其间的裂隙称声门裂，是喉腔最狭窄的部位。声带由声带肌和声襞及其内的声韧带构成，与发音有关。

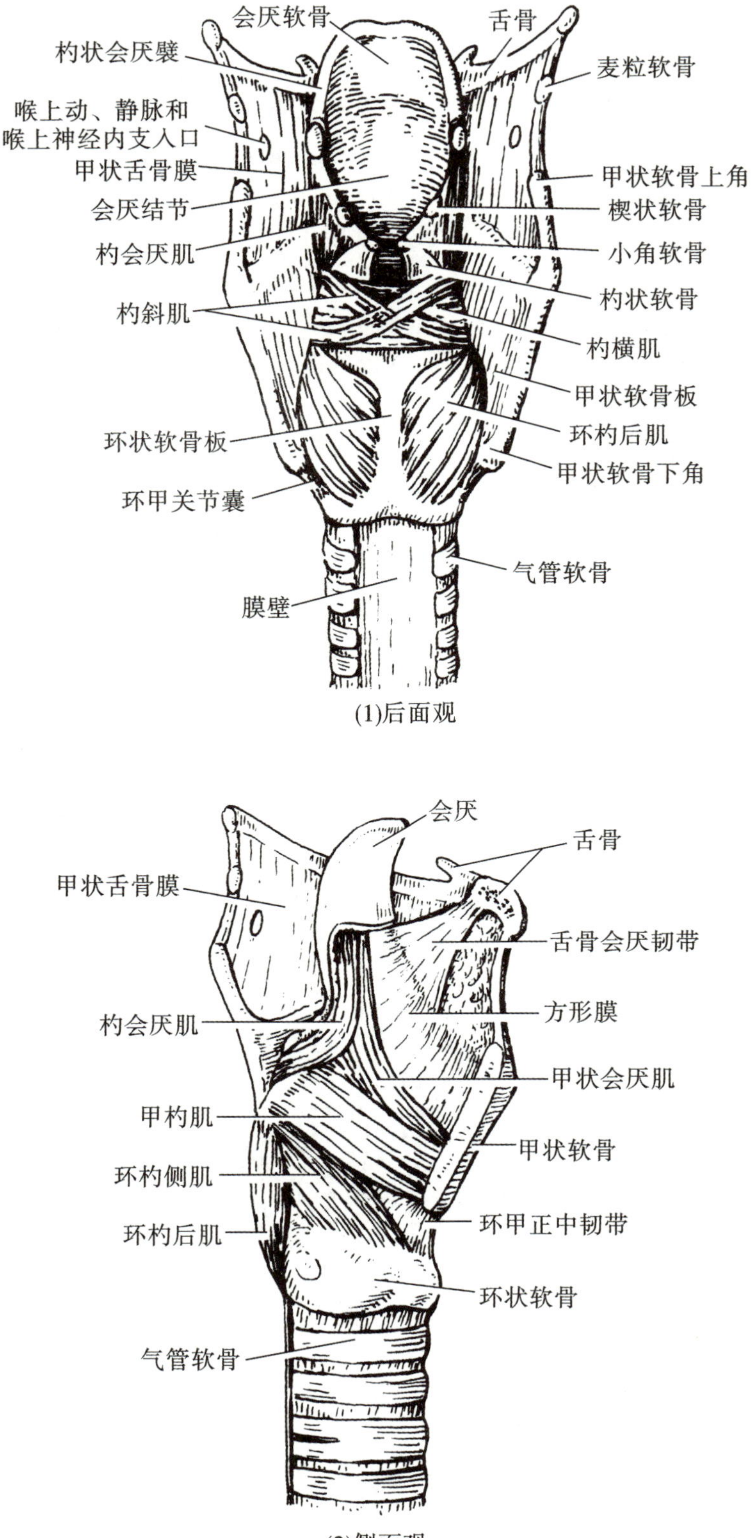

(1)后面观

(2)侧面观

图7-9　喉肌

喉腔借前庭裂和声门裂分为上、中、下 3 部分：上方喉口至前庭裂为喉前庭；前庭裂和声门裂之间为喉中间腔，该腔向两侧突出的间隙称喉室；声门裂以下为声门下腔，此区黏膜下组织较疏松，感染时易发生水肿。婴幼儿喉腔较狭小，水肿时易引起喉阻塞，造成呼吸困难（图 7-10）。

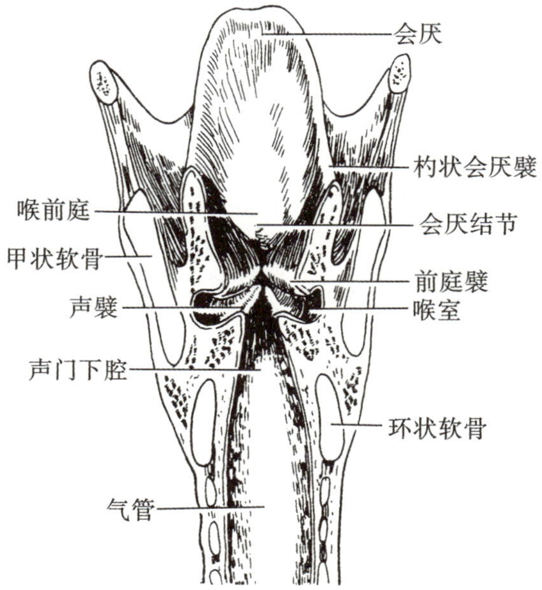

图 7-10　喉腔冠状切面后面观

（四）气管和主支气管

气管和主支气管是连结喉和肺的气体管道，由“C”形气管软骨环支撑，保持管道持续张开状态。软骨环缺口向后，由结缔组织和平滑肌构成的膜壁封闭（图 7-11）。

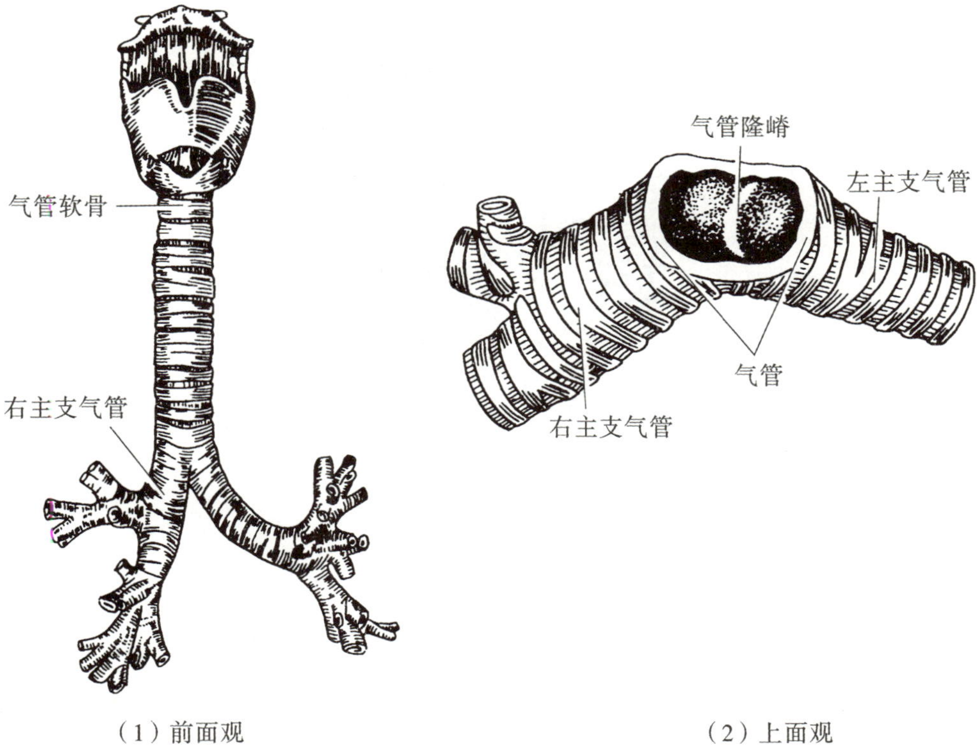

图 7-11　气管与主支气管

1. 气管　位于食管前方，上接环状软骨的下缘，经颈部正中下行入胸腔，至胸骨角平面分为左、右主支气管。分叉处称气管杈，内面形成向上凸的纵嵴，称气管隆嵴，常偏向左侧，是气管镜检查的定位标志。颈部气管浅而短，于颈静脉切迹处可扪及。临床遇急性喉阻塞时，常在此上方一横指，第3～5软骨环处做气管切开术。胸部气管较长，位于上纵隔内。

2. 主支气管　左右各一，经肺门入肺。右主支气管粗短，长2～3 cm，走行较陡直，与气管中线延长线呈22°～25°夹角；左主支气管细长，长4～5 cm，走行较缓平，与气管中线延长线呈45°～50°夹角，故气管的异物多坠入右主支气管。

气管和主支气管的管壁结构相似，由内向外依次为黏膜、黏膜下层和外膜层（图7－12）。黏膜由假复层纤毛柱状上皮和结缔组织固有层构成。黏膜下层为疏松结缔组织，内含较多腺体。外膜主要含“C”形透明软骨环。黏膜上皮的杯状细胞和气管腺分泌黏液黏附吸入空气中的有害颗粒，经上皮纤毛摆动由咽部排出；固有层淋巴细胞分泌分泌型免疫球蛋白A（sIgA），可抑制细菌的繁殖与病毒复制。

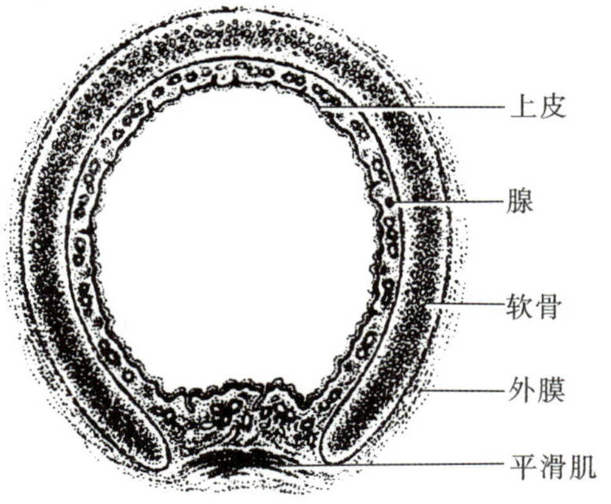

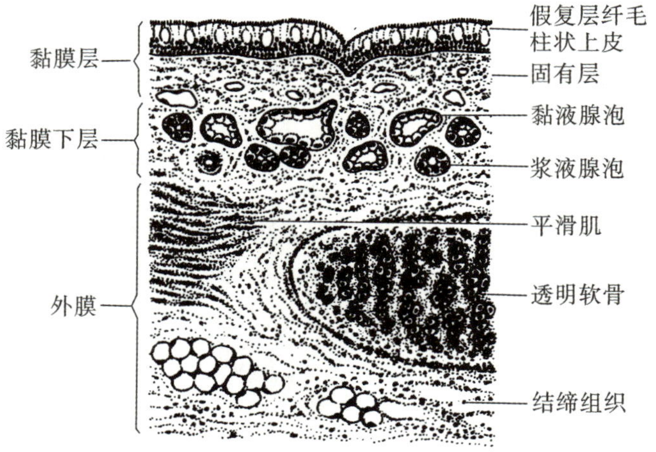

图7－12　气管壁光镜像

二、肺

（一）肺的位置和形态

肺（lungs）位于胸腔内，纵隔两侧，左右各一（图7－13）。

肺近似半圆锥形，有一尖、一底、两面（外侧面、内侧面）和三缘（前缘、后缘和下缘）。表面被以脏胸膜，光滑润泽，呈海绵状，柔软富有弹性。透过脏胸膜可见多边形肺小叶的轮廓。婴幼儿新鲜肺呈淡红色，成人因长年吸入空气中灰尘沉积，为暗灰色并混有蓝黑色斑点。

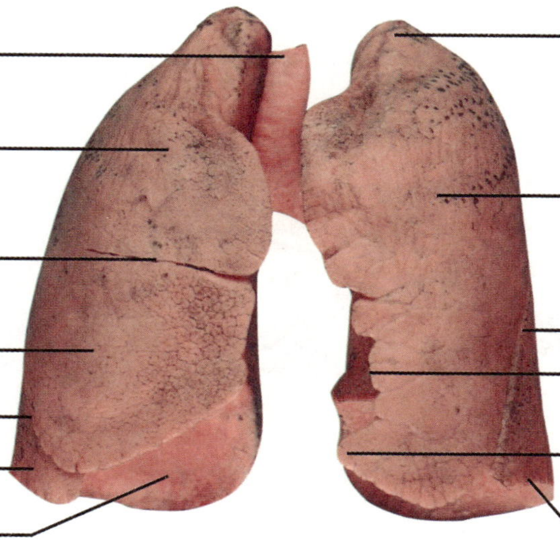

图 7-13 肺的形态前面观

肺尖圆钝，经胸廓上口耸入颈根部，高出锁骨内侧 1/3 上方 2～3 cm。肺底向上凹陷，与膈相贴，又称膈面。外侧面邻肋，称肋面；内侧面毗邻纵隔，称纵隔面。纵隔面的中部有一凹陷，称肺门（图 7-14），出入肺门的主支气管，肺动、静脉，淋巴管和神经，被结缔组织包绕在一起，统称肺根，将肺连于纵隔。肺的后缘钝圆，贴于脊柱两侧；前缘锐薄，左肺前缘下部的凹陷称心切迹，切迹下方的突起称左肺小舌；下缘锐薄，伸向胸壁与膈的间隙内。肺借深入肺内的裂隙分叶，左肺被斜裂分为上、下两叶；右肺被斜裂和水平裂分为上、中、下三叶。

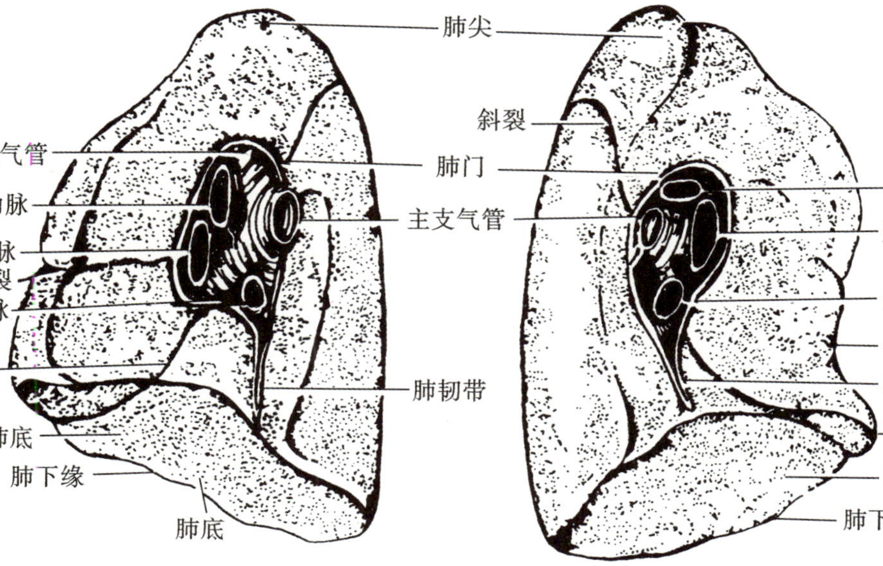

图 7-14 肺内侧面观

(二)肺的微细结构

肺由实质和间质组成,肺实质指主支气管入肺后的各级分支,依次为肺叶支气管、肺段支气管、小支气管、细支气管、终末细支气管、呼吸性细支气管、肺泡管、肺泡囊及肺泡(图7-15)。肺间质指肺内结缔组织、血管、淋巴管和神经等。直径小于1 mm的细支气管及其各级分支和所属的肺组织,称肺小叶。肺小叶呈圆锥形,肺表面透过脏胸膜可观察到的多边形小区域就是肺小叶的锥底(图7-16)。

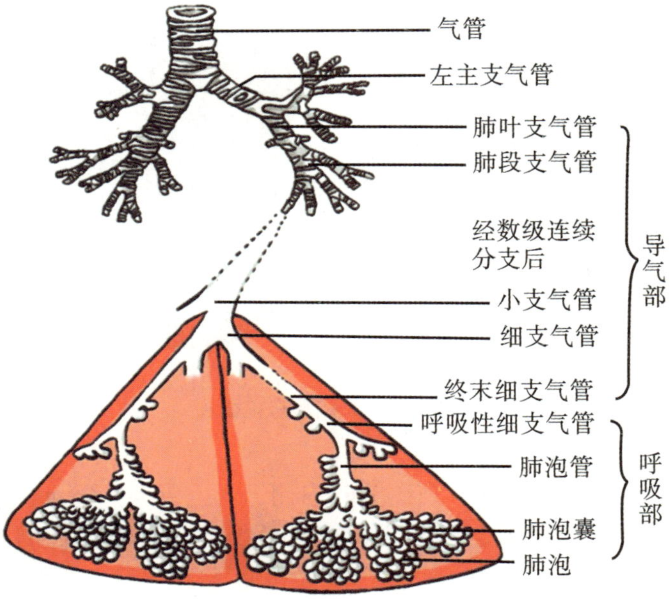

图7-15　肺实质示意

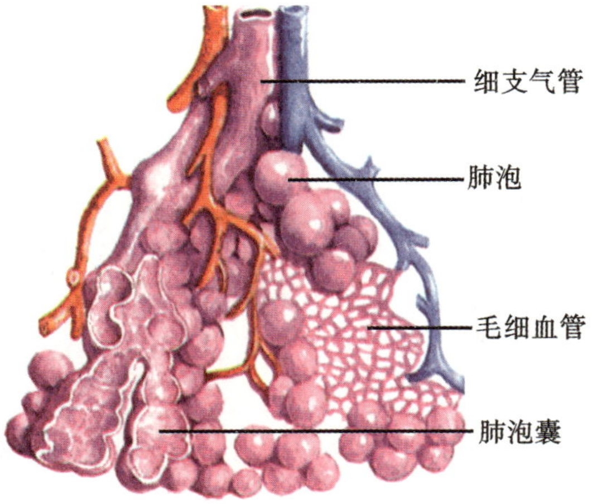

图7-16　肺小叶立体模式

肺实质根据其功能的不同分为导气部和呼吸部。

1. 导气部　自肺叶支气管到终末细支气管,仅有通气功能。其结构随分支的增多,管径渐小,管壁渐薄,管壁上皮由假复层纤毛柱状上皮逐渐变成单层柱状上皮,杯状细胞和腺体逐渐减少至消失;软骨逐渐消失;平滑肌逐渐增多,直至完整的平滑肌环,其舒张和收缩可改变管径的大小,调节进入肺泡的气流量。

2. 呼吸部　呼吸性细支气管及以下的各段分支，管壁不完整，有肺泡开口。

肺泡直径约 200 μm，呈囊状，是气体交换的部位。肺泡壁由单层上皮围成，包括Ⅰ型肺泡细胞和Ⅱ型肺泡细胞。Ⅰ型肺泡细胞数量少，呈扁平状，覆盖肺泡约 97% 的表面积。无增殖能力，损伤后由Ⅱ型肺泡细胞增殖分化补充。Ⅱ型肺泡细胞数量多，呈立方形或圆形，散在于Ⅰ型肺泡细胞之间，覆盖肺泡约 3% 的表面积。Ⅱ型肺泡细胞能分泌表面活性物质，可降低肺泡表面张力，起到降低吸气阻力、稳定肺泡形态、防止肺泡水肿等作用。相邻肺泡之间的小孔是肺泡孔，空气可借肺泡孔相互流通，感染时病原体也可借此孔扩散(图 7–17)。

肺泡与肺泡之间的薄层结缔组织称肺泡隔。含有丰富的毛细血管、弹性纤维、成纤维细胞、肺巨噬细胞和肥大细胞等。肺泡隔中的毛细血管壁紧贴肺泡上皮，利于气体交换；弹性纤维有助于肺泡扩张后的弹性回缩；肺巨噬细胞能吞噬吸入的粉尘、细菌等异物。

肺泡与血液间气体分子交换所通过的结构，称为气–血屏障，又称呼吸膜。包括肺泡表面液体层(含活性物质)、Ⅰ型肺泡细胞及基膜层、薄层结缔组织、毛细血管基膜及内皮层。呼吸膜厚度不到 1 μm，总扩散面积约 70 m^2，有利于气体交换迅速进行(图 7–17)。

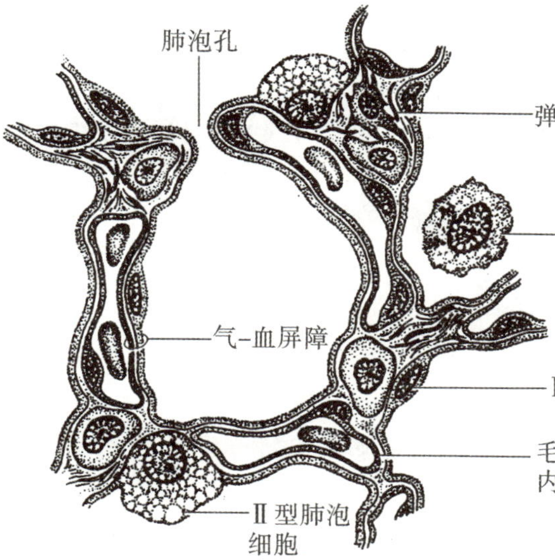

图 7–17　肺泡及气–血屏障

（三）肺的血管

肺有两套血管。其中肺动脉的分支到肺泡隔内形成毛细血管网，其内血液与肺泡进行气体交换后汇集成小静脉，小静脉再次汇集成肺静脉出肺，此为肺的功能血管；另一套主要由支气管动脉和支气管静脉组成，主要负责导气部和呼吸部管壁的营养，此为肺的营养血管。

三、胸膜与纵隔

胸膜(pleura)是一层浆膜，由脏层和壁层两部分组成。脏胸膜紧贴于肺的表面，壁胸膜衬贴于胸壁内面、膈上面和纵隔两侧，分别称为肋胸膜、膈胸膜和纵隔胸膜。脏层和壁层胸膜在肺根处相互移行延续，之间形成密闭、狭窄的负压腔隙，称胸膜腔，左、右各一，互不相通。胸膜腔内有少量浆液起润滑作用。肋胸膜与膈胸膜返折处形成的半环形间隙，称肋膈隐窝。立位时，肋膈隐窝是胸膜腔最低处，胸膜炎症积液首先积存于此，为临床胸膜腔穿刺抽液的部位(图 7–18)。

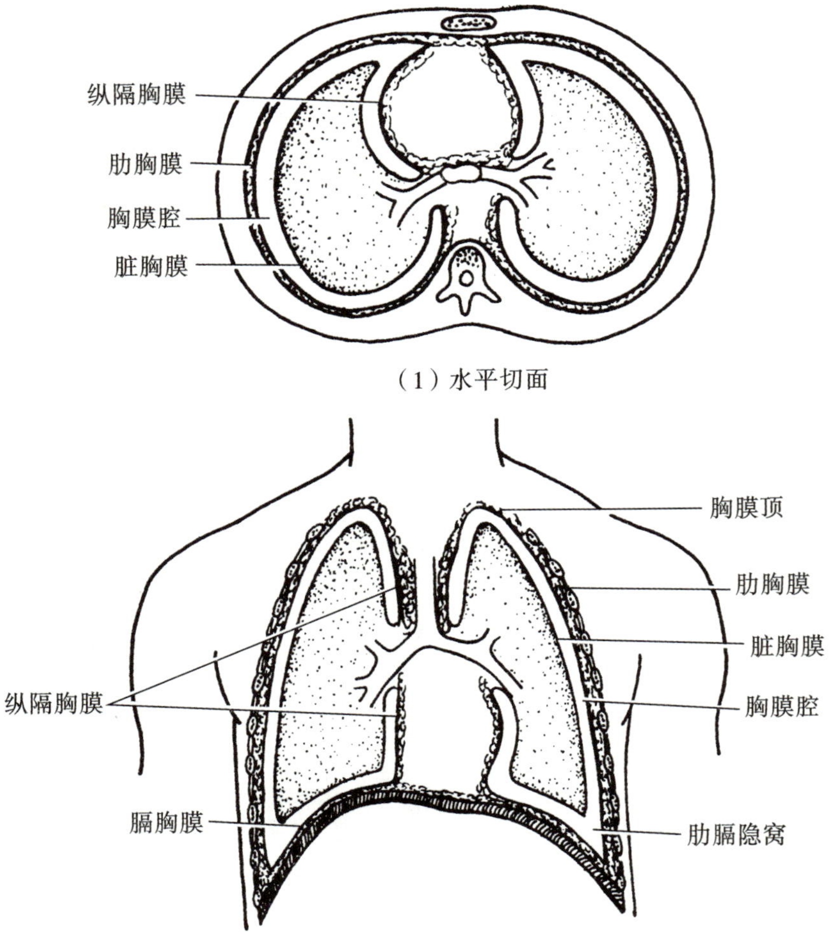

（1）水平切面

（2）冠状切面

图 7-18　胸膜和胸膜腔示意

两侧纵隔胸膜之间全部器官结构和结缔组织，总称纵隔。其前界为胸骨，后界为脊柱胸段，两侧界为纵隔胸膜，上界为胸廓上口，下界为膈。以胸骨角平面为界分为上纵隔和下纵隔。下纵隔以心包为界再分三部分，心包前方为前纵隔；心包前壁和后壁之间是中纵隔；心包后方为后纵隔（图 7-19）。

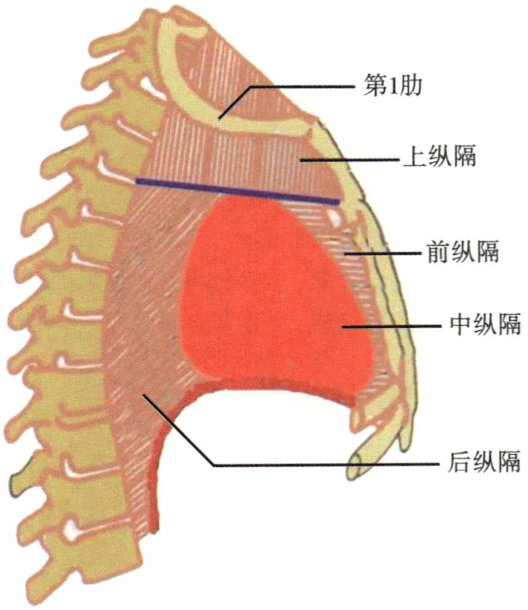

图 7-19　纵隔区分示意

第二节　肺通气

肺通气是外界大气和肺泡之间的气体交换过程。实现肺通气的结构包括呼吸道、肺、膈和胸廓等。呼吸道和肺的导气部具有气体流通、加温加湿、过滤清洁和防御反射等功能。肺泡是肺换气的主要场所。膈和胸廓中的胸壁肌是产生呼吸运动的动力组织。肺通气取决于两种力的相互作用,即推动气体流动的动力和阻止气体流动的阻力。动力必须克服阻力,才能实现肺通气。

一、肺通气的动力

按照物理学原理,气体从压力高处向压力低处流动。因此,肺泡气与外界大气之间的压力差是实现肺通气的直接动力。一定海拔高度下,大气压相对恒定,在呼吸过程中发生变化的只能是肺泡内气体的压力,即肺内压。肺内压的变化又取决于肺的扩张和缩小,肺本身不具有自主张缩的能力,必须依赖于胸廓的扩张和缩小来实现,胸廓的扩张和缩小由呼吸肌的舒缩运动引起。因此,呼吸肌的收缩和舒张所引起的节律性呼吸运动是实现肺通气的原动力。

(一)呼吸运动

呼吸肌的收缩和舒张引起胸廓有节律地扩大与缩小称为呼吸运动,包括吸气运动和呼气运动。使胸廓扩大,产生吸气动作的肌肉为吸气肌,主要是膈肌和肋间外肌;使胸廓缩小,产生呼气动作的肌肉为呼气肌,主要的呼气肌为肋间内肌和腹肌。此外,还有一些辅助吸气肌,如斜角肌、胸锁乳突肌等只在用力呼吸时参与呼吸运动。

1. 呼吸运动的过程

(1)吸气　吸气运动是主动过程。肋间外肌起自上一肋骨的下缘,斜向前下方走行,止于下一肋骨的上缘。膈肌静止时向上隆起,形似穹隆。胸椎位置固定,胸骨体与 2～7 肋软骨相连,可上下移动。吸气时,肋间外肌收缩,肋骨和胸骨上举,肋骨下缘向外侧偏转,增大胸腔的前后径和左右径;膈肌收缩,隆起的中心下移,增大胸腔的上下径(图 7-20)。胸腔扩大,肺的容积随之增大,但肺内压降低。当肺内压低于大气压时,外界气体流入肺内,完成吸气。

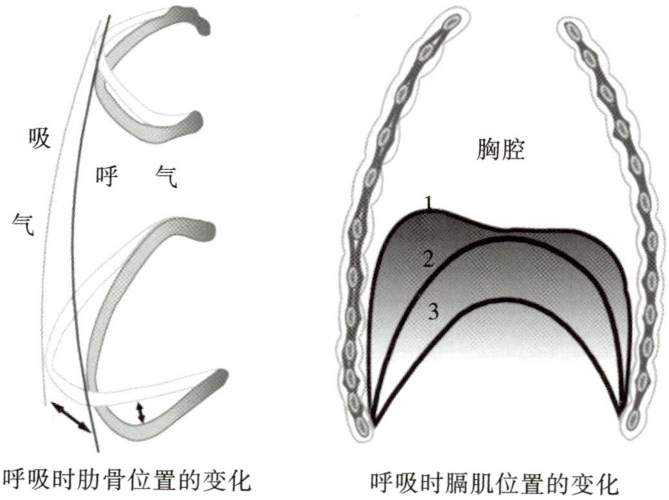

1. 平静呼气;2. 平静吸气;3. 深吸气

图 7-20　呼吸时肋骨和膈肌呼吸变化示意

(2)呼气　平静呼气是被动过程,膈肌和肋间外肌舒张,肺依其自身的回缩力回位,牵引胸廓缩小,肋骨和胸骨借重力下移,这时胸腔和肺的容积减小,但肺内压升高。当肺内压高于大气压时,气体由肺内流出,完成呼气。用力呼吸时,吸气和呼气均是主动过程(见下述)。

2. 呼吸运动的形式

(1)平静呼吸和用力呼吸　正常人安静状态下的呼吸运动为平静呼吸,呼吸频率 12 ~ 18 次/min,平稳而均匀。当机体进行康复训练或通气阻力增大亦或吸入气 CO_2 含量增加或 O_2 含量减少时,呼吸运动加深加快,这时的呼吸称为用力呼吸或深呼吸。用力吸气时,除膈肌和肋间外肌收缩外,胸锁乳突肌和斜角肌也参与收缩,胸骨柄及第 1 对肋骨向上向外提起,扩展胸廓上部,胸廓和肺的容积进一步扩大,更多的气体被吸入肺内。用力呼气时,除吸气肌舒张外,肋间内肌和腹肌也参与收缩。腹肌收缩增加腹压,膈肌被向上推挤;肋间内肌和肋间外肌走行相反,收缩时肋骨和胸骨下移,肋骨向内侧旋转,胸廓的容积进一步缩小,呼出更多气体。机体在缺 O_2 或 CO_2 增多较严重的情况下,可出现呼吸困难,不仅呼吸明显加深,而且出现鼻翼扇动,同时主观上有胸部"困压"感。

(2)胸式呼吸和腹式呼吸　以膈肌舒缩为主的呼吸运动称为腹式呼吸,出现腹部的明显起伏;以肋间外肌舒缩为主的呼吸运动称为胸式呼吸,出现胸壁的明显起伏。正常生理情况下,成人的呼吸运动多数是胸腹混合式呼吸,在胸部或腹部活动受限时可出现某种单一形式的呼吸。如妊娠后期,腹腔巨大肿块、大量腹水、胃肠胀气等患者膈肌运动受限,主要呈胸式呼吸;如胸腔积液、胸膜炎等患者胸廓运动受限,主要呈腹式呼吸。婴幼儿因胸廓发育迟缓,肋骨运动不易扩大胸腔容量,而以腹式呼吸为主。

★**知识链接**

腹式呼吸在康复治疗中的重要意义

腹式呼吸又称膈肌呼吸,是康复训练中的一种基础呼吸方式。锻炼时需全身放松,经鼻缓慢深吸气,腹部微微隆起,呼气时下降。膈肌下移使胸廓得到最大限度的扩张,底部肺泡得以伸缩,吐出较多滞留在肺底部的 CO_2,吸入更多的 O_2。胸廓容积增大,胸腔负压增高,上、下腔静脉压力下降,血液回流加速。腹腔压力的规律性增减,腹内脏器活动加强,改善脾胃功能,舒肝利胆。研究证明:膈肌每下降 1 cm,肺通气量可增加 250 ~ 300 mL。坚持腹式呼吸,有助于提高肺通气效率,减少呼吸做功,减缓呼吸困难,使呼吸形态正常化,减少术后肺部并发症,从而改善机体健康水平。

(二)肺内压

肺泡内的压力称为肺内压,在呼吸过程中呈周期性变化。平静吸气时,肺容积增大,肺内压随之降低,低于大气压 1 ~ 2 mmHg,气流吸入,随着肺内气体量增加,肺内压也逐渐升高。至吸气末,肺内压等于大气压,气体暂停流入。平静呼气时,肺容积减小,肺内压随之升高,高于大气压 1 ~ 2 mmHg(图 7-21 右),气流呼出,随着肺内气流呼出,肺内压也逐渐降低。至呼气末,肺内压等于大气压,气流再次暂停。肺内压变化的程度与呼吸运动的缓急、深浅和呼吸道是否通畅等因素有关。平静呼吸时肺内压变化较小,呼吸道不通畅或用力呼吸时,肺内压出现大幅波动,声门紧闭用力呼吸时,吸气肺内压可低于大气压 30 ~ 100 mmHg,呼气可高于 60 ~ 140 mmHg。

临床心肺复苏时,可通过口对口人工呼吸、人工呼吸机等方式使胸廓被动节律性扩张和缩小,建立肺内压与大气压之间的压力差以维持通气。

(三)胸膜腔内压

胸膜腔内压指胸膜腔内的压力。胸膜腔是脏层胸膜和壁层胸膜之间密闭的潜在腔隙,其内仅有少量浆液，主要起两方面作用。一是润滑，减少呼吸运动中两层胸膜之间的摩擦；二是浆液分子之间的内聚力使两层胸膜紧贴在一起，不易分开，参与胸膜腔负压的形成，保证肺能随胸廓的运动而张缩。

1. 胸膜腔内压测定 胸膜腔内压的测定有直接法和间接法两种。直接法是将与检压计相连的针头刺入胸膜腔内直接测压（图 7-21 左）。间接法是用测定下胸段食管内压的变化来反映胸膜腔内压的变化。若以大气压为 0 计，平静呼吸过程中，胸膜腔内压始终低于大气压，故又称胸膜腔负压，简称胸内负压。平静吸气末胸内压为 -5 ~ -3 mmHg；平静呼气末胸内压为 -10 ~ -5 mmHg（图 7-21右）。而在用力呼吸时，胸膜腔内压波动幅度加大，康复技师指导患者进行呼吸训练时尤应注意。例如，关闭声门用力吸气时，胸膜腔内压可降至 -90 mmHg；关闭声门用力呼气时，胸膜腔内压可升至 110 mmHg。

2. 胸膜腔内压形成 胸膜腔内压的形成与肺和胸廓的自然容积不同有关。在人的生长发育过程中，胸廓的发育较肺快，因此胸廓的自然容积大于肺的自然容积。然而两层胸膜紧紧贴在一起，导致肺被牵引始终处于扩张状态。肺具有弹性，被扩张产生回位力向内牵引胸廓，使胸廓容积缩小。胸廓为双向弹性体，当其容积小于自然容积时，将产生向外扩展的回位力，使其容积趋于自然容积。在肺的内向回位力和胸廓的外向回位力双重作用下，胸膜腔内压降低而低于大气压，形成负压。

平静呼吸时，肺在扩张状态的基础上节律性地扩大和缩小，以脏层胸膜为参照物，其受到三种力的影响，一是肺内压，使肺泡扩张；二是肺的回缩压，使肺泡缩小（图 7-21 左，箭头所示），方向与肺内压相反；三是胸膜腔内压，通常为负值，方向与肺内压相同。因此，这三种力的代数和如下：

胸膜腔内压 = 肺内压 - 肺回缩压

在吸气末或呼气末，呼吸道内气流停止，并且呼吸道与外界环境相通，肺内压等于大气压，此时：

胸膜腔内压 = 大气压 - 肺回缩压

若以大气压为 0 计，则：

胸膜腔内压 = - 肺回缩压

可见，胸膜腔内压的大小主要是由肺回缩压决定的。

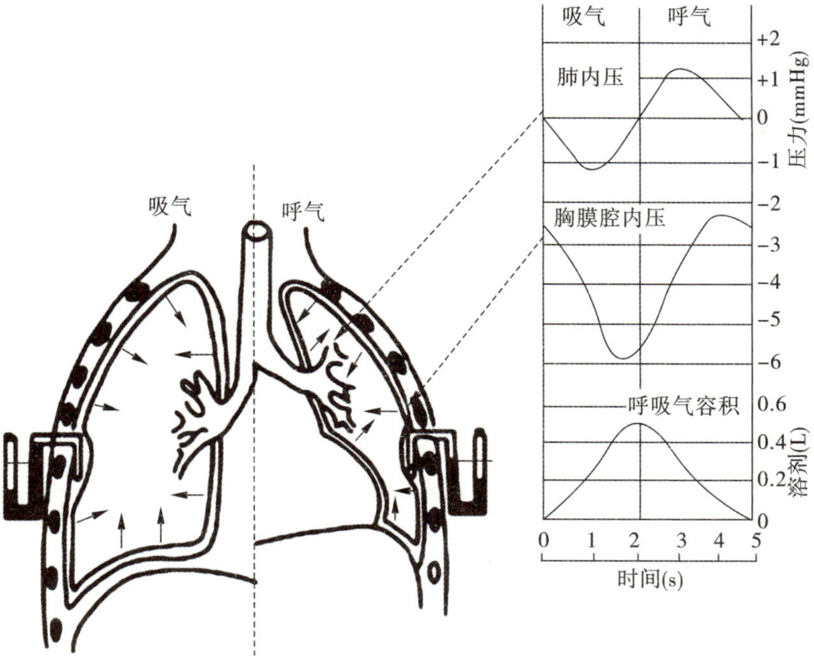

图 7-21 吸气和呼气时，肺内压、胸膜腔内压及呼吸气容积的变化过程（右）和胸膜腔内压直接测量示意（左）

3. 胸膜腔内压的意义　胸膜腔内压可使肺处于扩张状态，并使肺能随胸廓的张缩而张缩；还可作用于腔静脉及胸导管使之扩张，有利于静脉血和淋巴液的回流。胸膜腔密闭性是其保持负压的前提，一旦密闭的胸膜腔与大气相通，空气便进入胸膜腔形成气胸。胸膜腔内压消失，肺以其自身的弹性而回缩，造成肺不张。严重时导致纵隔移位，呼吸和循环功能障碍，危及生命。

二、肺通气的阻力

肺通气过程中所遇到的各种阻力统称肺通气阻力，可分为弹性阻力和非弹性阻力两类。前者包括肺弹性阻力和胸廓弹性阻力，约占总阻力的 70%；后者包括气道阻力、惯性阻力和黏滞阻力，以气道阻力为主，约占总阻力的 30%。

（一）弹性阻力和顺应性

弹性体对抗外力作用所引起的变形的力称为弹性阻力。肺和胸廓都属于弹性组织，均存在弹性阻力，两者的弹性阻力之和构成总弹性阻力。弹性阻力因在气流停止流动的静息状态下仍存在，属于静态阻力。弹性阻力的大小可用顺应性表示，顺应性指弹性组织在外力作用下可扩张的难易程度。弹性组织容易扩张，顺应性大，表明弹性阻力小；反之不易扩张，则顺应性小，弹性阻力大。因此，顺应性与弹性阻力成反变关系。

1. 肺的弹性阻力　肺的弹性阻力来自肺的弹性成分和肺泡表面张力。前者约占肺总弹性阻力的 1/3，后者约占 2/3。

肺的弹性成分包括弹力纤维和胶原纤维等结构，吸气时肺扩张，这些弹性纤维被牵拉而倾向于回缩。肺扩张越大，纤维的回缩力越大；反之越小。

肺的表面张力源于肺泡内表面液-气界面的能使液体表面积缩小的力，使液体表面有尽可能缩小的倾向。近似于球形的肺泡内表面液-气界面每一点上的合力方向朝向肺泡中心，故肺泡表面张力有助于肺的回缩（图 7-22A，箭头所示）。根据 Laplace 定律，若彼此连通的大小两个肺泡表面张力（T）相同，肺泡内压（P）与肺泡半径（r）成反比，则小肺泡内压力大于大肺泡内压力，小肺泡内的气体将流入大肺泡，引起小肺泡萎陷而大肺泡过度膨胀，肺泡失去稳定性（图 7-22B）。此外，如果表面张力过大，还会降低肺顺应性，增加吸气阻力，甚至会造成肺水肿（见后文）。但由于肺泡内液-气界面存在肺泡表面活性物质，所以上述情况不会发生（图 7-22C）。

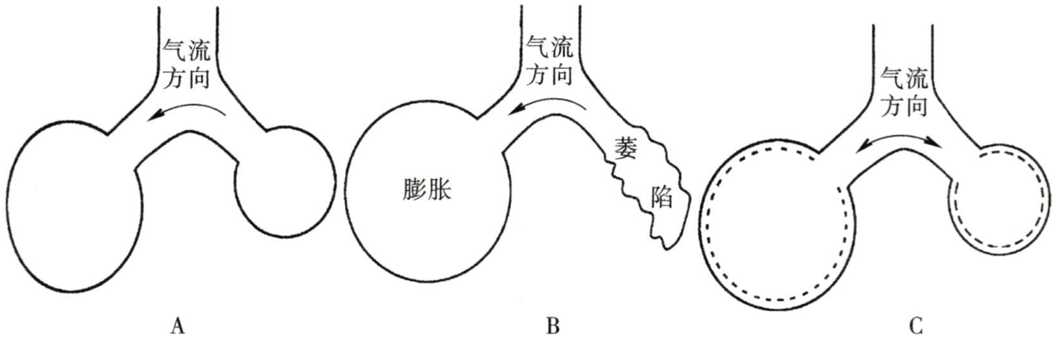

A：大小肺泡在无表面活性物质时，小肺泡回缩压大，气体流入大肺泡　B：为 A 的结果　C：大肺泡表面活性物质分布密度小，表面张力增大，小肺泡表面活性物质分布密度大，表面张力减小，大小肺泡容积相对稳定　箭头表示气流方向

图 7-22　表面张力作用及表面活性物质维持大小不等肺泡容积相对稳定

肺泡表面活性物质由Ⅱ型肺泡细胞合成并分泌，主要成分是二棕榈酰卵磷脂。活性物质以单

分子层分布在液-气界面上，其密度可随肺泡的张缩而改变。肺泡表面活性物质的主要作用是降低肺泡表面张力，具有重要生理意义：①降低吸气阻力，利于肺扩张。②维持大小肺泡的稳定性。由于小肺泡表面活性物质的密度高，降低表面张力的作用强，使小肺泡内压力不致过高，防止了小肺泡的萎陷；大肺泡表面张力则因表面活性物质分子的稀疏而不致明显下降，维持了肺泡压力与小肺泡相等，防止肺泡过度膨胀（图 7-22C）。③防止肺水肿的发生。由于肺泡表面活性物质减弱了表面张力对肺组织间液和肺毛细血管血浆的吸引作用，阻止液体渗入肺泡，保持相对干燥。

胎儿Ⅱ型肺泡细胞在六七个月才开始分泌表面活性物质，故早产儿常因缺乏肺表面活性物质而引起肺泡极度缩小，发生肺不张。且由于表面张力过高，吸引血浆进入肺泡，在肺泡内壁形成一层"透明膜"阻碍气体交换，出现新生儿呼吸窘迫综合征，危及生命。

2. 胸廓的弹性阻力　胸廓的弹性阻力源于胸廓的弹性成分。平静吸气末，胸廓处于自然位置，此时肺容量相当于肺总量的 67%，胸廓无变形，弹性阻力为零。平静呼气或深呼气时，肺容量小于肺总量的 67%，胸廓被牵引向内而缩小，表现出向外的弹性回缩力，是吸气的动力，呼气的阻力；深吸气时，肺容量大于肺总量的 67%，胸廓被牵引向外而扩大，表现出向内的弹性回缩力，成为吸气的阻力，呼气的动力。所以胸廓的弹性回缩力既可以是吸气或呼气的阻力，也可以是吸气或呼气的动力，视胸廓的位置而定，而肺的弹性回缩力总是吸气的阻力。

（二）非弹性阻力

非弹性阻力是在气体流动时产生的，并随气体流速加快而增加，属于动态阻力。平静呼吸时，呼吸频率低、气流速度慢，惯性阻力和黏滞阻力小，可忽略不计。气道阻力指气体通过呼吸道时，气体分子间及气体分子与气道管壁之间的摩擦力。是非弹性阻力的主要成分，占 80% ~90%。影响气道阻力的因素有气流速度、气流形式和气道口径。气流速度越快，阻力越大；层流阻力小，湍流阻力大。气道口径是最重要的因素，气道阻力（R）与气道半径（r）的 4 次方成反比，即 $R \propto 1/r^4$。影响气道口径的因素包括：①自主神经的作用，如副交感神经兴奋，气道平滑肌收缩，气道口径缩小；而交感神经兴奋，气道平滑肌舒张，气道口径变大。②化学因素的影响，如儿茶酚胺可使气道平滑肌舒张，气道口径扩大；组胺、白三烯等可使气道平滑肌收缩，气道口径缩小。哮喘患者内皮素释放增加，可能与内皮素参与气道口径缩小有关。

三、肺通气功能的评价

肺通气过程受呼吸肌的舒缩活动、肺和胸廓的弹性特征及气道阻力等多种因素的影响。通气功能障碍通常分为限制性通气不足和阻塞性通气不足两类。对患者肺通气功能的评价可以明确是否存在肺通气功能障碍及程度，以及相关类型。

（一）肺容积与肺容量

肺容积和肺容量是评价肺通气功能的基础。

1. 肺容积　指不同状态下肺所能容纳的气体量，可分为潮气量（tidal volume，TV）、补吸气量（inspiratory reserve volume，IRV）、补呼气量（expiratory reserve volume，ERV）和余气量（residual volume，RV），它们互不重叠，全部相加等于肺总量（图 7-23）。

（1）潮气量　平静呼吸时，每次吸入或呼出的气量。正常成人为 400 ~600 mL。潮气量大小取决于呼吸肌收缩的强度、胸和肺的机械特性以及机体的代谢水平，运动时潮气量增大。

（2）补吸气量　平静吸气末再尽力吸气，所能增加的吸入气量。正常成人 1 500 ~2 000 mL，反映吸气储备量。

（3）补呼气量　平静呼气末再尽力呼气，所能增加的呼出气量。正常成人 900 ~1 200 mL，反映呼气储备量。

(4)余气量　最大呼气末尚存留于肺内不能再呼出的气量。正常成人 1 000～1 500 mL。余气量的存在可避免肺泡在低肺容积的情况下发生塌陷。支气管哮喘和肺气肿患者因呼吸困难而使余气量增加。

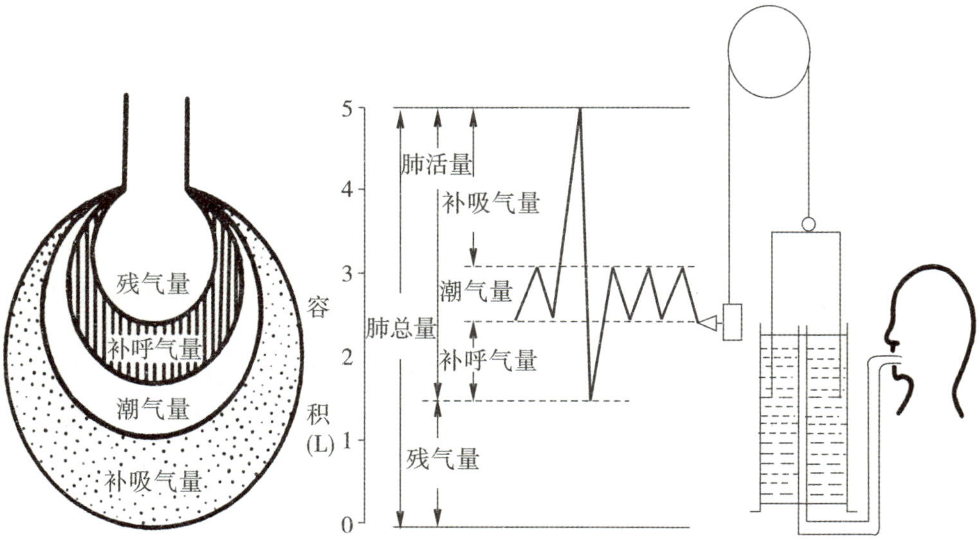

图 7-23　肺容积和肺容量示意

2. 肺容量　指肺容积中两项或两项以上的联合气体量。

(1)深吸气量　深吸气量(inspiratory capacity, IC)指平静呼气末最大吸气时所能吸入的气量,是潮气量和补吸气量之和,是衡量最大通气潜力指标之一。胸廓、肺组织或呼吸肌等发生病变均可使通气潜力降低。

(2)功能余气量　功能余气量(functional residual capacity, FRC)指平静呼气末存留于肺内的气量,是余气量与补呼气量之和。正常成人约 2 500 mL。功能余气量的存在可以缓冲呼吸过程中肺泡气 O_2分压(PO_2)和 CO_2分压(PCO_2)的变化幅度。吸气时 PO_2不至于突然升高;呼气时 PO_2不会降得太低,从而使动脉血的 PO_2和 PCO_2不会随呼吸发生大幅度波动,有利于肺换气。

(3)肺活量和用力肺活量　肺活量(vital capacity, VC)指尽力吸气后,从肺内所能呼出的最大气量,是潮气量、补吸气量和补呼气量之和。成人男性平均约 3 500 mL,女性平均约 2 500 mL。肺活量有较大的个体差异,反映肺一次通气的最大能力。用力肺活量(forced vital capacity, FVC)指最大吸气后,尽力尽快呼气所能呼出的最大气量,通常略小于肺活量。尽力最大吸气后再尽力尽快呼气,计算第 1、2、3 秒末呼出的气量占用力肺活量的百分比,称为用力呼气量(forced expiratory volume, FEV),也称时间肺活量(timed vital capacity, TVC)。正常人的 FEV_1/FVC、FEV_2/FVC、FEV_3/FVC 分别为 83%、96% 和 99%,其中以 FEV_1/FVC 的应用价值最大。哮喘等阻塞性肺疾病患者 FEV_1/FVC的降低比肺纤维化等限制性肺疾病更明显。

(4)肺总量　肺总量(total lung capacity, TLC)指肺所能容纳的最大气体量,是肺活量和余气量之和。存在个体差异,成年男性平均约为 5 000 mL,女性约为 3 500 mL,限制性通气不足时肺总量降低。

(二)肺通气量和肺泡通气量

1. 肺通气量　也称每分通气量,指每分钟吸入或呼出肺的气体总量,计算公式为:

肺通气量=潮气量×呼吸频率

正常成年人平静呼吸时,呼吸频率为 12～18 次/min,潮气量约为 500 mL,则肺通气量为 6～

9 L/min。肺通气量存在个体差异，为便于比较，最好在基础条件下（见第九章）测定，并以每平方米体表面积的通气量为单位来计算。运动状态下，深快呼吸时，每分钟所能吸入或呼出的最大气量，称为最大随意通气量，是估计机体能进行最大运动量的生理指标之一。

2. 肺泡通气量　每次吸入气体的一部分将留在鼻或口至终末细支气管之间的呼吸道内，不参与肺泡与血液之间的气体交换，称为解剖无效腔，正常成人约为 150 mL。进入肺泡内的气体，也可能未全部与血液进行气体交换，未能进行气体交换的这部分肺泡容积称为肺泡无效腔，肺泡无效腔与解剖无效腔一起合称生理无效腔。健康人平卧时生理无效腔等于或接近于解剖无效腔。由于无效腔的存在，真正有效的气体交换量，应以肺泡通气量为准。每分钟吸入肺泡的新鲜空气量，称为肺泡通气量，计算公式为：

肺泡通气量=（潮气量−无效腔气量）×呼吸频率。

潮气量和呼吸频率的变化，对肺通气量和肺泡通气量的影响不同。潮气量减半而呼吸频率加倍，或潮气量加倍而呼吸频率减半时，肺通气量不变，但肺泡通气量却发生明显变化（表 7−1）。从肺泡气体更新角度而言，深慢呼吸比浅快呼吸更有效，但需注意会增加呼吸做功。

表 7−1　不同呼吸频率和潮气量时的肺通气量和肺泡通气量

呼吸频率/（次/min）	潮气量/mL	肺通气量/（mL/min）	肺泡通气量/（mL/min）
16	500	8 000	5 600
8	1 000	8 000	6 800
32	250	8 000	3 200

第三节　气体交换

一、气体交换的原理

气体交换包括肺泡与血液之间的肺换气和血液与组织细胞之间的组织换气。这两处换气的原理一样。

（一）气体扩散

当不同区域存在气压差时，气体分子从分压高处向分压低处发生净转移，这一过程称为气体的扩散。机体内的气体交换就是以扩散方式进行的，通过扩散各处气体分压趋于动态平衡。单位时间内气体扩散的容积称为气体扩散速率（diffusion rate，D）。气体在通过薄层组织时，扩散速率受多种因素的影响，根据 Fick 弥散定律所示：

$$D \propto \frac{\text{组织两侧气体分压差}(\Delta P)\cdot\text{温度}(T)\cdot\text{扩散面积}(A)\cdot\text{气体分子溶解度}(S)}{\text{扩散距离}(d)\cdot\sqrt{\text{气体分子量}(MW)}}$$

气体分子溶解度与分子量的平方根之比（$S/\sqrt{MW}$）称为扩散系数，它取决于气体分子本身的特性。CO_2扩散系数约为 O_2的 20 倍，这也是肺换气功能障碍时，缺 O_2比 CO_2潴留早出现的原因之一。

（二）机体不同部位 O_2和 CO_2的分压

吸入的气体在呼吸道内被水蒸气饱和，其成分不同于大气，分压也发生相应改变。呼出气是无效腔内的吸入气和部分肺泡气的混合气体。所谓气体的分压指混合气体中某一种气体所占的压力，液体中的气体分压也称气体的张力。由于空气、肺泡气、血液和组织细胞的 O_2 和 CO_2 分压不同（表 7-2），因此 O_2 和 CO_2 在体内的扩散是一种严格的定向运动。

表 7-2 空气、肺泡气、血液及组织中气体的分压（mmHg）

气体分压	空气	肺泡气	动脉血	静脉血	组织
PO_2	159	104	97 ~ 100	40	30
PCO_2	0.3	40	40	46	50

二、气体交换的过程及影响因素

（一）肺换气过程

如图 7-24 所示，混合静脉血流经肺毛细血管时，血液 PO_2 为 40 mmHg，比肺泡气 PO_2（102 mmHg）低，O_2 便在分压差作用下由肺泡气向血液净扩散，最终达到与肺泡气接近的 PO_2；混合静脉血 PCO_2 为 46 mmHg，比肺泡气 PCO_2（40 mmHg）高，CO_2 便由血液向肺泡气净扩散。O_2 和 CO_2 的扩散速度极快，不到 0.3 s 即可达到平衡。通常情况下血液流经肺毛细血管的时间平均约 0.7 s，所以当血液流经肺毛细血管全长约 1/3 时，已基本完成气体交换，所以肺换气有很大的储备能力。

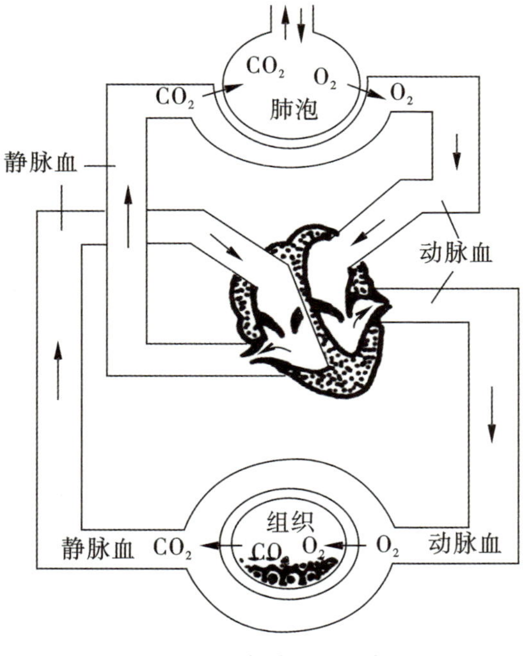

图 7-24 气体交换示意

（二）影响肺换气的因素

1. 呼吸膜的面积和厚度　呼吸膜由 6 层组成，是肺泡与血液之间进行气体交换的结构基础。气体扩散速率与呼吸膜厚度（扩散距离）成反比；与呼吸膜面积成正比。

2. 通气/血流比值　指每分肺通气量（V）和每分肺血流量（Q）之间的比值，正常成年人安静时 V/Q 约为 4.2 L/5 L=0.84。此时两者比例适宜，气体交换效率最高。如果比值增大，表示肺通气过度或血流不足，部分肺泡气未能与血液气充分交换，肺泡无效腔增大。如肺血管栓塞时肺通气正常而肺血流减少。比值减小表示通气不足或血流过多，部分血液流经通气不良的肺泡，静脉血中的气体未能得到充分更新就流回了心脏，犹如发生了功能性动静脉短路。如支气管痉挛时相对应肺泡肺通气不良而血流正常。因此，通气/血流比值作为衡量肺换气功能重要指标，无论降低还是升高，气体交换效率均降低，导致动脉血 PO_2降低或 CO_2潴留。

（三）组织换气过程及影响因素

组织细胞与体循环毛细血管血液之间的气体交换，发生在液相介质之间（细胞内液、组织液和血液），且扩散膜两侧 O_2和 CO_2的分压差随细胞氧化代谢水平及组织血液供应的多寡而改变。细胞利用 O_2产生 CO_2，组织 PO_2低至 30 mmHg 以下，PCO_2可达 50 mmHg以上。动脉血流经组织毛细血管时，在气体分压差的作用下，O_2向组织液和细胞扩散，CO_2则向血液扩散，动脉血因失去 O_2和得到 CO_2而变成静脉血。

第四节　气体在血液中的运输

肺和组织的气体交换依赖血液对气体的运输。血液对 O_2和 CO_2的运输有 2 种方式，即物理溶解和化学结合。2 种气体的溶解度低，所以物理溶解的量很少，但却非常重要，因气体必须先溶解才能进行化学结合，解离时也须经过物理溶解后再扩散。物理溶解和化学结合总是处于动态平衡。

一、氧的运输

血液中所含的 O_2约 1.5% 以物理溶解的形式运输，其余 98.5% 以化学结合的形式运输。红细胞内血红蛋白（hemoglobin，Hb）的分子结构特征使之成为有效的运输 O_2的载体，也参与 CO_2的运输。

（一）化学结合

1. Hb 的分子结构　Hb 分子由 1 个珠蛋白和 4 个血红素组成。每个珠蛋白有 4 条多肽链，每条多肽链与 1 个血红素相连接构成 Hb 的单体或亚单位。每个血红素中心含 1 个 Fe^{2+}，Fe^{2+}可与 O_2结合，使 Hb 成为氧合血红蛋白（HbO_2）。Hb 的 4 个亚单位由盐键连接，Hb 与 O_2的结合或解离影响盐键的稳定性，使 Hb 发生变构效应，与 O_2的亲和力也随之改变，这是氧解离曲线呈 S 形的基础。

2. Hb 与 O_2结合的特征

（1）结合迅速、可逆、无须酶的催化　O_2与 Hb 的结合不到 0.01 s，解离也很快。均无须酶的催化，但受 PO_2的影响。肺部 PO_2高，血液流经此处时，Hb 与 O_2结合形成 HbO_2；组织细胞 PO_2低，血液流经此处时 HbO_2迅速解离，释放出 O_2，可用下式表示：

$$Hb+O_2 \xrightleftharpoons[PO_2\text{低（组织）}]{PO_2\text{高（肺部）}} HbO_2$$

（2）结合反应为氧合非氧化　O_2与 Hb 的 Fe^{2+}结合形成 HbO_2后，Fe^{2+}仍然是二价铁，离子价不变，未结合 O_2的 Hb 称去氧 Hb，而非还原 Hb。

（3）结合的量　1 分子 Hb 可以结合 4 分子 O_2，1 g Hb 可以结合 1.34～1.39 mL O_2。100 mL 血液中，Hb 所能结合的最大 O_2量称为 Hb 氧容量；Hb 实际结合的 O_2量称为 Hb 氧含量；Hb 氧含量占 Hb 氧容量的百分数称为 Hb 氧饱和度。通常情况下，血浆中溶解的 O_2极少，可忽略不计。因此以上可分别视为血氧容量、血氧含量和血氧饱和度。HbO_2呈鲜红色，去氧 Hb 呈蓝紫色。100 mL 血液中去氧 Hb 含量达到 5 g 以上时，皮肤黏膜可出现青紫色，称为发绀（cyanosis）。发绀常表示机体缺氧，但红细胞增多时（高原性红细胞增多症），皮肤黏膜可出现发绀但不缺氧；相反，严重贫血患者或 CO

中毒时,机体有缺氧但不出现发绀(见下文)。

（二）氧解离曲线

氧解离曲线是表示血液 PO_2 与 Hb 氧饱和度关系的曲线(图 7–25),该曲线表示不同 PO_2 下 Hb 和 O_2 的结合与解离情况。根据氧解离曲线的“S”形变化趋势和功能意义,可人为将曲线分为三段。

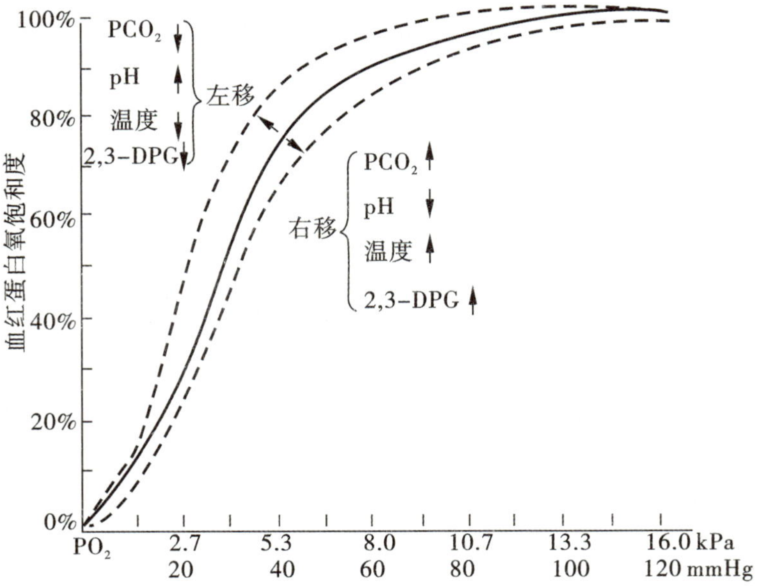

2,3-DPG 为人体内 2,3-二磷酸甘油酸。

图 7–25　氧解离曲线

1. 上段　相当于 PO_2 在 60 ~ 100 mmHg 之间, 曲线较平坦,表明在此范围内 PO_2 对血氧饱和度影响不大。比如 PO_2 从 100 mmHg 降到 60 mmHg, 血氧饱和度只从 97.4% 降低到 90%; PO_2 从 100 mmHg 升到 150 mmHg,血氧饱和度最多为 100%。这就是为何通气/血流比值不匹配时,肺泡通气量的增加几乎无助于 O_2 的摄取。然而对于高原居民或轻度呼吸功能不全的人而言,只要 PO_2 不低于 60 mmHg,血氧饱和度仍能维持在 90% 以上,不致引起明显低氧血症。

2. 中段　相当于 PO_2 在 40 ~ 60 mmHg 之间,曲线较陡,反映安静状态下机体的供氧情况。PO_2 为 40 mmHg 时,相当于混合静脉血的 PO_2,此时血氧饱和度是 75%,血氧含量为 4.4 mL/100 mL; PO_2 为 100 mmHg 时,血氧含量为 19.4 mL/100 mL,提示动脉血流经组织时释放了 5 mL O_2,此为安静状态下组织所需 O_2 量。

3. 下段　相当于 PO_2 在 15 ~ 40 mmHg 之间,曲线陡直,表明在此范围内,PO_2 稍有下降,血氧饱和度就急剧下降。机体代谢活动增强时,耗 O_2 量大,组织 PO_2 可降低至 15 mmHg,血氧饱和度将至更低,血氧含量仅为 4.4 mL/100 mL。每 100 mL 血液能供给组织 15 mL O_2,是安静状态的 3 倍,表明血液向组织供 O_2 具有很大的储备。

（三）影响氧解离曲线的因素

1. 血液 pH 和 PCO_2 的影响　血液 pH 降低或 PCO_2 升高时,Hb 与 O_2 的亲和力降低,氧解离曲线右移,O_2 的释放增加;反之血液 pH 升高或 PCO_2 降低时,Hb 与 O_2 的亲和力升高,氧解离曲线左移,O_2 的释放减少(图 7–25)。酸度和 PCO_2 对 Hb 和 O_2 亲和力的这种影响称为波尔效应(Bohr effect)。波尔效应的发生与 pH 改变 Hb 的构型有关。PCO_2 的改变可通过 pH 改变产生间接效应。波尔效应具有重要的生理意义,它既可促进肺毛细血管血液摄取 O_2,又有利于组织毛细血管血液释放 O_2。当血液流经肺部时，CO_2从血液向肺泡净扩散，血液 PCO_2随之下降，曲线左移，Hb 对 O_2的亲和力增高，促进对 O_2的结合；反之在组织，CO_2从组织向血液净扩散，血液 PCO_2随之升高，曲线右移，Hb 对 O_2的亲和力降低，促进组织供 O_2。

2. 温度　温度升高可降低 Hb 与 O_2的亲和力，氧解离曲线右移；温度降低 Hb 与 O_2的亲和力升高，曲线左移，释放 O_2减少。组织代谢旺盛时局部温度升高，同时酸性代谢产物增加，曲线右移，促进 Hb 释放更多的 O_2以适应代谢的需要。

3. 2,3-二磷酸甘油酸(2,3-DPG)　2,3-DPG 是红细胞无氧糖酵解产物，当其浓度升高时，可降低 Hb 与 O_2的亲和力，氧解离曲线右移；反之曲线左移。机体处于慢性缺氧、贫血、高山低氧等状态时，糖酵解增加，2,3-DPG 生成增多，有利于 O_2的释放改善缺氧状态。同时红细胞内过多的 2,3-DPG 也会降低肺部 Hb 对 O_2的结合。保存 3 周以上的库存血中红细胞糖酵解停止，2,3-DPG 浓度降低，导致 Hb 和 O_2不容易解离而影响组织供氧。

4. 其他因素　Hb 与 O_2的结合力还受 Hb 自身性质的影响。如果 Hb 中的 Fe^{2+}被氧化成 Fe^{3+}，Hb 便失去运输 O_2的能力。大量吸入一氧化碳(CO)后，CO 可占据 Hb 分子中的 O_2的结合位点，形成碳氧血红蛋白，降低血液运 O_2能力，使皮肤黏膜呈现樱桃红色改变。目前通过高压氧来促进 Hb 与 CO 的解离，从而治疗 CO 中毒。

二、二氧化碳的运输

(一) 物理溶解

血液中所含的 CO_2约 5% 以物理溶解的形式运输，其余约 95% 则以化学结合的形式运输。化学结合是 CO_2的主要运输方式。

(二) 化学结合

化学结合的形式主要是碳酸氢盐(约占 88%)和氨基甲酸血红蛋白(约占 7%)。

1. 碳酸氢盐　从组织扩散入血液的 CO_2首先溶解于血浆中。其中一小部分 CO_2在血浆中生成 HCO_3^-，并与 Na^+结合生成 $NaHCO_3$。绝大部分 CO_2扩散进入红细胞内，在碳酸酐酶的作用下发生如下反应：

$$CO_2+H_2O \rightleftharpoons H_2CO_3 \rightleftharpoons H^+ + HCO_3^-$$

该反应在组织向右进行，在肺部向左进行。红细胞内向右反应生成的 HCO_3^-，小部分与 K^+结合，大部分 HCO_3^-通过细胞膜扩散入血浆与 Na^+结合生成 $NaHCO_3$。同时血浆中 Cl^-扩散进入红细胞内保持细胞内外电荷平衡，这一现象称为氯转移(图 7-26)。这样，HCO_3^-不会在红细胞内堆积，有利于 CO_2的运输。上述反应中产生的 H^+，主要与 Hb 结合而被缓冲，同时释出 O_2。

在肺部，肺泡气 PCO_2比静脉血低。血浆中的 HCO_3^-通过 Cl^--HCO_3^-交换进入红细胞，和细胞中的 HCO_3^-一起，按照上述反应相反的方向生成 CO_2，CO_2从细胞扩散入血浆，再经肺泡排出体外。

2. 氨基甲酰血红蛋白　进入红细胞中的 CO_2能直接与 Hb 的氨基结合，形成氨基甲酰血红蛋白($HbCO_2$)，又称碳酸血红蛋白。反应式如下：

$$HbNHO_2 + H^+ + CO_2 \underset{\text{肺}}{\overset{\text{组织}}{\rightleftharpoons}} HbCO_2 + O_2$$

这一反应无须酶的参与，反应迅速，可逆。当动脉血流经组织时，HbO_2释放出 O_2成为 Hb，Hb 容易结合 CO_2，形成大量的氨基甲酰血红蛋白；在肺部，由于 PO_2较高，大量 HbO_2形成，HbO_2与 CO_2的结合能力小，迫使 CO_2从 Hb 解离，扩散入肺泡。

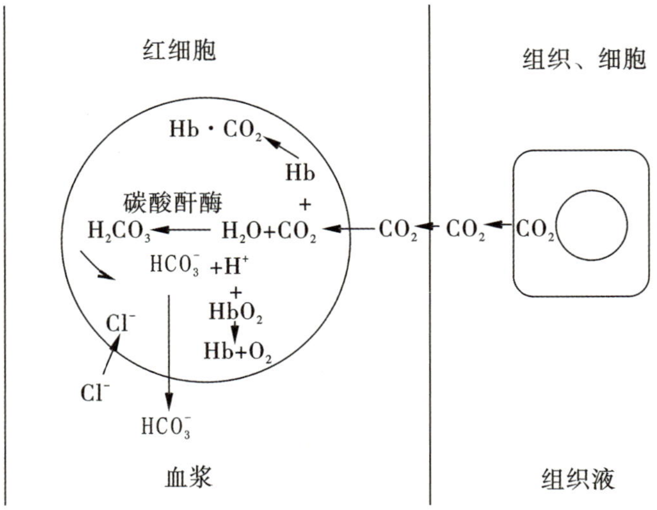

图 7-26　血液中 CO_2 的运输

第五节　呼吸运动的调节

呼吸运动分为随意呼吸和自主呼吸。前者是在清醒状态下大脑皮质控制下的随意性呼吸，后者是不受大脑皮质随意控制的、自发的节律性呼吸，受低位脑干的控制。正常节律性呼吸运动起源于呼吸中枢。呼吸运动的频率和深度随机体内外环境的改变而发生变化，以适应机体代谢需要。如运动治疗时，机体代谢增强，可通过神经反射调节使呼吸运动加深加快，肺通气量增大，机体可摄取更多的 O_2，排出更多的 CO_2。机体在完成其他某些功能活动（如说话、吞咽、打喷嚏及咳嗽等）时，呼吸运动也将受到相应调控，使这些活动顺利完成。

一、呼吸中枢

呼吸中枢指中枢神经系统内产生和调节呼吸运动的神经细胞群。呼吸中枢广泛分布在脊髓、延髓、脑桥、间脑和大脑皮质等各级部位，它们在呼吸节律的产生和调节中所起的作用不同，正常节律性呼吸运动是在各级呼吸中枢的相互协调和相互制约下实现的。

（一）脊髓

支配呼吸肌的运动神经元胞体位于第 3 ~ 5 颈段和胸段脊髓前角。神经元发出冲动支配相应呼吸肌发生节律性收缩和舒张。然而动物实验中在脊髓和延髓之间横切，呼吸运动立刻停止。提示脊髓本身不能产生节律性呼吸运动，只是联系高位中枢和呼吸肌的中继站，以及整合某些呼吸反射的初级中枢。

（二）低位脑干

低位脑干包括脑桥和延髓。动物实验中，在中脑和脑桥之间横切，呼吸节律无明显变化；在脑桥中上部横切，呼吸则变深变慢，如果再切断双侧迷走神经，吸气则明显延长，此为长吸式呼吸。提示脑桥上部为呼吸调整中枢，下部为长吸中枢，来自肺部的迷走神经传入冲动也有抑制吸气转为呼气的作用。当脑桥下部失去上部和迷走神经的作用后，吸气则不能被中断而转为呼气，出现长吸式呼吸；在脑桥与延髓之间横切，不论迷走神经是否完整，动物可出现不规则的喘息样呼吸，提示延髓为喘息中枢，即可产生最基本的呼吸节律。离体动物实验进一步证实了延髓是基本呼吸中枢的观点，并提出呼吸节律主要产生于延髓的腹外侧区。在低位脑干，呼吸神经元主要集中分布在三个区域。①延髓背侧呼吸组（dorsal respiratory group，DRG）：多数属吸气神经元，主要是使膈肌收缩引起吸气。②延髓腹外侧呼吸组（ventral respiratory group，VRG）：含有多种类型呼吸神经元，主要使脊髓呼吸运动神经元兴奋，进而加强吸气并引起主动呼气。它们还可作用于辅助呼吸肌调节气道阻力。③脑桥头端背部的脑桥呼吸组（PBKF）：主要含呼气神经元，作用是限制吸气，促使吸气向呼气转换（图 7–27）。

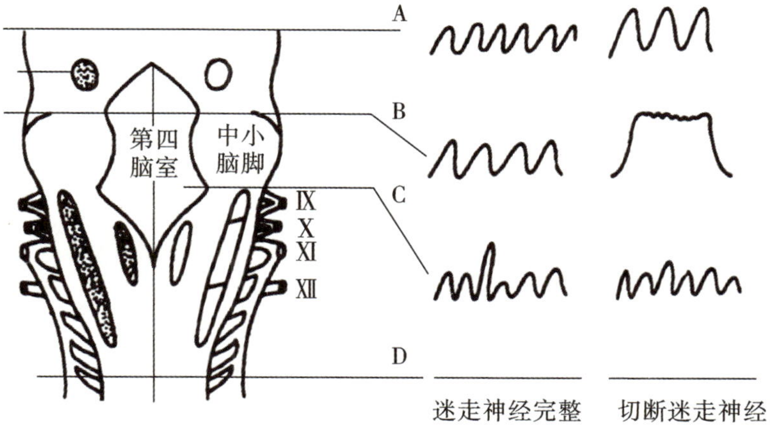

在 A 线横切时，呼吸的节律性不受影响，迷走神经切断后，呼吸频率变慢，但其幅度增加；在 B 线横切时，只要迷走神经完整，呼吸节律仍能照常，但迷走神经切断后，则出现长吸式呼吸；在 C 线横切时，呼吸变为不规则，当迷走神经切断后频率减慢；在 D 线横切时，呼吸停止

图 7–27 脑干不同平面横切后呼吸运动的变化（脑干背面观）

（三）高位脑

呼吸运动还受脑桥以上部位的影响。大脑皮层作为随意呼吸调节系统，能够随意控制低位中枢呼吸神经元的活动，以保证与呼吸相关活动的完成，如说话、吞咽，控制特殊体位和姿势等。大脑皮层随意呼吸调节系统和低位脑干自主呼吸调节系统下行通路是分开的，例如自主呼吸通路受损时，患者仍可进行随意呼吸，但其一旦入睡，呼吸运动就会停止。所以这种患者需要呼吸机来维持通气。

二、呼吸节律的形成

关于正常呼吸节律的形成机制目前尚未完全阐明，主要有神经元网络和起搏细胞两种学说。网络神经元学说认为，在延髓有一个中枢吸气活动发生器（延髓背侧呼吸组）和由多种吸吸神经元构成的吸气切断机制。当中枢吸气活动发生器自发兴奋时，其冲动沿轴突传出至脊髓吸气运动神经元，引起吸气动作。与此同时，发生器的兴奋也可通过三条途经使吸气切断机制兴奋。①冲动上传到脑桥，使呼吸调整中枢兴奋，从而通过吸气切断机制抑制延髓吸气神经元。②肺扩张，兴奋肺牵张感受器，其冲动上传到吸气切断机制。③吸气神经元的冲动直接传到吸气切断机制，使之激活，以负反馈形式终止中枢吸气活动发生器的活动，从而使吸气转为呼气（图 7–28）。

起搏细胞学说认为延髓内某些神经元具有自发性的节律活动可驱动其他呼吸神经元的活动，如同心脏窦房结细胞一样发放规律兴奋使心脏产生节律性收缩。两种学说哪种是正确的或哪种起主导作用尚无定论。

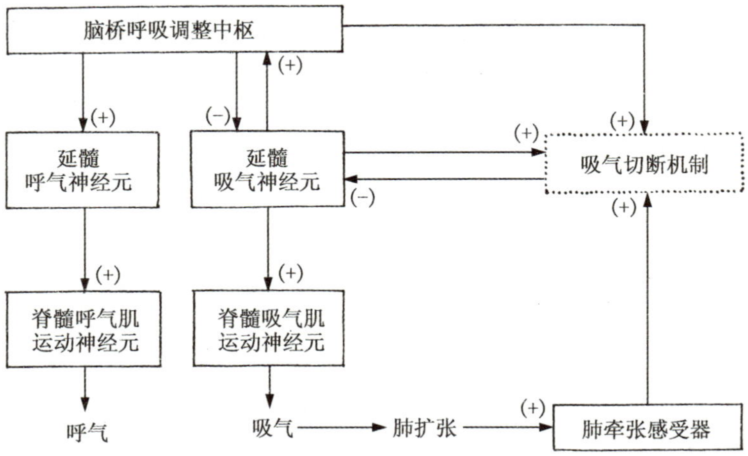

"+"表示兴奋　"−"表示抑制

图 7-28　呼吸节律形成机制模式

三、呼吸的反射性调节

虽然呼吸节律起源于脑，但是呼吸运动的频率、深度和形式都受到来自呼吸器官自身以及血液循环等其他器官感受器传入冲动的反射性调节。这些反射可以分为化学感受性反射、机械感受性反射和防御性反射三类。

（一）化学感受性反射调节

化学因素主要指动脉血液、组织液或脑脊液中的 PO_2、PCO_2 或 H^+。这些因素对呼吸运动的调节是一种反射性活动。

1. 化学感受器　按其所在部位分为外周化学感受器和中枢化学感受器。

（1）外周化学感受器　指颈动脉体和主动脉体。当动脉血中 PO_2 降低、PCO_2 升高或 H^+ 浓度升高时，感受器将兴奋冲动分别经窦神经（舌咽神经的分支，分布于颈动脉体）和迷走神经（分支分布于主动脉体）传入延髓呼吸中枢，反射性地引起呼吸加深加快。其中颈动脉体对呼吸调节的作用较主动脉体明显。

（2）中枢化学感受器　位于延髓腹外侧浅表部位，生理性刺激是脑脊液和局部细胞外液的 H^+。血液中的 CO_2 能迅速通过血-脑屏障，在脑脊液中碳酸酐酶的作用下，CO_2 与 H_2O 生成 H_2CO_3 再解离出 H^+，H^+ 浓度升高刺激中枢化学感受器，从而引起呼吸中枢兴奋。但是，动脉血中 H^+ 不易通过血-脑屏障，故血液 pH 值的变动对中枢化学感受器的作用不大。与外周化学感受器不同，中枢化学感受器不感受低 O_2 的刺激，但对 H^+ 的敏感性较外周化学感受器高。

2. CO_2、H^+ 和低 O_2 对呼吸运动的调节作用

（1）CO_2 对呼吸运动的调节　CO_2 是呼吸运动调节的最重要生理性化学因素。吸入气中 CO_2 含量增加或者代谢活动增强，动脉血 PCO_2 随之升高，反射性使呼吸加深加快，肺通气量增多（图 7-29）。但若通气过度，CO_2 排出过多，血液中 PCO_2 降的很低，反而对呼吸刺激减弱造成呼吸暂停。因此，血液中一定浓度的 CO_2 含量，是维持正常呼吸和呼吸中枢兴奋性的必要条件；但是超过一定限度则有抑制呼吸中枢和麻醉效应。血液中 PCO_2 过度升高，可出现呼吸困难、头昏、头痛等症状，甚至出现惊厥、昏迷等 CO_2 麻醉现象。

CO_2刺激呼吸有 2 条途径：一是通过刺激中枢化学感受器再兴奋呼吸中枢；二是刺激外周化学感受器，反射性地使呼吸加深加快。实验表明，血液中 PCO_2升高时，通过第一条途径引起的通气反应约占总效应的 80%。可见，中枢化学感受器途径是主要的。然而脑脊液中碳酸酐酶含量少，CO_2与 H_2O 的水合反应很慢，所以中枢化学感受器反应有一定的时间延。当动脉血中 PCO_2突然升高时，外周化学感受器在引起快速呼吸反应中可起重要作用。

（2）H^+对呼吸运动的调节　动脉血 H^+浓度增高，可致呼吸加深加快，肺通气量增加；H^+浓度降低时，呼吸运动受到抑制（图 7-29）。虽然中枢化学感受器对 H^+的敏感性比外周化学感受器高，但 H^+不易通过血-脑屏障，因此血液中 H^+对呼吸运动的调节主要通过外周化学感受器来实现。

（3）低 O_2对呼吸运动的调节　吸入气 PO_2降低或外呼吸功能障碍时，动脉血 PO_2下降，反射性使呼吸加深加快，肺通气量增加（图 7-29）。通常动脉血 PO_2降低到 80 mmHg 以下时，肺通气量才出现可察觉到的增加，可见动脉血 PO_2对正常呼吸的调节作用不大。但在一些严重的慢性呼吸功能障碍疾病如慢性支气管炎、肺气肿、肺心病等情况下，机体慢性缺 O_2又伴有长期 CO_2潴留，致使中枢化学感受器对 CO_2刺激的敏感性降低。而外周化学感受器对低 O_2刺激适应很慢，这时低 O_2对外周化学感受器的刺激已成为驱动呼吸中枢兴奋的重要因素。对这类患者不宜给予高浓度 O_2，应采取低流量持续给 O_2，以免突然解除低 O_2的刺激作用，导致呼吸抑制。

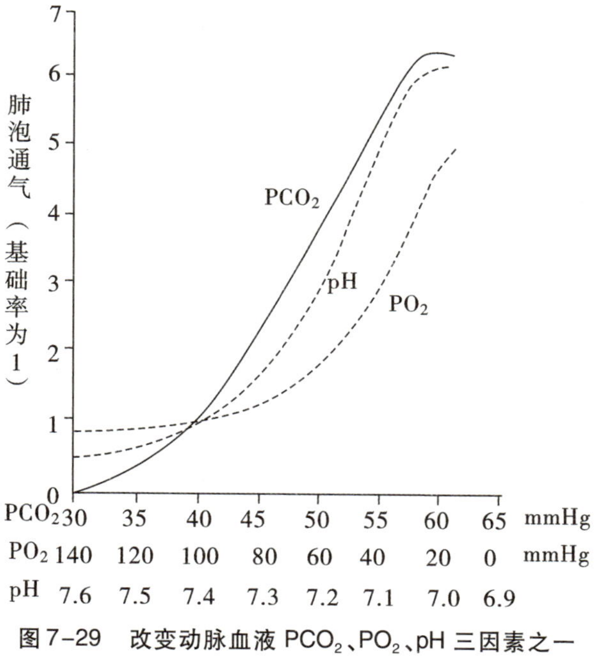

图 7-29　改变动脉血液 PCO_2、PO_2、pH 三因素之一而维持另外两个因素正常时对肺泡通气的影响

低 O_2兴奋呼吸的效应完全是通过刺激外周化学感受器引起，低 O_2对呼吸中枢的直接作用是抑制。由于轻度低 O_2时，其刺激外周化学感受器引起的呼吸中枢兴奋效应，比其对中枢的直接抑制作用更强，所以表现为呼吸加强，通气量增加。但严重缺 O_2时，来自外周化学感受器的兴奋作用已不足以抵消低 O_2对中枢的抑制作用，表现为呼吸运动减弱。

自然呼吸情况下，PCO_2、PO_2和 H^+三种因素之间存在着相互影响。往往一种因素变化时会引起另外一种或两种因素相继改变或几种因素同时改变，此时的通气反应是它们综合影响的结果。实验证明一种因素改变而不控制另外两种因素的情况下，CO_2对呼吸的刺激作用最强，H^+的作用次之，低 O_2的作用最弱。PCO_2增高时，碳酸含量增加，从而解离出较多的 H^+，H^+浓度也升高，两者的协同作用使肺通气反应比单纯 PCO_2升高更强；H^+浓度增加时，肺通气量增加，CO_2排出增多，血液 PCO_2下降，部分抵消 H^+刺激呼吸的作用，使肺通气量的增加比单因素 H^+浓度升高时小。因此，在临床上必须对此做全面动态的观察与分析，才能得出正确的结论。

（二）机械感受性反射调节

1. 肺牵张反射　肺扩张或肺缩小引起的呼吸反射性变化，称肺牵张反射，也称黑-伯反射（Hering-Breuer reflex）。肺牵张反射包括肺扩张反射和肺萎陷反射两种反射。

（1）肺扩张反射　指肺扩张时抑制吸气活动的反射。其感受器位于从气管到细支气管的平滑肌中，对牵拉刺激敏感。吸气时肺容积增大，牵拉呼吸道使感受器兴奋，冲动经迷走神经传入延髓，通过吸气切断机制抑制吸气神经元，吸气转为呼气。肺扩张反射的意义在于阻止吸气过深过长，促使吸气转为呼气，加快呼吸频率。动物实验中切断双侧迷走神经，动物呼吸变深慢。该反射敏感性存在种属差异，人类较弱，因此平静呼吸时该反射不参与呼吸运动调节。在病理情况下，如肺充血、肺水肿等时肺顺应性降低，吸气时对气道的牵拉刺激较强，可引起这一反应，呼吸变快变浅，患者表现呼吸困难症状。

（2）肺萎陷反射　指肺萎陷时增强吸气活动或促进呼气转为吸气的反射。感受器同样位于从气管到细支气管的平滑肌中，但在较大萎陷时才出现该反射调节，一般不参与平静呼吸。

2. 呼吸肌本体感受性反射　由呼吸肌本体感受器传入冲动所引起的反射性呼吸变化，称呼吸肌本体感受性反射。此反射的感受器是肌梭和腱器官，存在于骨骼肌内。当肌肉受牵拉时，肌梭受刺激而兴奋，其冲动传入脊髓中枢，提高吸气神经元的兴奋性，引起受牵拉的肌肉收缩。呼吸肌通过本体感受器反射，可使呼吸增强，但在平静呼吸时，这一反射活动不明显。呼吸肌本体感受器反射的意义在于随着呼吸肌负荷的增加而相应地加强呼吸运动，这在克服气道阻力上有重要作用。

（三）防御性反射调节

呼吸道黏膜受刺激时，引起的一些对人体有保护作用的呼吸反射，称为防御性呼吸反射，主要有咳嗽反射和喷嚏反射。

1. 咳嗽反射　是常见的重要防御性反射，感受器位于喉、气管和支气管的黏膜，在接受到机械性或化学性刺激后，兴奋经迷走神经传入延髓，触发咳嗽反射，将呼吸道内异物或分泌物排出。

2. 喷嚏反射　其动作与咳嗽反射类似，感受器位于鼻黏膜，传入神经为三叉神经。反射效应是腭垂下降，舌压向软腭，而不是声门关闭，呼出气主要从鼻腔喷出，以清除鼻腔中的刺激物。

四、康复治疗对呼吸功能的影响

呼吸系统疾病是人类最常见的疾病之一，其中慢性支气管炎、肺炎、哮喘等疾病往往反复发作，导致呼吸功能障碍，如果合并其他系统功能异常，严重时导致残疾。临床上常用的改善呼吸功能的物理康复手段主要包括呼吸训练、运动疗法、氧气治疗、物理因子治疗、传统康复治疗、气道分泌物去除技术等。这些治疗方法依据个体评估结果综合运用，目的是为了稳定或逆转肺疾病的病理生理和病理心理改变，达到减少患者呼吸困难症状，提高生活质量的目的。

（一）呼吸训练对呼吸功能的影响

呼吸训练是通过高效率的呼吸法，强化呼吸肌，改善呼吸协调性，以减轻呼吸困难、缓解胸部紧张、提高通气功能的方法。常见的呼吸训练方法有缩唇呼吸、腹式呼吸和局部呼吸。

缩唇呼吸指先用鼻吸气再用口呼气，呼气时尽量将口唇缩拢施加抵抗，持续缓慢呼气。该方法锻炼膈肌功能；降低呼气频率，延长呼气时间，增加潮气量，提高肺泡通气量；减轻肺泡过度充气，延缓肺气肿的发生。

腹式呼吸时，膈肌可以有上下 7 ~ 10 cm 的移动，如前所述，膈肌每下降 1 cm，肺通气量可增加 250 ~ 300 mL。此呼吸法的作用在于使膈肌的活动幅度变大，胸锁乳突肌等吸气辅助肌的活动减少，从而降低呼吸频率，增加潮气量和肺泡通气量，减少功能余气量；增强咳嗽反射，缓解呼吸困难症状，改善肺换气功能。

局部呼吸是对特定肺组织进行扩张训练，扩张的部位是胸壁和有病变的肺叶部分。该方法起到促进胸廓运动，排出支气管分泌物，通畅气道，改善通气/血流比值等的作用。

（二）运动疗法对呼吸功能的影响

1. 提高肺通气量　运动促进呼吸加深加快，肺通气量增加。然而肺通气量增加与运动停止后肺通气量恢复有一个变化过程。运动开始之前，肺通气量有少许增加；运动过程中，肺通气量先快速增长，继而缓慢上升，最后保持在一个相对稳定的水平直到运动结束；运动结束后肺通气量不会马上恢复到安静水平，是因为机体运动时供氧相对不足以及产生的酸性代谢产物等刺激因素综合引起。恢复期的长短取决于氧储备的重建和运动后过量氧耗的偿还时间。

随着运动强度的增大，潮气量可从安静时的 500 mL 上升到 2 000 mL 以上，呼吸频率可由 12 ~ 18 次/min 增至 40 ~ 60 次/min。每分通气量可从安静时的 6 ~ 8 L 增至 80 ~ 150 L。中等强度运动时的肺通气量增加，主要靠呼吸深度的增加，而剧烈运动时的呼吸深度和呼吸频率均会明显增加，但用于肺通气的呼吸肌耗氧量也随之增加。研究表明，人体在安静时，用于通气的耗氧量只占总耗氧量的 1%，剧烈运动时，则可增加到 8% ~ 10%。

2. 提高机体有氧代谢　慢性呼吸系统疾病患者往往因为呼吸困难而缺乏运动，导致肌肉功能减退，进而加重呼吸功能障碍，引发呼吸困难的症状。外周肌肉功能障碍以大肌群为主，全身大肌群包括呼吸肌。进行长时间的中等强度运动时，机体能量来源是脂肪酸和葡萄糖，此时肌细胞的摄氧量上升至恒定水平，机体处于有氧代谢状态。有氧代谢运动有助于改善心肺耐力，所以，长期运动训练可以提高机体的有氧代谢能力，更有效地改善呼吸功能。

3. 增强呼吸储备功能　呼吸系统的储备功能强大，安静时机体的摄氧量为 3.5 mL/(kg · min)，运动时摄氧量最大可达 40 ~ 70 mL/(kg · min)，是安静时的 10 ~ 20 倍。运动中摄氧量的增加就是呼吸功能储备量。摄氧量增加得越高，呼吸功能储备越强。呼吸系统疾病早期，由于储备力的作用，在安静时可以不表现出异常。但运动试验可以有助于激发异常表现，帮助诊断。通过合理的运动，可以逐步增强呼吸功能储备，从而提高患者的适应能力，达到康复治疗的目的。

（三）氧气治疗对呼吸功能的影响

氧疗是改善低氧血症的主要手段，在呼吸康复中起关键作用。氧疗可以增加组织氧含量，提高心肺工作效率；减少无氧酵解和乳酸生成量，缓解运动性低氧血症；PO_2上升解除了低氧对化学感受器的刺激，降低了通气需求；根据氧解离曲线所示，在严重缺氧时，PO_2轻微下降，血氧饱和度可大幅降低，氧疗可使 PO_2保持在 60 mmHg 以上，防止上述情况的发生。长期氧疗由于组织供氧的增加，能有效缓解呼吸肌和骨骼肌的疲劳，提高运动耐力，还具有维持肺动脉压的稳定、降低血黏度提高患者生存率、延缓肺心病的发展等作用。

本章小结

呼吸系统是执行呼吸的结构基础，由呼吸道和肺两部分组成。呼吸道包括鼻、咽、喉、气管和各级支气管。临床上通常将鼻、咽、喉称为上呼吸道，将气管和气管的各级分支称为下呼吸道。鼻是气体出入的门户，也是嗅觉器官，咽不仅是气体的通道，还是食物的通道，喉兼有发音的功能，呼吸道的壁内有骨或软骨支持以保证气流的通畅。肺由肺实质和肺间质组成，肺实质即肺内各级支气管及终端的大量肺泡组成的支气管树，分为导气部和呼吸部；肺间质包括血管、神经和淋巴管等。胸膜是一层薄而光滑的浆膜，可分为脏胸膜与壁胸膜两部分，脏、壁胸膜之间的两个潜在、密闭的腔隙称胸膜腔。机体与外界环境之间的气体交换过程称为呼吸，包括肺通气、肺换气、血液运输和组织换气四个环节。肺通气的原动力是呼吸运动，直接动力是大气压与肺内压之差。胸膜腔内压由肺回缩力决定。肺通气的阻力包括弹性阻力和非弹性阻力，以前者为主。肺泡表面活性物质降低肺泡表面张力。肺容积包括潮气量、补吸气量、补呼气量和余气量。肺泡通气量=（潮气量-无效腔气量）×呼吸频率。血浆中溶解的氧气量极少，扩散进入血液的氧气绝大部分（98.5%）在红细胞内与血红蛋白结合运输。CO_2 运输的主要形式是碳酸氢盐。呼吸节律由高级神经中枢通过延髓中的呼吸中枢来掌管，呼吸的反射性调节主要包括机械和化学两类感受性反射调节。当血中 CO_2浓度增高、O_2浓度下降或 H^+浓度增加时，可以刺激呼吸中枢，使呼吸加深加快，反之可使呼吸变慢变浅。呼吸功能在康复治疗中发挥着重要的作用，在对呼吸系统疾病患者进行康复训练时，主要是加强吸气肌和辅助肌的训练，提高肺通气动力与降低肺的通气阻力，从而增强肺的通气量与气体交换。

（张秋莹）

思考题

（一）单项选择题

1. 上呼吸道是指

A. 鼻、咽　　B. 鼻、咽、喉、气管　　C. 鼻、咽、喉
D. 气管、各级支气管　　E. 主支气管以上的呼吸道

2. 鼻出血的好发部位是

A. 鼻中隔前下部　　B. 鼻腔外侧部　　C. 鼻腔顶部
D. 鼻中隔上部　　E. 鼻腔后部

3. 下列关于气管的叙述正确的是

A. 上接甲状软骨　　B. 位于食管的前方　　C. 有完整的环形气管软骨支架
D. 按行程分为颈、胸、腹三部分
E. 在胸廓上口分为左、右主支气管

4. 下列关于肺泡的描述，错误的是

A. 是进行气体交换的场所
B. 由Ⅰ型肺泡细胞和Ⅱ型肺泡细胞组成
C. Ⅱ型肺泡细胞参与构成气血屏障
D. 相邻肺泡间的结缔组织为肺泡隔
E. 肺泡隔富含弹性纤维

5. 关于两肺的叙述，正确的有

A. 左肺有心切迹　　B. 右肺比左肺窄长　　C. 外侧面中央有肺门

D. 左肺有斜裂和水平裂　　E. 右肺可分为上、下两叶

6. 肺通气的直接动力来自于
A. 呼吸肌收缩和舒张　　B. 肺内压与大气压之差　　C. 肺内压与胸膜腔内压之差
D. 气体分压差　　E. 胸膜腔内压与大气压之差

7. 肺有效的通气量是指
A. 潮气量　　B. 肺活量　　C. 用力呼气量
D. 肺泡通气量　　E. 用力肺活量

8. 维持胸内负压的必要条件是
A. 吸气肌收缩　　B. 胸膜腔密闭　　C. 呼气肌收缩
D. 肺内压低于大气压　　E. 肺回缩力

9. 呼吸阻力中非弹性阻力的主要成分是
A. 气道阻力　　B. 肺泡表面张力　　C. 组织黏滞阻力
D. 肺回缩力　　E. 气流惯性阻力

10. 在血液中 CO_2 运输的主要形式是
A. 物理溶解　　B. 形成氨基甲酸血红蛋白　　C. 碳酸氢盐
D. 与水结合成碳酸　　E. 形成碳氧血红蛋白

11. 进行腹式呼吸吸气时，以下述哪块肌肉收缩为主
A. 肋间外肌　　B. 腹直肌　　C. 肋间内肌
D. 膈肌　　E. 胸锁乳突肌

12. 正常情况下，维持呼吸中枢兴奋性的最有效刺激是
A. 一定程度的缺氧　　B. 血 H^+ 浓度升高　　C. 一定浓度的 CO_2
D. 血 H^+ 浓度降低　　E. 以上全错

（二）简答题

1. 简述左、右主支气管有什么区别，其临床意义是什么。
2. 肺活量、时间肺活量及肺通气量、肺泡通气量在检测肺通气功能中意义有何不同？
3. 何谓肺扩张反射？有何生理意义？

第八章

消化系统

★教学目标

1. 掌握：消化系统的组成和功能；消化、吸收的概念；胃液、胰液和胆汁的作用；胃和小肠的运动形式；胃排空及其调节机制；排便反射。

2. 熟悉：上、下消化道的概念；舌的一般形态、结构；咽的位置、分部及各部的主要结构名称；食管的分部；胃的位置、形态、分部；自主神经系统对消化的调节，吸收的主要部位。

3. 了解：消化管的一般结构；牙的一般形态、构造；小肠的位置、分部；大肠的分部、各部的位置；阑尾根部的体表投影；三对大唾液腺的名称、位置、腺管开口部位；消化管平滑肌的生理特性；消化腺的分泌功能；消化管的内分泌功能；主要物质在小肠内吸收的机制。

4. 通过对消化系统的学习，能够运用本章所学的知识解决日常生活中遇到的消化系统常见问题，从而帮助我们建立健康的生活模式。

消化系统由消化管和消化腺两部分组成（图8-1），主要功能是消化食物，吸收营养，排出食物残渣。

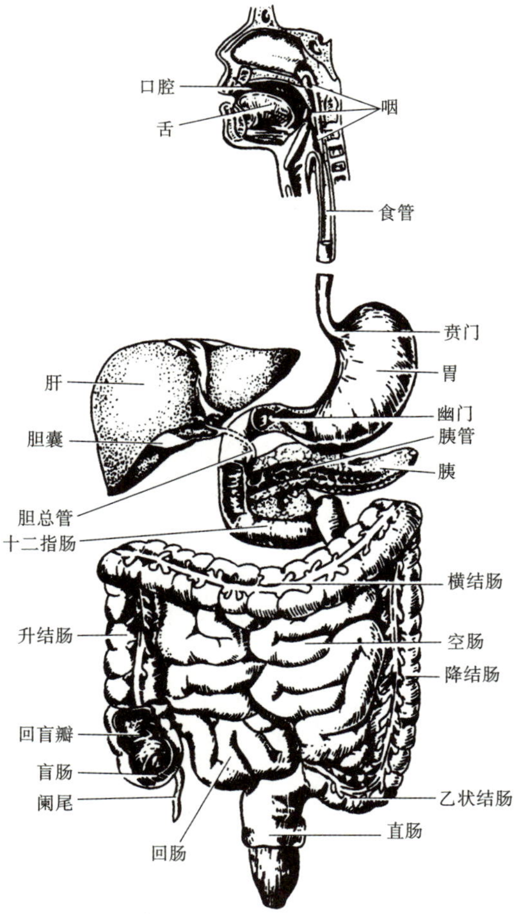

图8-1 消化系统

消化管包括口腔、咽、食管、胃、小肠（十二指肠、空肠、回肠）和大肠（盲肠、阑尾、结肠、直肠、肛管）。临床上通常把口腔至十二指肠的这一段消化管称为上消化道；空肠及以下的部分称为下消化道。

消化腺包括大消化腺和小消化腺2种。大消化腺是独立的器官，所分泌的消化液经导管排入消化管腔，如唾液腺、肝和胰；小消化腺分布于消化管壁内，如胃腺、肠腺等。

★问题思考

患者张某，女，25岁，转移性右下腹痛3小时，伴恶心呕吐凌晨3点来诊。体格检查：T 38 ℃，R 24/min，BP 108/70 mmHg，患者由其家人搀扶来诊，神清，痛苦面容，被动体位，双眼睑无水肿，巩膜无黄染，咽部无充血，扁桃体（-），心肺（-），腹平软，墨菲征（-），未见胃肠型及蠕动波，右下腹肌紧张、拒按，麦氏点压痛，反跳痛（+），肠鸣音亢进。诊断：急性阑尾炎。辅助检查：血分析和腹部B超探查。治疗方法：阑尾摘除术。

请问：①手术中如何准确寻找阑尾？②你能利用消化系统的知识解释此病吗？

（一）胸部标志线

为便于描述胸、腹腔器官的位置及体表投影，通常在胸、腹部体表确定若干标志线和分区（图8-2）。主要的胸部标志线如下。

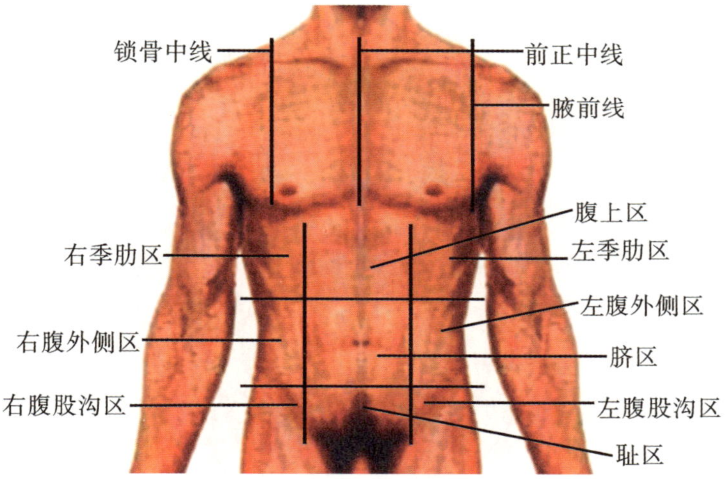

图8-2　胸腹部标志线和腹部分区

1. 前正中线　通过人体前面正中所做的垂线。
2. 胸骨线　通过胸骨外侧缘所做的垂线。
3. 锁骨中线　通过锁骨中点所做的垂线。
4. 腋前线　通过腋前襞所做的垂线。
5. 腋后线　通过腋后襞所做的垂线。
6. 腋中线　通过腋前、后线之间中点所做的垂线。
7. 肩胛线　通过肩胛骨下角所做的垂线。
8. 后正中线　通过人体后面正中所做的垂线。

（二）腹部分区

在腹部前面做2条横线和2条纵线将腹部分为9个区。上横线一般采用经过左、右肋弓最低点的连线；下横线多采用经过左、右髂结节的连线；2条纵线为经过两侧腹股沟韧带中点的垂线。以上

4 条线将腹部分为 9 个区:左季肋区、腹上区、右季肋区、左腹外侧区、脐区、右腹外侧区、左腹股沟区、腹下区、右腹股沟区。

临床上有时通过脐做横线和垂线将腹部分为 4 个区:左上腹、右上腹、左下腹、右下腹。

第一节　消化器官

一、消化管

(一)口腔

口腔是消化管的起始部。其前壁是唇,侧壁为颊,顶为腭,底由软组织封闭。口腔以上、下牙弓为界分为口腔前庭和固有口腔两部分(图 8-3)。当上、下牙列咬合时,口腔前庭可经过第三磨牙后方的间隙与固有口腔相通。临床上对牙关紧闭的患者可经此插管或注入营养物质。

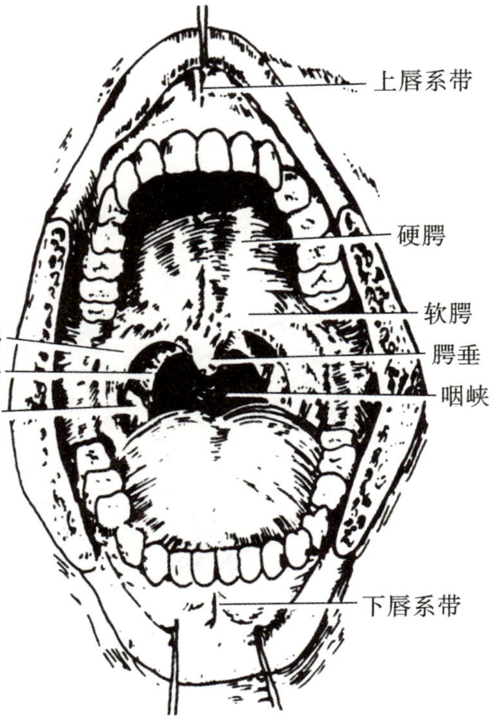

图 8-3　口腔和咽峡

1. 唇和颊　唇分为上唇和下唇。上、下唇之间的裂隙称口裂,口裂两侧结合处称口角。上唇外表面正中线处有一浅沟称人中,上唇两侧与颊交界处的浅沟称鼻唇沟。

2. 腭　腭构成口腔的顶,分隔口腔与鼻腔。腭的前 2/3 部以骨为基础,称为硬腭;后 1/3 部由肌和黏膜等构成,称为软腭。软腭后缘游离,其中部有一向下的突起称腭垂。自腭垂向两侧形成前、后两对弧形皱襞:前方的一对延伸至舌根的外侧,称腭舌弓;后方的一对延伸至咽侧壁,称腭咽弓。腭垂、两侧腭舌弓和舌根共同围成咽峡,是口腔与咽的分界处。

3. 牙　牙是人体最坚硬的器官,嵌于上、下颌骨的牙槽内。

(1)牙的形态和构造　每个牙在外形上分为牙冠、牙颈和牙根三部分。暴露在口腔内的称牙冠，嵌于牙槽内的称牙根，牙冠与牙根交界部分称牙颈（图 8-4）。

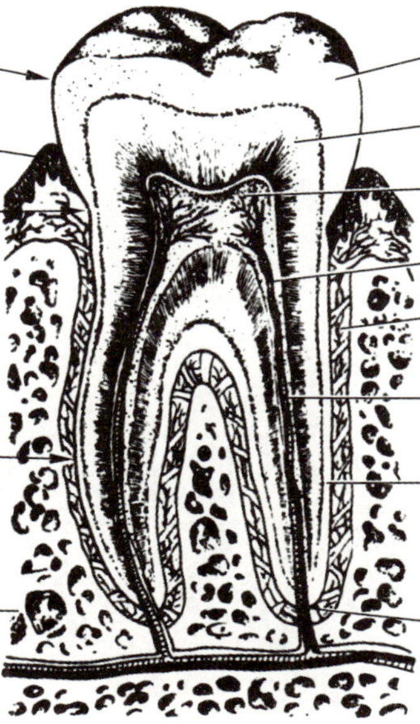

图 8-4 牙的构造模式（纵切）

牙由牙质、釉质、牙骨质和牙髓构成。牙质构成牙的主体；覆盖于牙冠部牙质表面的物质称釉质；包于牙颈和牙根部牙质表面的结构称牙骨质；牙内的腔隙称牙腔，腔内含有牙髓，牙髓富含血管和神经，发炎时可引起剧烈疼痛。

（2）牙的分类和排列　小儿出生后 6 个月，乳牙开始萌出，3 岁左右出齐，共计 20 颗，分为乳切牙、乳尖牙和乳磨牙（图 8-5）。6 岁起乳牙陆续脱落，恒牙相继萌出，共计 32 颗，分为切牙、尖牙、前磨牙和磨牙（图 8-6）。14 岁左右恒牙基本出齐，只有第三磨牙一般在成年后才长出，故又称迟牙或智齿，有的终身不萌出。

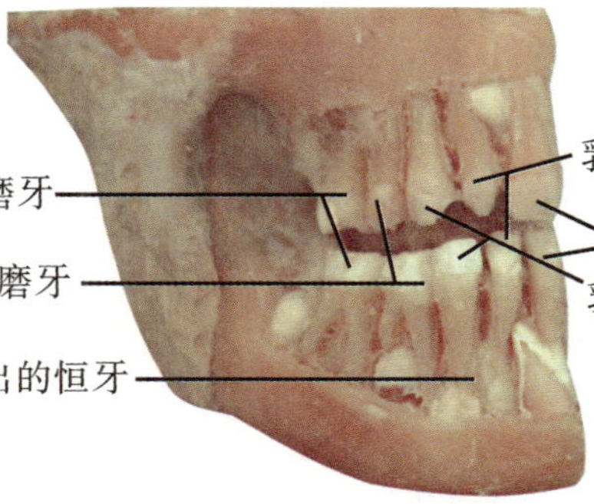

图 8-5 乳牙的名称及排列

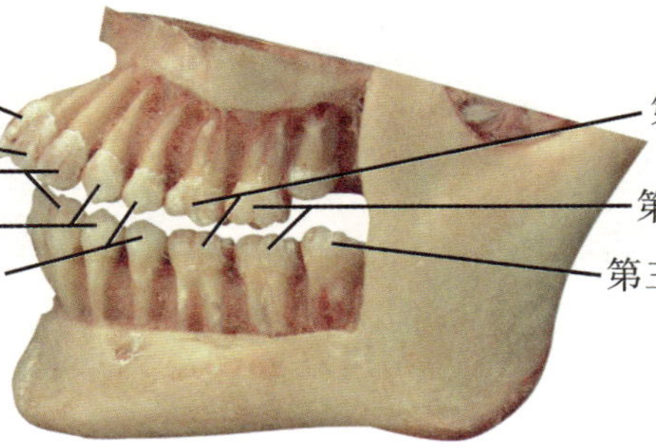

图 8-6 恒牙的名称及排列

临床上，为了便于记录牙的位置，常以被检查者方位为准，用“+”记号将上、下颌牙弓划成4个区，以罗马数字Ⅰ～Ⅴ表示乳牙，以阿拉伯数字1～8表示恒牙。例如：“Ⅳ|”表示右上颌第一乳磨牙；“|5”表示左下颌第二前磨牙。

（3）牙周组织　包括牙周膜、牙槽骨和牙龈，对牙起保护、支持和固定作用。

4. 舌　舌位于口腔底，由舌肌外被黏膜而成。舌后1/3段为舌根，舌前2/3段为舌体，舌体的前端为舌尖。舌的上表面称舌背（图8-7）。

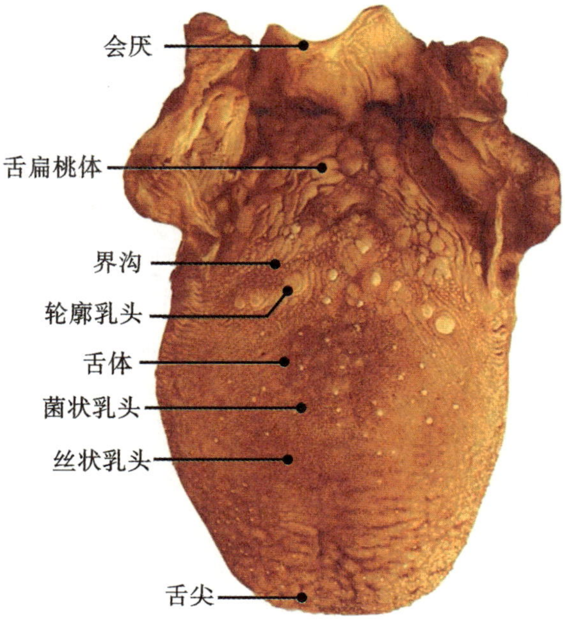

图8-7　舌（背面）

舌背和舌侧缘的黏膜有许多小突起，称舌乳头（图8-7），包括丝状乳头、菌状乳头、叶状乳头和轮廓乳头，具有触觉和味觉等功能。丝状乳头无味觉功能。舌底黏膜正中有一舌系带，向下连于口腔底。舌系带根部两侧的黏膜隆起称舌下阜，其外侧的斜行黏膜皱襞称舌下襞（图8-8）。

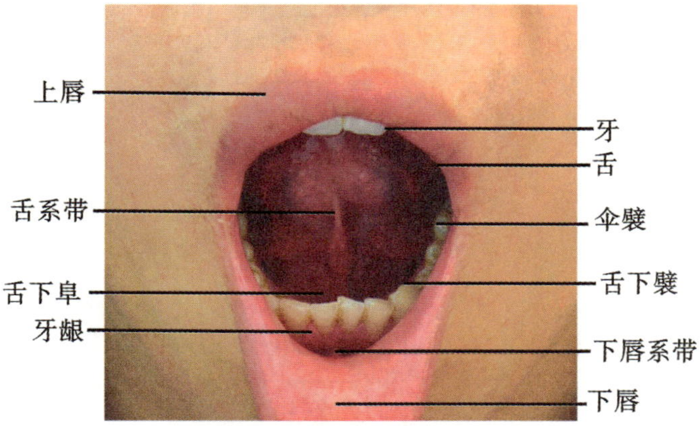

图8-8　舌下面

（二）咽

详见第七章呼吸系统。

（三）食管

1. 食管的位置和分部　食管上端与咽相接，下端连于胃的贲门，全长约 25 cm（图 8–9）。按行程可分为颈部、胸部和腹部。

2. 食管的狭窄　食管有 3 处生理性狭窄：第 1 处狭窄即食管起始处，距中切牙约 15 cm；第 2 处狭窄为食管与左主支气管交叉处，距中切牙约 25 cm；第 3 处狭窄位于食管穿经膈的裂孔处，距中切牙约 40 cm。此 3 处狭窄是异物易滞留和食管癌的好发部位。

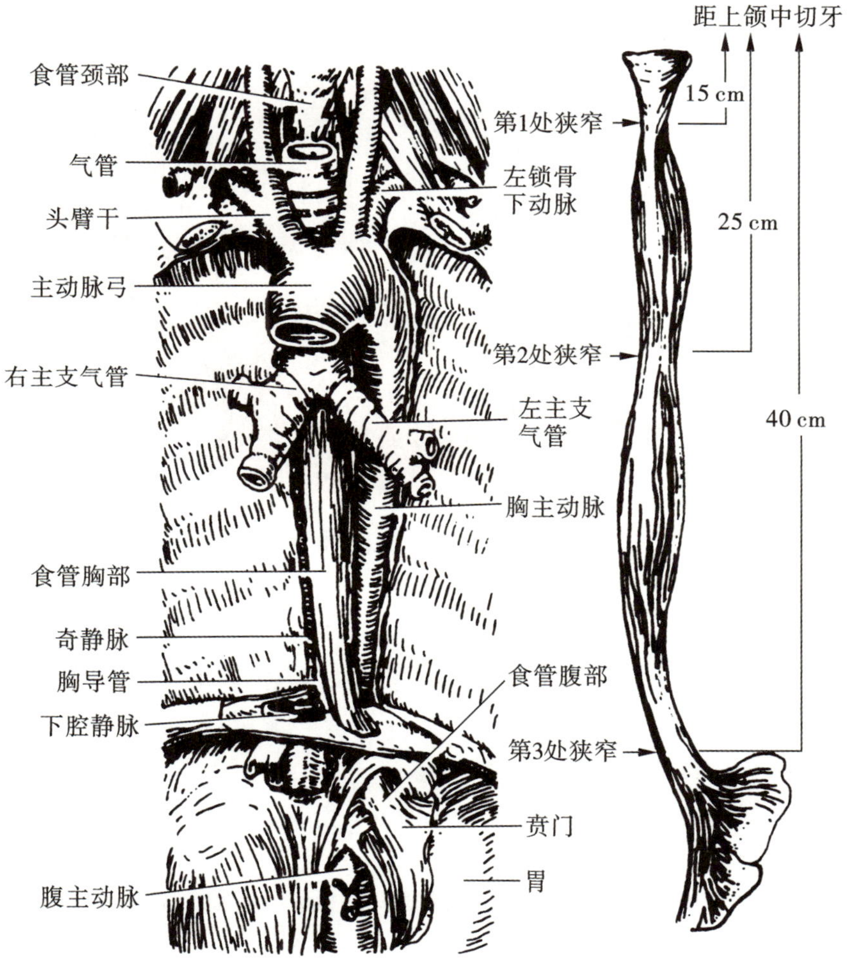

图 8–9　食管主要毗邻及其生理性狭窄

(四)胃

胃是消化管中最膨大的部分,成人容量约 1 500 mL,具有容纳食物、分泌胃液和初步消化食物的功能。

1. 位置　胃在中等充盈时,大部分位于左季肋区,小部分位于腹上区。胃前壁有一小部分在剑突的下方直接与腹前壁相贴,该处是胃的触诊部位。

2. 形态和分部　胃有入、出口,大、小弯和前、后壁。入口称贲门,与食管相连;出口称幽门,与十二指肠相接。上缘称胃小弯,其最低处称角切迹;下缘称胃大弯。两壁即前壁和后壁(图 8-10)。

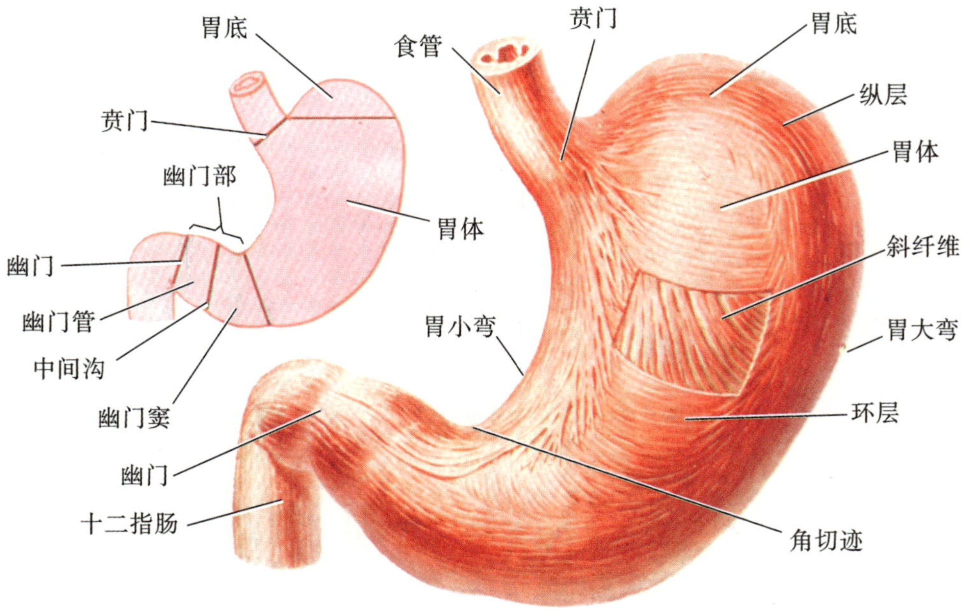

图 8-10　胃的形态、分部

胃可分为四部:靠近贲门的部分称贲门部;贲门平面以上的部分称胃底;胃底与角切迹之间的部分称胃体;角切迹与幽门之间的部分称幽门部。幽门部又可分为左侧的幽门窦和右侧的幽门管。胃溃疡和胃癌多发生于幽门窦近胃小弯处。

(五)小肠

1. 小肠的分部　小肠上接胃的幽门,下连盲肠,全长 5 ~ 7 m,分为十二指肠、空肠和回肠三部分。

2. 十二指肠　十二指肠为小肠的起始部,长约 25 cm,贴于腹后壁(图 8-11)。呈"C"形,包绕胰头,可分上部、降部、水平部和升部。临床上将靠近幽门,长约 2.5 cm 的一段肠管称十二指肠球,是十二指肠溃疡的好发部位。在十二指肠降部后内侧壁上有一黏膜隆起,称十二指肠大乳头,是胆总管和胰管共同开口处。

3. 空肠和回肠　空肠上端接十二指肠,回肠下端连盲肠。空、回肠(图 8-12)之间没有明显的界线,近侧 2/5 为空肠,位于腹腔的左上部;远侧 3/5 为回肠,位于腹腔的右下部。

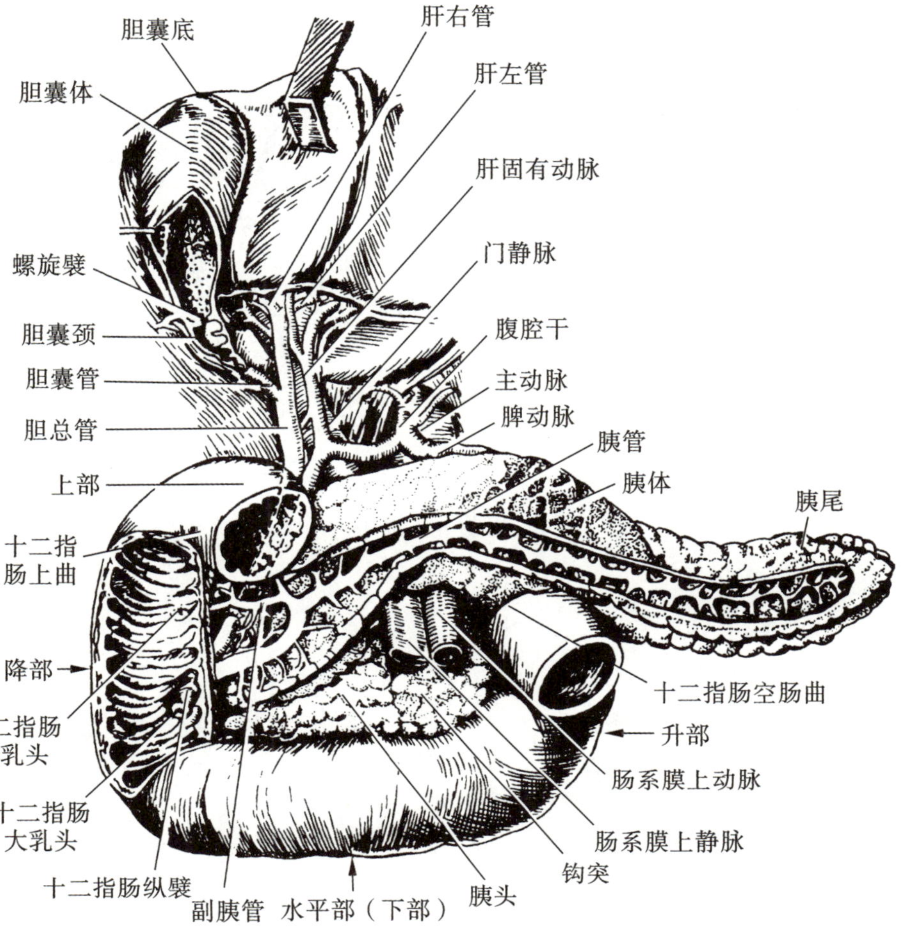

图 8-11　十二指肠和胰

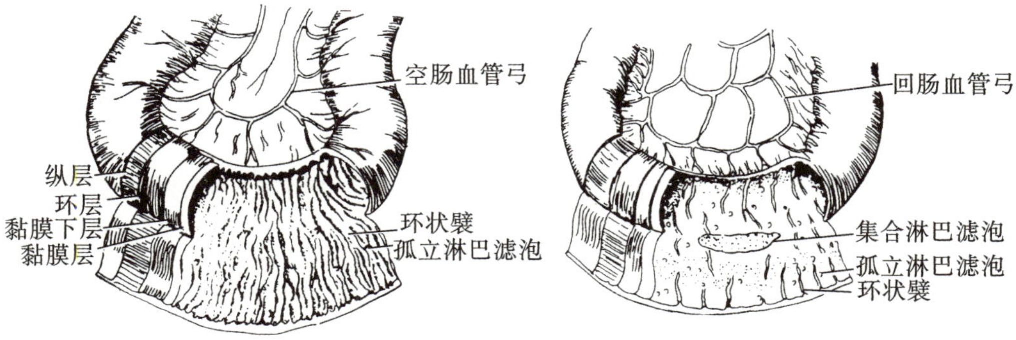

图 8-12　空肠与回肠的比较

（六）大肠

大肠是从回肠末端至肛门的粗大肠管，长约 1.5 m。由盲肠、阑尾、结肠、直肠和肛管五部分构成。除阑尾、直肠和肛管外，盲、结肠共同具有结肠带、结肠袋和肠脂垂 3 种特征性结构（图 8-13）。结肠带由肠壁纵行肌增厚形成，有 3 条，沿肠管表面纵行排列。结肠袋是肠壁向外呈囊袋状膨出部分。肠脂垂为沿结肠带两侧分布的许多脂肪突起。以上特征是盲肠和结肠区别于小肠的重要标志。

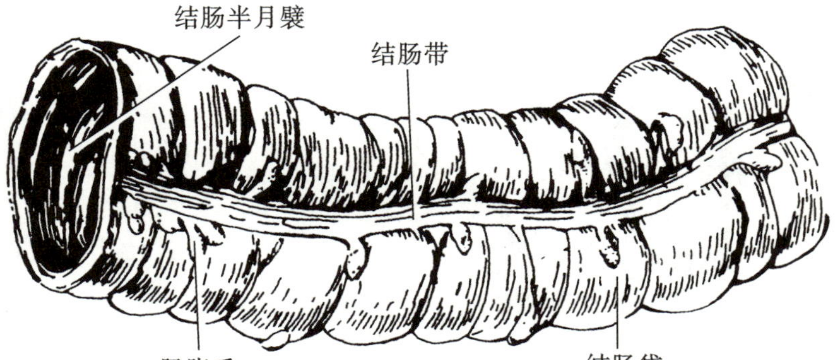

图 8-13　结肠的特征

1. 盲肠　盲肠是大肠的起始部，位于右髂窝内。回肠末端开口于盲肠，在回肠的开口处，黏膜形成上、下 2 个半月形黏膜皱襞，称回盲瓣，可阻止小肠内容物过快流入大肠并防止大肠内容物反流至回肠（图 8-14）。

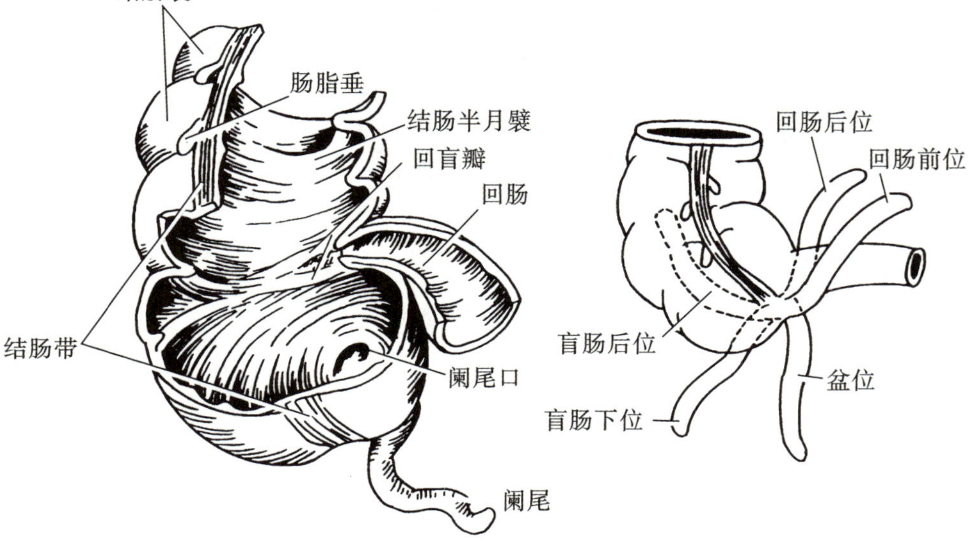

图 8-14　回盲部和阑尾

2. 阑尾　阑尾为一蚓状盲管，长 6～8 cm，其根部连通于盲肠后内侧壁，远端游离，位置变化大（图 8-14）。阑尾根部位置恒定，其体表投影在脐与右髂前上棘连线的中、外 1/3 交点处，称麦氏点。

3. 结肠　结肠分为升结肠、横结肠、降结肠和乙状结肠 4 部分。

（1）升结肠　是盲肠的直接延续，在右侧腹外侧区上行，至肝下方转向左，移行为横结肠，转折处称结肠右曲。

（2）横结肠　左行至脾下方转折向下，移行为降结肠。转折处称结肠左曲。

（3）降结肠　在左侧腹外侧区下行，达左髂嵴处移行为乙状结肠。

（4）乙状结肠　在左髂窝内呈“乙”字形弯曲，向下至第 3 骶椎前方移行为直肠。

4. 直肠　直肠长 10～14 cm，位于盆腔下份的后部，骶骨的前方，向下穿盆膈移行为肛管（图 8-15）。直肠在矢状面上有 2 个弯曲：骶曲位于骶骨前面，凸向后，其最凸处距肛门 7～9 cm；会阴曲位于尾骨尖前方转向后下，凸向前，其最凸处距肛门 3～5 cm。

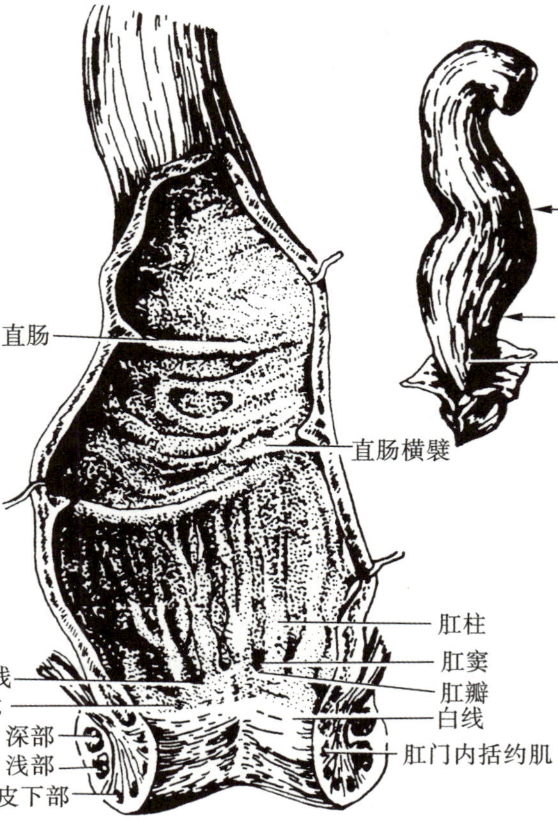

图 8-15　直肠和肛管

直肠下部显著扩大，称直肠壶腹。直肠内面常有上、中、下 3 条半月形皱襞，称为直肠横襞。其中第 2 条最为恒定，位于直肠前右侧壁，距肛门约 7 cm，是直肠镜检定位的标志。

5. 肛管　肛管长约 4 cm，是消化管的末段。肛管内面有 6～10 条纵行黏膜皱襞，称肛柱。相邻肛柱下端之间的半月形黏膜皱襞，称肛瓣。肛瓣与相邻肛柱下端围成的小窝，称肛窦。所有肛瓣与肛柱下端围成锯齿状线，称齿状线（图 8-15）。齿状线是黏膜与皮肤分界，又是区分内、外痔的标志。

（七）消化管壁的一般结构

除口腔外，消化管各部组织结构相似，管壁一般分为 4 层，由内向外依次为黏膜、黏膜下层、肌层和外膜。

1. 黏膜　黏膜是消化管壁最内层，由上皮、固有层和黏膜肌层组成。

（1）上皮　衬于消化管管腔面。口腔、咽、食管和肛门为复层扁平上皮，耐摩擦，具有保护作用；其余部分为单层柱状上皮，主要具有消化和吸收功能。

（2）固有层　位于上皮深面，由结缔组织构成，内含血管、神经、淋巴管、淋巴组织和小腺体等。

（3）黏膜肌层　为薄层平滑肌。黏膜肌的收缩有助于腺体的分泌和营养物质的吸收。

2. 黏膜下层　黏膜下层由疏松结缔组织构成，内含较大的血管、淋巴管和黏膜下神经丛。在消化管的某些部位，黏膜和部分黏膜下层共同突向管腔，形成纵行或环行皱襞，以扩大表面积。

3. 肌层　消化管的肌层，除口腔、咽、食管上段和肛门外括约肌为骨骼肌外，其余均为平滑肌。

4. 外膜　外膜是消化管壁最外层。咽、食管和肛管的外膜为纤维膜；其余各段为浆膜。浆膜由薄层结缔组织及表面的间皮构成。间皮表面光滑，有利于胃肠的运动。

二、消化腺

(一)口腔腺

口腔腺又称唾液腺。包括腮腺、下颌下腺、舌下腺3对大唾液腺以及分布于口腔黏膜的小腺体。腮腺体积最大,位于耳的前下方,导管开口于平对上颌第2磨牙的颊黏膜上。下颌下腺位于下颌体深面,导管开口于舌下阜。舌下腺位于舌下襞的深面,导管开口于舌下阜和舌下襞(图8-8)。

(二)肝

肝是人体最大的腺体。呈红褐色,质软而脆,受暴力打击时易破裂出血。肝不仅能分泌胆汁,参与食物的消化,还具有代谢、解毒、防御和造血等功能。

1. 肝的位置　肝大部分位于右季肋区和腹上区,小部分位于左季肋区。肝的上界,在右锁骨中线平第5肋,左锁骨中线平第5肋间;肝的下界,在右侧与肋弓一致,在腹上区达剑突下3~5 cm。小儿肝相对较大,肝下界比成人低1~2 cm。

2. 肝的形态　肝似楔形,分上、下2面。肝的上面隆凸,与膈相贴,称膈面,被镰状韧带分为左、右2叶(图8-16)。肝的下面凹凸不平,称脏面。脏面有2条纵沟和1条横沟,呈"H"形排列。横沟称肝门,是肝管、肝固有动脉、肝门静脉、神经和淋巴管出入肝的部位。右纵沟的前部凹陷,称胆囊窝,容纳胆囊;后部为腔静脉沟。左纵沟的前部有肝圆韧带,后部有静脉韧带。肝的脏面借"H"形沟分为4叶:肝左叶、肝右叶、方叶和尾状叶。

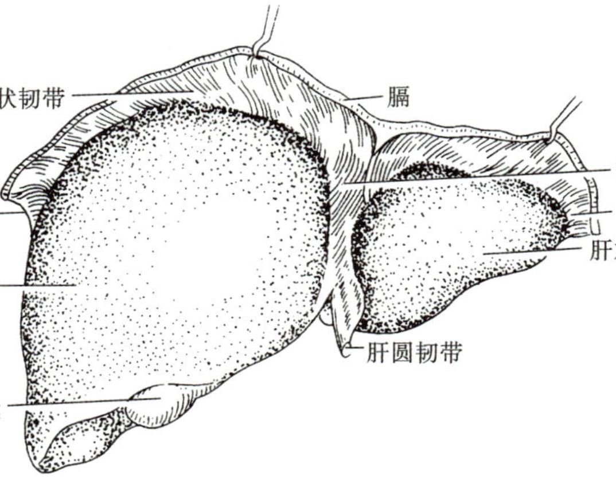

(1)肝的膈面

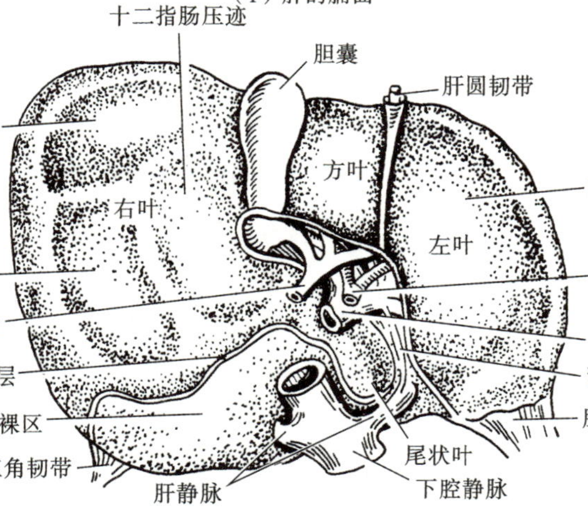

(2)肝的脏面

图8-16　肝的形态

3. 胆囊和输胆管道

（1）胆囊　胆囊位于胆囊窝内，有储存和浓缩胆汁的功能。胆囊呈梨形，可分为胆囊底、胆囊体、胆囊颈和胆囊管四部分（图 8–17）。胆囊底的体表投影在右锁骨中线与右肋弓相交点。

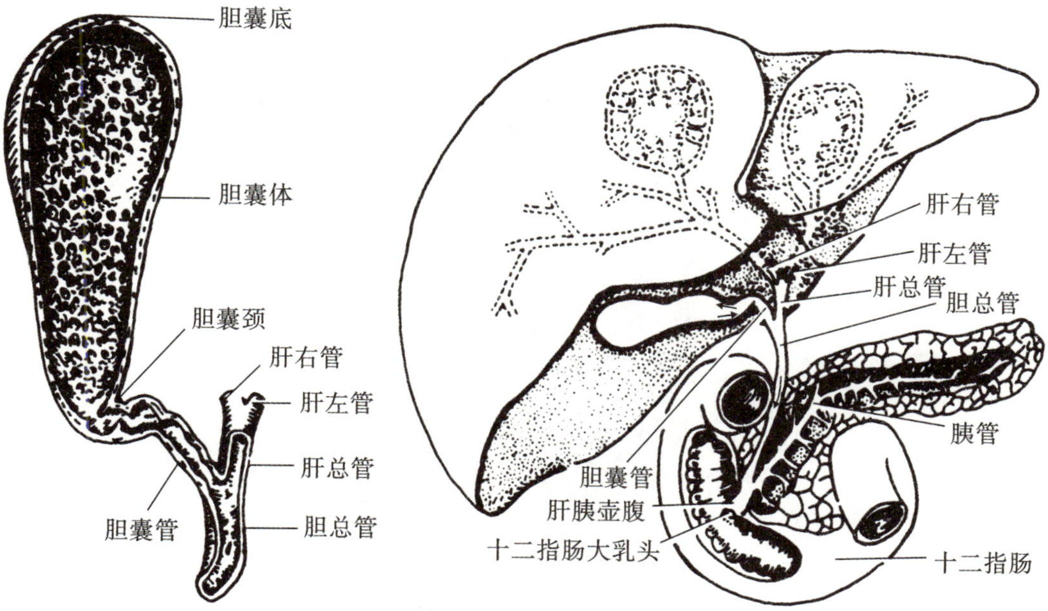

图 8–17　胆囊和输胆管道

（2）输胆管道　肝内胆小管逐级汇合成肝左管和肝右管，两管出肝门后汇合成肝总管。肝总管下行与胆囊管汇合成胆总管。胆总管经十二指肠上部的后方，下行到胰头与十二指肠降部之间，其下端与胰管汇合斜穿十二指肠壁，形成膨大的肝胰壶腹（Vater 壶腹），开口于十二指肠大乳头（图 8–17）。在肝胰壶腹周围有环行平滑肌，称肝胰壶腹括约肌（Oddi 括约肌），它控制胆汁和胰液的排放。

（3）胆汁的产生和排出途径　胆汁由肝细胞分泌，排出途径如下。

胆汁（肝细胞分泌）→肝内胆管→肝左、右管→肝总管→胆总管→肝胰壶腹→十二指肠肠腔

↓　　　↑

胆囊管→胆囊

（三）胰

1. 胰的位置和形态　胰位于胃的后方，横贴于腹后壁。胰可分为胰头、胰体和胰尾三部分。胰头被十二指肠包绕，胰尾邻近脾门（图 8–11）。

2. 胰的组织结构　胰的实质由外分泌部和内分泌部组成。外分泌部占胰的绝大部分，由腺泡和导管构成，分泌胰液。内分泌部称为胰岛，是散在于腺泡之间的大小不等的内分泌细胞群，主要有 A 细胞、B 细胞、D 细胞等。B 细胞最多，分泌胰岛素，使血糖降低。A 细胞分泌胰高血糖素。

三、腹膜

（一）腹膜与腹膜腔

腹膜是覆盖于腹、盆壁内面和腹、盆腔脏器表面的一层浆膜，薄而光滑，具有固定、分泌、吸收和修复作用。其中被覆于腹、盆壁内面的称壁腹膜；被覆于腹、盆腔脏器表面的称脏腹膜。壁腹膜与

脏腹膜相互移行围成的腔隙称腹膜腔，内有少量浆液。男性的腹膜腔是密闭的；女性则借输卵管腹膜腔口，经输卵管、子宫、阴道与外界相通（图 8-18）。

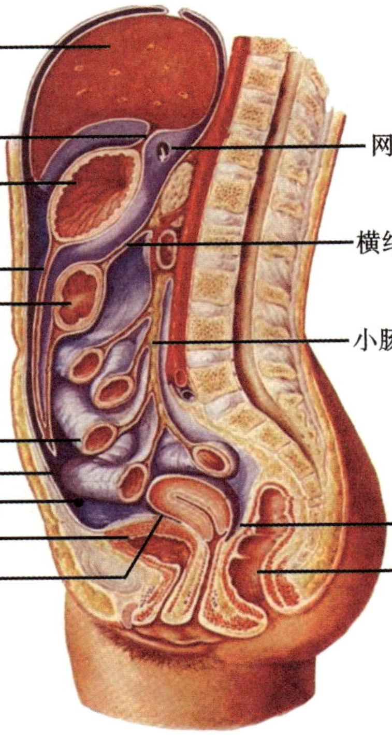

图 8-18　腹膜与腹膜腔（女性）

（二）腹膜与脏器的关系

根据脏器被腹膜覆盖的范围不同，可将腹、盆腔脏器分为腹膜内位、间位和外位器官。

1. 腹膜内位器官　表面几乎都被腹膜覆盖的器官称腹膜内位器官，如胃、空肠、回肠、盲肠、阑尾、横结肠、乙状结肠和脾等。这类器官活动性大。

2. 腹膜间位器官　表面大部分被腹膜覆盖的器官称腹膜间位器官，如肝、胆囊、升结肠、降结肠、充盈的膀胱、子宫和直肠上段等。

3. 腹膜外位器官　仅有一面被腹膜覆盖的器官称腹膜外位器官，如十二指肠降部和水平部、胰、肾、肾上腺、输尿管等。这类器官活动性小。

（三）腹膜形成的结构

腹膜在脏器之间以及脏器与腹、盆壁之间相互移行，形成网膜、系膜、韧带、陷凹等结构。

1. 网膜

（1）小网膜　是由肝门连于胃小弯和十二指肠上部之间的双层腹膜结构（图 8-19）。小网膜分左、右两部分，左部称肝胃韧带，右部称肝十二指肠韧带。小网膜右缘游离，后方为网膜孔。

小网膜和胃后壁的后方有一窄隙，称网膜囊，它是腹膜腔的一部分，又称小腹膜腔。网膜孔是网膜囊通向腹膜腔其他部分的唯一通道。

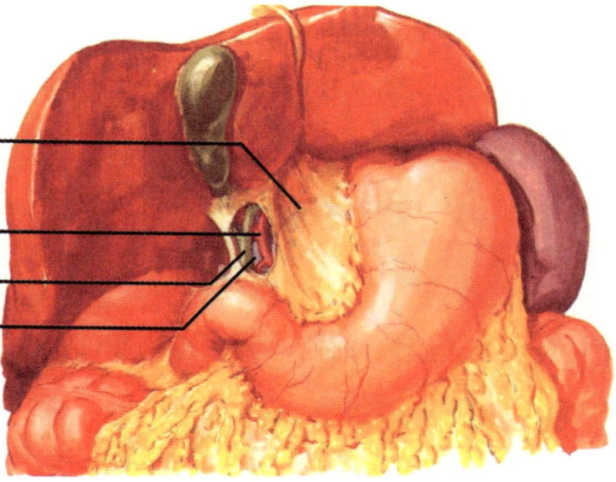

图 8-19　小网膜

(2)大网膜　是连于胃大弯与横结肠之间的四层腹膜结构。形似围裙,悬垂于横结肠和空、回肠的前面(图 8-20)。大网膜具有防御功能,当腹腔脏器发生炎症或穿孔时,大网膜可向病变处移动,并包裹病灶。小儿的大网膜较短,下腹部的炎性病灶不易被大网膜包裹,炎症易扩散。

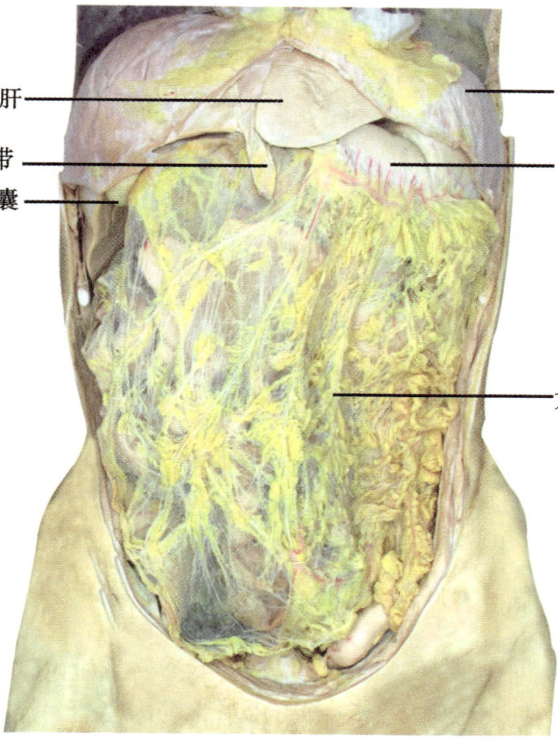

图 8-20　大网膜

2. 系膜　系膜由两层腹膜构成,将一些脏器连于腹后壁,两层之间有血管、神经、淋巴管和淋巴结等。系膜包括小肠系膜、横结肠系膜、乙状结肠系膜和阑尾系膜等。空、回肠和乙状结肠的系膜较长,活动度大,有时会发生肠扭转。

3. 韧带　是脏器之间或脏器与腹、盆壁之间的双层腹膜结构,如肝镰状韧带、冠状韧带、子宫阔韧带等。

4. 陷凹　腹膜在盆腔脏器之间移行，形成较大而恒定的腹膜陷凹。在男性，膀胱与直肠之间有直肠膀胱陷凹。在女性，膀胱与子宫之间有膀胱子宫陷凹，直肠与子宫之间有直肠子宫陷凹。男性的直肠膀胱陷凹和女性的直肠子宫陷凹是半卧位或坐位时腹膜腔的最低点。

（四）腹膜的功能与临床意义

腹膜分泌少量的浆液，可湿润脏器表面并减少脏器之间的运动摩擦；腹膜表面积大，具有较强的吸收功能；腹膜对脏器具有支持固定作用；腹膜分泌的浆液中含有大量巨噬细胞，具有吞噬防御功能；腹膜具有较强的修复与再生能力，可促进伤口愈合。如腹部感染、肠穿孔或梗阻、内脏损伤或破裂出血等原因导致腹膜炎引起腹膜刺激征，主要表现为腹部压痛、反跳痛和腹肌紧张。

第二节　消化

一、概述

人体在进行生命活动时，需要大量的物质和能量，这些主要来自于每天的食物。各种类型的食物在消化管内被加工、分解的过程，称为消化。消化有机械性和化学性两种形式。依靠消化管的机械活动，尤其是平滑肌的收缩与舒张，将大块食物磨碎，与消化液充分混合，并不断向消化管远端推进，此过程被称为机械性消化。在机械性消化的同时，消化液中的酶类对食物进行化学分解加工，使之变为易于吸收的小分子物质，该过程即为化学性消化。这两种消化方式相互配合，同时进行。

（一）消化管平滑肌的生理特性

在消化管全长中，除口腔、咽、食管上部及肛门外括约肌是骨骼肌，其余肌肉均为平滑肌。这些平滑肌具有肌细胞的共同特性，又具有自身的特点，对消化（尤其是机械性消化）和吸收都产生极大的影响。

1. 紧张性　消化管平滑肌可经常保持一种持久而微弱的收缩状态，从而使胃肠具有一定的形态和位置，并保持适宜的基础压力，即具有紧张性。

2. 伸展性　消化管平滑肌具有很大的伸展性，可根据实际需要，使消化管能容纳几倍于自身容积的食物，压力却无明显改变。

3. 兴奋性　兴奋性较低，单收缩一次的时程较骨骼肌长，且变异性较大。

4. 自律性　具有一定自律性，即使离体之后，消化管平滑肌在适宜环境下，仍可发现蠕动现象，但节律不规则。

5. 刺激敏感度　消化管平滑肌对某些化学物质的刺激特别敏感，如微量的肾上腺素可使其舒张，而微量的乙酰胆碱则会使其强烈的收缩。此外，消化管内突然的温度变化、牵张刺激均可引起平滑肌强烈收缩。但平滑肌对切割、电刺激则不敏感。

（二）消化腺的分泌功能

正常成人每天分泌6.0～8.0 L的消化液，其中含有大量的水、无机盐和有机物。按分泌的部位，消化液可分为唾液、胃液、胰液、胆汁、小肠液及大肠液，其中作用比较重要的是胃液、胰液和胆汁。

消化液具有以下功能：①稀释食物，使其渗透压与血浆相近，利于食物的吸收。②无机物尤其是 HCO_3^-，可中和 H^+，使消化管保持适宜的酸碱环境，有利于消化酶保持活性，发挥其正常的消化作用。③含有的消化酶可对特定对象进行化学分解，使其变成易于吸收的小分子物质。④黏液、抗体等物质可保护消化管黏膜，避免理化刺激对其产生损害。神经系统和体液因素均可调控其分泌活动。

(三)消化管的内分泌功能

在胃肠的黏膜中散在分布着40多种内分泌细胞，可合成并释放多种生物活性物质，对胃肠的活动具有重要的调节作用，这些物质统称为胃肠激素，其分子量不超过5 000，化学结构为多肽。其中，促胃液素、促胰液素和缩胆囊素等对消化管活动影响较大(表8-1)。

胃肠黏膜中的内分泌细胞数目远超其他身体部位所有内分泌腺细胞的总和，故消化管又被认为是人体最大最复杂的内分泌器官。胃肠激素的分泌受神经和体液调节，但胃肠内的理化刺激也可对内分泌细胞直接产生影响，如胃内食糜中的蛋白质分解产物等可刺激G细胞释放促胃液素。

表8-1　三种胃肠激素的主要作用及引起释放的因素

名称	促使释放的主要因素	主要生理作用
促胃液素	迷走神经兴奋、胃和小肠上部蛋白质的分解产物	促进胃液、胰液、胆汁分泌，加强胃肠运动和胆囊收缩，促进消化管黏膜生长
促胰液素	小肠上部的盐酸、蛋白质分解产物、脂肪酸	促进胰液(以 H_2O 和 HCO_3^- 为主)、胆汁、小肠液分泌，加强胆囊收缩，抑制胃肠运动和胃液分泌
缩胆囊素	小肠上部蛋白质分解产物脂肪酸、盐酸、脂肪	促进胃液、胰液(以消化酶为主)、胆汁、小肠液分泌，加强胃肠运动和胆囊收缩

(四)消化管的神经支配及其作用

人体的消化功能可随机体活动的需要发生相应的改变，与循环、呼吸、运动等系统进行紧密协调。社会及心理等因素也与消化系统功能密切相关。这些消化系统改变主要是在神经和体液调节共同作用下实现的。

支配消化器官功能活动的神经来源比较复杂，口腔、咽、食管上部及肛门外括约肌为骨骼肌，受躯体运动神经支配。其余的消化管部分由平滑肌构成，主要由内在神经系统和自主神经系统共同调节。

1. 内在神经系统　内在神经系统是分布在消化管壁内的神经元和神经纤维相互联系形成的一个完整、相对独立的神经网络，其中含有感觉神经元、运动神经元和中间神经元，可以完成局部反射，独立地调节胃肠活动，故有“肠脑”之称。而这种经由内在神经丛完成的反射则被称为短反射，或局部反射。内在神经系统主要分为位于消化管黏膜下的黏膜下神经丛和分布在纵行肌和环行肌间的肌间神经丛。前者可调节胃肠分泌和局部血流量，后者可控制胃肠运动。二者可通过中间神经元相互联系，也共同接受外来自主神经系统调控。

2. 自主神经系统　胃肠道自主神经有交感神经和副交感神经两种，其中副交感神经起主要作用。通过交感神经和副交感神经系统的反射活动，调节消化系统功能，此种反射被称为长反射。

交感神经和副交感神经对消化系统的调控作用是互相拮抗的，但对唾液腺的分泌作用是一致的，均可刺激唾液的分泌。前者兴奋时分泌的唾液量少、较黏稠，后者则量多、固体少。

以长、短反射为基础，食物的理化刺激(非条件刺激)或食物的形象、气味、进食环境等(条件刺激)分别刺激消化器官内或外的感受器，引起消化管的平滑肌和腺体的活动发生改变，以适应人体的需要。

二、消化管各部的消化活动及调节

（一）口腔内消化

1. 唾液及其分泌　唾液是一种无色、无味的低渗或等渗液体，pH 值 6.6～7.1，由腮腺、下颌下腺和舌下腺及散在的小唾液腺分泌。正常人每天分泌 1.0～1.5 L。主要成分是水分，含有少量的无机盐、有机物及气体分子。

唾液的生理功能包括：①使食物湿润、利于溶解，引起味觉并便于咀嚼和吞咽；②清洁口腔，清除残留食物，冲淡并中和进入口腔的有害物质，杀灭细菌和病毒，对口腔起保护作用；③唾液淀粉酶可分解食物中的淀粉为麦芽糖，直到食物入胃后 pH 值变为 4.5 为止；④具有轻微的排泄功能，可将体内的某些物质如铅、汞等排入唾液；⑤含有的激肽释放酶可用于合成激肽，促使局部血管扩张。

2. 咀嚼和吞咽　口腔的机械性消化主要有咀嚼和吞咽。

（1）咀嚼　咀嚼是意识控制的由咀嚼肌群按顺序收缩实现的反射活动。通过牙齿和舌的帮助，咀嚼可完成食物的切割、研磨，使其与唾液淀粉酶充分接触、混合形成食团，从而利于食物的吞咽和消化。通过咀嚼，食物与口腔中的各种感受器接触，能反射性引起胃液、胰液、胆汁等消化液的分泌，为消化食物做好准备。

（2）吞咽　吞咽是指口腔内的食团经咽和食管被送入胃的过程，也是一种复杂的反射活动。吞咽的反射中枢在延髓，当进行深度麻醉、昏迷或患有某些神经系统疾病时，则发生吞咽障碍，易使患者误吸食物或上呼吸道分泌物。

（二）胃内消化

胃的主要生理功能是容纳及初步消化食物，并间歇性将食物送入十二指肠。

1. 胃液的分泌　胃液是由胃黏膜的贲门腺、泌酸腺、幽门腺和上皮细胞共同分泌的无色透明混合液，pH 值为 0.9～1.5，其中主要作用成分有盐酸、胃蛋白酶原、内因子和黏液。

（1）盐酸　即胃酸，由泌酸腺的壁细胞分泌。壁细胞将 H_2O 分解产生的 H^+ 逆浓度差，经质子泵主动转运至小管腔内，可使胃液中的 H^+ 浓度比血浆中高 300～400 万倍。正常人基础（空腹时）胃酸排出量为 0～5 mmol/h。若在消化期或药物刺激下，胃酸排出量可至 20～25 mmol/h。胃酸排出量与壁细胞数量和功能状态有关，可反映胃的分泌能力。

（2）胃蛋白酶原　胃蛋白酶原主要来源于泌酸腺的主细胞。初始不具活性，被盐酸或已激活胃蛋白酶激活后，可将食物中蛋白质分解，产生的多肽和氨基酸则较少。胃蛋白酶必须在酸性环境下发挥作用，最适 pH 值为 2.0～3.5，随 pH 值升高，活性逐渐降低，若 pH 值>5 时则会失活。

（3）内因子　内因子是由壁细胞分泌的一种糖蛋白，分子量约为 60 000。内因子与进入胃内的维生素 B_{12} 形成复合物，防止维生素 B_{12} 被水解破坏。当该复合物到达回肠末端时，与黏膜上皮细胞上的受体结合，促进维生素 B_{12} 的吸收。若内因子分泌减少，将导致机体缺乏维生素 B_{12}，引起巨幼红细胞性贫血。

（4）黏液　黏液的主要成分为糖蛋白，共有两类：一类由泌酸腺、贲门腺、幽门腺分泌，可溶于胃液中，起润滑食糜的作用；一类由胃腺开口之间的表面上皮细胞分泌，为不溶性黏液，覆盖于胃黏膜表面形成厚约 500 μm 的凝胶层。此黏液可润滑食物，并与表面上皮细胞分泌的 HCO_3^- 形成黏液-HCO_3^- 屏障，保护胃黏膜。

正常成人每日胃液的分泌量为 1.5～2.5 L，空腹时分泌量很少。进食后，食物可刺激头部、胃部和肠道的感受器，通过神经和体液调节引起胃液的分泌。乙酰胆碱、促胃液素、组胺等物质可促进胃液的分泌，而盐酸、脂肪、高渗溶液等则会抑制胃液的分泌。

2. 胃的运动

(1)胃运动形式

1)紧张性收缩　胃部平滑肌总是处在一定的收缩状态,使胃壁保持适宜的张力,称为紧张性收缩。紧张性收缩使胃维持正常的形状和位置,产生一定的胃内压,有助于胃液渗入食物,是胃其他运动形式的基础。如果胃壁平滑肌的紧张性降低,易诱发胃扩张和胃下垂。

2)容受性舒张　当食物刺激口腔、咽和食管等处的感受器时,可反射性引起胃底和胃体肌肉舒张,使胃容量由空腹时的 50 mL 增大至 1.0 ~2.0 L,被称为容受性舒张,是胃特有的运动形式。其作用是防止胃内压因大量食物摄入而明显升高,更好地实现胃容纳食物的功能。该活动的传入和传出神经纤维都在迷走神经内。

3)蠕动　食物入胃约 5 min 后,胃的中部出现蠕动波(图 8-21)。约需 1 min 到达幽门,频率为 3 次/min。初始时该波较弱,在传播过程中幅度和速度逐渐增加。可将 1 ~2 mL 食糜送入十二指肠。若胃内容物晚于收缩波到达胃窦终末时,由于胃窦末端的有力收缩,压力增高,可将食糜反向推回近侧胃窦或胃体,可加强食物与胃液的混合,进一步磨碎食物。

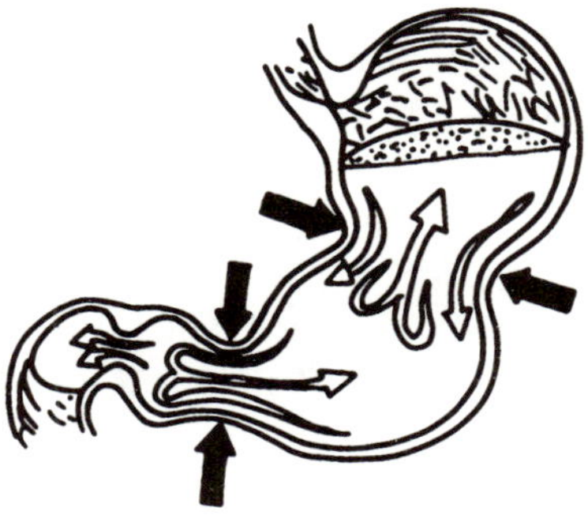

图 8-21　胃的蠕动

(2)胃排空　食糜由胃排入十二指肠的过程称为胃排空。胃排空速度受食物的性状和成分的影响。稀的、流体食物快于稠的、固体食物;碎的、小颗粒食物快于大块食物;等渗溶液快于非等渗溶液。在人体供能的三大营养物质中,糖类排空速度最快,脂肪排空最慢,蛋白质介于二者之间。一般混合食物在胃内完全排空需 4 ~6 h。

胃排空主要由胃和十二指肠的压力差决定,动力来自于胃的运动,受胃和十二指肠两方面因素的影响。

(三)小肠内消化

在整个消化过程中,小肠内消化是最重要的一环。食糜在小肠内停留 3 ~8 h。

1. 胰液的分泌　胰液源自于胰腺外分泌部的腺泡细胞和小导管上皮细胞,分泌后经胰导管排入十二指肠,无色无味,pH 值为 7.8 ~8.4,渗透压与血浆相等。健康成年人每日的分泌量 1.0 ~2.0 L。

胰液具有重要的生理作用如下。①保护作用:由导管上皮细胞分泌的 HCO_3^- 可中和随食糜进入十二指肠的胃酸,避免肠黏膜遭受强酸的侵蚀,同时使小肠内呈碱性(pH 值 7.0 ~8.0),为多种消化酶保持活性提供适宜的环境。②分解糖类:胰淀粉酶(pancreatic amylase)可将食糜中的淀粉和大部分碳水化合物(纤维素除外)分解为糊精、麦芽糖及麦芽寡糖。水解效率高,不论生、熟淀粉都可高效分解,作用强于唾液淀粉酶。胰淀粉酶本身具有活性,无须激活,最适 pH 值为 6.7 ~7.0。③消化脂肪:胰液中含有多种消化脂肪的酶类。胰脂肪酶是分解脂肪主要的消化酶,最适 pH 值 7.5 ~8.5。但只有在胰腺分泌的辅脂酶存在的条件下,胰脂肪酶才能发挥作用。④水解蛋白质:胰液中含有的蛋白质水解酶都是以酶原形式存在，其中最为重要是胰蛋白酶原和糜蛋白酶原。胰蛋白酶原的特异激活物是小肠液中的肠致活酶，胰蛋白酶本身、胃酸及组织液也能激活胰蛋白酶原。被激活的胰蛋白酶则将糜蛋白酶原激活。在腺细胞内酶原颗粒周围还存在着胰蛋白酶抑制物，防止胰蛋白酶原激活后消化胰腺自身。

胰液含有的消化酶的种类最多，是消化作用最强的消化液，尤其对蛋白质和脂肪的消化具有重要作用。在非消化期胰液的分泌量很少。进食之后，通过迷走神经反射和胃肠激素等引起胰液分泌。其中促胰液素可促进导管上皮细胞分泌水和 HCO_3^-，缩胆囊素可加强胰酶的分泌。

2. 胆汁的分泌　胆汁是一种黏稠味苦的有色液体，由肝细胞持续分泌，每日的分泌量为 0.6～1.0 L。胆汁的成分较为复杂，包括水、Na^+、K^+、Ca^{2+}、HCO_3^- 等无机成分和包括胆盐（或胆汁酸）、胆色素、脂肪酸、胆固醇、卵磷脂和黏蛋白等在内的有机物，不含有消化酶。胆盐是胆汁的主要作用成分。

3. 小肠液的分泌　小肠液是由十二指肠腺和小肠腺两种腺体分泌的混合液。十二指肠腺位于十二指肠段的黏膜下层，分泌含黏蛋白的碱性液体；小肠腺分布于小肠全段的黏膜层内，分泌的消化液构成了小肠液的主要部分。

小肠液是弱碱性液体，pH 值约为 7.6，渗透压几乎与血浆相等。小肠液的生理作用如下。①保护作用：碱性的小肠液可中和胃酸，避免十二指肠被腐蚀。②促进消化：肠致活酶可激活胰蛋白酶原，促进蛋白质的消化。③促进吸收：小肠液可对消化产物进行稀释，使小肠内的渗透压降低，有利于吸收。

小肠液具有经常性分泌的特点，成人每日分泌 1.0～3.0 L。小肠液的分泌主要通过内在神经丛的局部反射来完成，其中食物的扩张刺激起的作用最显著。

4. 小肠的运动

（1）紧张性收缩　与胃部相似，小肠管壁处于紧张性收缩状态。小肠的其他运动形式均以紧张性收缩为基础。当小肠紧张性收缩增强时，肠腔内压力上升，可加快食糜在肠腔内的混合和推进；反之，可使肠内容物的混合和转运减慢。

（2）分节运动　分节运动是一种由肠壁环行肌发生节律性收缩和舒张所形成的机械运动。在空腹时几乎不出现，进食后才逐渐增多，且逐渐变强。在小肠全段中，发生分节运动的频率不同，上部频率较高，十二指肠频率最高约 12 次/min；越接近末端频率越低，至回肠末端可降至 6～8 次/min。

分节运动是小肠所特有的运动方式（图 8-22），其主要生理作用为：①打乱食糜原有的混合状态，使其与消化液充分混合，便于食糜的消化分解；②经环行肌的收缩，使食糜与肠壁紧密接触并挤压肠壁，有助于血液和淋巴液的回流，促进吸收；③由于小肠上部的运动频率快于下部，形成了分节运动的频率梯度，可产生轻微的将食糜向远端推进的作用。

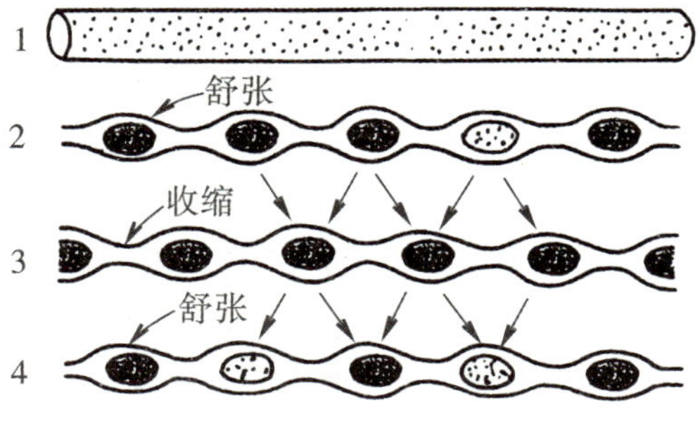

1. 肠管表面观；2～4. 肠管切面观，示不同阶段的食糜节段分割和合拢情况

图 8-22　分节运动

(3)蠕动　蠕动是由小肠近端向远端传播的环形收缩波,由环行肌和纵行肌共同参与形成。蠕动可始于小肠的任何部位,进食后出现,推进速度较慢(为0.5~2.0 cm/min),前行距离较短,约数厘米后即消失,但可反复发生。经由蠕动,食糜可在小肠内以1 cm/min的速度由十二指肠向回盲瓣推进,整个过程需3~5 h。

肠内容物中包括水和气体。当小肠蠕动推送这些物质时会产生一种声音称为肠鸣音。肠鸣音可反映蠕动的强弱,若肠鸣音亢进,则肠蠕动增强;反之,则肠蠕动减弱甚至出现肠麻痹。

(四)大肠内消化

大肠内无重要的消化活动,其主要功能是储存加工食物残渣,对其中的水分、无机盐和肠内细菌产生的B族维生素和维生素K进行吸收,最终使残渣形成粪便排出体外。

1. 大肠液的分泌　由大肠黏膜表面的柱状上皮细胞及杯状细胞分泌的碱性混合液为大肠液,pH值为8.3~8.4。大肠液的主要成分是HCO_3^-和黏液,也含有少量二肽酶和淀粉酶。大肠液的主要作用是润滑粪便,保护肠黏膜,消化意义不大。食物残渣对肠壁的机械刺激可引起大肠液的分泌。

在大肠内存在来自于食物和空气的细菌,可占粪便固体重量的20%~30%。这些细菌可将糖类和脂肪分解为CO_2、沼气、乳酸、醋酸、脂肪酸、甘油、胆碱等,被称为发酵;细菌也可分解蛋白质产生氨基酸、氨、硫化氢、组胺和吲哚等产物,此过程被称为腐败。大肠内细菌能利用简单的物质,合成可被人体吸收利用的B族维生素和维生素K。如若长期使用广谱肠道抗生素,将会抑制肠内细菌的繁殖,造成B族维生素和维生素K的缺乏。

2. 大肠的运动和排便

(1)大肠的运动形式　大肠的运动形式有以下几种。

1)袋状往返运动　多见于空腹时,由环行肌不规则的收缩引起,使结肠压力增高并产生一串结肠袋,结肠袋中的内容物可向两侧做短距离移动,有利于内容物的混合与研磨,加强水和无机盐的吸收,属于非推进性运动。

2)分节或多袋推进运动　当一个结肠袋或一段结肠收缩时,其中内容物将被缓慢推送到下一段结肠,此种运动形式被称为分节或多袋推进运动,多见于进食及服用拟副交感药物后。

3)蠕动　蠕动是大肠常见的一些稳定向前的收缩波。大肠还有另外一种蠕动方式,一般由横结肠开始,收缩力较强,推进速度快且传播距离远,可将一部分大肠内容物推送到降结肠或乙状结肠,被称为集团蠕动,多见于进食后。

(2)排便反射　食物残渣在大肠内停留10 h以上,其中的部分水、无机盐及B族维生素和维生素K等由大肠黏膜吸收入血。未被吸收的残渣、发酵和腐败产物、脱落的肠上皮细胞、大量细菌及肠壁排出的代谢产物等形成粪便,经排便反射排出体外。

排便反射的正常进行,有赖于反射弧的完整。若脊髓腰骶段与大脑皮层的联系中断,则使排便反射不能受意识控制,出现大便失禁;如反射弧发生功能障碍或结构缺损,则会出现大便潴留。

★**知识拓展**

便秘诱发的疾病

正常人的直肠内没有粪便,一旦有粪便进入则会引发排便反射。直肠壁内压力感受器具有适应性,若经常性抑制排便,直肠压力感受器的敏感性逐渐降低,同时粪便久留于在大肠内,因水分被吸收过多而变得干硬,可引起便秘。顽固性便秘可诱发痔疮、肛裂等疾病。而老年人便秘时,由于排便腹压突然增高,又可引发心脑血管疾病,危及生命,应养成定时排便的良好习惯。

三、康复治疗对消化功能的影响

人体在不同状态下，消化器官活动水平也不相同。在非消化期，活动水平很低；在消化期，功能活动明显增强。此外，消化系统的活动与社会及心理等因素也密切相关。

康复治疗对消化功能具有良好的促进作用。运动疗法时，膈肌和腹肌的活动增强，可对胃肠产生按摩效果；运动疗法还可促进胆汁的合成和排出，使胆石症的发生率降低；心理治疗可以减轻心理负面压力，使人保持愉快的情绪进食，增强脂肪代谢，有利于维持血脂的正常水平。

第三节　吸收

一、吸收的部位

消化管不同的部位，吸收能力有很大的差异。在口腔和食管内吸收的食物极少。胃也只吸收少量的水分、乙醇。糖类、脂肪、蛋白质等的消化产物，都是由小肠吸收，小肠是吸收的主要部位，其中十二指肠和空肠的吸收能力最好。而回肠是吸收胆盐和维生素 B_{12} 的主要部位，可作为吸收功能的储备。

二、主要营养物质的吸收机制

（一）糖的吸收

食物中糖类有多糖（淀粉、糖原）、双糖（蔗糖、麦芽糖）和单糖（葡萄糖、果糖和半乳糖）3 种形式。但吸收时只能以单糖的形式进入小肠黏膜上皮细胞。被吸收的单糖中，葡萄糖的含量最多（约占单糖总量的 80%），半乳糖和果糖的含量较少。

糖类在小肠中几乎全部被吸收，其他部位基本不吸收。单糖的吸收是逆浓度差进行的主动转运，能量由钠泵提供，与 Na^+ 的吸收相耦联，属继发性主动转运。1 分子葡萄糖和 2 个 Na^+ 与肠黏膜上皮细胞刷状缘上的转运蛋白结合，发生同向转运，葡萄糖进入胞内。随细胞内葡萄糖浓度的逐渐升高，经细胞基侧膜上的载体，葡萄糖易化扩散入组织间隙，而后入血。进入细胞内的 Na^+ 则由细胞侧膜上的钠泵转运出胞。吸收后的糖类主要经血液运输。

（二）蛋白质的吸收

消化的蛋白质主要以氨基酸的形式被吸收入血液。吸收的部位主要是在十二指肠和近端空肠。与单糖的吸收机制相似，氨基酸与 Na^+ 的转运相耦联，是继发性主动转运过程。目前已发现 3 类氨基酸转运体，可分别选择性地转运中性、酸性和碱性氨基酸。近来有实验表明，小肠上皮细胞的刷状缘上存在二肽和三肽的转运体，可将其转运到胞内，分解为氨基酸。极少情况下，微量的完整蛋白质也可被吸收入血液，作为变应原引起抗原-抗体反应。

（三）脂肪的吸收

脂肪的消化产物为脂溶性分子，无法穿过小肠绒毛表面的静水层，但当其与胆盐结合形成混合微胶粒，具有亲水性后，可透过静水层与微绒毛接触，通过单纯扩散的方式，进入肠上皮细胞。而胆盐则返回肠腔继续形成新的混合微胶粒，反复转运脂肪的消化产物，到达回肠末端之后才回收入血。

大部分进入肠上皮细胞的长链脂肪酸与甘油及甘油一酯在内质网中合成甘油三酯，与载脂蛋白结合形成乳糜微粒，乳糜微粒扩散入淋巴。中、短链脂肪酸及甘油一酯，可以直接进入血液。由于食物中长链脂肪酸含量多，所以脂肪的吸收以淋巴途径为主。

（四）无机盐的吸收

无机盐处于溶解状态才能被吸收，若生成沉淀则无法吸收（如硫酸钙、磷酸钙、草酸钙等）。单价碱性盐类吸收很快（如钠、钾、胺盐），而多价碱性盐则吸收速度较慢。

1. 钠的吸收　Na^+主要是以主动转运的方式经跨细胞途径被吸收。由于细胞内Na^+浓度低于周围液体，且细胞膜内电位低于膜外，因此Na^+顺着电-化学梯度，通过Na^+通道和多种载体（如Na^+-葡萄糖同向转运体等）进入肠上皮细胞，由细胞底侧膜上的钠泵泵入组织间液，最后入血。Na^+吸收造成的电位差可促进Cl^-和HCO_3^-等负离子的吸收。

2. 铁的吸收　人每日可吸收食物中含铁量的10%（约1 mg）。铁必须被还原为二价铁才能吸收，维生素C可将高价铁还原为亚铁而加快铁的吸收。酸性环境（如胃酸）可使铁保持溶解状态，利于铁的吸收。

根据机体对铁的需要量，铁的吸收能力可发生相应改变。当机体缺铁时（如孕妇、儿童及急性失血者等），机体可增强铁的吸收能力，而反之则抑制铁的吸收。

3. 钙的吸收　钙主要在小肠主动吸收，其中十二指肠的吸收能力最强。食物中的钙仅能吸收一小部分，其余随粪便排出。机体可根据需要量通过维生素D和甲状旁腺激素调节钙的吸收。维生素D、胃酸、食物中的脂肪酸都可促进钙的吸收；草酸和植酸与Ca^{2+}形成沉淀，妨碍钙吸收。

（五）水的吸收

人体消化管中液体每日可达8.0～10.0 L，但最终排出的水分仅为0.1～0.2 L，绝大部分都被吸收，每日由胃肠道吸收的液体量约为8.0 L。水是靠渗透作用而被动吸收的，小肠是吸收的主要部位，大肠次之，胃的吸收量很少。

（六）维生素的吸收

按维生素的溶解性，可分成水溶性和脂溶性维生素。水溶性维生素大多通过与Na^+同向转运的方式吸收，维生素B_{12}须和内因子形成复合物才能被有效吸收。脂溶性维生素（维生素A、维生素D、维生素E、维生素K）则与胆盐形成混合微胶粒进而被吸收。就吸收部位而言，小肠上端是维生素的主要吸收部位，但维生素B_{12}的吸收部位是回肠末端。

三、康复治疗对吸收功能的影响

康复治疗中最常用的有运动疗法、心理疗法等。当人体处于运动状态时，交感神经兴奋，副交感神经抑制，消化系统的功能是处于被抑制状态。而且因循环血量发生重新分布，消化系统血流量减少。尤其肝血流量可减少80%以上，长时间运动会出现肝功能的异常变化，如谷丙转氨酶、碱性磷酸酶和胆红素升高；胃肠的血流量将减少40%，因血流量下降超过50%才会显著影响吸收功能，故并未出现胃肠道吸收功能降低的现象。当然不同的运动强度、运动形式产生的影响程度各异。低强度运动对健康成人胃排空和胃酸分泌的影响较轻微，随运动强度增加胃酸分泌量降低。中强度至大强度运动对消化的抑制反应更加明显，可延缓胃排空活动，尤以饱食、高脂和高渗性饮食后最为明显。但是进行长时间、间歇性踏车运动则可加速胃排空。

★知识拓展

运动性胃肠综合征

在大强度的运动比赛和训练中，因胃肠道血流量、血流动力学的改变，机械性震动、神经体液因素和免疫功能的改变，运动员有时出现恶心、呕吐、反酸、腹痛和腹泻等症状，这种由运动引起的胃肠道功能紊乱现象称为运动性胃肠综合征。其发病率与运动强度相关，大强度的运动较为突出，且在耐力型运动（如中长跑、游泳和自行车等）项目中，女性的发生率明显高于男性。饮食习惯与运动性胃肠综合征的关系也较为密切，平时饮食不规律，喜好过冷过热、辛辣食物及饮酒，运动前饮食富含脂肪、蛋白质，饮用高渗饮料，不适当的水分摄入，这些都能使运动性胃肠综合征的发病率升高。

本章小结

消化系统由消化管和消化腺组成。消化管包括口腔、咽、食管、胃、小肠（十二指肠、空肠、回肠）和大肠（盲肠、阑尾、结肠、直肠和肛管）等。消化腺包括大消化腺和小消化腺。大消化腺是独立的器官，所分泌的消化液经导管排入消化管腔，如唾液腺、肝和胰；小消化腺分布于消化管壁内，如胃腺、肠腺等。

消化道平滑肌有其独特的生理特性。消化道受外来神经系统和内在神经系统的支配。胃肠道还是体内最大的内分泌器官，可分泌多种胃肠激素，对胃肠的机械和化学性消化具有调节作用。胃液的主要成分包括盐酸、胃蛋白酶原、内因子和黏液。胰液中含有多种消化酶，对三大营养物质的消化起重要作用。胃、小肠和大肠具有共同的运动形式（蠕动），而又具有各自独特的运动特点。小肠是消化和吸收的主要部位。排便反射的感受器在直肠壁内，当直肠内刺激达到阈值时可引起排便。

（李建华　雷有杰）

思考题

（一）单项选择题

1. 腮腺导管开口位置是
   A. 上颌第二磨牙的颊黏膜　B. 上颌第二前磨牙的颊黏膜　C. 下颌第二磨牙的颊黏膜
   D. 下颌第二前磨牙的颊黏膜　E. 上颌第一磨牙的颊黏膜
2. 围成咽峡的结构是
   A. 腭垂、舌扁桃体和舌根　B. 腭舌弓、腭咽弓及舌根　C. 腭垂、两侧腭舌弓及舌根
   D. 腭垂、腭舌弓和腭咽弓　E. 腭垂、腭扁桃体及舌根
3. 关于食管的描述，错误的是
   A. 可分颈、胸、腹三部　B. 第三狭窄位于食管穿膈处　C. 食管全长 25 cm
   D. 其中腹部最短　E. 第二狭窄位于食管与右主支气管交叉处
4. 肝的大部分位于
   A. 腹上区　B. 左季肋区和腹上区　C. 右季肋区
   D. 脐区　E. 右季肋区和腹上区
5. 最重要的消化液是
   A. 胃液　B. 胰液　C. 小肠液

D. 唾液　　E. 胆汁

6. 鼻咽癌的好发部位是

A. 口咽　　B. 喉咽　　C. 梨状隐窝

D. 咽后壁　　E. 咽隐窝

7. 手术中寻找阑尾的标志是

A. 阑尾系膜　　B. 盲肠　　C. 阑尾动脉

D. 结肠带　　E. 麦氏点

(二)简答题

1. 试述食管的三个生理狭窄部位及其临床意义。

2. 试述胆汁的产生部位及其排至十二指肠的途径。

第九章
能量代谢与体温

★教学目标

1. 掌握：基础代谢及在临床上的应用，并运用其解决康复治疗中相关问题。
2. 熟悉：机体产热与散热；体温调节。
3. 了解：能量的来源与利用、影响能量代谢的主要因素；体温及其生理波动。

第一节　能量代谢

在新陈代谢过程中，物质代谢与能量代谢密不可分，物质的合成伴有能量的储存、转移；物质的分解伴有能量的释放。通常把在生物体内物质代谢过程中所伴随的能量释放、转移、储存和利用，称为能量代谢。

一、能量代谢的来源和去路

（一）能量的来源

机体所需的能量来源于食物中的糖、脂肪和蛋白质。这些物质分子结构中蕴藏着大量的化学能，当其氧化分解时，生成 CO_2 和 H_2O，同时将储存的能量释放出来。

一般情况下，糖是机体的主要能源物质，人体所需能量的 50% ~70% 是由糖类物质的氧化分解提供。体内的糖代谢途径可因供氧情况的不同而有所不同。在氧供应充足的情况下，葡萄糖进行有氧氧化；在缺氧的情况下，葡萄糖进行无氧酵解。糖酵解虽然只能释放少量能量，但在人体处于缺氧状态时极为重要。脂肪在体内的主要功能是储存和供给能量。一般情况下，通过脂肪分解为机体提供的能量在机体的总耗能中不超过 30% 。但在糖原过度消耗或储存不足时，脂肪也可成为机体主要的能源物质。蛋白质也是人体的供能物质，但在一般情况下，机体主要利用体内的糖和脂肪来供能，只有在某些特殊情况下，如长期饥饿或极度消耗时，体内的蛋白质才被分解供能来维持必需的生理活动。

（二）能量的去路

糖和脂肪氧化分解释放能量 50% 以上迅速转化为热能，用于维持体温，并向体外散发。其余不足 50% 则以高能磷酸键的形式储存于体内，供机体利用。体内最主要的高能磷酸键化合物是三磷酸腺苷（ATP），ATP 既是体内重要的储能物质，又是体内直接的供能物质。机体利用 ATP 断裂时释放的能量维持生命活动，如维持细胞两侧离子浓度差所形成的势能；肌肉的收缩和舒张；腺体的分泌等。总的看来，除骨骼肌运动时所完成的机械功（外功）以外，其余的能量最后都转变为热能。

二、影响能量代谢的因素

影响能量代谢的因素有肌肉活动、精神活动、食物的特殊动力效应及环境温度等。

（一）肌肉活动

肌肉活动对能量代谢的影响最为显著。机体任何轻微的活动都可提高代谢率。人在运动或劳动时耗氧量显著增加，机体耗氧量的增加与肌肉活动的强度成正比关系，耗氧量最多可达安静时的10～20倍。从表9-1可以看出各种肌肉活动时能量代谢率的增加情况。

表9-1　运动或劳动时的能量代谢率

肌肉活动形式	产热量平均/[kJ/(m^2·min)]	肌肉活动形式	产热量平均/[kJ/(m^2·min)]
静卧休息	2.73	扫地	11.37
开会	3.40	打排球	17.50
擦玻璃窗	8.30	踢足球	24.98
洗衣服	9.89	打篮球	24.22

（二）精神活动

脑的重量仅占体重的2%，但在安静状态下，却有15%左右的循环血量进入脑，这说明脑组织的代谢水平是很高的。实验表明，脑的耗氧量在睡眠和精神活动活跃时无明显的差异。但在精神处于紧张状态，如烦恼、恐惧或强烈情绪激动时，由于随之出现的无意识的肌紧张及刺激代谢的激素释放增多等原因，导致产热量显著增加。因此，在测定基础代谢率时，受试者必须排除精神紧张的影响。

（三）食物的特殊动力效应

人在进食之后的一段时间内，即从进食后1 h左右开始，延续7～8 h，即使处于安静状态，但所释放的热量比摄入的食物本身氧化后所产生的热量要多。这种食物能使机体产生“额外”热量的现象称为食物的特殊动力效应。食物特殊动力效应的机制尚未完全了解。实验表明3种主要营养物质中，蛋白质的食物特殊动力效应最为显著，是其产热量的30%，糖类或脂肪的食物特殊动力效应为其产热量的6%和4%，混合食物可使产热量增加10%左右。因此，在为禁食患者输液或为患者配餐时，应考虑到这部分额外的热量消耗，给予相应的能量补充。

（四）环境温度

人体（不着衣或只着薄衣）安静时的能量代谢，在20～30 ℃的环境中最为稳定，这是肌肉松弛的结果。当环境温度低于20 ℃或环境温度超过30 ℃时，能量代谢都将增加。

三、基础代谢和基础代谢率

基础状态下的能量代谢称为基础代谢。单位时间内的基础代谢称为基础代谢率（BMR），其单位通常用[kJ/(m^2·h)]来表示。所谓基础状态是指人体处在清醒而又非常安静，不受肌肉活动、精神紧张、食物及环境温度等因素影响时的状态。因此，测定基础代谢需要在基础状态下进行。此时能量消耗主要用以维持血液循环、呼吸等基本生命活动，在这种状态下，基础代谢是比较稳定的。因此，基础代谢率常作为评价机体能量代谢水平的指标。基础代谢率比一般安静时的代谢率低，是人体在清醒时的最低能量代谢水平。但在熟睡时机体的各种生理功能减弱至更低水平，此时的能量代谢率更低，但在做梦时可增高。

通常采用简略法来测定和计算基础代谢率，即将非蛋白呼吸商定为0.82，与之相对应的氧热价为20.20 kJ/L。则其产热量=20.20×耗氧量,然后以产热量除以体表面积,求得每平方米体表面积(体表面积可根据图9-1直接求出)每小时的产热量[kJ/(m^2·h)],即为BMR。临床上在评价基础代谢率时,通常将实测值和正常平均值进行比较,采用相对值来表示,即:

$$基础代谢率(相对值)=\frac{实测值-正常平均值}{正常平均值}\times 100\%$$

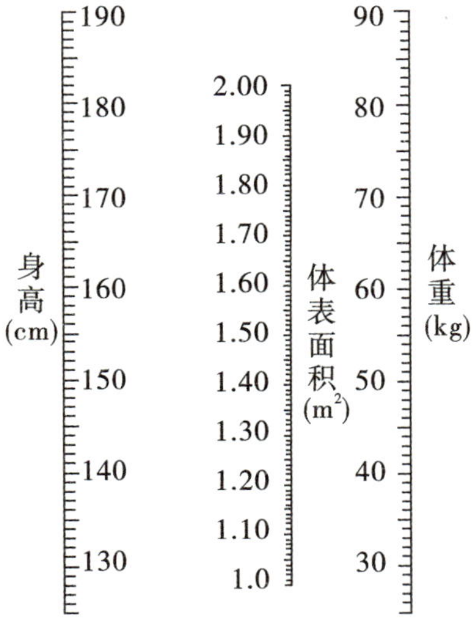

图9-1 体表面积测算用图

BMR随性别、年龄等不同而有生理变化。当其他情况相同时,男性的BMR平均比女性的高;儿童比成年人的高;年龄越大,代谢率越低。一般来说,相对值在±15%之内,都认为在正常范围;相对值超过20%时,说明可能是病理性变化。在临床发现很多疾病都伴有基础代谢率的改变,特别是甲状腺功能障碍,基础代谢率可发生明显的变化。当甲状腺功能减退时,BMR可比正常值低20%~40%;甲状腺功能亢进时,BMR可比正常值高出25%~80%。因此,基础代谢率的测量是临床上诊断甲状腺疾病的重要辅助方法。其他如肾上腺皮质和垂体的功能低下时,基础代谢率也可降低。当人体发热时,BMR将升高,一般说来,体温每升高1℃,基础代谢率可升高13%。

四、康复治疗对代谢的影响

康复治疗会对代谢产生影响,尤其是康复治疗中的运动疗法。了解人体内3种能量系统的特性以及能量代谢对运动的反应便于理解康复治疗对代谢的影响。

(一)人体内3种能量系统

1. ATP-CP系统　人体中磷酸原系统供能的绝对值虽然不大,能维持的时间也很短,由于其能快速动用,因此它在供能系统中的重要意义在于能量的快速可动用性,不仅短距离跑(40~60 m疾跑)、跳、投、旋转、冲刺或其他需要在几秒内完成的技术,全部依靠ATP-CP储备为其主要能源,其他项目在开始时也得依靠它提供直接能源。研究证明,运动员磷酸原系统供能能力较一般人强,因而在完成需O_2量相同的短时间的剧烈工作时,运动员血乳酸出现比一般人迟。

2. 乳酸能系统　乳酸能系统是机体处于缺氧情况下的主要能量来源,机体的乳酸能系统的能力,可由机体负乳酸氧债的能力来衡量。血乳酸水平是衡量乳酸能系统能力的最常用指标,专门的“无氧训练”能提高人体乳酸能系统供能能力。但乳酸能系统对人体的能量供应,仍然是很重要的,其重要性同ATP-CP系统一样,是在暂时缺O_2的情况下,能快速供应能量。如在1~3 min内以最大速度完成的运动，如400 m或800 m跑，是依靠乳酸能系统大量地供给能量的。

3. 有氧氧化系统 有氧氧化系统是指糖或脂肪在O_2的参与下，分解为H_2O和CO_2，同时生成大量能量，使ADP再合成ATP。有氧氧化系统除生成丰富的ATP外，且不生成乳酸这类导致疲劳的副产物。有氧氧化系统是进行长时间耐力活动的主要供能系统。如马拉松跑一般要持续2.5 h左右，约需150 mol ATP，输出这么多ATP，持续时间这么长，所以可能是因为大量的糖、脂肪和O_2很快地被利用，而避免了过早疲劳运动状态下的能量代谢。

（二）能量代谢对急性运动的反应

1. 急性运动时的无氧代谢 急性运动时的开始是ATP的分解供能及补充分解：分解时ATP→ADP+Pi+E，每克分子ATP：29.26～50.16 kJ（7～12 kcal）；ATP一旦被分解，便迅速补充CP+ADP→C+ATP肌肉中CP的再合成则要靠三大能源物质的分解供能。ATP具有储备及输出功率，肌肉中ATP含量为6 mmol/kg肌，最大输出功率为11.2 mmol ATP/kg/s，启动极为迅速。ATP储量有限，运动中ATP消耗后的补充速度成为影响运动能力的重要因素。开始阶段主要来源于ATP、CP的分解，若运动维持足够的强度，呼吸和循环系统的动员一旦不能满足运动骨骼肌对氧的需求，酵解系统逐渐占据能量供应的主导地位。

2. 急性运动时的有氧代谢 运动刚开始的短时间内，由于呼吸循环的反射调节相对迟缓，氧在体内的运输相对滞后，所以摄氧量在短时间内呈上升趋势，这一阶段的供能主要来源于无氧代谢。继续运动，强度小于无氧阈时，呼吸和循环的动员能够满足运动骨骼肌对氧的需求，有氧代谢开始占据主导地位。有氧代谢：

$$\left.\begin{matrix}\text{糖}\\\text{脂肪}\\\text{蛋白质}\end{matrix}\right\}+ADP+Pi+O_2\rightarrow CO_2+H_2O+ATP$$

其特点是供能速度慢；所需能源为糖、脂肪、蛋白质；没有导致疲劳的副产物，用于耐力或长时间的活动。

3. 急性运动中能量代谢的整合 运动模式、运动持续时间、运动强度不同，三个供能系统在总体能量供应中所占比例不同，于是有了能量统一体理论的概念，即运动生理学把完成不同类型的运动项目所需能量之间，以及各能量系统供应的途径之间相互联系所形成整体，称为能量统一体。

（三）能量代谢对慢性运动的适应

有氧和无氧代谢能力除取决于能量物质储备外，能量代谢的调节能力及运动后恢复过程的代谢能力也很重要。慢性运动主要影响后两者。慢性运动可上调其主要能量代谢系统的酶活性，使急性运动对神经、激素的调节更加敏感，内环境变化时各器官系统的功能更加协调，同时加速能源物质以及各代谢系统的恢复。慢性运动对能量代谢的影响还可以用能量节省化反映，当机体在同等负荷运动下能够达到更大的功率输出或更高的摄氧量水平，表明机体的运动节省化程度提高。运动中能源物质的动员运动开始时机体首先分解肌糖原，持续运动5～10 min后，血糖开始参与供能。脂肪在安静时即为主要供能物质，在运动达30 min左右时，其输出功率达最大。蛋白质在运动中作为能源供能时，通常发生在持续30 min以上的耐力项目。

（四）肌肉活动时影响能量代谢的因素分析

1. 最大强度的短时间运动 最大强度的运动必须启动能量输出功率最快的磷酸原系统。

2. 中、低强度的长时间运动 运动的前期以启动糖有氧氧化供能为主，后期随着糖的消耗程度增加而逐渐过渡到以脂肪氧化供能为主。

3. 递增速度的力竭性运动 运动开始阶段，由于运动强度小，能耗速率低，有氧氧化系统能量输出能满足其需要，故启动有氧氧化系统（主要是糖氧化分解）。随着运动负荷的逐渐增大，当有氧供能达到最大输出功率,仍不能满足因负荷增大而对 ATP 的消耗时,必然导致 ATP 与 ADP 比值明显下降,此时必然动用输出功率更大的无氧供能系统。

4. 强度变换的持续性运动　以有氧供能为基础的混合性一类运动。其特点是以 CP 供能快速完成技战术的配合,间歇时靠有氧能力及时恢复的持续性运动,运动中乳酸能参与的比例较小。

运动与糖尿病、肥胖密切相关。糖尿病和肥胖症的基本特征是能量代谢异常。运动在糖尿病和肥胖康复治疗中的作用和地位已经得到普遍公认。

第二节　体温

一、人体的正常体温及其生理性波动

(一)体温的正常值

1. 体温及其恒定的生理意义　动物的机体都具有一定的温度,即为体温。体温又分为核心温度和表层温度 2 个层面。临床上所说的体温通常是指机体深部的平均温度,即体核温度。人的体温是相对恒定的。体温的恒定是内环境稳态的重要指标之一,是保证机体新陈代谢和一切生命活动正常进行的必要条件。机体的新陈代谢都是以体内复杂的酶促反应为基础的,而酶类必须在适宜的温度条件才能充分发挥作用。体温过低或过高都会降低酶的生物活性,如体温上升到 40 ~ 41 ℃时会出现神经系统功能障碍,超过 42 ~ 43 ℃时,将导致生命危险或死亡。当体温下降到 22 ~ 23 ℃时,代谢过程极度缓慢,亦有生命危险。

2. 体温的正常值　由于机体的深部温度不易测定,所以临床上常用直肠、口腔和腋窝的温度来反映体温。其中直肠温度最高,正常值为 36.9 ~ 37.9 ℃,比较接近机体深部的温度,测量时需将温度计插入直肠 6 cm 以上;口腔温度(舌下温度)为 36.7 ~ 37.7 ℃,测量方便且较准确,但对于不能配合的患者,如哭闹的儿童及昏迷的患者则不适用;腋窝温度为 36.0 ~ 37.4 ℃,由于腋窝皮肤表面温度较低,不能准确反映体温,测量时至少需要持续 10 min 左右,并且要保持腋窝处干燥。

(二)体温的生理波动

在生理情况下,体温可随昼夜、年龄、性别、肌肉活动和精神等因素的影响而发生一定幅度的变化。

1. 昼夜的变化　体温在昼夜间呈现周期性波动,清晨 2 ~ 6 时体温最低,午后 1 ~ 6 时体温最高。但波动幅度一般不超过 1 ℃。体温的昼夜节律是由一种内在的生物节律所控制,而与机体的精神或肌肉活动状态等没有直接因果关系。

2. 性别的影响　在相同状态下,成年男性和女性体温略有差别,成年女性的体温平均高于男性 0.3 ℃。此外,女性的基础体温随月经周期发生规律性变化:排卵前期较低,排卵日最低,排卵后期又升高(图 9-2)。因此,通过每天测定成年女性的基础体温有助于了解有无排卵和排卵日期。女性这种随月经周期出现的体温周期性变化,可能与体内孕激素水平周期性变化有关。

3. 年龄的影响　新生儿和幼儿体温略高于成人,老年人又略低于成人。新生儿特别是早产儿,由于体温的调节中枢尚未发育完善,调节能力较差,其体温易受环境温度影响而发生较大波动,因此要加强护理,注意保持适宜的室温。

4. 肌肉活动　肌肉活动时代谢加强,产热量明显增加,可使体温升高。所以,临床上测定体温之前应先让患者安静休息一段时间后再测。

此外,情绪激动、精神紧张和进食等都使体温升高,环境温度的变化对体温也有影响,在测定体温时应考虑这些因素；许多麻醉药可抑制体温调节中枢或影响其传入途径的活动，从而使体温降低，所以对于麻醉手术的患者，在术中和术后都应注意体温保护。

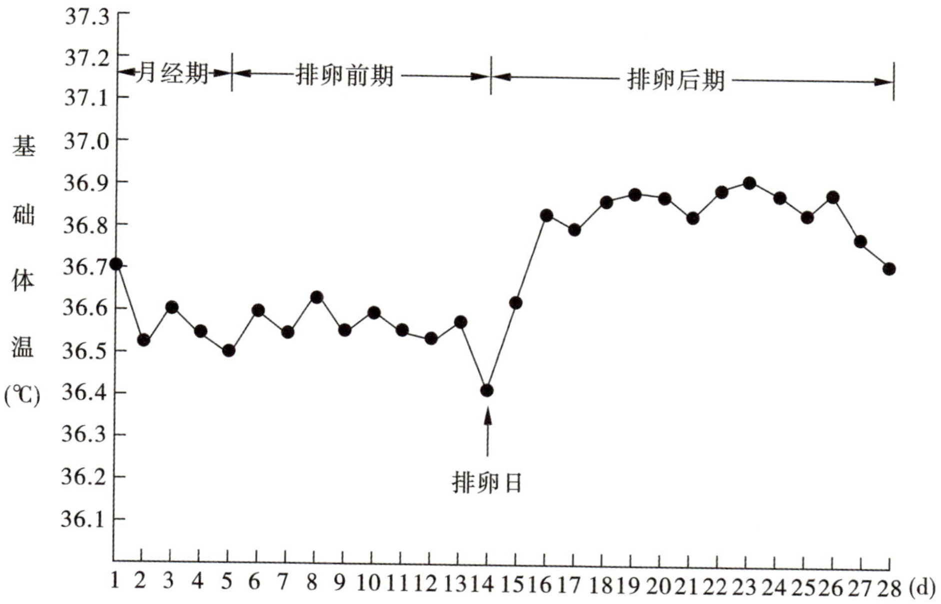

图 9-2　女性月经周期中的基础体温变化

二、产热机制与散热机制

正常机体温度之所以能维持相对稳定，是因为在体温调节中枢的控制下，机体的产热和散热 2 个生理过程保持动态平衡的结果。

（一）产热过程

体内的热量来源于各组织器官的分解代谢。由于各组织器官的代谢水平不同，产热量有很大差异（表 9-2）。安静状态时，主要的产热器官是内脏，其中肝脏产热量最大。机体运动或劳动时，骨骼肌成为主要的产热器官，其产热量可达产热总量的 90% 左右。当机体处于寒冷环境中，为防止体温下降，主要通过战栗产热（战栗是指在寒冷环境中骨骼肌发生不随意的节律性收缩，其特点是屈肌和伸肌同时收缩，所以不做外功，但产热量很高）。

表 9-2　几种组织在安静和活动时的产热量百分比

组织	占体重的百分比 /%	产热量/%	
		安静状态	运动状态
脑	2.5	16	1
内脏	34	56	8
肌肉、皮肤	56	18	90
其他	7.5	10	1

组织器官代谢水平的高低，直接影响产热量多少，凡能提高组织器官代谢水平的因素都能增加机体产热量，如甲状腺激素和肾上腺髓质激素以及交感神经兴奋，都能提高组织器官代谢水平，使

产热量增加。

(二)散热过程

机体主要散热部位是皮肤。当环境温度低于人的体表温度时,大部分体热可以通过皮肤的辐射、传导和对流等方式向外界散发。还有一小部分热量通过肺、肾和消化道等途径,随呼出气、尿、粪等排泄物而散发到体外。当环境温度高于体表温度时,则通过蒸发散热来发散体热。

1. 散热方式

(1)辐射散热　辐射散热是指体热以热射线的形式传给外界较冷物体的一种散热方式。首先,辐射散热量的多少主要取决于皮肤与周围环境的温度差,当皮肤温度高于环境温度时,温度差值越大,散热量就越多;反之,如果环境温度高于皮肤温度,则机体不仅不能散热,反而会吸收周围的热量。其次,辐射散热取决于机体的有效散热面积,有效散热面积越大,散热量也就越多。

(2)传导散热　传导散热是指机体的热量直接传给予机体接触的较冷物体的一种散热方式。其散热量的多少与物体接触面积、温度差和物体的导热性能有关。冰的导热性能好,临床上根据传导散热的原理,常用冰袋、冰帽给高热患者降温。

(3)对流散热　对流散热是通过气体流动来交换热量的一种散热方式。当人体周围空气温度低于体表温度时,人体的热量传给周围的空气,并通过空气的不断流动将体热带走。实质上,对流散热是传导散热的一种特殊方式。对流散热量的多少受温差和风速的影响,风速越大,对流散热量越多。风速越小,对流散热量也越少。棉毛衣服之所以能御寒,是因为棉毛纤维间空气不易流通,减少对流而利于保暖。

以上三种散热方式只有在体表温度高于环境温度时才能进行,当环境温度接近或高于体表温度时,蒸发便成了机体唯一有效的散热方式。

(4)蒸发散热　蒸发散热是通过体表水分的蒸发来散发热量的一种方式。体表每蒸发 1 g 水可散发热量 2.43 kJ,因此,体表水分的蒸发是一种很有效的散热方式。临床上对高热患者采用乙醇擦浴,通过乙醇的蒸发以达到降温的目的。蒸发散热分为不感蒸发(又称不显汗)和可感蒸发(即发汗)两种。

不感蒸发是指水分直接透出皮肤和黏膜表面,在未聚成明显水滴之前便蒸发的一种散热形式,其中皮肤的水分蒸发又称不显汗,与汗腺的活动无关。每天的不感蒸发量约 1 000 mL。

可感蒸发又称发汗,是指通过汗腺分泌的汗液,在皮肤表面以汗滴的形式蒸发的一种散热方式。当环境温度高于体表温度或剧烈运动时,发汗是机体最有效的散热方式。发汗速度受环境温度和湿度的影响。环境温度越高,发汗速度越快。人若在高温环境中停留时间过长,发汗速度会因汗腺疲劳而减慢,体热不能及时散发,导致体温骤升,容易发生中暑。环境湿度过高时,汗液不易蒸发,体热就不易散失,结果会反射性地引起大量出汗。临床上可通过发汗散热来降低体温,如服用解热药等。

2. 散热过程的调控

(1)皮肤循环的调节　在辐射、传导、对流等直接散热过程中,皮肤与外界之间的温差起着决定性作用。机体通过交感神经控制皮肤血管口径以调节皮肤血流量,从而改变皮肤温度。在寒冷环境中,交感神经活动增强,皮肤血管收缩,血流量减少,皮肤温度下降,散热量减少;在炎热环境中,交感神经活动减弱,皮肤血管舒张,动-静脉吻合支也开放,血流量增加,皮肤温度升高,散热作用也增强。

(2)汗腺活动的调节　发汗是一种反射性活动,最主要的发汗中枢位于下丘脑。温热刺激和精神紧张都能引起发汗,分别称为温热性发汗和精神性发汗。温热性发汗见于全身各处,主要参与体温调节;精神性发汗主要见于手掌、足和前额等部位,与体温调节关系不大。

汗液的成分中水占99%以上，固体成分不足1%。在固体成分中，大部分是氯化钠，汗液中氯化钠浓度一般低于血浆，因此汗液是低渗溶液，当大量出汗时，可造成机体高渗性脱水。

三、体温调节

体温调节是通过一系列生理活动使产热和散热达到平衡，包括自主性体温调节和行为性体温调节。通过增减皮肤的血流量、发汗、战栗等生理调节反应来实现的，即为自主性体温调节，是体温调节的基础(图9-3)。另一方面，机体在不同环境中的姿势和行为，特别是人为的保温或降温所采取的措施，如增减衣服等，则称行为性体温调节。行为性体温调节是有意识的，是对自主性体温调节的补充。下面主要讨论自主性体温调节。

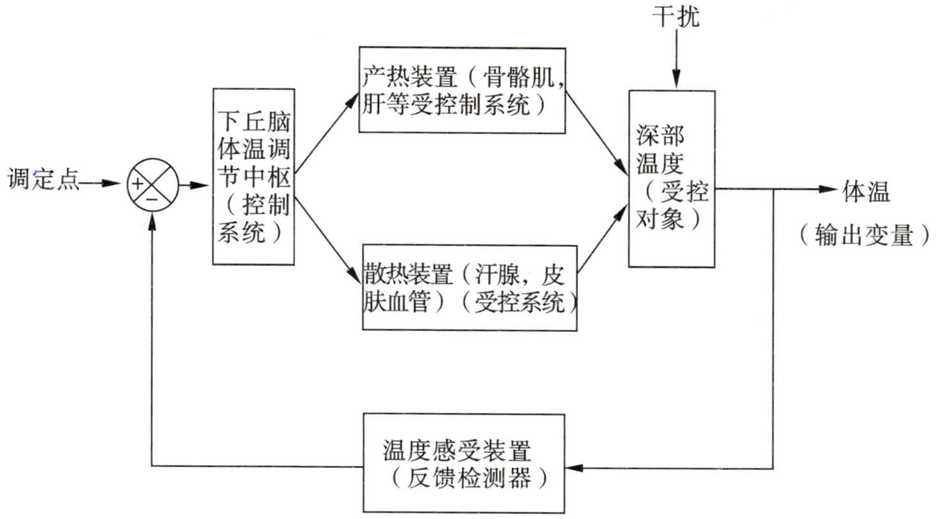

图9-3　自主性体温调节机构

（一）温度感受器

温度感受器可根据存在部位不同，分为外周温度感受器和中枢温度感受器两种。

1. 外周温度感受器　外周温度感受器分布于皮肤、黏膜和内脏中，包括热觉感受器和冷觉感受器两种。它们的传入冲动频率在一定范围内能灵敏反映温度的变化，对机体外周部位的温度起监测作用。其传入冲动到达中枢后，除产生温度感觉外，还能引起体温调节反应。在体温调节中，冷觉感受器起主要作用。

2. 中枢温度感受器　指分布在脊髓、延髓、脑干网状结构和下丘脑中与体温调节有关的温度敏感神经元。当温度升高时冲动发放增加的神经元称热敏神经元；温度降低时冲动发放增加的则称冷敏神经元。在视前区-下丘脑前部(PO/AH)主要为热敏神经元。中枢温度感受器感受血液温度的变化，并通过一定的神经联系，将冲动传到体温调节中枢。

（二）体温调节中枢

具有体温调节作用的中枢结构广泛存在于中枢神经系统各级部位。但动物实验证明，体温调节的基本中枢位于下丘脑。视前区-下丘脑前部的温度敏感神经元既能感受局部脑组织温度的变化，又能对由其他途径传入的温度变化信息做整合处理，所以，视前区-下丘脑前部被认为是体温调节中枢整合机构的中心部位。

(三)体温调节机制

对于正常人的体温能够保持在37 ℃左右的机制,有学者提出了体温调定点学说。该学说认为,体温调节与恒温器相类似。视前区-下丘脑前部的温度敏感神经元对温热刺微的感受有一定阈值,正常阈值为37 ℃,起调定点的作用。调定点的高低决定着机体的体温。当体温超过37 ℃时,热敏神经元发放冲动频率增加,引起散热增多,表现为皮肤血管扩张、出汗,产热减少,使体温回降到37 ℃。当体温低于37 ℃时,冷敏神经元发放冲动频率增加,热敏神经元活动减弱,引起产热增多,如甲状腺激素分泌增多以提高能量代谢水平、肌紧张增强、出现战栗;而散热则减少,如皮肤血管收缩、汗腺分泌停止等,使体温回升到37 ℃。通过调节产热和散热过程,使体温维持在37 ℃水平。

在正常情况下,调定点的变动范围很窄,但也可因生理活动或病理反应发生一定的改变。如细菌感染导致发热,致热原可使热敏和冷敏两类神经元活动改变,调定点上移(如38 ℃)。调定点上移后,产热与散热过程将在较高的水平(38 ℃)上达到平衡。解热镇痛药的作用机制,就是使调定点下降,从而使体温恢复到正常水平。

本章小结

机体物质代谢过程中所伴随能量的释放、转移、储存和利用的过程称为能量代谢。机体的能量主要来源于糖。基础状态下的能量代谢称为基础代谢,单位时间内的基础代谢称为基础代谢率。体温是指机体深部的平均温度,正常体温:直肠温度>口腔温度>腋窝温度。人体体温的相对恒定,是在体温调节中枢的参与下,机体产热与散热动态平衡的结果。安静时产热的主要器官是内脏,活动时产热的主要器官是骨骼肌。主要的散热器官是皮肤。体温调节的基本中枢是下丘脑,其中关键部位是PO/AH。

(刘　阳)

思考题

(一)单项选择题

1. 机体内温度最高的部位是

A. 心　B. 肝　C. 脑　D. 肾　E. 直肠

2. 对能量代谢影响最为显著的是

A. 寒冷　B. 高温　C. 肌肉运动　D. 精神活动　E. 进食

3. 下列各部体温由高到低的顺序应是

A. 直肠、腋窝、口腔　B. 直肠、口腔、腋窝　C. 口腔、腋窝、直肠　D. 腋窝、直肠、口腔　E. 腋窝、口腔、直肠

4. 关于体温的生理变动,错误的是

A. 昼夜变动不超过1 ℃　B. 女子排卵后体温升高　C. 老年人体温低于年轻人　D. 儿童体温低于成年人　E. 剧烈运动时体温升高

5. 在室温低于30 ℃时,人体皮肤不感蒸发量每天为

A. 100～200 mL　B. 200～400 mL　C. 400～600 mL　D. 600～800 mL　E. 800～1 000 mL

6. 体温调节的基本中枢位于

A. 脊髓　　B. 中脑　　C. 延髓

D. 视前区–下丘脑前部　　E. 大脑皮质

(二)简答题

在康复治疗过程中如何运用本章节内容？

第十章

泌尿系统

★**教学目标**

1. 掌握：肾的结构、形态、位置和被膜层次；尿的生成过程；尿液的浓缩和稀释；排尿反射及排尿调节；康复治疗对泌尿活动的影响。

2. 熟悉：输尿管、膀胱、尿道的结构；尿液的化学成分及理化性质。

3. 了解：泌尿系统的组成；尿道。

4. 通过对本章泌尿系统的学习，能够为后续的医学学习奠定良好的知识基础。

泌尿系统由肾脏、输尿管、膀胱和尿道组成。肾脏是生成尿液的器官，尿液经输尿管输送至膀胱，膀胱是机体暂时储存尿液的部位，当膀胱中尿液到达一定容量后，人体产生尿意，经排尿活动，将尿液经尿道排出体外（图 10–1）。

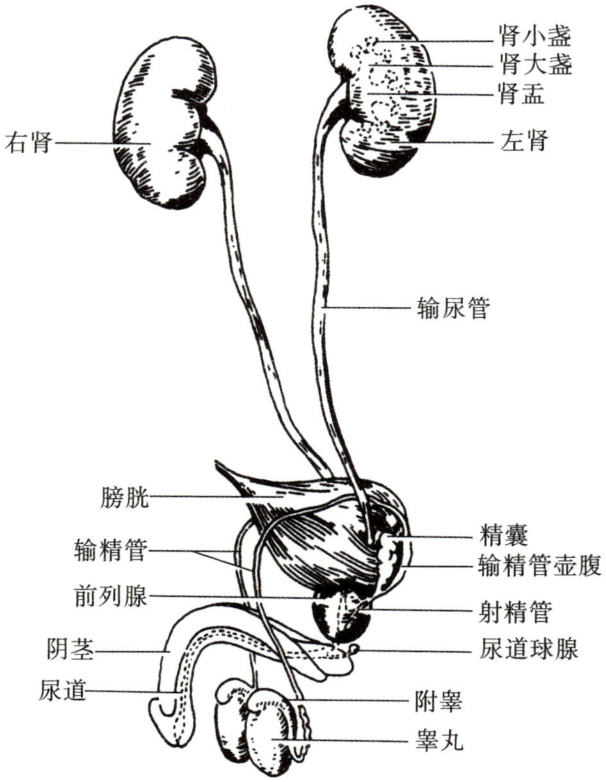

图 10–1 男性泌尿生殖系统概观

★问题思考

患者，男，50岁，不慎跌倒，右后腰部撞击于一个水泥坎上致伤，伤后患者感觉疼痛较严重，心慌、出汗，由旁人立即护送到医院。入院检查：急性面容，面色苍白，右肾区饱满，压痛明显，无反跳痛及肌紧张。血常规检查示血红蛋白9.4 g/L，血细胞数下降；尿常规检查示镜下血尿。B超示右肾轮廓不清，肾周少量积液。干预措施：结合医嘱给予吸氧治疗，严密观察患者的生命体征，并告知卧床休息，时刻观察患者尿色及尿量。结合康复治疗师的康复评定进行周期性的物理治疗和心理治疗，鼓励患者补充足量高热量、高蛋白、丰富维生素的饮食。结果：3个月后，患者的症状明显好转。

问题与思考：

1. 肾的结构是什么？

2. 康复治疗如何对肾部疾病进行评定和治疗？

第一节　尿的生成

一、肾

（一）肾的位置和形态

肾是实质性器官，左、右各一，位于腹后壁，形似蚕豆。肾长8～14 cm、宽5～7 cm、厚3～5 cm，重量134～148 g。因受肝的挤压，右肾低于左肾1～2 cm。肾分内、外侧两缘、前、后两面及上、下两端。肾的前面凸向前外侧，后面较平，紧贴腹后壁。上端宽而薄，下端窄而厚。内侧缘中部的凹陷称肾门，为肾的血管、神经、淋巴管及肾盂出入的门户。出入肾门的结构为结缔组织所包裹称肾蒂。因下腔静脉靠近右肾，故右肾蒂较左肾蒂短。肾蒂内各结构的排列关系，自前向后顺序为肾静脉、肾动脉和肾盂末端；自上向下顺序为肾动脉、肾静脉和肾盂。由肾门伸入肾实质的腔隙称肾窦，容纳肾血管、肾小盏、肾大盏、肾盂和脂肪等结构（图10-2）。

（二）肾的被膜

肾表面被覆有3层被膜，由内向外依次为纤维囊、脂肪囊和肾筋膜。

1. 纤维囊　包裹于肾表面，为致密的薄层结缔组织。正常情况下与肾连接疏松，易于剥离；如剥离困难为病理现象。

2. 脂肪囊　临床上又称肾床，是位于纤维囊外周、包裹肾的脂肪层。脂肪经肾门进入肾窦，填充于各结构间。临床上作肾囊封闭就是将药液注入脂肪囊内。

3. 肾筋膜　位于脂肪囊的外面，分前、后两层，分别从前、后方包裹肾和肾上腺并以结缔组织纤维，穿过脂肪囊与纤维囊相连，有保护和固定肾的作用。在肾的内侧，前层覆于肾血管前面并与对侧前层相移行；后层经肾血管和输尿管后方与腰大肌筋膜汇合，向内附于椎体前面。在肾的下方前、后层分离，其间有输尿管通过。当腹壁肌力较弱、肾周脂肪减少、肾的固定结构薄弱时，可产生肾下垂或游走肾。

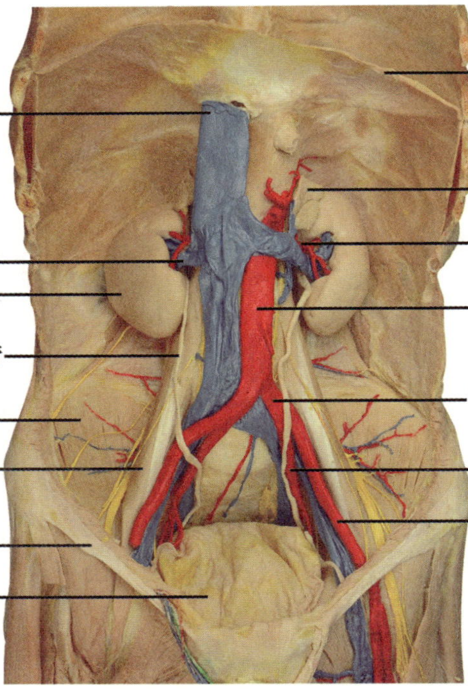

图 10-2　肾和输尿管的位置

（三）肾的剖面结构

肾的冠状切面观，肾实质分为肾皮质和肾髓质。肾皮质主要位于肾实质的浅层，厚 1.0 ~ 1.5 cm，富含血管，新鲜标本为红褐色，并可见许多红色点状细小颗粒，由肾小体与肾小管组成。肾髓质位于肾实质深部，色淡红，约占肾实质厚度的 2/3，由 15 ~ 20 个呈圆锥形的肾锥体构成。肾锥体的底朝皮质、尖向肾窦，光滑致密，有许多颜色较深、呈放射状的条纹。肾锥体的条纹由肾直小管和血管平行排列形成。2 ~ 3 个肾锥体尖端合并成肾乳头，突入肾小盏，每个肾有 7 ~ 12 个肾乳头，肾乳头顶端有许多小孔称乳头孔，终尿经乳头孔流入肾小盏内。伸入肾锥体之间的肾皮质称肾柱。

肾小盏呈漏斗形，共有 7 ~ 8 个，其边缘包绕肾乳头，承接排出的尿液。在肾窦内，2 ~ 3 个肾小盏合成1 个肾大盏，再由 2 ~ 3 个肾大盏汇合形成肾盂。肾盂出肾门后向下弯行，逐渐变细移行为输尿管（图 10-3）。

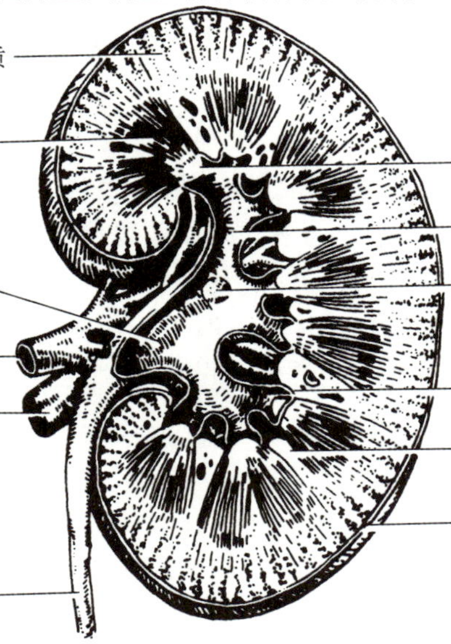

图 10-3　肾的冠状切面

（四）肾的微细结构

肾实质主要由肾单位和集合管组成，其间有少量结缔组织、血管和神经等构成肾间质（图 10–4）。

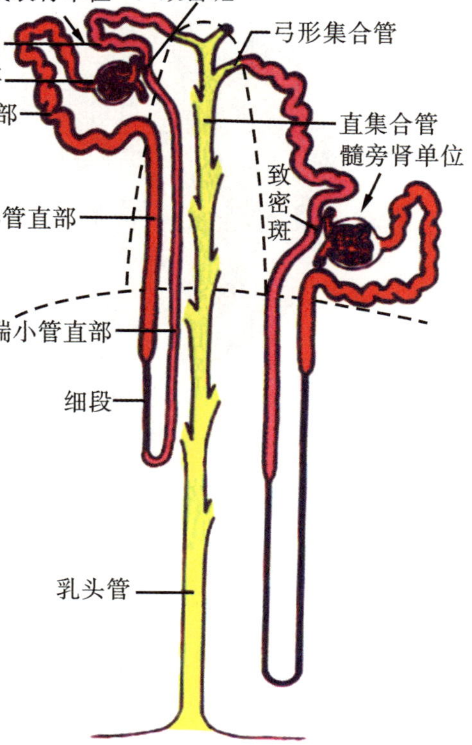

图 10–4　肾微细结构示意图

1. 肾单位 肾单位是肾生成尿液的结构和功能的基本单位，由肾小体和肾小管两部分组成，每个肾约 100 万个以上的肾单位，对尿液的浓缩起重要作用。

（1）肾小体　呈球形，又称肾小球，由血管球和肾小囊组成（图 10–5），主要作用是滤过血液形成原尿。肾小体有两极，微动脉出入的一端为血管极；与近端小管相连的一端为尿极。

血管球由入球微动脉从血管极进入肾小囊内分支盘曲而成，后汇集成出球微动脉从血管极离开紧小囊。血管球为有孔毛细血管，有利于滤过功能。肾小囊是肾小管起始部膨大凹陷而成的双层囊，包裹血管球。肾小囊分脏、壁两层，两层之间的腔隙为肾小囊腔，与近端小管曲部相通。壁层为单层扁平上皮，脏层由贴附在毛细血管基膜外面的足细胞构成。足细胞体积较大，从胞体伸出的突起互相嵌插成栅栏状，紧贴在毛细血管基膜外面。突起间的裂隙称裂孔，孔上覆盖一层极薄的裂孔膜。

血液流经血管球毛细血管时，血浆内小分子物质经有孔内皮、基膜和足细胞裂孔膜滤入肾小囊腔，这 3 层结构称为滤过膜，亦称滤过屏障。滤入肾小囊腔的滤液称原尿，除不含大分子的蛋白质外，其成分与血浆相似。

（2）肾小管　分为近端小管、细段和远端小管三部分，有重吸收原尿和排泄等作用。

近端小管与肾小囊相连，是肾小管中最长最粗的一段，约占肾小管总长的一半，分曲部和直部两段。近端小管的主要功能是重吸收，原尿中几乎所有葡萄糖、氨基酸、蛋白质以及大部分水、离子和尿素等被重新吸收。近端小管还能向管腔内分泌 H^+、NH_3、肌酸和马尿酸等代谢产物。

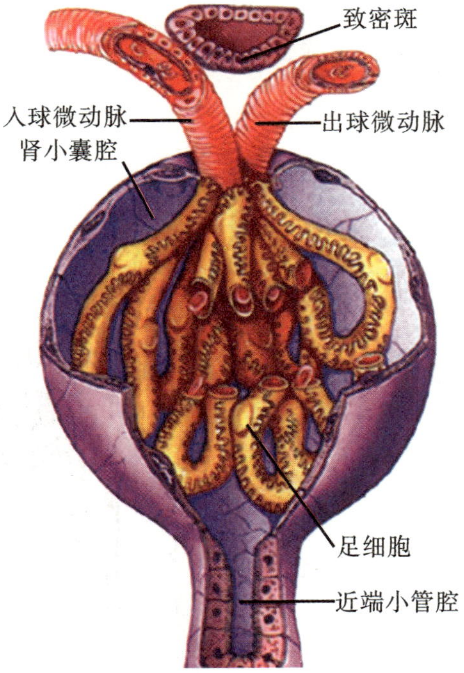

图 10-5　肾小球示意图

细段管径细，有利于水和离子通过。

远端小管管腔大而规则，包括直部和曲部。远端小管曲部是离子交换的重要部位，能吸收水、Na^+和排出 K^+、H^+、NH_3 等，对维持体液的酸碱平衡有重要作用。

近端小管直部、细段和远端小管直部共同构成的 U 形襻样结构称袢襻。远端小管直部离开髓放线或肾锥体，盘曲行走于肾小体周围，形成远端小管曲部，最后汇入集合管。

2. 集合管　集合管由弓形集合管、直集合管和乳头管构成，开口于肾乳头（图 10-4）。集合管能进一步重吸收水和交换离子。

成人两侧肾 24 小时可形成约 180 L 的原尿，经过肾小管和集合管后，绝大部分水、营养物质和无机盐被重吸收，部分离子进行了交换，排出了某些代谢产物，最后形成的液体称终尿。成人每天排出终尿 1 ~2 L，仅占原尿的 1 % 左右。

3. 球旁器　球旁器由球旁细胞和致密斑等组成（图 10-5）。

（1）球旁细胞　入球微动脉行至近肾小体血管极处，其血管壁中膜的平滑肌细胞转变为上皮样细胞，称为球旁细胞。其功能是分泌肾素。

（2）致密斑　靠近肾小体侧的远曲小管曲部上皮细胞增高、变窄而形成的细胞密集区，致密斑是一种离子感受器，能感受远端小管内 Na^+浓度变化，调节球旁细胞分泌肾素。

（3）球外系膜细胞　位于致密斑、入球和出球微动脉组成的三角区内。与球旁细胞、球内系膜细胞之间有缝隙连接，起信息传递作用。

二、尿的生成过程

尿生成指肾小球毛细血管网内的血浆成分向肾小囊腔滤过。滤过的动力是肾小球的有效滤过压，滤过的结构基础是滤过膜，由肾小球毛细血管的内皮细胞、基膜和肾小囊脏层上皮细胞（又称足细胞）构成。滤过膜的结构像多层筛，具有一定的通透性又构成滤过膜的机械屏障，限制大分子物质通过。

尿生成基本过程包括肾小球滤过、肾小管和集合管重吸收、肾小管和集合管分泌与排泄三个基本步骤。

(一)肾小球滤过

肾小球滤过是指当血液流经肾小球毛细血管时，血浆中的水分、无机离子和小分子溶质通过滤过膜滤入肾小囊形成肾小球滤液(原尿)的过程。滤液除含极少量蛋白质外，其余各种成分的浓度、渗透压和酸碱度都与血浆接近。而血细胞和大分子血浆蛋白不能滤入肾小囊囊腔，仍存留于血液中。单位时间内(每分钟)两肾生成的超滤液量称为肾小球滤过率。据测定，正常成人的肾小球滤过率平均值为 125 mL/min。故每天两肾的肾小球滤过液的总量达 180 L。

(二)肾小管和集合管重吸收

当原尿流经肾小管和集合管时，其中的水分和各种溶质全部或部分地透过小管上皮细胞，重新进入周围毛细血管血液中的过程。由于肾小管各段和集合管的结构各有特点，故重吸收的能力差异很大。近端小管重吸收能力最强，原尿中的各种营养物质几乎全部在近端小管被吸收。此外，原尿中大部分水和电解质及部分尿素、尿酸等，也在该段被重吸收。

(三)肾小管和集合管分泌与排泄

肾小管和集合管上皮细胞将代谢产物或血液中的某些物质排入小管液中的过程称分泌与排泄过程。主要包括泌 H^+、泌 K^+、泌 NH_3。还可将血浆中的其他物质如肌酐、对氨基马尿酸等排入管腔。此外，进入体内的某些物质，如青霉素、酚红等，也主要通过肾小管排泄。以上这些物质的排泄大多在近端小管进行。

三、尿液的浓缩与稀释

尿液的排出量和渗透压可随体内液体量和渗透压的改变而发生大幅度的变化。正常人的尿液渗透压可在 50 ~ 1 200 mOsm(kg · H_2O)之间波动，表明肾有较强的浓缩和稀释尿液的能力。终尿的渗透压高于血浆渗透压，称为高渗尿；终尿的渗透压低于血浆渗透压，称为低渗尿。正常人每天尿量为 1 ~ 2 L。如果每天尿量超过 2.5 L，称为多尿；每天尿量少于 400 mL，称为少尿；每天尿量少于 100 mL，称为无尿。正常尿液的比重介于 1.012 ~ 1.025 之间，pH 值约为 6.5，呈弱酸性。

(一)尿液的浓缩机制

在失水、禁水等情况下，尿液可被浓缩，若终尿的渗透压高于血浆的渗透压，则称为高渗尿，终尿的渗透压可高达 1 200 mOsm/(kg · H_2O)。尿液的浓缩也发生在远端小管和集合管，是由于小管液中水的重吸收比率大大超过了溶质的重吸收。同其他部位一样，肾对水的重吸收方式是渗透，其动力来自肾髓质肾小管和集合管内外的渗透压梯度。用冰点降低法测定鼠肾组织的渗透压，发现肾皮质部的渗透压与血浆是相等的，由髓质外层向乳头部逐渐升高，内髓质部的渗透压为血浆渗透压的 4 倍(约 1 200 mOsm/L)。在不同动物的实验中观察发现，动物的肾髓质越厚，内髓质部的渗透压也越高，尿的浓缩能力也越强。如沙鼠肾可产生 20 倍于血浆渗透压的高渗尿。人类肾最多能生成 4 ~ 5 倍于血浆渗透压的高渗尿。可见，肾髓质渗透压梯度是尿浓缩的必要条件。

(二)尿液的稀释机制

终尿的渗透压如低于血浆的渗透压称为低渗尿，尿液的渗透压最低可至 50 mOsm/(kg · H_2O)。尿液的稀释主要发生在远端小管和集合管。如果机体内水过多而造成血浆晶体渗透压下降，可使血管升压素的释放被抑制，远曲小管和集合管对水的通透性很低，水不能被管吸收，而小管液中的 NaCl 继续被重吸收，特别是髓质部的集合管，故小管液的渗透压进一步降低形成低渗尿。

四、尿的化学成分与理化性质

尿由肾脏生成，经输尿管，膀胱排出的含有大量代谢终产物的液体。正常尿液的成分：96% ~ 97% 的水，1.8% 的尿素，0.05% 的尿酸和 1.1% 的无机盐，还有少量氨等非蛋白含氮物质、硫酸盐等。

正常尿液尿呈淡黄色，比重 1.015 ~ 1.025。尿的酸碱度受食物性质的影响，变动很大，pH 5.0 ~ 7.0，最大变动范围可达 pH 4.5 ~ 8.0，平均为 6.0。尿的渗透压介于 50 ~ 1 200 mOsm(kg · H_2O)，随尿量而异。每日尿量约 1 500 mL，其中 500 mL 为基本排水量，伴随代谢产物排出（每日尿量少于 400 mL，即为少尿），余为机动排水量，随进水量的增减而变动。

五、尿生成的调节

尿的生成有赖于肾小球的滤过作用与肾小管、集合管的重吸收和排泌作用。因此，机体对尿的生成的调节也就是通过对滤过作用和重吸收、排泌作用的调节来实现的。肾小管和集合管功能的调节包括肾内自身调节和神经、体液调节。

（一）肾内自身调节

肾内自身调节包括小管液中溶质浓度的影响、球-管平衡。

1. 小管液中溶质的浓度对肾小管功能的调节　小管液中溶质所呈现的渗透压，是对抗肾小管重吸收水分的力量。如果小管液溶质浓度很高，渗透压很大，就会妨碍肾小管特别是近端小管对水的重吸收。例如糖尿病患者的多尿，就是由于小管液中葡萄糖含量增多，肾小管不能将葡萄糖完全重吸收回血，小管液渗透压因而增高，结果妨碍了水的重吸收所造成的。临床上有时给患者使用肾小球滤过而又不被肾小管重吸收的物质，如甘露醇等，利用它来提高小管液中溶质的浓度，借以达到利尿和消除水肿的目的，这种利尿方式称为渗透性利尿。

2. 球-管平衡　近端小管对溶质和水的重吸收量不是固定不变的，而是随肾小球滤过率的变动而发生变化。肾小球滤过率增大，滤液中的 Na^+ 和水的总含量增加。近端小管对 Na^+ 和水的重吸收率也提高；反之，肾小球滤过率减小，滤液中的 Na^+ 和水的总含量也减少，近端小管的 Na^+ 和水的重吸收率也相应地降低。不论肾小于滤过率或增或减，近球小管是定比重吸收的，即近球小管的重吸收率始终占肾小球滤过率的 65% ~ 70%（即重吸收百分率为 65% ~ 70%），这种现象称为球-管平衡。球-管平衡的生理意义在于使尿中排出的溶质和水不致因肾小管滤过率的增减而出现大幅度的变动。

（二）神经和体液调节

1. 交感神经系统　肾交感神经兴奋通过下列作用影响尿生成：①入球小动脉和出球小动脉收缩，而前者血管收缩比后者更明显，因此，肾小球毛细血管的血浆流量减少和肾小球毛细血管的血压下降，肾小球的有效滤过压下降，肾小球滤过率减少。②刺激近球小体中的颗粒细胞释放肾素，导致循环中的血管紧张素Ⅱ和醛固酮含量增加，增加肾小管对 Na^+ 和水的重吸收。③增加近球小管和髓袢对 Na^+、Cl^- 和水的重吸收。抑制肾交感神经活动则有相反的作用。

2. 抗利尿激素　抗利尿激素（antidiuretic hormone，ADH）又称血管升压素（vasopressin，AVP），它是下丘脑的视上核和室旁核分泌的一种激素，经下丘脑-垂体束被运输到神经垂体然后释放。它的作用主要是提高远曲小管和集合管上皮细胞对水的通透性，从而增加水的重吸收，使尿液浓缩，尿量减少（抗利尿）。此外，抗利尿激素也能增加髓袢升支粗段对 Na^+ 的主动重吸收和内髓部集合管对尿素的通透性，从而增加髓质组织间液的溶质压，提高髓质组织间液的渗透压，有利于尿液浓缩。

调节抗利尿激素的主要因素是血浆晶体渗透压、循环血量和动脉血压。血浆晶体渗透压的改变可明显影响抗利尿激素的分泌。大量发汗、严重呕吐或腹泻等情况使机体失水时，血浆晶体渗透压升高，可引起抗利尿激素分泌增多，使肾对水的重吸收活动明显增强，导致尿液浓缩和尿量减少。相反，大量饮清水后，尿液被稀释，尿量增加。如果饮用的是等渗盐水(0.9%氯化钠溶液)，则排尿量不出现饮清水后那样的变化。这种大量饮用清水后引起尿量增多的现象，称为水利尿，它是临床上用来检测肾稀释能力的一种常用的试验。循环血量的改变，能反射性地影响抗利尿激素的释放。血量过多时，左心房被扩张，刺激了容量感受器，传入冲动经迷走神经传入中枢，抑制了下丘脑-垂体后叶系统释放抗利尿激素，从而引起利尿，由于排出了过剩的水分，正常血量因而得到恢复。血量减少时，发生相反的变化。动脉血压升高，刺激颈动脉窦压力感受器，可反射性地抑制抗利尿激素的释放。

3. 肾素-血管紧张素-醛固酮系统　肾素主要是由近球小体中的颗粒细胞分泌的。它是一种蛋白水解酶，能催化血浆中的血管紧张素原使之生成血管紧张素Ⅰ(十肽)。血液和组织中，特别是肺组织中有血管紧张素转换酶，转换酶可使血管紧张素Ⅰ降解，生成血管紧张素Ⅱ(八肽)。

血管紧张素Ⅱ对尿生成的调节包括：①刺激醛固酮的合成和分泌；醛固酮可调节远曲小管和集合管上皮细胞的 Na^+ 和 K^+ 转运；②可直接刺激近球小管对 Na^+ 的重吸收，使尿中排出的 Na^+ 减少；③刺激垂体后叶释放抗利尿激素，因而增加远曲小管和集合管对水的重吸收，使尿量减少。

醛固酮是肾上腺皮质球状带分泌的一种激素。它对肾的作用是促进远曲小管和集合管重吸收 Na^+，从而重吸收增多，尿量减少。

醛固酮的分泌除了受血管紧张素调节外，血 K^+ 浓度升高和血 Na^+ 浓度降低，可直接刺激肾上腺皮质球状带增加醛固酮的分泌，导致保 Na^+ 排 K^+，从而维持了血 K^+ 和血 Na^+ 浓度的平衡。

第二节　排尿活动及其调节

尿的生成是个连续不断的过程。持续不断进入肾盂的尿液，由于压力差及肾盂的收缩而被送入输尿管。输尿管中的尿液则通过输尿管的周期性蠕动而被送入膀胱。膀胱的排尿是间歇地进行的。尿液在膀胱内储存并达到一定量时，才能引起反射性排尿动作，将尿液经尿道排出体外。

一、输尿管、膀胱、尿道

(一)输尿管

输尿管是位于腹膜外位的肌性管道。平第 2 腰椎上缘起自肾盂末端，终于膀胱。长 20 ~ 30 cm，管径平均 0.5 ~ 1.0 cm，最窄处口径只有 0.2 ~ 0.3 cm。全长可分为输尿管腹部、输尿管盆部和输尿管壁内部。

1. 输尿管腹部　输尿管腹部起自肾盂下端，经腰大肌前面下行至其中点附近，与髂血管交叉，达骨盆入口处移行为盆部。

2. 输尿管盆部　输尿管盆部自小骨盆上口处，经盆腔侧壁下行，达坐骨棘水平。男性输尿管走向前、内、下方，经直肠前外侧壁与膀胱后壁之间下行，在输精管后外方与之交叉，从膀胱底外上角向内下斜穿膀胱壁。女性输尿管经子宫颈外侧约 2.0 cm 处，从子宫动脉后下方绕过，行向下内至膀胱底穿入膀胱壁内。

3. 输尿管壁内部　输尿管壁内部是输尿管位于膀胱壁内、长约 1.5 cm 斜行的部分。当膀胱充盈时，膀胱内压的升高能使内部的管腔闭合，从而阻止尿液由膀胱向输尿管反流。

输尿管全程有三处狭窄:①上狭窄位于肾盂与输尿管移行处;②中狭窄位于小骨盆上口,输尿管跨过髂血管处;③下狭窄位于输尿管的壁内部。

(二)膀胱

膀胱是储存尿液的肌性囊状器官,其形状、大小、位置和壁的厚度随尿液充盈程度而异。通常正常成年人的膀胱容量平均为350~500 mL,超过500 mL时,因膀胱壁张力过大而产生疼痛。膀胱的最大容量为800 mL,新生儿膀胱容量约为成人的1/10,女性的容量小于男性,老年人因膀胱肌张力低而容量增大。

1.膀胱的形态　空虚的膀胱呈三棱锥体形,分尖、体、底和颈四部。膀胱尖朝向前上方;膀胱底朝向后下方,呈三角形。膀胱尖与底之间为膀胱体;膀胱的最下部称膀胱颈(图10-6)。

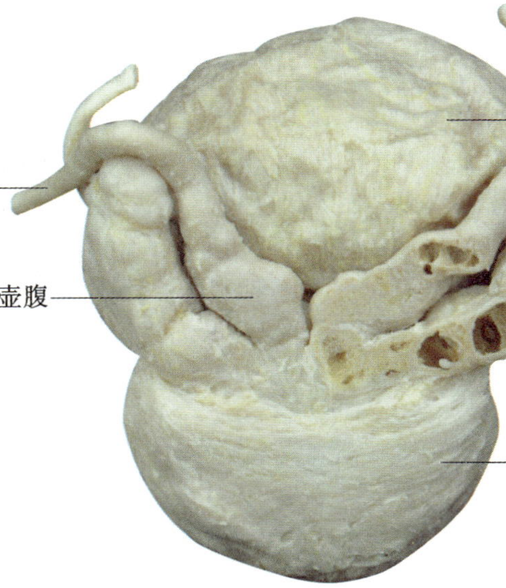

图10-6　膀胱后面观

2.膀胱的内部结构　膀胱内面被覆黏膜,当膀胱壁收缩时,黏膜聚集成皱襞称膀胱襞。而在膀胱底内面,有一个呈三角形的区域,位于左、右输尿管口和尿道内口之间,此处膀胱黏膜与肌层紧密连接,缺少黏膜下层组织,无论膀胱扩张或收缩,始终保持平滑,称膀胱三角。膀胱三角是肿瘤、结核和炎症的好发部位,膀胱镜检查时应特别注意。两个输尿管口之间的皱襞称输尿管间襞,膀胱镜下所见为一苍白带,是临床寻找输尿管口的标志。

3.膀胱的位置与毗邻　膀胱前方为耻骨联合,膀胱空虚时全部位于盆腔内,充盈时膀胱腹膜返折线可上移至耻骨联合上方,此时,可在耻骨联合上方行穿刺术,不会伤及腹膜和污染腹膜腔。新生儿膀胱的位置高于成年人,尿道内口在耻骨联合上缘水平。老年人的膀胱位置较低。

在男性,膀胱后面与精囊、输精管壶腹和直肠相邻,下面与前列腺相接;在女性,膀胱后面邻子宫和阴道,下邻接尿生殖膈。

(三)尿道

1.男性尿道　男性尿道兼有排尿和排精功能。起自膀胱的尿道内口,止于阴茎头的尿道外口,成人全长16~22 cm,管径0.5~0.7 cm,按行程分为前列腺部、膜部和海绵体部(图10-7)三部分。临床上将前列腺部和膜部合称后尿道,海绵体部称前尿道。

前列腺部为尿道穿经前列腺的部分,长约2.5 cm,有射精管和前列腺排泄管的开口。

膜部为尿道穿过尿生殖膈的部分,长约1.5 cm,周围有尿道膜部括约肌环绕,该肌为骨骼肌,有控制排尿的作用。膜部位置较固定，骨盆骨折时易损伤此部。

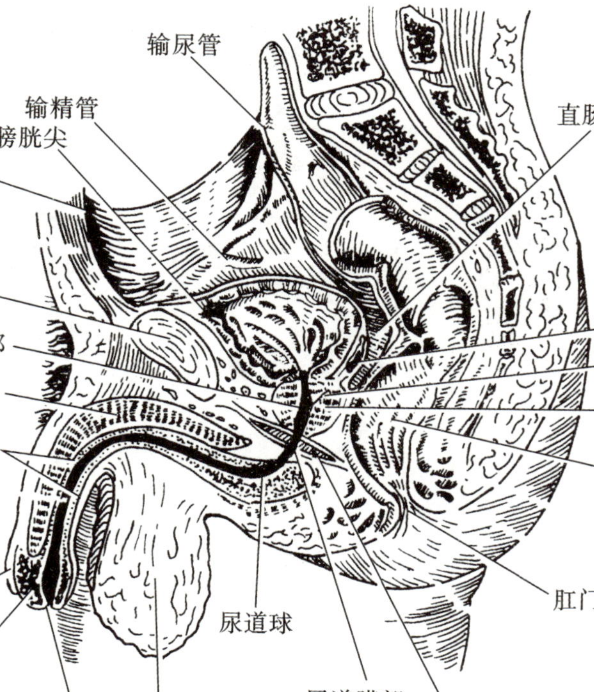

图 10-7　膀胱（男性盆腔正中矢状切面）

海绵体部为尿道穿经尿道海绵体的部分，长 12 ~ 17 cm，此部的起始段位于尿道球内，称尿道球部，尿道球腺开口于此。阴茎头内的尿道扩大，称尿道舟状窝。

男性尿道全程粗细不一，有三处狭窄、三处扩大和两个弯曲。三处狭窄分别是尿道内口、膜部和尿道外口，以尿道外口最窄；三处膨大分别是前列腺部、尿道球部和尿道舟状窝，以前列腺部最宽；两个弯曲是耻骨下弯和耻骨前弯。耻骨下弯位于耻骨联合后下方，凹向前上方，由尿道前列腺部、膜部和海绵体部的起始段围成，此弯曲固定不变；耻骨前弯位于耻骨联合前下方，凹向后下方，由于阴茎的自然下垂而成，将阴茎向上提起时，此弯曲即变直而消失。

2. 女性尿道　女性尿道仅有排尿功能，长 3 ~ 5 cm，直径约 0.6 cm。尿道内口约平耻骨联合后面中央或下部，女性低于男性。其走行向前下方，穿过尿生殖膈，开口于阴道前庭的尿道外口。女性尿道较男性短、宽而直，故易引起泌尿系统逆行性感染。

二、膀胱和尿道括约肌的神经支配

膀胱逼尿肌和内括约肌受交感神经和副交感神经支配。由 2 ~ 4 骶髓发出的盆神经中含副交感神经纤维，它的兴奋可使逼尿肌收缩、膀胱内括约肌松弛，促进排尿。交感神经纤维是由腰髓发出，经腹下神经到达膀胱。它的兴奋则使逼尿肌松弛、内括约肌收缩，阻抑尿的排放。但在排尿活动中交感神经的作用比较次要。

膀胱外括约肌受阴部神经（由骶髓发出的躯体神经）支配，它的兴奋可使外括约肌收缩。这一作用受意识控制。至于外括约肌的松弛，则是阴部神经活动的反射性抑制所造成的。

上述三种神经也含有传入纤维。膀胱充胀感觉的传入纤维在盆神经中；传导膀胱痛觉的纤维在腹下神经中；而传导尿道感觉的传入纤维在阴部神经中（图 10-8）。

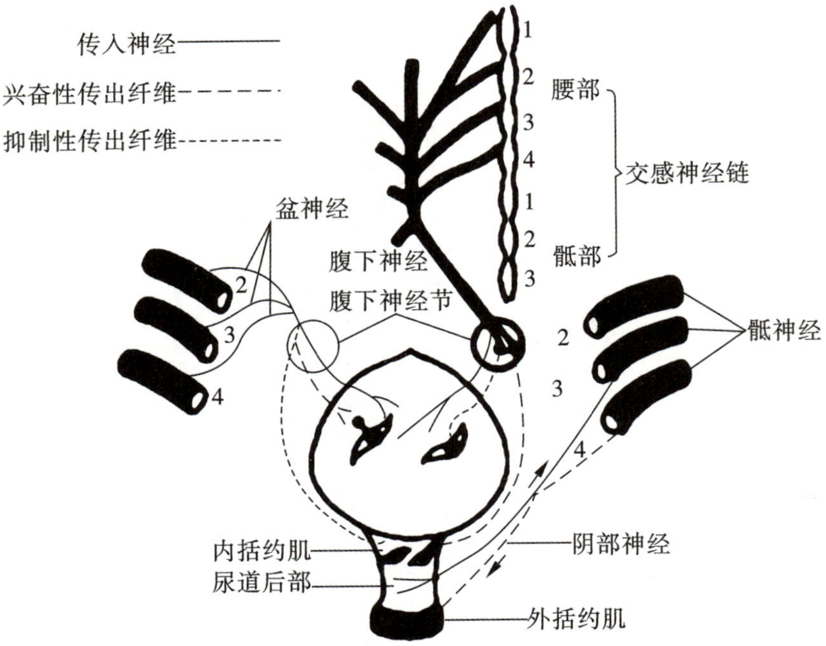

图 10-8　膀胱和尿道的神经支配

三、排尿反射和神经中枢对排尿的控制作用

在正常情况下，膀胱逼尿肌在副交感神经紧张冲动的影响下，处于轻度收缩状态，使膀胱内压经常保持在 0.98 kPa（10 cmH_2O），因为膀胱具有较大的伸展性，导致内压稍升高后可以很快回降。当尿量增加到 400～500 mL 时膀胱内压才超过 0.98 kPa（10 cmH_2O）而明显升高（图 10-9）。如果膀胱内尿量增加到 700 mL，膀胱内压随之增加至 3.43 kPa（35 cmH_2O）时，逼尿肌便出现节律性收缩，排尿欲也明显增加，但此时还可有意识地控制排尿。当膀胱内压达到 6.86 kPa（70 cm H_2O）以上时，便出现明显的痛感以致不得不排尿。

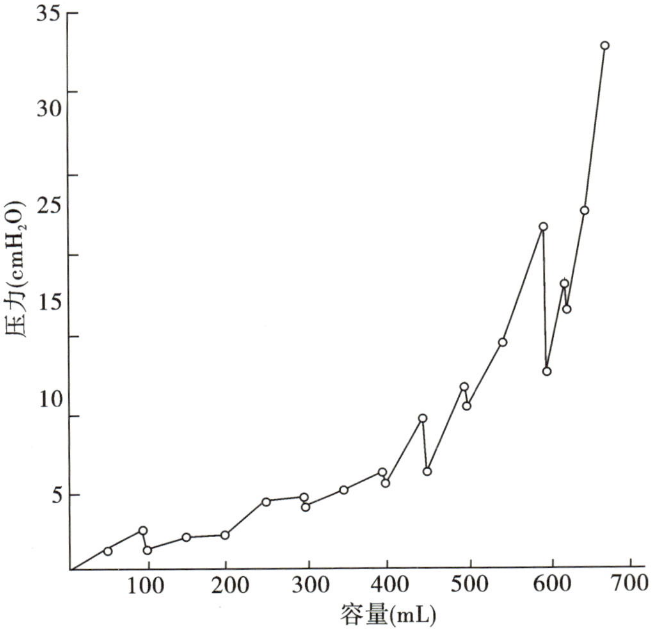

图 10-9　人膀胱充盈过程中膀胱容量与压力的关系

排尿活动是一种反射活动。当膀胱尿量充盈到一定程度时(400~500 mL),膀胱壁的牵张感受器受到刺激而兴奋。冲动沿盆神经传入,到达骶髓的排尿反射初级中枢;同时,冲动传至脑干和大脑皮质的排尿反射高位中枢,并产生排尿欲。排尿反射进行时,冲动沿盆神经传出,引起逼尿肌收缩、内括约肌松弛,于是尿液进入后尿道。这时尿液还可以刺激尿道的感受器,冲动沿阴部神经再次传到脊髓排尿中枢,进一步加强其活动,使外括约肌开放,于是尿液被强大的膀胱内压(可高达14.7 kPa)驱出。尿液对尿道的刺激可进一步反射性地加强排尿中枢活动。这是一种正反馈,它使排尿反射一再加强,直至尿液排完为止。

大脑皮质等排尿反射高级中枢能对脊髓初级中枢施加影响,以控制排尿反射活动。小儿大脑发育未臻完善,对初级中枢的控制能力较弱,所以小儿排尿次数多,且易发生在夜间遗尿现象。

排尿或贮尿任何一方发生障碍,均可出现排尿异常,临床上常见的有尿频,尿潴留和尿失禁。排放次数过多者称为尿频,常常是由于膀胱炎症或机械性刺激(如膀胱结石)而引起的。膀胱中尿液充盈过多而不能排出者称为尿潴留。

四、康复治疗对泌尿活动的影响

外伤以及手术创伤等原因导致的泌尿系统的疾病多表现为逼尿肌过度活动和膀胱顺应性下降,若处理不当,可以导致膀肌输尿管反流等上尿路损害。根据尿动力检查结果选择适当的综合康复治疗手段不但能有效地保护尿路功能,还能预防泌尿系感染等并发症的出现,也能通过相应的康复治疗手段改善患者膀胱尿道的感觉功能,逐步恢复逼尿肌收缩力,从而达到安全有效的储尿和排尿,从根本上提高患者的生活质量。

由于心理与生理的应激反应,创伤后患者极易引发负面情绪。患者出现负面情绪后情绪低落,不遵循医嘱等不配合医护人员的工作,从而影响患者手术治疗的顺利进行及术后的治疗效果。因此,在对泌尿系统疾病的患者进行治疗的过程中,其中术后的康复治疗也同样占有不可或缺的重要作用。患者经过康复治疗还能有效地防止以及预防并发症的发生情况,保证了患者在经过手术治疗后的康复治疗的质量,有效地提高了患者术后的康复治疗效果,从而大大提高了患者的满意度。

本章小结

泌尿系统由肾、输尿管、膀胱和尿道组成,其主要功能是排出体内新陈代谢产生的废物,维持体内体液的恒定和酸碱平衡。本章主要讲述了泌尿系统各器官的大体结构和微细结构,尿生成的三大基本过程、抗利尿激素和醛固酮对尿生成的调节、排尿反射等。

(李建华 朱丽娟)

思考题

(一)单项选择题

1. 形成尿液的器官是

A. 肾 B. 输尿管 C. 膀胱

D. 尿道 E. 肾小球

2. 肾结构和功能的基本单位是

A. 肾小体 B. 肾单位 C. 肾小球

D. 近段小管 E. 肾血管球

3. 输尿管第二处狭窄位于

A. 跨过髂血管处　B. 肾盂与输尿管移行处　C. 穿过膀胱处

D. 骨盆腔内　E. 肾门处

(二)简答题

1. 简述肾的构造。

2. 简述输尿管的走行及狭窄部位。

3. 简述尿的生成过程。

第十一章 感觉器官

★教学目标

1. 掌握：眼球壁的组成及各部的结构特点、眼球内容物的名称及结构特点、眼球的折光装置、晶状体的调节；耳的组成与分部、咽鼓管的结构特点、内耳的分部及各部的形态结构、听觉的传导。

2. 熟悉：眼副器的组成、结膜的分部和结膜囊、视觉有关的生理现象；咽鼓管的形态特点；声波的主要传导途径。

3. 了解：眼睑的形态，眼的动脉和静脉；房水的形成及其循环路径。

4. 能利用所学知识正确指导有眼部疾病的患者进行康复训练，分析中耳炎的发病机制。

人体内和体表分布着许多不同类型的感受器和主要由感受器组成的感觉器官。它们能把机体内、外环境中的各种刺激信息转变为电信号，并以神经冲动的形式通过感觉神经纤维传向中枢神经系统的相应部位，经大脑皮质分析处理，产生各种不同的感觉。进而通过一系列反射活动和复杂的调节过程，使机体适应内、外环境的变化。

★问题思考

宁宁出生在四川广安的一个寻常人家，1岁多时家长奇怪孩子不懂得辨声，便到当地医院做了检查，发现双耳听力损失均达到80 dB HL以上，为极重度耳聋，植入人工耳蜗是目前唯一可行的办法。最后通过各方努力顺利完成了人工耳蜗植入手术。经过6个月的听力语言康复训练后，宁宁的听觉能力和听觉行为恢复了正常水平。宁宁的性格也发生了翻天覆地的变化，早已不再是当初那个对声音毫无反应、依赖性强、胆小的孩子。宁宁会伸出大拇指和妈妈互动，与陌生的小朋友一同玩耍，不开心时还会发点小脾气。

问题与思考：

1. 什么是人工耳蜗？

2. 植入人工耳蜗后要进行哪些康复训练？

第一节　概述

一、感受器、感觉器官的定义与分类

（一）概念

感受器（sensory organs）是机体接受内、外界环境各种刺激的特殊结构或装置。感受器的结构多种多样。有的结构简单，仅由游离末梢形成，如痛觉感受器；有的结构较复杂，是由神经末梢和被囊共同形成的器官，如触觉小体、环层小体等。

感觉器官是由特殊感受器与附属结构所组成的特殊器官，如眼、耳、嗅觉、味觉等器官。

(二)感受器的分类

1. 根据感受器所在的部位分类　可分为外感受器和内感受器两大类。外感受器位于皮肤和头面部,能感受外环境的变化,如光、声、位置、嗅、味等感受器和皮肤的冷、热、触、压、痛等感受器;内感受器分布在心、血管、内脏、肌肉、关节和脑等处,接受体内的变化信息,如心房的容量感受器、动脉管壁的压力感受器、骨骼肌的肌梭和脑内渗透压感受器等。

2. 根据感受器所接受刺激的性质分类　可分为机械感受器、化学感受器、光感受器和温度感受器等。

二、感受器的一般生理特性

(一)适宜刺激

每种感受器都只对特定的刺激最敏感,这种刺激就称为该感受器的适宜刺激,例如:声波是耳蜗毛细胞的适宜刺激;光波是视网膜感光细胞的适宜刺激等。感受器对适宜刺激非常敏感,只需很小的刺激强度就能引起感受器兴奋。感受器对于一些非适宜刺激也可以起反应,但是所需的刺激强度要大得多。

(二)换能作用

各种感受器在功能上有一个共同特点:能够把作用于它的各种形式的刺激能量转换为相应的传入神经纤维上的动作电位,这种作用称为感受器的换能作用。感受器在受到适宜刺激后,首先在感受器细胞上引起一个局部电位变化,称为感受器电位(receptor potential)。感受器电位的大小在一定范围内与刺激强度成正比,并以电紧张形式扩布,使传入神经纤维的膜发生去极化,当去极化达到阈电位时,就能引起动作电位。

(三)编码作用

感受器在换能过程中,能够把刺激所包含的内、外环境变化的信息转移到动作电位的序列和组合之中,称感受器的编码作用。不同种类感觉的引起,既取决于刺激的种类和被刺激的感受器,也取决于被兴奋的感觉神经纤维及其传入冲动所到达的大脑皮质的终端部位。由于感受器在进化过程中的高度分化,使得某类感受器变得对某种刺激(即适宜刺激)特别敏感,由此产生的传入信号沿特定的途径到达特定的皮层部位,产生特定性质的感觉。而不同的刺激强度则是通过每条传入神经纤维上神经冲动的频率和参与这一信息传输的神经纤维的数量来编码的。

(四)适应现象

在刺激强度持续不变的情况下,感受器对其适宜刺激的感受性逐渐减弱,这一现象称为感受器的适应。“入芝兰之室,久而不闻其香”就是一种适应现象。大多数感受器都存在适应现象。适应分为快适应和慢适应。快适应以触觉和嗅觉感受器最明显,有利于感受器再接受新的刺激;慢适应如颈动脉窦压力感受器、肌梭等,有利于对血压的监控、姿势的维持。适应现象并非感受器产生疲劳,因为感受器对某一刺激产生适应后,如果增加该刺激的强度,又能引起传入冲动的增加。

第二节　视器

视器(visual organ)又称眼(eye),由眼球(eye ball)和眼副器两部分组成。脑从外界获取的所有信息中,有80% ~90%来自于视觉。所以眼是人体最重要的感觉器官。

一、视器的形态结构

(一)眼球

眼球近似球形,位于眶内,其后方借视神经连于间脑的视交叉。眼球包括眼球壁和眼球内容物两部分(图 11-1)。

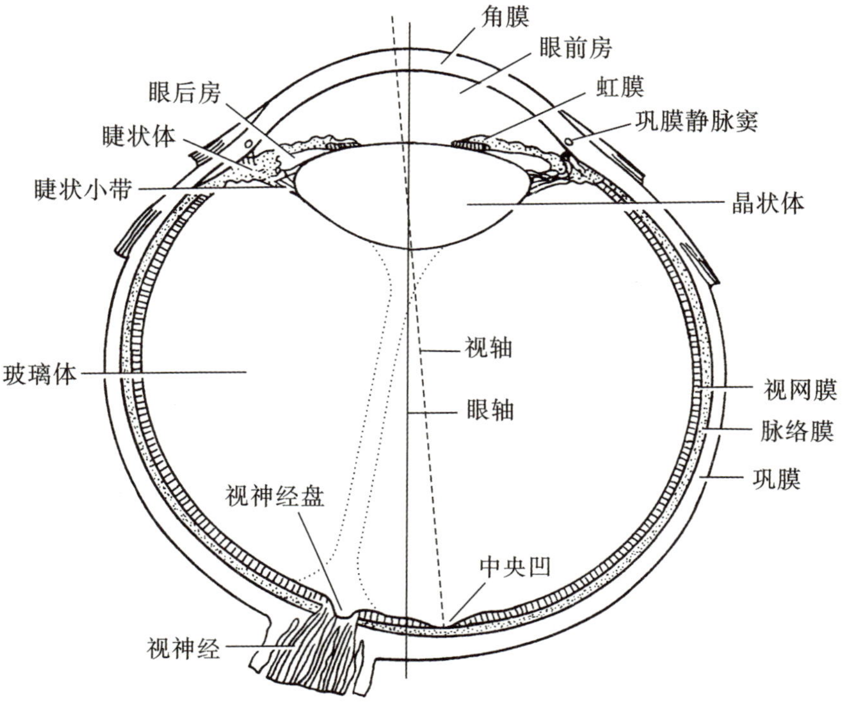

图 11-1　眼球的构造

1. 眼球壁　有三层,由外向内依次为纤维膜、血管膜和视网膜。

(1)纤维膜　由坚韧的结缔组织构成,具有维持眼球形状、保护眼球内容物的作用。纤维膜由前向后可分为角膜和巩膜两部分。

1)角膜　占纤维膜的前 1/6,向前凸出,无色透明,具有屈光作用。角膜无血管,但有丰富的感觉神经末梢,感觉敏锐。角膜发生炎症时,疼痛剧烈。

2)巩膜　占纤维膜的后 5/6,不透明,呈乳白色,厚而坚韧,有保护眼球内容物和维持眼球形态的作用。巩膜与角膜交界处的深部有一环形小管,称巩膜静脉窦,是房水流出的通道。

(2)血管膜　又称色素膜,位于纤维膜内面,含有丰富的血管和色素细胞,呈棕黑色。血管膜由前向后分为虹膜、睫状体和脉络膜三部分。

1)虹膜　位于角膜后方呈圆盘状的薄膜,中央有一圆孔,称瞳孔(pupil)。虹膜内有两种不同方向排列的平滑肌:环绕瞳孔周围排列的,称瞳孔括约肌,受副交感神经支配,收缩时可缩小瞳孔;由瞳孔向周围呈辐射状排列的,称瞳孔开大肌,受交感神经支配,收缩时可开大瞳孔。在活体,透过角膜可看见虹膜和瞳孔,虹膜的颜色随人种而不同。

2)睫状体　连于虹膜的后方,是血管膜环形增厚的部分,在眼球的矢状面上呈三角形(图 11-2)。睫状体前部有许多向内的突起,称睫状突。由睫状突发出细丝状的睫状小带与晶状体相连。睫状体内有平滑肌,称睫状肌,该肌收缩使睫状突向晶状体靠近,睫状小带松弛,晶状体变厚，反之使之变薄。通过晶状体曲度的改变，调节屈光能力。睫状体还有产生房水的作用。

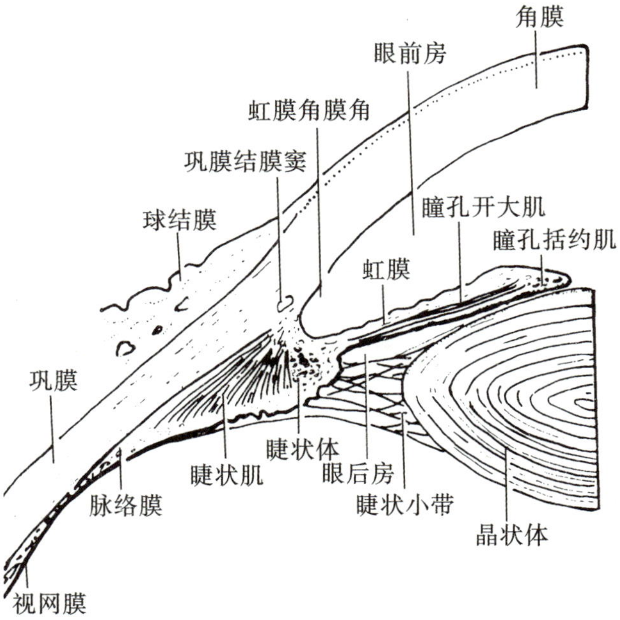

图 11-2　睫状体局部放大

3）脉络膜　占血管膜的后 2/3，光滑而有弹性，含有丰富的血管和黑色素细胞，呈棕黑色，具有营养眼球和吸收眼内分散光线的作用。

（3）视网膜　视网膜（retina）衬在眼球血管膜的内面，分为视网膜视部和视网膜盲部。盲部紧贴虹膜和睫状体内面，无感光功能；视部贴于脉络膜内面，具有感光功能。视网膜后部偏鼻侧处，有一白色圆盘状隆起，为视神经纤维汇集处，称视神经盘。此处无感光功能，称为生理性盲点。视神经盘的颞侧稍下约 4 mm 处，有一黄色圆形小区，称黄斑。黄斑的中心略凹陷，称中央凹，是感光、辨色最敏锐、最精确的部位（图 11-3）。

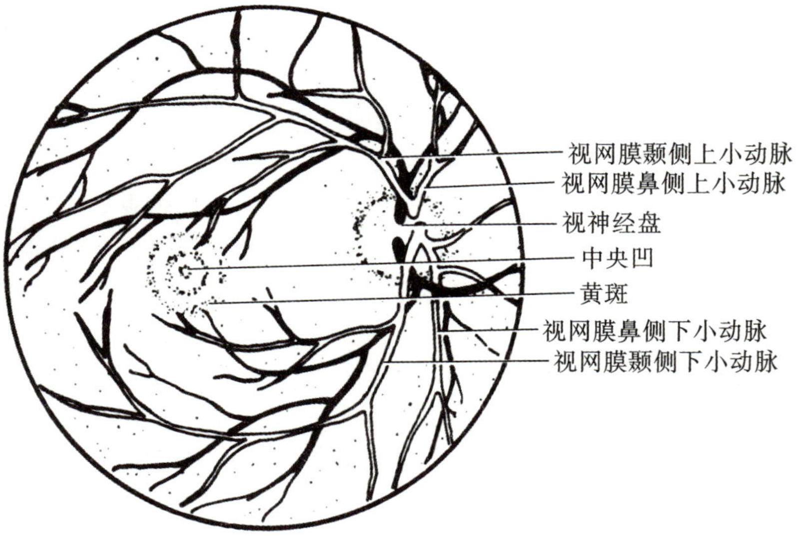

图 11-3　眼底（右）

视网膜视部分为外层的色素上皮层和内层的神经层，两层间连接疏松，视网膜剥落即发生于此。外层为单层色素上皮，能吸收进入眼球内多余的光线，保护视细胞，还能吞噬、消化视杆细胞脱落的膜盘，储存维生素A，参与视紫红质再生功能。内层的神经层有三层神经细胞，由外向内为视细胞、双极细胞和节细胞（图11-4）。

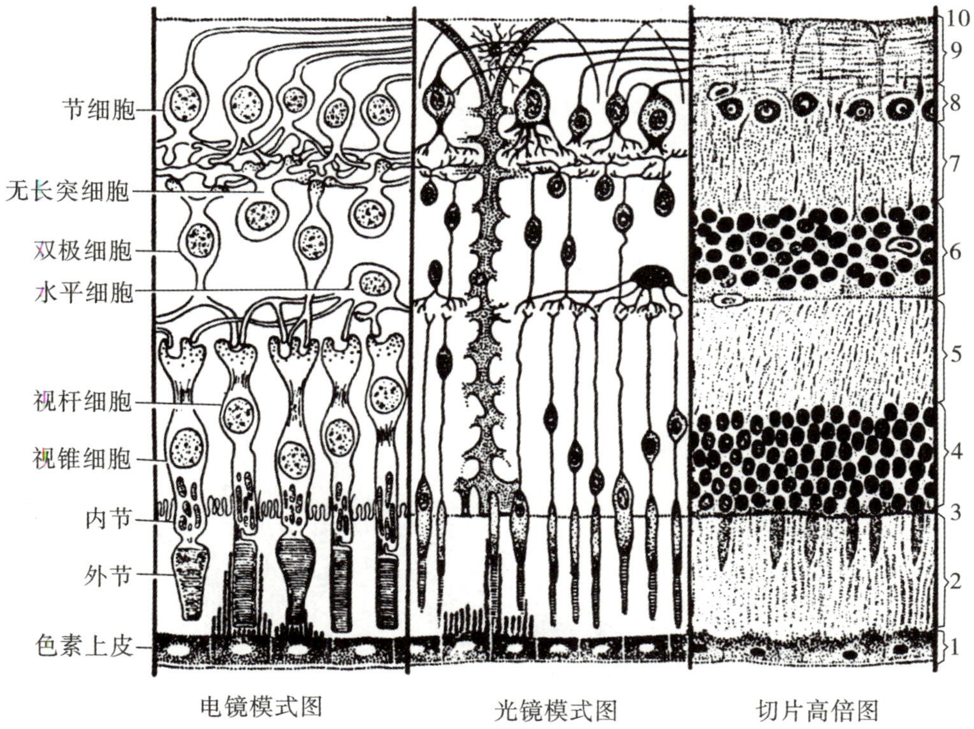

图11-4　视网膜

1）视细胞　是感光细胞，能够感受光线的刺激，并把光能转为神经冲动。视细胞分为视锥细胞和视杆细胞。视杆细胞呈细长杆状，含有感光物质视紫红质，能感受弱光或暗光。视紫红质的合成需要维生素A的参与，因此维生素A缺乏时，对弱光的敏感度降低，引起夜盲症。视锥细胞的结构与视杆细胞大同小异，所含感光物质称视色素，能感受强光和颜色。人类视网膜内含有红、黄、蓝三种视色素的视锥细胞，如果缺少其中一种或多种，则形成相应颜色的色盲。

2）双极细胞　双极细胞是连接视细胞和神经节细胞的联络神经元。

3）节细胞　节细胞是长轴突的多极神经元，轴突向视神经盘集中，穿过眼球壁，构成视神经。

★知识链接

角膜移植术后护理

角膜移植就是用正常的眼角膜替换患者现有病变的角膜，使患眼复明或控制角膜病变，达到增进视力或治疗某些角膜疾病的眼科治疗方法。一些引起患者严重视力受损甚至是失明的角膜疾病，通过进行角膜移植的方法可以完全治愈。

角膜移植术后要保持眼部清洁，术眼佩戴眼罩以防擦伤或意外碰撞，不要用力眨眼或揉眼以免增加眼球压力。手术后1周内不宜低头洗头，1个月内不要淋浴或游泳，以免脏水入眼引起感染。患者出院后还需长期滴眼药水，一般需3个月左右。

2. 眼球内容物　眼球内容物包括房水、晶状体和玻璃体。

(1)房水　房水(aqueous humor)是无色透明的液体,充满在眼房内。眼房是位于角膜与晶状体之间的间隙,以虹膜为界分为眼前房和眼后房。眼前房的周缘为虹膜与角膜交界处形成的夹角,叫虹膜角膜角,又称前房角,房水经此回流入巩膜静脉窦。

房水由睫状体产生,先进入眼后房,经瞳孔流入眼前房,再经前房角,渗入巩膜静脉窦,最后流入眼静脉。房水具有屈光、营养角膜和晶状体以及维持眼压的作用。房水循环障碍可致眼压升高,临床上称为青光眼。

(2)晶状体　晶状体(lens)位于虹膜的后方,呈双凸透镜状,无色透明,有较高的弹性,不含血管和神经。晶状体的周缘借睫状小带系于睫状突。睫状小带由透明无弹性的纤维交错构成,靠睫状肌的舒缩,牵拉晶状体改变曲度。晶状体因病变而混浊时,称为白内障。

(3)玻璃体　玻璃体(vitreous body)是无色透明的胶状物质,外被透明的玻璃体膜,充满于晶状体和视网膜之间,具有屈光作用和支撑视网膜的作用。

(二)眼副器

眼副器包括眼睑、结膜、泪器和眼球外肌等(图 11-5)。

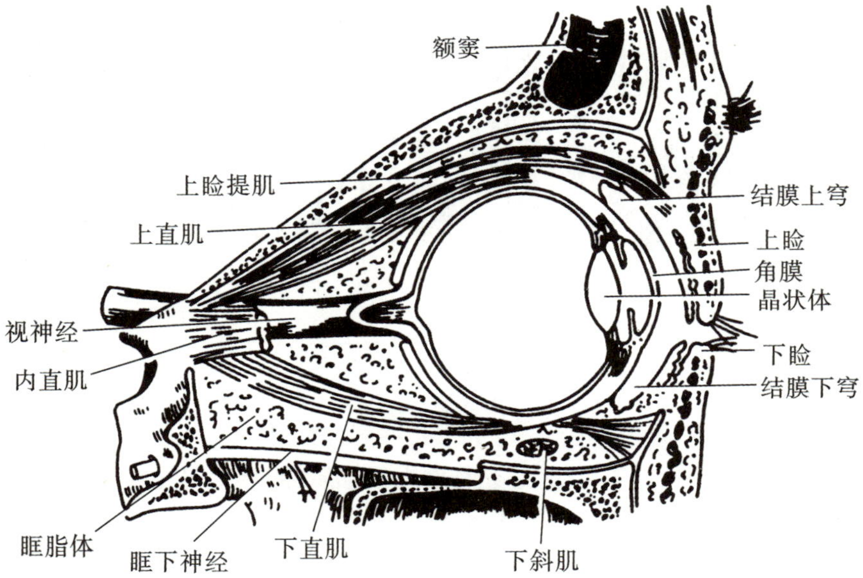

图 11-5　眼副器的纵切面

1. 眼睑　眼睑分为上睑、下睑,遮盖在眼球前方,是保护眼球的屏障。睑的游离缘叫作睑缘,长有睫毛。上、下睑之间的裂隙叫作睑裂,睑裂的外侧角和内侧角分别叫作外眦和内眦。上、下睑缘近内眦处各有小孔,称泪点,是泪小管的开口。

眼睑的前面为细薄的皮肤,向后的结构依次为皮下组织、肌层、睑板和睑结膜。皮下组织疏松,容易形成水肿。睑板由致密结缔组织构成,呈半月形,硬似软骨,其内有睑板腺,开口于睑缘。睑板腺分泌油样液体,有润滑睑缘、防止泪液外溢的作用。

2. 结膜　是一层薄而透明的黏膜,富有血管。结膜按覆盖部位可分为三部分:衬于眼睑后面的部分,叫睑结膜;衬于眼球巩膜表面的部分,称球结膜;睑结膜与球结膜相互移行,其反折的部分,分别称结膜上穹和结膜下穹。睑裂闭合时,整个结膜围成囊状腔隙,称结膜囊。结膜易发生沙眼和结膜炎等疾患。

3. 泪器　由泪腺、泪点、泪小管、泪囊和鼻泪管组成(图 11-6)。

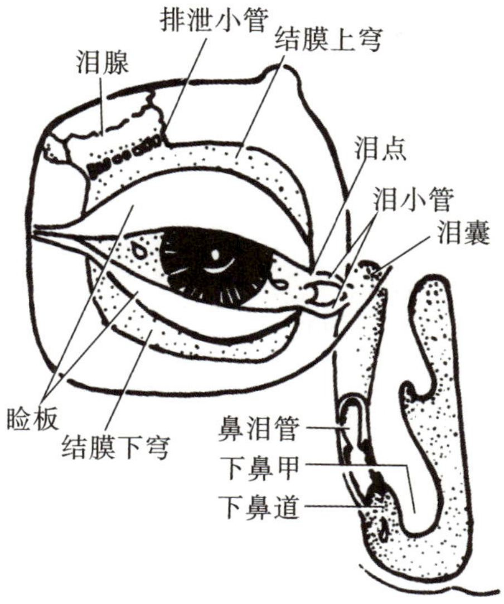

图 11-6　泪器

泪腺位于眼眶外上方的泪腺窝内，其排泄管有 10 余条，开口于结膜上穹的外侧部。泪腺分泌的泪液借眨眼活动涂于眼球表面，具有防止角膜干燥、冲洗微尘和杀菌等作用。泪小管起于上、下泪点，先垂直于睑缘行走 2 mm，然后呈直角转向内侧汇合在一起，进入泪囊上部。泪囊位于泪囊窝内，上端为盲端，下端移行为鼻泪管，鼻泪管下端开口于下鼻道。

4. 眼外肌　眼外肌配布于眼球周围，共 7 块（图 11-7）。上睑提肌能提上睑；内直肌和外直肌分别使眼球转向内侧和外侧；上直肌和下直肌分别使眼球转向上内和下内；上斜肌使眼球转向下外；下斜肌使眼球转向上外（图 11-8）。眼球的正常运动，是以上各肌协同作用的结果。例如，眼侧视时，是一侧眼的内直肌和另一侧眼的外直肌共同作用的结果。眼疾的功能障碍，可导致斜视和复视。

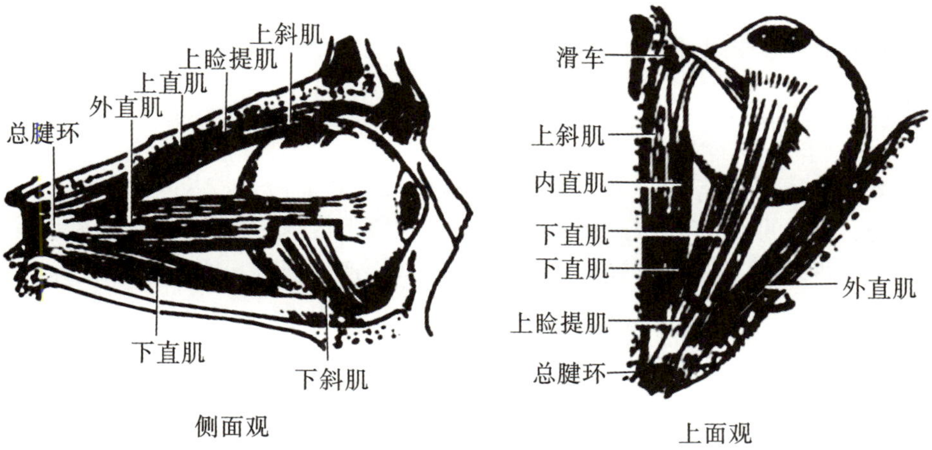

图 11-7　眼球外肌

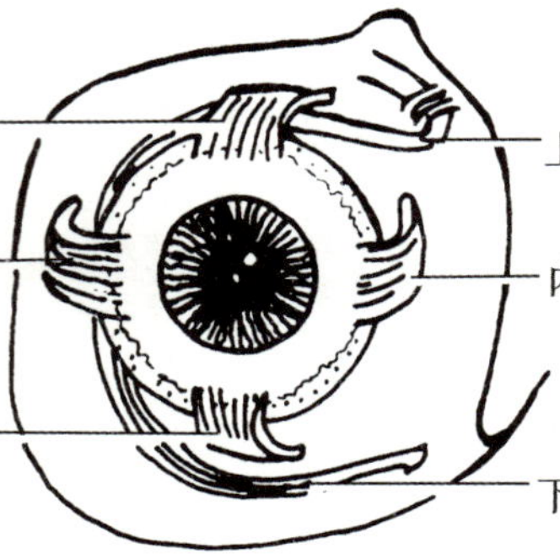

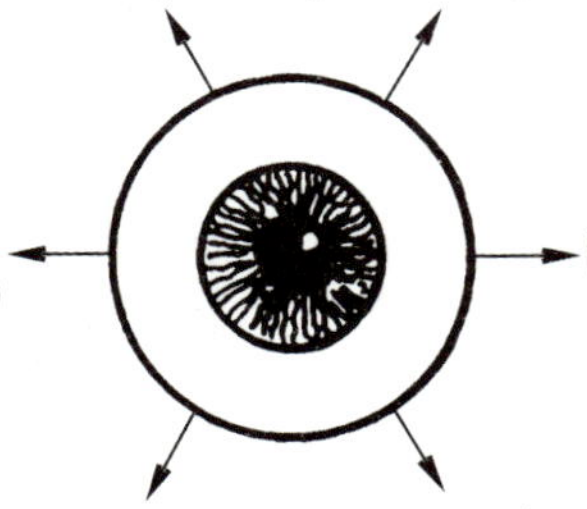

图 11-8　眼球外肌作用

★知识链接

泪道冲洗术

泪道冲洗术是通过将液体注入泪道，疏通其不同部位阻塞的操作技术，既可作为诊断技术，又可作为治疗方法。患者取坐位或卧位，在内眦部将针头垂直插入泪点，深 1.5 ~ 2.0 mm，然后转动 90°，使针尖朝向鼻侧，即针头的长轴平行于眼睑缘。针尖沿泪小管缓慢前进，如无阻力可推进 5 ~ 6 mm。向管内推注液体，用力均匀、适当。冲洗时如阻力较大，有逆流或从另一泪小管流出，表示泪道阻塞。泪道的不同部位阻塞液体逆流的方向也不同。进针时注意深度以免损伤黏膜。

（三）眼的血管

眼的血液供应来自眼动脉。眼动脉是颈内动脉在颅内的分支，经视神经管入眶，分支分布于眼球、泪器和眼球外肌等。眼动脉还发出视网膜中央动脉，穿入视神经内，至视神经盘处分为数支，布于视网膜（图 11-3）。视网膜中央动脉及其分支均有同名静脉并行。临床上，用检眼镜能直接观察这些结构，以协助某些疾病的诊断。

眼的静脉血由眼静脉收集，向后注入颅内的海绵窦，向前与面部的内眦静脉相交通。

二、视器的视觉功能

视觉是由眼、视神经和视觉中枢共同完成的。人眼的适宜刺激是波长 370 ~ 740 nm 的电磁波。外界物体发出或反射出的光，经过眼的折光系统，在视网膜上成像；视网膜的视细胞感受光的刺激，将光能转换成神经冲动，再通过视神经传入视觉中枢，从而产生视觉。所以眼兼有折光成像和感光换能两种作用。

（一）眼的折光系统及其调节

1. 眼的折光系统　角膜、房水、晶状体和玻璃体构成眼的折光系统。光线穿过折光系统发生多次折射后，才能到达视网膜，形成倒置缩小的实像，再通过大脑皮层的调整，形成正立的视觉。

2. 眼的调节　当眼在观察不同距离的物体时，需要进行适当的调节。眼的调节包括晶状体的调节、瞳孔的调节和眼球会聚，但主要靠晶状体的调节来实现。

（1）晶状体的调节　当眼在看远物（6 m 以外）时，从物体上各点发出的光线可认为是平行光线，经眼的折光系统折射后，不需要调节，即可落在视网膜上形成清晰的物像。当眼看近物时，从物体发出的光线不是平行的，而是呈不同程度的辐散状，光线通过眼的折光系统成像在视网膜之后，产生模糊的物像。此时需要晶状体的调节才能看清近物。调节过程是:看近物时,在视网膜形成模糊的物像,该信息传入视觉中枢后,反射性地引起睫状肌收缩,睫状突向晶状体靠近,使睫状小带松弛,晶状体则依靠自身的弹性使凸度加大,折光力增强,从而使物像前移聚焦于视网膜上(图 11-9)。物体距眼越近,入眼光线的辐散程度越大,因而也需要晶状体作更大程度的变凸。长时间看近物,睫状肌则一直处于紧张状态,眼睛容易感到疲劳。

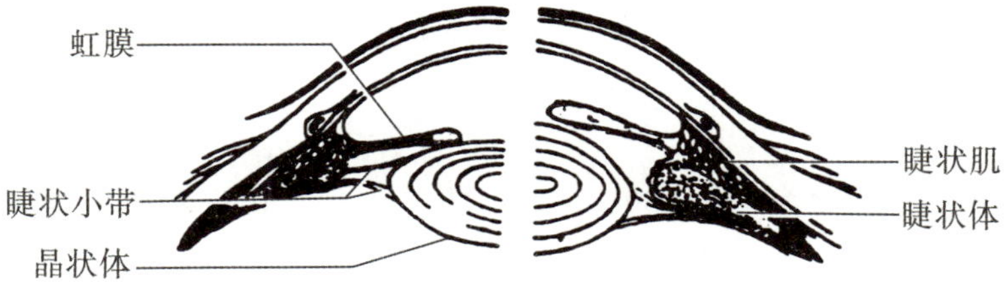

图 11-9 视近物时晶状体和瞳孔的调节作用

人眼看近物的能力,通常用近点来表示。近点是指眼作充分调节时,能够看清物体的最近距离。近点愈近,表示晶状体弹性愈好,眼的调节能力愈强。随着年龄的增加,晶状体自身的弹性下降,看近物时眼的调节能力降低,近点变远,此称为老视(老花眼),看近物时可用凸透镜矫正。

(2)瞳孔的调节 瞳孔的主要功能是调节进入眼内的光线量,包括瞳孔近反射和瞳孔对光反射。视近物时,可反射性引起双侧瞳孔缩小,称为瞳孔近反射。瞳孔的大小随光照强度的不同而发生变化的反射,称为瞳孔对光反射。瞳孔对光反射为双侧性的,即光照一侧眼球,同时引起双侧瞳孔缩小。其生理意义是:调节入眼光线量,以保证视物清晰和避免强光对视网膜造成损伤。瞳孔对光反射的中枢位于中脑,临床上常把瞳孔对光反射作为判断中枢神经系统病变部位、全身麻醉深度以及病情危重程度的重要指标。

(3)眼球会聚 当双眼凝视向眼前移动的物体时,发生双眼球同时向鼻侧会聚现象,称为眼球会聚,这种神经反射过程可以使双眼看近物时物像成像于两眼视网膜的相对称点上,避免了复视而产生单一视觉。

3. 眼的折光异常 当眼球的形态发生改变或折光系统异常,使平行光线不能在视网膜上聚焦成像时,称为眼的折光异常或屈光不正。常见的有近视、远视和散光(图 11-10)。

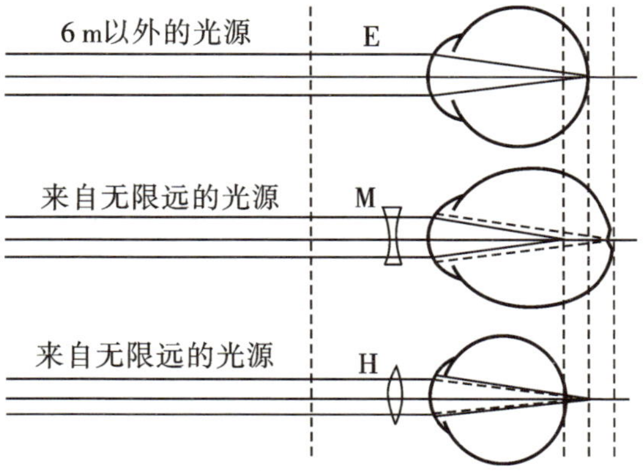

E. 正常眼 M. 近视眼 H. 远视眼

虚线表示透镜的矫正作用

图 11-10 眼的折光异常及矫正

(1)近视　是由于眼球前后径过长（轴性近视）或折光系统的折光能力过强（屈光性近视），故远处物体发出的平行光线被聚焦在视网膜的前方，因而在视网膜上形成模糊的图像。近视眼看近物时，由于近物发出的是辐散光线，故不需调节或只需做较小程度的调节，就能使光线聚焦在视网膜上。近视眼可用凹透镜加以矫正。

★知识链接

青少年近视的预防

随着电子产品的出现，青少年过早地接触了手机、电视、电脑等，不正确的使用电子产品也是导致青少年近视的原因之一。

为了预防近视，青少年在日常学习和生活中应做到以下几点：每天2 h的户外运动或者每周14 h的户外运动，户外运动是可以间断的；减少使用电子产品；减少近距离用眼的时间；读书写字的姿势要正确，读书写字的时候要配合双光源；均衡饮食。

(2)远视　是由于眼球的前后径过短（轴性远视）或折光系统的折光能力太弱（屈光性远视）所致。新生儿的眼轴往往过短，多呈远视，在发育过程中眼轴逐渐变长，一般至6岁时成为正视眼。在远视眼，来自远物的平行光线聚焦在视网膜的后方，因而不能清晰地成像于视网膜上。远视眼的特点是在看远物时就需进行调节，看近物时，则需做更大程度的调节才能看清物体，因此远视眼的近点比正视眼远。由于远视眼不论看近物还是看远物都需要进行调节，故易发生调节疲劳，尤其是进行近距离作业或长时间阅读时可因调节疲劳而产生头痛。远视眼可用凸透镜矫正。

(3)散光　正常人眼的角膜表面呈正球面，球面上各个方向的曲率半径都相等，因而到达角膜表面各个点上的平行光线经折射后均能聚焦于视网膜上。散光（astigmatism）是指角膜表面在不同方向上曲率半径不同，一部分光线经曲率半径较小的角膜表面发生折射，聚焦于视网膜的前方；一部分光线经曲率半径正常的角膜表面发生折射聚焦于视网膜上；另一部分光线经曲率半径较大的角膜表面折射的光线，则聚焦于视网膜的后方。因此，平行光线经角膜表面各个方向入眼后不能在视网膜上形成焦点，而是形成焦线。因而造成视物不清或物像变形。除角膜外，晶状体表面曲率异常也可引起光。纠正散光通常用圆柱形透镜。

（二）眼感光系统的功能

1. 视锥细胞和视杆细胞　视锥细胞主要分布于视网膜的中央部，能够感受强光，对物体的细小结构以及颜色具有高度的分辨能力。在黄斑的中央凹处，视锥细胞密度最大，无视杆细胞，是视觉分辨能力最强的部位。视杆细胞主要分布于视网膜的周边部，对光的敏感度较高，在暗环境中能够感受弱光，但对物体分辨率低，在昏暗的弱光下只能看到物体的粗略的轮廓并且不能辨色。

2. 视网膜的光化学反应　视网膜的感光细胞，接受光的刺激后，能把光能转换成神经冲动，其物质基础是感光细胞内含有感光色素。目前对视锥细胞的感光色素了解甚少，而对视杆细胞的感光色素视紫红质了解较多。视紫红质由视黄醛和视蛋白结合而成。在光的作用下，视紫红质分解为视黄醛和视蛋白，同时放出能量，使视杆细胞发生电位变化，产生神经冲动。在感光的过程中，视紫红质不断地分解和合成。暗光下，合成大于分解，光线越弱，视杆细胞内处于合成状态的视紫红质越多，视网膜对弱光也越敏感；强光下，由于视紫红质分解大于合成，较多的视紫红质处于分解状态，视杆细胞几乎不能感受光的刺激。在视紫红质分解和合成的过程中，部分视黄醛被消耗，需要维生素A补充。若体内维生素A缺乏，视紫红质合成减少，会引起暗视觉障碍，称夜盲症。

3. 暗适应和明适应　从明亮的地方突然进入暗处，最初对任何东西都看不清楚，经过一定时间，在暗处的视觉才逐渐恢复，这种现象称为暗适应。暗适应的过程主要与视紫红质在暗处合成的速度有关，随着视紫红质的再合成增多，对暗光的感受能力增强，暗处的视觉又逐渐恢复。相反，从暗处突然进入亮处，最初只感到耀眼的光亮，看不清物体，经过较短的时间即能恢复视觉，这种现象称为明适应。明适应的机制是：在暗处视杆细胞合成了大量的视紫红质，遇到强光迅速分解，产生耀眼的光感，之后，由视锥细胞承担起亮光下的视觉。

4. 色觉和色觉障碍　色觉是视锥细胞的功能。人和绝大多数哺乳动物视网膜上有三种视锥细胞，分别含有红敏色素、蓝敏色素和绿敏色素。各种颜色的物体映入视网膜时，会使三种视锥细胞的感光色素按不同比例分解，从而产生神经冲动，这样的信息传入脑，就产生不同的色觉。正常视网膜可分辨约 150 种不同的颜色。如果缺少感受红光（或绿光）的视锥细胞，则不能分辨红（绿）色，为红（绿）色盲。完全不能分辨颜色，称全色盲，全色盲较少见。色盲多为遗传性缺陷。色弱主要是对某种颜色的辨别力差，与视神经功能状态和机体健康状态有关。

（三）与视觉有关的其他现象

1. 视力　也称视敏度，是指眼分辨两点之间最小距离的能力。通常以视角的大小为指标。视角是物体两点发出的光线，进入眼球通过节点交叉时所形成的夹角。夹角越小，视力越好。视力表就是根据这个原理设计的。正常眼能分辨的两点最小视角为 1 分角。此时，在视网膜上形成物像的两点，分别刺激两个视锥细胞，其间还隔着一个未受刺激的视锥细胞，这样即可区分为两点（图 11－11）。此时的视力用对数视力表定为 5.0。由于中央凹处的视锥细胞较密集、直径较小，所以，视力可大于此数值。

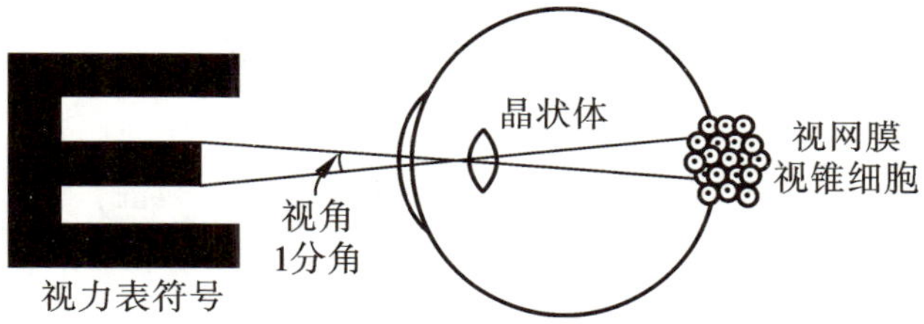

图 11－11　视力与视角

2. 视野　视野是指单眼固定注视正前方某一点时所能看到的范围。一般颞侧与下侧视野大，鼻侧与上侧视野小。各种颜色的视野范围亦不一致，白色觉的视野最大，蓝、红色次之，绿色最小。用视野计可绘出视野图（图 11－12）。检查视野有助于诊断视神经、视网膜和视觉传导路的病变。

3. 双眼视觉和立体视觉　人的两眼视野大部分重叠，这种视觉称为双眼视觉。双眼视物时，两眼视网膜各形成一个完整的物像，但在主观上并不产生两个物体的感觉，这是由于从物体同一部分来的光线成像于两侧视网膜的相对称点上，当其神经冲动传到大脑皮层时被融合成一个物像的缘故。双眼视觉不仅可以扩大视野，还可形成立体视觉。立体视觉形成的原因，主要是因为同一物体在两眼视网膜上成像并不完全相同，左眼看到物体的左侧面较多，右眼看到物体的右侧面较多，这些稍有不同的信息经中枢神经系统整合，就形成了立体视觉。单眼也可以借助物像大小、眼球运动、远近调节等因素，根据以往的生活经验判断物体的远近，获得立体视觉，但明显较双眼视觉的立体感差。

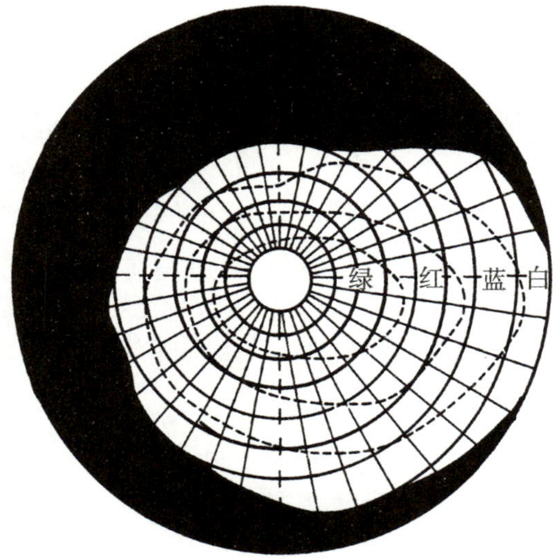

图 11-12　右眼的颜色视野

第三节　前庭蜗器

前庭蜗器(vestibulocochlear organ)又称耳,分外耳(external ear)、中耳(middle ear)和内耳(internal ear)三部分(图 11-13)。外耳和中耳收集和传导声波,内耳含听觉和位置觉感受器。

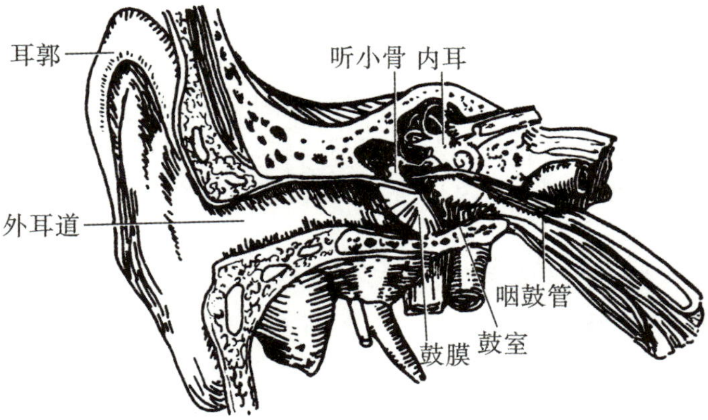

图 11-13　前庭蜗器全貌模式图(右侧)

一、前庭蜗器的形态结构

(一)外耳

外耳包括耳郭、外耳道和鼓膜。

1. 耳郭　耳郭(auricle)大部分以弹性软骨为支架,外覆皮肤,富含血管和神经。耳郭下部无软骨,仅含结缔组织和脂肪,称为耳垂。耳郭的中部有深凹的外耳门,向内通外耳道。耳有收集和放大声波的作用。

2. 外耳道　外耳道(external acoustic meatus)长约 2.5 cm。其外 1/3 为软骨部;内 2/3 为骨部,以颞骨的骨性外耳道为基础。外耳道是一弯曲的管道,成人做外耳检查时,向后上方牵拉耳郭,可将外耳道拉直,以便观察鼓膜。外耳道皮肤与软骨膜、骨膜结合紧密,炎性疖肿时疼痛剧烈。外耳道皮肤内含有耵聍腺,可分泌耵聍。外耳道是声波传导的通道。

3. 鼓膜　鼓膜(tympanic membrance)为椭圆形半透明薄膜,呈浅漏斗状,位于外耳道与鼓室之间。其外侧面向前下外倾斜。鼓膜的中心向内陷,称鼓膜脐。鼓膜的上 1/4 呈粉红色,为松弛部;下 3/4 呈灰白色,为紧张部。紧张部的前下部有一锥形反光区,叫光锥(图 11-14)。由于鼓膜很薄,中耳炎症或过强声波的作用下易发生穿孔。鼓膜能随声波同步振动,将声波不失真地传向中耳。

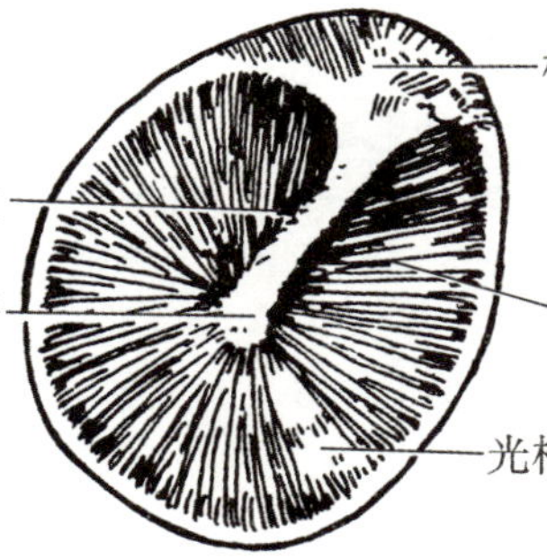

图 11-14　鼓膜(右侧外面)

（二）中耳

中耳包括鼓室、咽鼓管、乳突窦和乳突小房。它们的主要作用是传导和放大声波。

1. 鼓室　鼓室(tympanic cavity)位于鼓膜与内耳之间,是颞骨内含空气的小腔,内衬黏膜。鼓室外侧壁大部分由鼓膜构成。内侧壁邻内耳的前庭,其上部有一卵圆形的孔,称前庭窗,由镫骨所封闭;下部有一圆形孔,称蜗窗,被第二鼓膜封闭(图 11-15)。鼓室前壁有咽鼓管通鼻咽,后壁有乳突小房的开口。

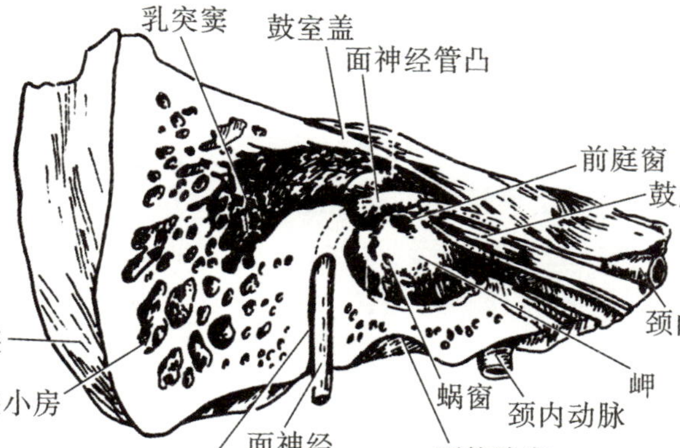

图 11-15　鼓室内侧壁

鼓室内有三块听小骨,即锤骨、砧骨和镫骨。锤骨居外侧,紧附于鼓膜内面;砧骨居中;镫骨在内侧,附于前庭窗的周缘,封闭前庭窗。三块听小骨以关节相连,构成听小骨链(图 11-16)。

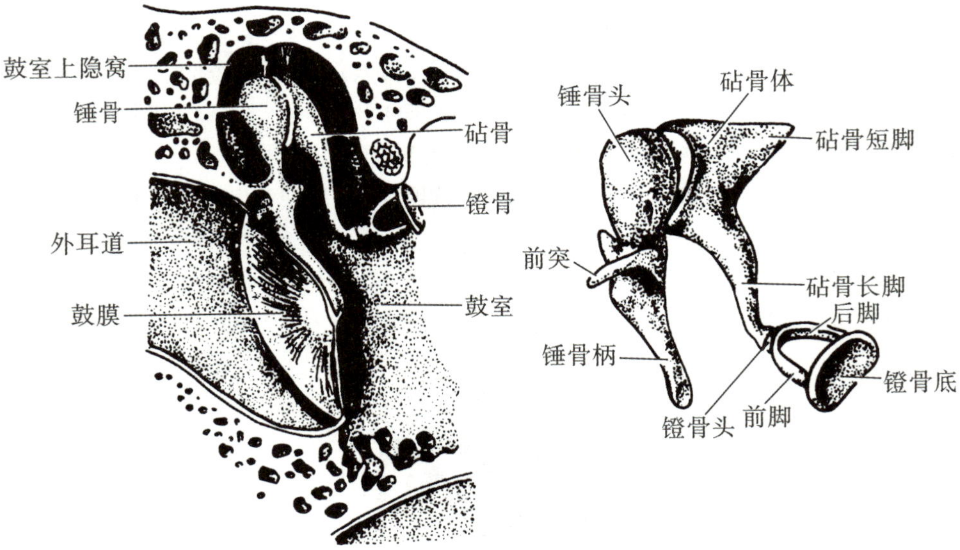

图 11-16　听小骨

当声波引起鼓膜振动时，借听小骨链的传导，镫骨在前庭窗上来回摆动，将声波的振动传至内耳。由于鼓膜的振动面积比前庭窗的面积大 17 倍，加上听骨链具有杠杆放大的作用，最终使声波振动的幅度减小，而压强增大 22 倍之多，从而提高了传音的效率，以致在安静的情况下，微弱的声音即可被感觉到。当炎症引起听小骨粘连、韧带硬化时，听骨链的活动受到限制，可使听力减弱或消失。

2. 咽鼓管　咽鼓管（auditory tube）是咽与鼓室的通道，其鼻咽部的开口常处于闭合状态，在吞咽和打哈欠时才开放。咽鼓管的作用是使鼓室与外界大气压保持平衡，有利于鼓膜的振动。如果因感冒等原因使咽鼓管阻塞，鼓室内的压力由于空气被组织吸收而降低，造成鼓膜内陷，影响正常听力。小儿咽鼓管较成人的粗短，近水平位，故咽部感染易经此管蔓延至鼓室，引起中耳炎症。

★**知识链接**

咽鼓管导管吹张术

咽鼓管吹张术用于诊治咽鼓管阻塞，引流中耳鼓室积液，提高听力。

患者坐位，将听诊橡皮管一头插入患者外耳道口，另一头塞入手术者外耳道口，将咽鼓管导管弯端向下沿患耳侧前鼻孔，循鼻底缓缓深入鼻咽，接触咽后壁，徐徐退出约 1 cm，同时将弯端向外转 90°，使导管经咽鼓管隆突滑落于咽鼓管开口处。此时固定导管的位置，用橡皮吹气球接导管末端将空气轻轻吹入。经听诊橡皮管，若听到“呼呼”声表示咽鼓管通畅；“吱吱”声表示狭窄；水泡声表示有液体；若听不到声音，则表示完全阻塞。

注意事项为：鼻腔、鼻窦急性炎症时，不宜吹张；遇有鼻中隔偏曲，可选择弯端较长的导管由对侧鼻腔进行吹张；吹入气体要酌情逐步增加，以防吹破鼓膜；鼻咽部有新生物不宜进行吹张。

3. 乳突小房和乳突窦　乳突小房（mastoid cells）是颞骨乳突内许多相互融通的含气小腔，其上方借乳突窦与鼓室相通。

（三）内耳

内耳位于鼓室的内侧，埋藏在颞骨的骨质内，由一系列复杂的管道组成，又称为迷路。

迷路分为骨迷路和膜迷路。骨迷路是曲折的骨性隧道，膜迷路是套在骨迷路内密闭的膜性管道。膜迷路内充满液体，称内淋巴；膜迷路和骨迷路之间的间隙也充满了液体，称外淋巴。内、外淋巴互不流通（图 11-17）。

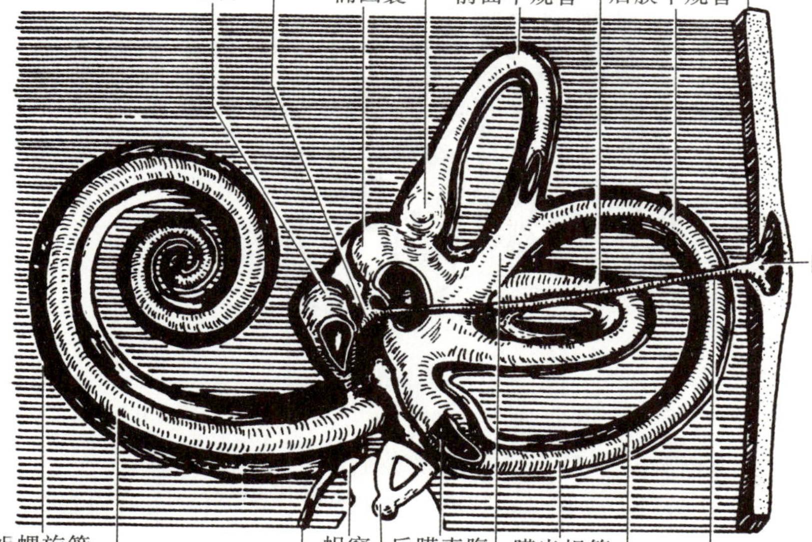

图 11-17　内耳模式

1. 骨迷路　骨迷路分为三部分，由后外向前内依次是骨半规管、前庭和耳蜗（图 11-18）。

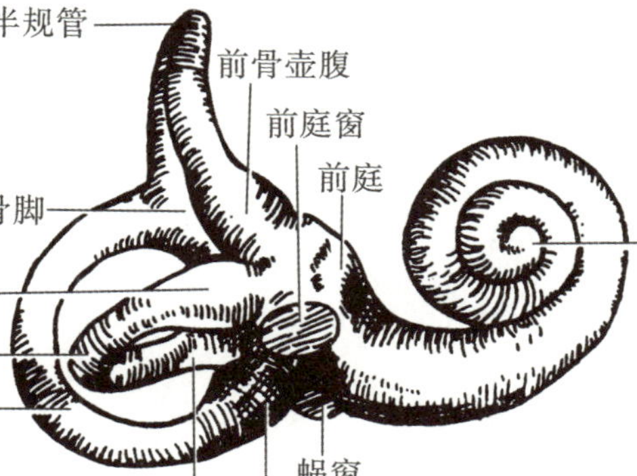

图 11-18　骨迷路

（1）骨半规管　骨半规管是三个互相垂直的半环形小管，分别称前、后、外骨半规管。每个半规管有两个脚，即细小的单骨脚和膨大的壶腹脚。前、后骨半规管的单骨脚合成一个总骨脚，故 3 个骨半规管有 5 个孔开口于前庭。

（2）前庭　略呈椭圆形，位于骨迷路的中部，其外侧壁有前庭窗和蜗窗，前部有一大孔通耳蜗，后部有 5 个小孔通 3 个骨半规管。

（3）耳蜗　连于前庭的前方，形似蜗牛壳，由蜗轴和一条环绕蜗轴约两圈半的蜗螺旋管构成。蜗轴呈锥形，它向蜗螺旋管内伸出骨螺旋板。骨螺旋板并不完全分隔蜗螺旋管，它的游离缘由蜗管连接到蜗螺旋管的外侧壁，将蜗螺旋管完全分隔成上下两半。骨螺旋板和蜗管上方的管腔称前庭阶，它起自前庭，终至蜗顶；下方的管腔叫鼓阶，自蜗顶终于蜗窗的第二鼓膜。前庭阶和鼓阶在蜗顶处借蜗孔彼此相通（图 11-19）。

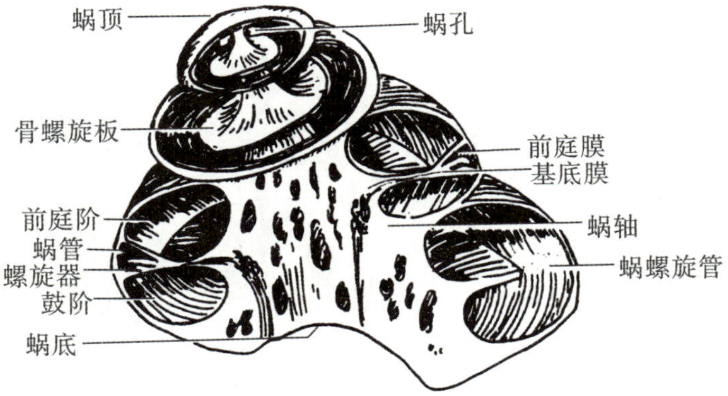

图 11-19　耳蜗纵切

2. 膜迷路　膜迷路分为膜半规管、椭圆囊、球囊和蜗管。

（1）膜半规管　位于骨半规管内。在骨壶腹内有膨大的膜壶腹，其壁上有壶腹嵴。壶腹嵴呈嵴状隆起，突入壶腹内，表面覆以毛细胞和支持细胞组成的上皮（图 11-20）。毛细胞属于感觉上皮，有细长的纤毛，伸入圆顶状的壶腹帽内。壶腹帽由支持细胞分泌的糖蛋白组成。壶腹嵴是感受旋转变速运动的位觉感受器。由于 3 个半规管互相垂直排列，当机体做任何方向旋转时，都会引起半规管中的内淋巴流动，使壶腹帽倾斜，从而刺激毛细胞产生兴奋，通过前庭神经传入脑，产生旋转变速运动的感觉。此外，当旋转运动开始和停止时，还会引起眼球反射性的不随意颤动，称为眼震颤。

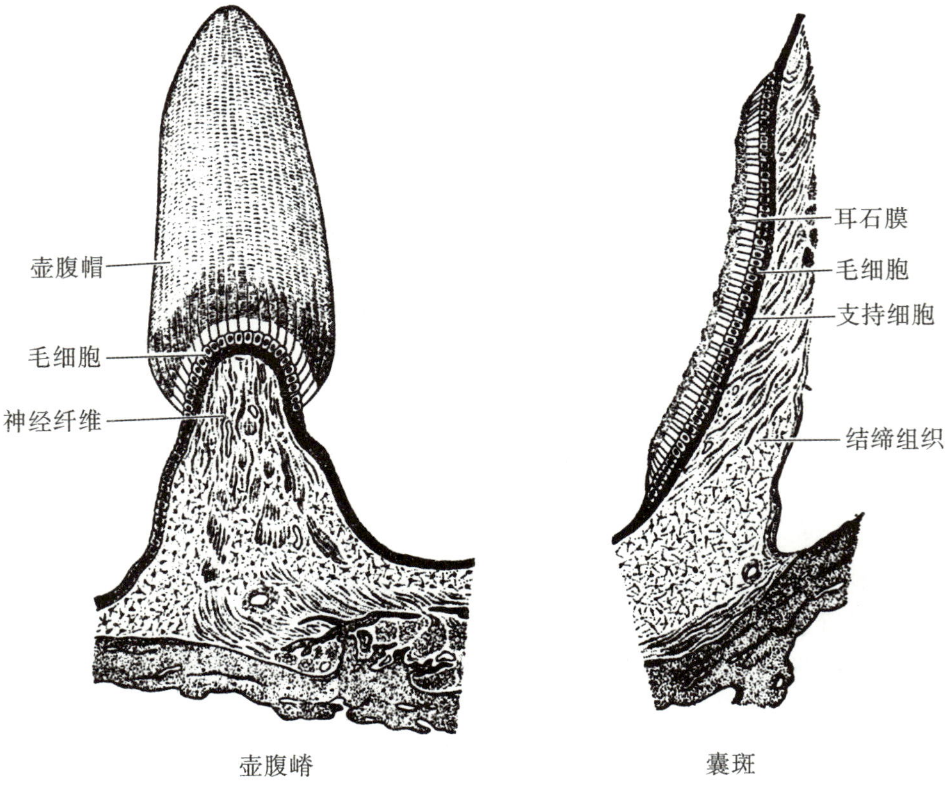

图 11-20　壶腹嵴和囊斑

（2）椭圆囊和球囊　位于前庭内2个相互连通的小囊。椭圆囊较大，与3个膜半规管相通；球囊较小，与蜗管相通。椭圆囊和球囊的壁上有椭圆囊斑和球囊斑。囊斑的上皮也由支持细胞和毛细胞组成。支持细胞的分泌物在囊斑表面形成1层含碳酸钙结晶的胶质膜，称位砂膜，毛细胞的纤毛伸入位砂膜中。椭圆囊斑和球囊斑是感受直线变速运动的位觉感觉器。椭圆囊斑和球囊斑互为直角，所以无论人体在何种方向做直线变速运动时，由于位砂的惯性作用而发生移位，使毛细胞的纤毛弯曲。于是，毛细胞受刺激兴奋，产生神经冲动沿前庭神经传入脑，产生直线变速运动的感觉及头部的位置觉。

前庭的位觉感受器受到过强、过长的刺激，或前庭功能过于敏感时，会引起恶心、呕吐、眩晕、皮肤苍白、出汗等反应，如晕车、晕船等。

★**知识链接**

晕车的缓解康复

对于有晕车症的人来说，坐车出行是一件痛苦的事，晕车时都会出现头痛、胸闷等不适，当然呕吐也是免不了的，就算是到达目的地下车后，还会是觉得特别的难受，这将给晕车症患者造成很大的影响。以下4个方法，对缓解晕车引起的难受有一定的作用。

1. 找个空气好点的地方坐下休息一会，清新的空气可缓解头脑晕胀的感觉，还能让全身放松，缓解神经紧张，从而会使头晕的感受减轻。

2. 吃点酸的如橘子、山楂等，可减轻胃部不适，还可达到醒神的作用。

3. 姜汤有驱寒的作用，同时还可以缓解晕车后难受的症状。也可在嘴里含姜片，同样可以缓解晕车的难受症状。

4. 对于晕车者如到家后还是很难受，这时可以洗个澡睡一觉，可缓解全身的疲劳，让全身放松。

（3）蜗管　蜗管呈三角形，连于骨螺旋板外缘，自蜗底盘至蜗顶。蜗管的上壁称前庭膜，下壁称基底膜。在基底膜中，有约20 000根横行排列的细丝，称听弦。靠近蜗底，听弦较短，越至蜗顶，听弦逐渐加长。听弦是对声波频率产生共振的基础。基底膜上有螺旋器，主要由毛细胞和盖膜等组成。毛细胞表面有纤毛，名听毛；盖膜呈胶质状，覆盖在听毛的上方（图11-21）。螺旋器是听觉感受器。

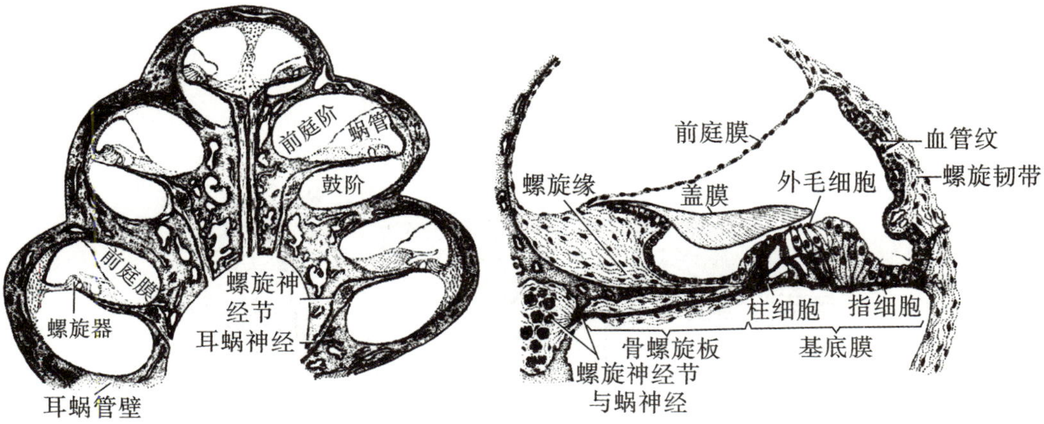

蜗管（耳蜗轴切面）　　螺旋器

图11-21　蜗管与螺旋器

二、前庭蜗器的生理功能

听觉是由耳、蜗神经和听觉中枢共同活动完成的。听觉的适宜刺激是声波,外界的声波经耳郭收集,外耳道、鼓膜、听骨链传导,引起耳蜗中内淋巴和基底膜振动,使听觉感受器兴奋,将信息转变为神经冲动,经蜗神经传向大脑皮层听觉中枢,产生听觉。所以,耳具有传音和感音两种功能。

(一)声波的传导

声波传入内耳的途径有两条,即气传导和骨传导。

1. 气体传导　声波经外耳道传至鼓膜,再经听骨链和前庭窗传入内耳,引起淋巴振动,这是引起正常听觉的主要途径。中耳疾患造成鼓膜或听小骨缺损时,声波可经第二鼓膜传入,但听觉敏感度大为减弱。

2. 骨传导　声波直接引起颅骨的振动,使位于颞骨骨质中的耳蜗内淋巴液产生振动。骨传导对正常听觉的产生作用极微。临床常用音叉检查骨传导的存在,以帮助诊断某些耳的疾患。

(二)耳蜗的感音换能作用

耳蜗具有感音换能功能,就是把传入耳蜗的机械振动转变为蜗神经纤维的神经冲动,即将机械能转换为电能。在这一转变过程中,耳蜗基底膜的振动是一个关键性因素。声波的振动由镫骨传至前庭窗时,引起了前庭阶的外淋巴波动,继而引起内淋巴的波动和基底膜的振动。当基底膜振动时,基底膜与盖膜之间发生位移,使听毛弯曲变形,毛细胞受刺激而引起电位变化,产生神经冲动。

耳蜗还能区别不同的音调。音调的高低是由声波的频率决定的。人耳能够听到的频率范围为16~20 000 Hz,低于16 Hz和高于20 000 Hz的振动波,人耳都听不到。耳蜗对不同频率声波的分析,目前用行波学说来解释。声波传入内耳引起基底膜振动,是以行波的方式由耳蜗底端向蜗顶传播,就像抖动一端固定的绸带,形成行波向远端传播一样。这样,高频率声波引起近蜗底处基底膜产生共振的振幅最大,而声波频率愈低,最大振幅出现的部位愈靠近蜗顶。不同的声波频率会引起基底膜相应区域产生共振,其螺旋器因此受刺激而兴奋,当大脑皮质分析这些传入的信息时,就会产生不同的音调感觉(图11-22)。

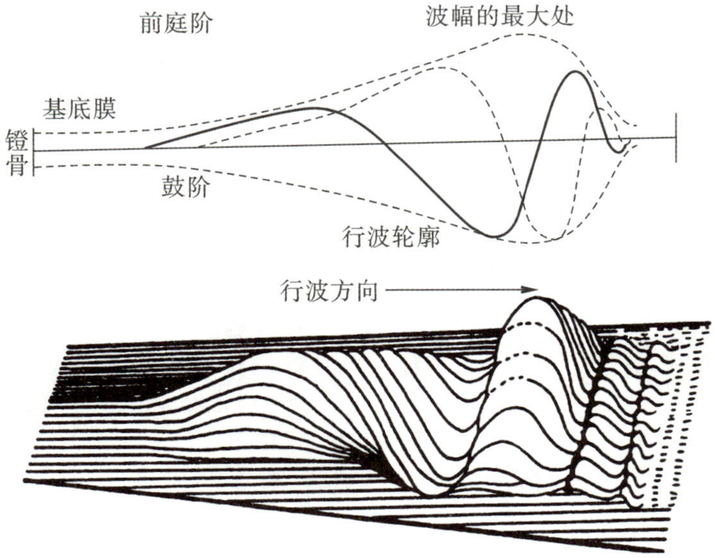

图 11-22　基底膜的机械反应行波学说

人们常用听力来表达听觉的灵敏度，通常以分贝（dB）作为声音强度的相对单位。一般讲话的声音强度在30～70 dB，大声喊叫时可达100 dB。日常生活中常说的噪声是指那些杂乱无章的非周期振动所产生的声音，强度一般在60 dB以上。长期受噪声刺激，对听觉是一种慢性的损害，可使听力下降，形成噪声性的耳聋。临床上常用分贝数表示听觉灵敏度的丧失情况。在测得各种频率听觉灵敏度丧失的分贝数之后，将它们连接起来，绘制成听力曲线，可用来帮助鉴别耳聋的原因。

三、平衡功能

平衡功能是通过前庭器官实现的。前庭器官是由内耳中的椭圆囊、球囊和三个半规管构成。来自前庭器官的传入冲动，除引起运动觉和位置觉外，还可引起各种姿势调节反射，以维持身体平衡。

当机体进行直线变速运动时，可刺激椭圆囊和球囊，从而反射性地改变颈部和四肢肌紧张的强度，以维持身体平衡。例如人乘车时，车突然加速，则背肌紧张性增强出现后仰姿势；而车突然减速，则出现相反的情况。另外，人在乘电梯时，电梯突然上升，出现肢体伸肌抑制而下肢屈曲；下降时，伸肌紧张而肢体伸直。这些都是直线变速运动引起的运动姿势反射。

当机体做旋转变速运动时，刺激半规管，也可反射性引起颈部和四肢肌紧张改变，以维持身体平衡。如，当人体向右侧旋转时，可反射性引起右侧上、下肢伸肌和左侧屈肌的肌紧张加强，使躯干向左侧偏移，以防歪倒；而旋转停止时，可使肌紧张发生反方向的变化，使躯干向右侧偏移。

本章小结

感受器是机体接受内外界环境各种刺激的特殊结构或装置，具有感受适宜刺激、换能作用、编码作用、适应现象等生理特性。感觉器官是有特殊感受器与附属结构所组成的感受装置。

视器由眼球和眼副器组成。眼球包括眼球壁和眼球内容物。眼球壁由外向内分为纤维膜、血管膜和视网膜三层。眼球内容物包括房水、晶状体和玻璃体。眼副器是由眼睑、结膜、泪器和眼球外肌等构成。眼兼有折光成像和感光换能两种作用。外界物体发出或反射出的光，经过眼的折光系统的折射和调节，在视网膜上成像，视网膜的视细胞感受光刺激，将光能转换成神经冲动，再通过视神经传入视觉中枢，产生视觉。

前庭蜗器分外耳、中耳和内耳。外耳由耳郭、外耳道和鼓膜构成，能收集和传导声波；中耳包括鼓室、咽鼓管和乳突小房，能传导和放大声波；内耳分为骨迷路和膜迷路两部分，内有听觉感受器和位置觉感受器，具有听觉和位置觉功能。外界的声波，通过空气传导和骨传导途径，引起耳蜗中内淋巴和基底膜振动，使听觉感受器兴奋，将信息转变为神经冲动，经蜗神经传向大脑皮质听觉中枢，产生听觉。

（王晓静）

思考题

（一）单项选择题

1. 角膜内含有丰富的
   A. 动脉　　B. 感觉神经末梢　　C. 色素细胞
   D. 淋巴管　　E. 静脉
2. 沟通眼球前房和后房的是
   A. 虹膜角膜角　　B. 巩膜静脉窦　　C. 瞳孔

D. 泪点　　E. 鼻泪管

3. 具有屈光作用的结构是

A. 角膜　　B. 虹膜　　C. 睫状体

D. 视网膜　　E. 巩膜

4. 能调节晶状体曲度的肌是

A. 睫状肌　　B. 上斜肌　　C. 瞳孔括约肌

D. 眼轮匝肌　　E. 瞳孔开大肌

5. 下列各结构有维持眼内压功能的结构是

A. 睑板　　B. 晶状体　　C. 房水

D. 玻璃体　　E. 瞳孔

6. 鼻泪管开口于

A. 鼻咽部　　B. 中鼻道　　C. 下鼻道

D. 上鼻道　　E. 鼻后孔

7. 检查成人鼓膜时需将耳郭拉向

A. 后上方　　B. 前上方　　C. 后下方

D. 前下方　　E. 内上方

8. 听觉感受器为

A. 壶腹嵴　　B. 螺旋器　　C. 椭圆囊斑

D. 球囊斑　　E. 半规管

(二)简答题

1. 眼的折光系统由哪几部分组成?

2. 膜迷路包括哪几部分?

3. 试述房水的循环途径。

4. 试述听觉是如何产生的。

5. 当人体向左侧旋转时,为什么躯干向右侧偏移?

第十二章

内分泌系统

★教学目标

1. 掌握：甲状腺的位置、形态、结构；甲状腺激素、糖皮质激素、胰岛素的生理作用及其分泌的调节。

2. 熟悉：肾上腺的形态、位置。

3. 了解：甲状旁腺激素、胰高血糖素等激素的主要生理作用。

4. 能够将本章所学知识应用到后续专业课程的学习中，能列出康复治疗对内分泌活动的影响。

内分泌系统是由内分泌腺（endocrine gland）和散在的内分泌组织及兼有内分泌功能的细胞组成，它们通过释放激素传递信息。内分泌系统是机体的调节系统，与神经系统在生理功能上紧密联系，相互作用，调节机体的生长发育和各种代谢活动，并调控生殖。维持内环境的相对稳定，以适应机体内外环境的各种变化及需要。

★问题思考

患者，男性，45岁，体型消瘦，常感疲乏；尿频、烦渴、饮水量增加；饭量增大，餐后2～3 h即感觉饥饿。空腹血糖增高，餐后血糖明显增高，血三酰甘油增高，尿糖(++)。诊断：糖尿病。

问题与思考：

1. 糖尿病是由于哪种激素异常导致的？

2. 糖尿病患者在日常生活中要进行哪些康复训练？

第一节　内分泌系统的组成及激素的分类

一、内分泌系统的组成

内分泌系统由内分泌腺和内分泌组织构成。内分泌腺是由一群特殊分化的细胞组成，包括垂体、甲状腺、甲状旁腺、肾上腺、胸腺及松果体等。在身体其他部位如胃肠道黏膜、脑、肾、心、肺等处都分布有内分泌组织，或存在兼有内分泌功能的细胞，这些也属于为分泌系统（图12-1）。

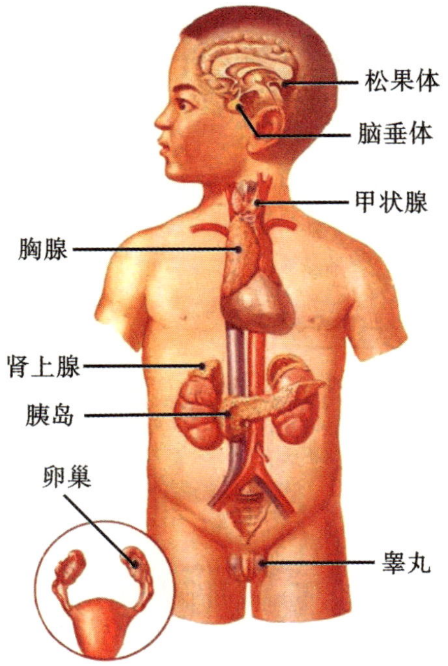

图 12-1　全身内分泌概况

二、激素的概念及其分类

(一)激素的概念

激素是由内分泌腺或内分泌细胞分泌的高效能生物活性物质,经体液传递,作为化学信使对机体的新陈代谢、生长、发育、器官的活动及生殖等功能发挥调节作用。

被激素作用的细胞和器官,分别称为该激素的靶细胞和靶器官。大多数激素经血液运输到远距离靶器官或靶细胞而发挥作用,这种方式称为远距分泌;某些激素,由组织液扩散至邻近细胞发挥作用,这种方式称为旁分泌;下丘脑有许多具有内分泌功能的神经细胞,这类神经细胞既能产生和传导神经冲动,又能合成和释放激素,故称神经内分泌细胞。

(二)激素的分类

按激素的来源、作用与化学性质可将其分为三大类:含氮类激素、类固醇(甾体)激素和脂肪酸衍生物。

1. 含氮类激素　可分为肽、胺、蛋白质类等,其中,蛋白质激素有胰岛素、甲状旁腺激素和腺垂体分泌的多种激素;肽类激素有下丘脑调节肽、神经垂体释放的激素、降钙素和胃肠道激素等;胺类激素有去甲肾上腺素、肾上腺素和甲状腺激素等。这类激素易被消化酶分解,所以临床应用时须用注射法,不能口服。

2. 类固醇(甾体)激素　类固醇激素主要是指由肾上腺皮质和性腺分泌的激素。

3. 脂肪酸衍生物　如广泛存在于各种组织中的前列腺素,其合成原料为花生四烯酸。

三、激素的作用特点

激素种类很多,其化学结构各不相同,但它们的作用具有某些共同特征。

(一)信息传递作用

激素作为一种化学信使,在细胞间进行信息传递,对靶组织的生理生化过程只能起到加强(兴奋）或减弱（抑制）的调节作用。在这些作用中，激素既不能增添成分，也不能提供热量。例如生长激素促进生长发育；甲状腺激素增强代谢过程等。

（二）相对特异性

激素的作用具有较高的组织特异性与效应特异性，即具有选择性地作用于靶细胞的特性，称为激素作用的特异性。靶细胞能识别特异激素信号，是因为靶细胞表面或胞质或胞核内存在着与该激素发生特异性结合的受体。

（三）高效能生物放大作用

各种激素在血液中的含量均极微，一般在 nmol/L 数量级。但微量激素却具有显著作用，因为激素作用于受体后，在细胞内发生一系列酶促放大作用。如 1 mg 的甲状腺素可使机体增加产热量约 4 300 kJ。

（四）激素间的相互作用

内分泌系统可看作是一个整合系统，激素之间互相影响，表现为竞争作用、协同作用、拮抗作用和允许作用。

1. 竞争作用　化学结构相似的激素可竞争同一受体位点，它取决于激素与受体的亲和性和激素的浓度。如孕酮与醛固酮受体亲和性很小，但当孕酮浓度升高时，则可与醛固酮竞争同一受体而减弱醛固酮的生理作用。

2. 协同作用　如生长激素、肾上腺素等，作用于代谢的不同环节，但都可升高血糖。

3. 拮抗作用　胰高血糖素和胰岛素通过各自作用的酶系以相反方向影响代谢，前者使血糖升高，后者使血糖降低，表现了不同程度的拮抗作用。

4. 允许作用　有的激素本身并不能直接对某些器官、组织或细胞产生作用，而在它存在的条件下，可使另一种激素的作用明显增强，这一现象称为允许作用。如糖皮质激素对血管平滑肌无收缩作用，即无升血压效应，但只有在糖皮质激素存在时，儿茶酚胺才能充分发挥对心血管的调节作用，使血压升高效应明显。

四、激素的分泌及其调节

激素分泌量的多少，对机体的功能有着重要的影响。激素分泌有一定的规律，既受机体内部的调节，又受外界环境信息的影响。

（一）激素分泌的周期性和阶段性

由于机体对环境周期性变化及对社会生活环境长期适应的结果，使激素的分泌产生了明显的时间节律，血中激素浓度也就呈现了以日、月或年为周期的波动。这种周期性波动与其他刺激引起的波动毫无关系，可能受机体“生物钟”控制。

（二）激素在血液中的形式、代谢和浓度

激素分泌入血液后，一部分以游离形式存在，另一部分则与血浆中蛋白质结合，游离型与结合型在血液中保持动态平衡。但只有游离型才具有生物活性。结合型激素在肝代谢与由肾排出的过程比游离型为慢，这样可以延长激素的作用时间。可以把结合型看作是激素在血中的临时储蓄库。激素分泌入血液后，经过代谢、排泄而不断减少，或其生物活性也不断丧失。因此腺体要继续分泌，这称为激素的更新，这样激素在血液中的浓度能保持动态恒定。为衡量激素更新得快、慢，常用激素的半衰期作为指标。半衰期是指激素从分泌入血后其活性丧失一半所需的时间。激素的半衰期短则更新快，长则慢。激素在血液中的浓度是判断分泌该激素的内分泌腺功能状态的一种指标：过高表示其功能亢进；过低则表示功能低下，均属于非生理状态。

（三）激素分泌的调节

引起各种激素分泌的刺激多种多样，但是在调节机制方面有许多共同点，简述如下。

当一个信息引起某一激素开始分泌时，往往调整或停止其分泌的信息也反馈回来。即分泌激素的内分泌细胞随时收到靶细胞及血中该激素浓度的信息，或使其分泌减少（负反馈），或使其分泌再增加（正反馈），以负反馈效应为常见。最简单的反馈回路存在于内分泌腺与体液成分之间，如下丘脑分泌的调节性多肽可促进腺垂体分泌促激素，而促激素又促进相应的靶腺分泌激素以供机体的需要。当这种激素在血中达到一定浓度后，能反馈性地抑制腺垂体或下丘脑的分泌，这样就构成了下丘脑-腺垂体-靶腺功能轴，形成一个闭合回路，这种调节形式称闭环调节，按照调节距离的长短，又可分长反馈、短反馈和超短反馈（图 12-2）。

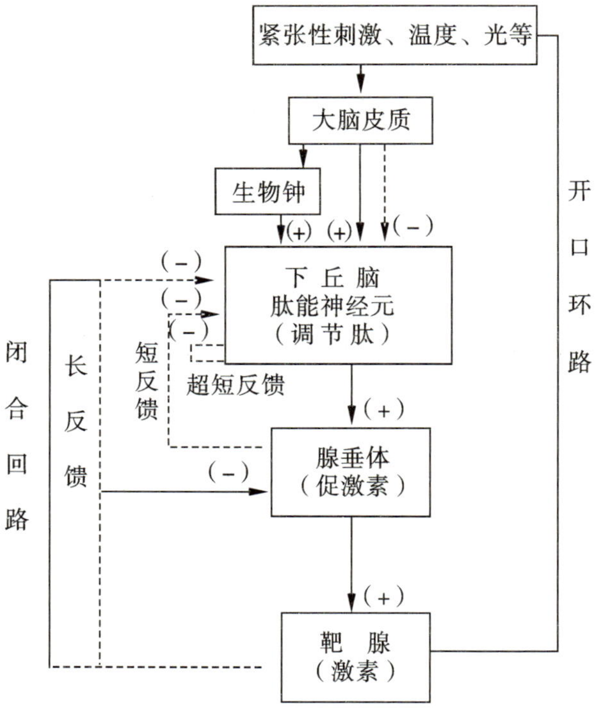

图 12-2　下丘脑-腺垂体-靶腺激素调节示意

需要指出的是，在某些情况下，后一级内分泌细胞分泌的激素也可促进前一级腺体的分泌，呈正反馈效应，但较为少见。在闭合回路的基础上，中枢神经系统可接受外环境中的各种应激性及光、温度等刺激，再通过下丘脑把内分泌系统与外环境联系起来形成开口回路，促进各级内分泌腺分泌，使机体能更好地适应于外环境，此时闭合环路暂时失效，这种调节称为开环调节。

第二节　垂体

一、垂体的位置、形态与结构

垂体位于颅底蝶鞍的垂体窝中，通过垂体柄与下丘脑相连。垂体如豌豆大小，重约 0.5 g。垂体分为神经垂体与腺垂体两大部分。腺垂体由腺细胞组成，包括远侧部、中间部和结节部。神经垂体由神经组织组成，包括神经部和漏斗，漏斗又分为漏斗柄和正中隆起两部分（图 12-3）。通常所说的垂体前叶是指腺垂体的前部和结节部；垂体后叶是指神经部和中间部。

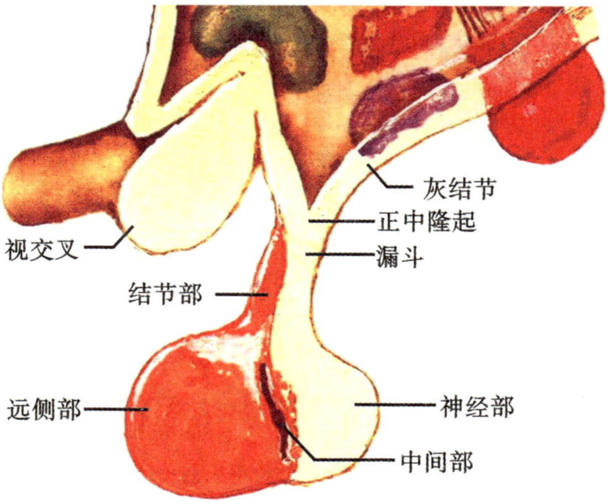

图 12-3　垂体结构示意

二、腺垂体

腺垂体占垂体的 2/3，内含大量腺细胞，腺细胞一般排列成团索，其间有丰富的血窦。用 HE 染色，可分为嗜酸性细胞、嗜碱性细胞和嫌色细胞三种（图 12-4），主要分泌 7 种激素。

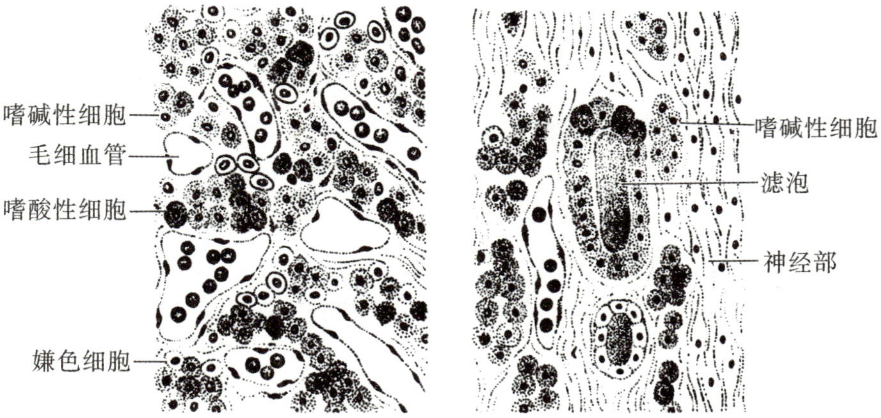

图 12-4　垂体的微细结构

（一）嗜酸性细胞

嗜酸性细胞数量较多，约占腺垂体细胞总数的 35%。细胞体积较大，界限清楚，细胞质内有许多嗜酸性颗粒。嗜酸性细胞又分以下两种。

1. 生长激素细胞　分泌生长激素（growth hormone，GH）。

GH 的主要作用是促进全身的生长发育。临床上由于垂体先天损害而缺少 GH 的儿童，身材矮小，但智力正常，称为侏儒症。相反，如幼年时 GH 分泌量过多，则使身材发育过于高大，形成巨人症；如果成年后 GH 分泌过多，则可引起肢端肥大症。

GH 的分泌受下丘脑生长激素释放激素（GHRH）和生长激素释放抑制激素（GHRIH）的双重调节。此外 GH 的分泌还受到睡眠、应激及血中糖和氨基酸含量等多种因素的影响。

2. 催乳素细胞　分泌催乳素(prolactin,PRL),是一种作用广泛的激素。

PRL 能促进乳腺生长发育,引起并维持乳腺分泌。

PRL 也受下丘脑双重控制。催乳素释放因子促进其分泌;催乳素释放抑制因子抑制其分泌,后者经常占优势。婴儿吸吮母亲乳头时刺激乳头感觉神经末梢,冲动传到下丘脑促使催乳素释放因子分泌,再引起 PRL 分泌。刺激停止后 PRL 的分泌减少或停止。这是一种典型的神经内分泌反射。

(二)嗜碱性细胞

嗜碱性细胞约占腺垂体细胞总数的 15%,可分为下列 3 种。

1. 促甲状腺激素细胞　分泌促甲状腺激素(TSH),TSH 可促进甲状腺合成与释放甲状腺激素,并刺激甲状腺增生。

2. 促性腺激素细胞　分泌卵泡刺激素(FSH)和黄体生成素(LH),FSH 在女性刺激卵泡发育和卵子成熟;在男性刺激精曲小管上皮发育和精子的发育与成熟。LH 在女性可促进卵泡排卵及黄体生成;在男性刺激睾丸间质细胞分泌雄激素。

3. 促肾上腺皮质激素细胞　分泌促肾上腺皮质激素(ACTH)和促黑激素,ACTH 的主要作用是刺激肾上腺皮质分泌糖皮质激素。

(三)嫌色细胞

嫌色细胞数量最多,约占腺垂体细胞总数的 50%。细胞较小,胞质少,着色淡,起支持作用。

三、神经垂体

神经垂体无分泌功能,只是储存和释放下丘脑激素的部位。

(一)抗利尿激素

抗利尿激素(ADH)又称血管升压素(AVP),主要由下丘脑视上核所分泌。可促进肾远曲小管和集合管对水的重吸收,使尿量减少;大剂量的血管升压素,可使全身小动脉收缩,升高血压。

(二)催产素

催产素(OXT)主要由下丘脑室旁核所分泌。其作用主要是促进子宫收缩,对非妊娠子宫作用较小,对妊娠子宫作用强。此外,催产素促进乳腺分泌。催产素的释放是反射性调节,哺乳时婴儿吸吮刺激乳头及临产或分娩时子宫、子宫颈、阴道受牵拉刺激,均可反射性地引起催产素释放。

第三节　甲状腺

一、甲状腺的位置、形态与结构

甲状腺是人体最大的内分泌腺。呈“H”形,可分为左、右两个侧叶及连接两叶的峡部(图 12-5)。约 50% 的人甲状腺峡部向上伸出一锥状叶,长者可到达舌骨平面。甲状腺位于喉下部和气管上端两侧,侧叶上端可达甲状软骨中部,下端至第 6 气管软骨环,峡部位于第 2 ~4 气管软骨环的前方。甲状腺借结缔组织附着于喉和气管壁,所以吞咽时,甲状腺可随喉上、下移动。

甲状腺主要由甲状腺滤泡构成。显微镜下所见:滤泡由单层立方上皮细胞围成,中心为滤泡腔。腺上皮细胞是甲状腺激素合成和释放的部位,滤泡腔内充满均匀的胶性物质,是甲状腺激素复合物,也是甲状腺激素的储存库(图 12-6)。

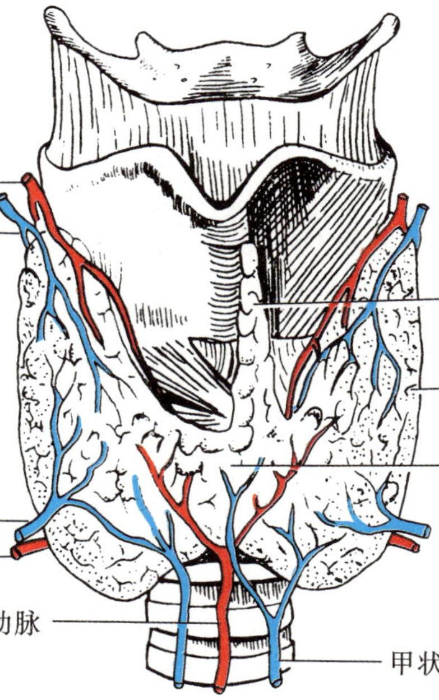

图 12-5　甲状腺（前面）

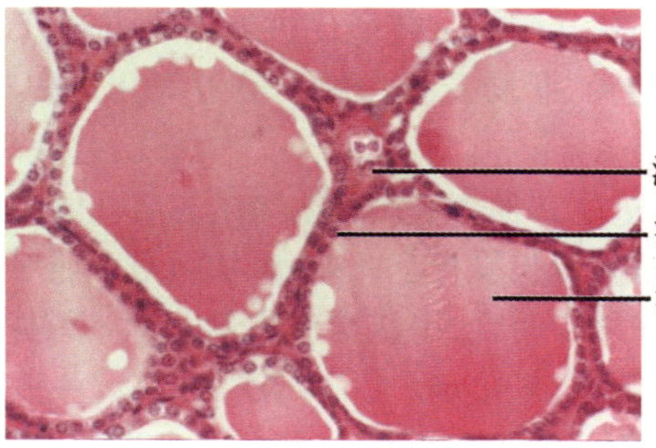

图 12-6　甲状腺的微细结构

二、甲状腺激素

（一）甲状腺激素的合成与代谢

甲状腺激素主要有甲状腺素，又名四碘甲腺原氨酸（T_4）和三碘甲腺原氨酸（T_3）两种。它们是一组含碘的酪氨酸，以碘和酪氨酸为原料在甲状腺腺细胞内合成。滤泡上皮细胞从血液中摄取氨基酸合成甲状腺球蛋白，继而排放到滤泡腔内储存（图 12-7）。

释放甲状腺激素时，腺上皮细胞把滤泡腔内的甲状球蛋白吞入腺细胞，在溶酶体蛋白水解酶的作用下，使甲状球蛋白分解，解脱下来的 T_4 和 T_3 因能抗拒脱碘酶的作用，分子又小，可以透过毛细血管进入血液循环。

（二）甲状腺激素的生理作用

1. 对代谢的影响

（1）产热效应　甲状腺激素可提高大多数组织的耗氧率，增加产热效应。甲状腺素使基础代谢率增高，1 mg 的甲状腺素可增加产热 4 000 kJ。甲状腺功能亢进患者的基础代谢率可增高 35% 左右；而功能低下患者的基础代谢率可降低 15% 左右。

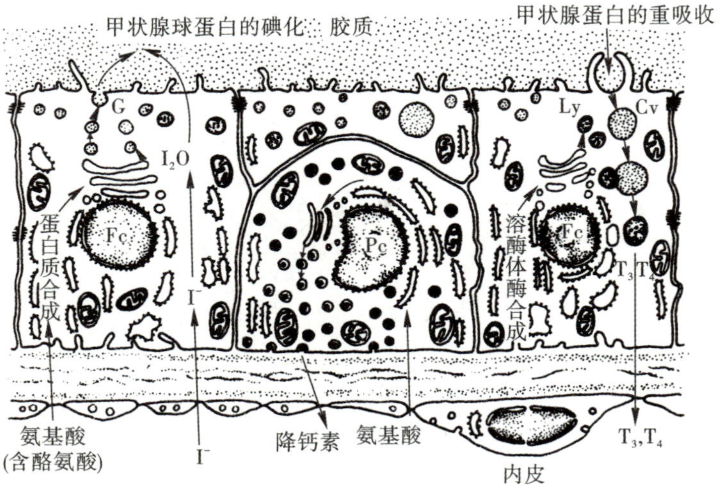

图示甲状腺滤泡上皮细胞(Fc)、滤泡旁细胞(Pc)

超微结构及激素合成与分泌 G:分泌颗粒 Cv:胶质小泡 Ly:溶酶体

图 12-7 滤泡壁超微结构及激素合成与分泌

(2)对蛋白质、糖、脂肪代谢的影响 在正常情况下甲状腺激素主要是促进蛋白质合成,特别是使骨、骨骼肌、肝等蛋白质合成明显增加,这对幼年时的生长、发育具有重要意义。然而甲状腺激素分泌过多,反而使蛋白质,特别是骨骼肌的蛋白质大量分解,因而消瘦无力。在糖代谢方面,甲状腺激素有促进糖的吸收,肝糖原分解的作用。同时它还能促进外周组织对糖的利用。总之,它加速了糖和脂肪代谢,特别是促进许多组织的糖、脂肪及蛋白质的分解氧化过程,从而增加机体的耗氧量和产热量。

2. 促进生长发育 甲状腺激素促进生长发育作用最明显是在婴儿时期,在出生后4个月内影响最大。它主要促进骨骼、脑和生殖器官的生长发育。此外,甲状腺激素还对GH有允许作用,若没有甲状腺激素,垂体的GH也不能发挥作用。而且,甲状腺激素缺乏时,垂体生成和分泌GH也减少。所以先天性或幼年时缺乏甲状腺激素,引起呆小病。

3. 其他方面 T_3、T_4能提高中枢神经系统的兴奋性;作用于心肌,促使心肌细胞的肌质网释放Ca^{2+},使心跳加快、加强,心输出量增大。

(三)甲状腺激素分泌的调节

1. 下丘脑-腺垂体-甲状腺功能轴

(1)下丘脑促甲状腺激素释放激素的作用 下丘脑分泌的促甲状腺激素释放激素(TRH)经垂体门脉系统至腺垂体,促进促甲状腺激素(TSH)合成和释放,最后影响甲状腺的分泌活动(图12-8)。例如,寒冷刺激的信息到达中枢后,通过一定的神经联系使TRH分泌增多,继而通过TSH的作用促进T_3、T_4的分泌。

(2)腺垂体促甲状腺激素的作用 TSH随体循环血液到达甲状腺,促进甲状腺素的合成与释放。TSH还能使腺细胞增生,腺体增大。

(3)甲状腺素的反馈作用 血液中T_3、T_4浓度升高时,通过负反馈使TSH的合成与分泌减少,T_3、T_4的释放也随之减少;反之,则增多。这种作用是体内T_3、T_4浓度维持生理水平的重要机制。

2. 自身调节 当食物中碘含量不足时,甲状腺对碘的摄取增加,对TSH的敏感性提高,使T_3、T_4的合成与释放不致因此而减少;反之,当外源碘量增加时,上述机制受到抑制,T_3、T_4也不致过多。自身调节作用使甲状腺功能适应食物中碘供应量的变化,从而保证腺体内合成激素量的相对稳定。

3. 自主神经的作用 甲状腺滤泡受交感神经支配,电刺激交感神经可使甲状腺激素合成增加。支配甲状腺的胆碱能纤维则能抑制甲状腺激素的分泌。

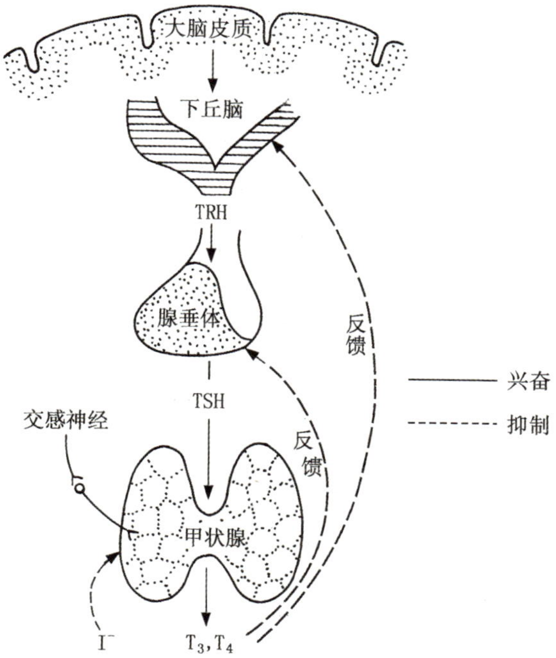

TRH:促甲状腺激素释放激素　　TSH:促甲状腺激素

图 12-8　甲状腺激素分泌调节示意

第四节　肾上腺

一、肾上腺的位置、形态与结构

肾上腺位于肾的上方,左、右各一。左侧略大,似半月形;右侧呈三角形(图 12-9)。

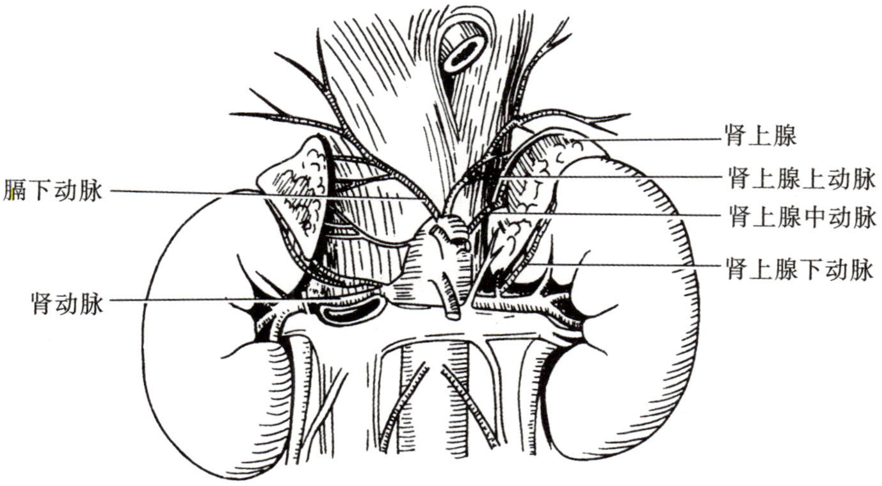

图 12-9　肾上腺位置

肾上腺表面包以结缔组织被膜,肾上腺的实质由皮质和髓质构成(图 12-10)。肾上腺皮质和髓质的胚胎发生、组织结构、分泌的激素和生理功能均不相同。

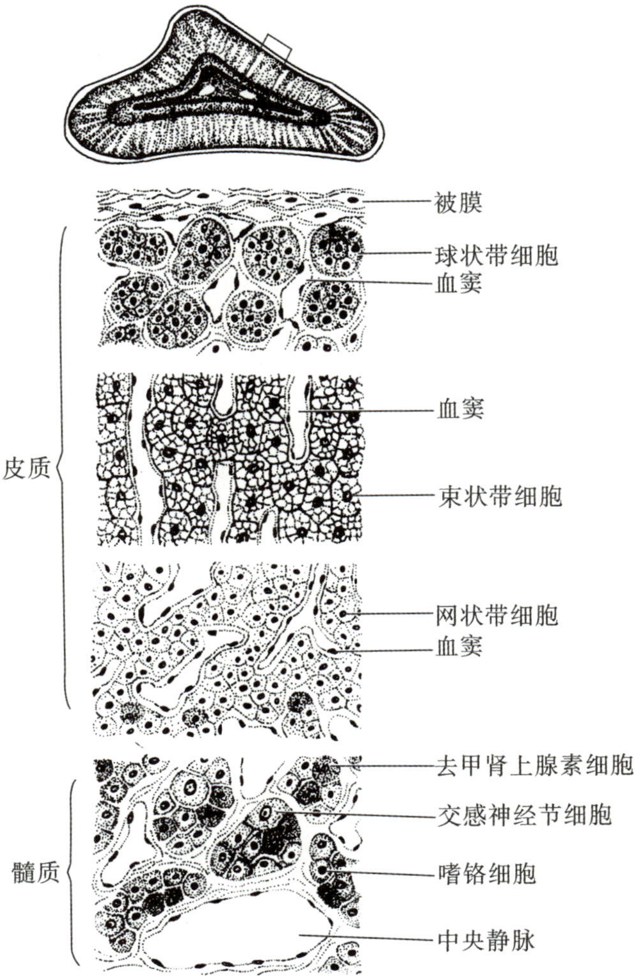

图 12-10　肾上腺的组织结构

二、肾上腺皮质激素

(一)肾上腺皮质的组织结构

肾上腺皮质是维持生命所必需的内分泌腺。根据细胞的形态和排列特征,将皮质分成球状带、束状带和网状带。

1. 球状带　球状带位于被膜下方,细胞较小,排列成球团状。球状带细胞分泌盐皮质激素,主要是醛固酮。

2. 束状带　束状带位于球状带深面,是皮质中最厚的部分。束状带细胞较大,呈多边形,排列成长索状,胞质内含大量的脂滴,在 HE 染色切片上,因脂滴被溶解而成泡沫状。束状带合成分泌糖皮质激素,主要是皮质醇和皮质酮。

3. 网状带　网状带位于皮质最内层,细胞体积小,排列成网状。网状带细胞分泌糖皮质激素、雄激素和少量雌激素。

(二)糖皮质激素的生理作用及其分泌调节

1. 生理作用

(1)糖代谢　糖皮质激素能增强糖异生有关酶的活性,促进肝糖原异生;同时又有抗胰岛素作用,使外周组织对葡萄糖的利用减少,促使血糖升高。如果糖皮质激素分泌过多(或服用此类激素药物过多),可使血糖升高,甚至出现糖尿。

(2)蛋白质代谢　糖皮质激素促进肝外组织,特别是肌肉组织的蛋白质分解,加速氨基酸转移至肝,生成肝糖原。

(3)脂肪代谢　糖皮质激素促进脂肪分解,增强脂肪酸在肝内的氧化过程,有利于糖异生。肾上腺皮质功能亢进时,由于全身不同部位脂肪组织对糖皮质激素的敏感性不同,体内脂肪发生重新分布,出现圆脸、背厚、躯干部发胖而四肢消瘦的向心性肥胖的特殊体形。

(4)水盐代谢　皮质醇有较弱的储钠排钾作用,即对肾远曲小管及集合管重吸收和排出钾有轻微的促进作用。此外,皮质醇还可以降低肾小球入球血管阻力,增加肾小球血浆流量而使肾小球滤过率增加,有利于水的排出。

(5)应激反应　机体遇到感染、缺氧、饥饿、创伤、寒冷等刺激,可引起 ACTH 分泌增加,导致血中糖皮质激素浓度升高,以增强机体的抵抗能力。这一作用,称应激反应。糖皮质激素使血液中红细胞、中性粒细胞和血小板的数量增多,增强巨噬细胞系统吞噬作用。抑制淋巴组织增生,使淋巴组织发生萎缩,血中淋巴细胞减少。

(6)对血管反应的影响　①能增强血管平滑肌对儿茶酚胺的敏感性;②抑制对血管舒张的前列腺素的合成;③降低毛细血管的通透性,有利于维持血容量。

2. 分泌调节　糖皮质激素主要受下丘脑-腺垂体-肾上腺皮质轴的调节(图 12-11)。下丘脑合成释放的促肾上腺皮质激素释放激素(CRH),通过垂体门脉系统被运送到腺垂体,促使腺垂体合成、分泌促肾上腺皮质激素(ACTH)。ACTH 可促进肾上腺皮质合成、分泌糖皮质激素;同时,也刺激束状带和网状带发育生长。糖皮质激素对下丘脑-腺垂体存在着负反馈调节。血液中糖皮质激素浓度升高可反馈作用于下丘脑和腺垂体,抑制 CRH 和 ACTH 的分泌。但在应激状态下,可能由于下丘脑和腺垂体对反馈刺激的敏感性降低,使这些负反馈作用暂时减弱,ACTH 和糖皮质激素的分泌大大增加。

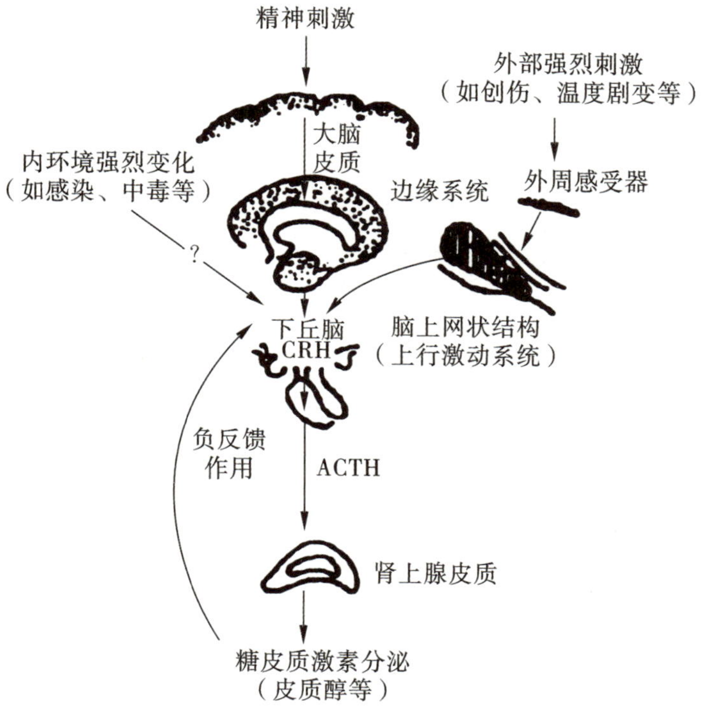

CRH:促肾上腺皮质激素释放激素　ACTH:促肾上腺皮质激素

图 12-11　糖皮质激素分泌调节

值得注意的是,由于糖皮质激素对下丘脑-腺垂体的负反馈作用,在医疗实践活动中,长期大量使用外源糖皮质激素,可抑制腺垂体的功能,使ACTH的分泌长期减少,因而使患者的肾上腺皮质功能减退,甚至萎缩。如果突然停用糖皮质激素制剂,则可由于患者本身肾上腺皮质功能不全以致体内糖皮质激素突然减少而引起严重后果。

三、肾上腺髓质激素

肾上腺髓质主要由髓质细胞、血窦和少量结缔组织组成。髓质细胞呈多边形,如用铬盐处理标本,胞质内可见染成黄褐色的嗜铬颗粒,又称嗜铬细胞。嗜铬细胞分为2种,一种为肾上腺素细胞,占髓质细胞的80%,分泌肾上腺素;另一种为去甲肾上腺素细胞,分泌去甲肾上腺素。肾上腺素和去甲肾上腺素属于儿茶酚胺类化合物,它们都是以酪氨酸为原料,在一系列酶的作用下合成。

肾上腺素使心率加快、心缩力加强、心输出量增加,心脏和骨骼肌的血管扩张。去甲肾上腺素主要使周围血管收缩,血压增高,血流加速。髓质激素对代谢也产生作用,可加强肝糖原、肌糖原分解,加速脂肪分解,促使乳酸合成糖原,抑制胰岛素的分泌,使血糖升高,还增加组织耗氧量和机体产热量。

肾上腺髓质受交感神经节前纤维支配,凡能引起交感神经兴奋的刺激,都能促进肾上腺髓质激素大量分泌。ACTH与糖皮质激素也可促进某些合成酶的活性,促进肾上腺素和去甲肾上腺素的合成和分泌。肾上腺髓质激素的分泌也存在负反馈调节。在应急情况下,可使肾上腺素和去甲肾上腺素分泌量增加到基础分泌量的1 000倍,较长时间的交感神经兴奋可促进儿茶酚胺某些合成酶的数量增加和活性增强。

第五节　其他内分泌激素

一、甲状旁腺激素

甲状旁腺激素(parathyroid hormone,PTH)主要是升高血钙。PTH能动员骨钙入血,使血中钙浓度升高;抑制近曲小管对磷的重吸收,促进远曲小管对钙的重吸收,减少尿钙排出,同时还抑制近球小管对磷的重吸收,使血磷降低;促进肠道吸收钙,间接影响钙在肠内的吸收而升高钙。

血中钙浓度是调节PTH分泌的最重要的因素。血钙浓度降低可直接刺激甲状旁腺细胞分泌PTH。血中钙浓度是以负反馈形式调节PTH分泌的,当血钙浓度升高时,甲状旁腺活动减弱,PTH分泌减少;当血钙浓度降低时,PTH分泌增多,促进肾脏重吸收钙增多,并促使骨钙释放,使已降低了的血钙浓度迅速回升。

此外,血磷升高也可引起PTH的分泌。这是由于血磷升高可使血钙降低,间接地引起了PTH的释放。

二、胰岛素和胰高血糖素

(一)胰岛的位置与结构

胰岛是散在胰腺腺泡之间的细胞团。人体胰腺中约有数十万到一百多万个胰岛,占胰腺总体积的1%~2%。胰岛细胞按其形态和染色特点主要可分为A、B、D及PP细胞(图12-12)。其中最重要的有A细胞和B细胞。A细胞占胰岛细胞总数约25%,分泌胰高血糖素;B细胞约占胰岛细胞总数的60%，分泌胰岛素。D 细胞数量较少，分泌生长抑素。PP 细胞很少，分泌胰多肽。每个胰岛周围有丰富的毛细血管，交感神经、副交感神经和肽能神经的末梢都直接终止于胰岛细胞。

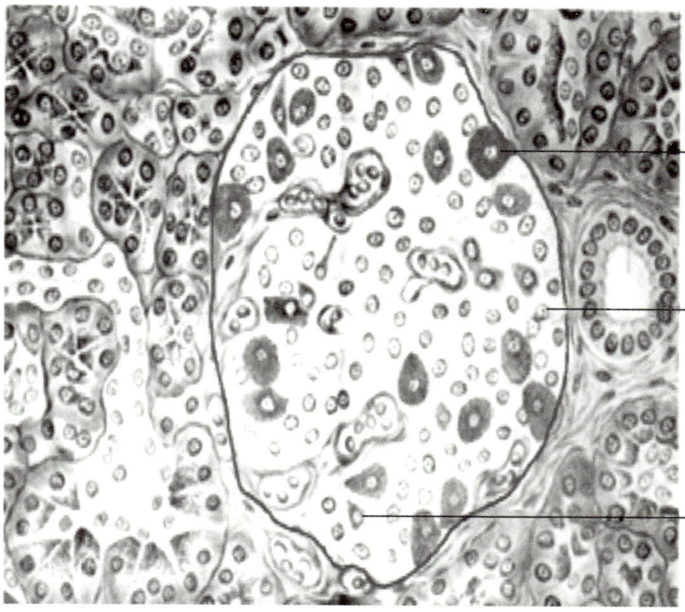

图 12-12　胰岛三种细胞分布

（二）胰岛素的生物学作用与调节

1. 胰岛素的生物学作用　胰岛素的主要生物学作用是调节糖、脂肪和蛋白质的代谢。

（1）糖代谢　胰岛素能促进全身各组织，尤其能加速肝细胞和肌细胞摄取葡萄糖，并且促进它们对葡萄糖的储存和利用。肝细胞和肌细胞大量吸收葡萄糖后，一方面将其转化为糖原储存起来，或在肝细胞内将葡萄糖转变成脂肪酸，转运到脂肪组织储存；另一方面促进葡萄糖氧化生成高能磷酸化合物，如 ATP，作为能量来源。由于胰岛素的上述作用，结果降低了血糖浓度。所以胰岛素缺乏时，血中葡萄糖不能被细胞储存和利用，因而血糖浓度升高，如超过肾糖阈 180 mg/100 mL 时，从尿中排出葡萄糖并伴以尿量增加，发生糖尿病。

★知识链接

糖尿病的康复治疗

糖尿病患者康复治疗的原则：坚持早期诊治、综合治疗、个体化方案及持之以恒的原则；不同类型的糖尿病由于发病机制不同，其康复治疗的步骤也不同。

糖尿病患者康复治疗的目标：消除高血糖等代谢紊乱所引起的各种症状；纠正糖代谢紊乱，控制高血糖，使血糖降到正常或接近正常水平；纠正脂代谢紊乱及其他代谢异常；防治各种急、慢性并发症的发生和发展，减少患者的致残率和病死率；保证儿童、青少年患者的正常生长发育；保证育龄期妇女的正常妊娠、分娩和生育；通过糖尿病教育，使患者掌握糖尿病的防治知识、必要的自我检测技能和自我保健能力；改善糖尿病患者的生活质量。

糖尿病的康复治疗方法：运动治疗、糖尿病足治疗、作业治疗等。

（2）脂肪代谢　胰岛素一方面促进肝细胞合成脂肪酸，运送到脂肪细胞储存。进入脂肪细胞的葡萄糖不仅用于合成脂肪酸，而且主要使其转化成 α-磷酸甘油，并与脂肪酸形成三酰甘油储存于脂肪细胞内。另一方面，胰岛素还能抑制脂肪分解。胰岛素缺乏时不仅引起糖尿病，而且还可引起脂肪代谢紊乱，出现血脂升高，动脉硬化，引起心血管系统发生严重病变。

(3)蛋白质代谢　胰岛素对于蛋白质代谢也非常重要。它促进氨基酸进入细胞，然后直接作用于核糖体，促进蛋白质的合成。它还能抑制蛋白质分解。对机体生长过程，胰岛素与生长激素共同作用时，才能发挥明显的促生长效应。

2. 胰岛素分泌的调节

(1)血糖浓度　是调节胰岛素分泌的最基本的因素。血糖浓度升高时可以直接刺激 B 细胞，使胰岛素的分泌增加，可高达基础水平的 10～20 倍，使血糖浓度恢复到正常水平；血糖浓度低于正常水平时，胰岛素的分泌减少，可促进胰高血糖素分泌增加，使血糖水平上升。

(2)氨基酸和脂肪酸的作用　血液中多种氨基酸如精氨酸、赖氨酸都有刺激胰岛素分泌的作用。在血糖浓度正常时，上述作用微弱；在血糖升高时，过量的氨基酸可使高血糖引起的胰岛素分泌加倍增多。血液中脂肪酸和酮体大量增加时，也能促进胰岛素的分泌。

(三)胰高血糖素的生物学作用与分泌调节

胰高血糖素的生物学作用与胰岛素相反，是一种促进分解代谢的激素。它促进肝脏糖原分解和葡萄糖异生作用，使血糖明显升高。它还能促进脂肪分解，使酮体增多。

血糖浓度也是调节胰高血糖素分泌的重要因素。血糖浓度降低时，胰高血糖素的分泌增加；而升高时，则分泌减少。而氨基酸的作用和血糖相反，前者升高时也促进胰高血糖素的分泌。

支配胰岛的迷走神经和交感神经对胰高血糖素分泌的作用和对胰岛素分泌的作用完全相反。即迷走神经兴奋抑制胰高血糖素的分泌；而交感神经兴奋则促进其分泌。

三、康复治疗对内分泌活动的影响

内分泌是人体生命活动的“调控员”，当内分泌失调时，会有一系列的症状出现。

调节内分泌主要从饮食、康复运动上入手，必要时辅以药物治疗，要养成良好的饮食习惯，同时要积极参加各种体育运动锻炼，加强体质，还要有科学的生活规律。

康复治疗内分泌失调的方法比较多，针对不同的病因、症状及体质严重程度，会有不同的应对方法。但通常大致上都是对激素分泌过多造成的功能亢进以抑制、消减为原则，可以通过药物控制激素的分泌和合成，让内分泌达到平衡状态，也可以采取手术切除造成内分泌过多的肿瘤，从根本上剔除病根。至于因为激素分泌过少而造成失调这种情况，补充激素的分泌就是关键了，包括器官移植和补充生理剂量激素等。

本章小结

内分泌系统由垂体、甲状腺、甲状旁腺、肾上腺等内分泌腺和分布于胃肠道黏膜、脑、肾、心、肺等处散在的内分泌组织或细胞组成。这些内分泌腺或内分泌细胞分泌的具有传递化学信息、高效能的生物活性物质称为激素。

下丘脑借助垂体门脉系统通过下丘脑调节肽影响腺垂体细胞的活动；通过下丘脑-垂体神经束与神经垂体相联系。生长激素的主要作用是通过肝脏产生生长激素介质促进全身的生长发育和参与对中间代谢和能量代谢的调节。另外，腺垂体还释放催乳素、促甲状腺激素、促肾上腺皮质激素、卵泡刺激素和黄体生成素等激素。神经垂体释放抗利尿激素(血管升压素)和催产素。

甲状腺是人体最大的内分泌腺，主要有甲状腺滤泡构成。甲状腺激素能影响产热效应和蛋白质、糖、脂肪代谢；促进生长发育，提高中枢神经系统的兴奋性，使心跳加快，心输出量增大。

肾上腺由皮质和髓质构成，肾上腺髓质主要由嗜铬细胞组成，分泌肾上腺素和去甲肾上腺素；肾上腺素使心率加快、心缩力加强、心输出量增加，心脏和骨骼肌的血管扩张。去甲肾上腺素主要使周围血管收缩，血压增高，血流加速。肾上腺皮质分为球状带、束状带和网状带。球状带细胞分泌盐皮质激素，主要是醛固酮。醛固酮能促进肾远曲小管和集合管重吸收 Na^+ 及排出 K^+，维持正常的血容量。束状带合成分泌糖皮质激素，对糖、蛋白质、脂肪代谢有重要作用。

胰岛是散在胰腺腺泡之间的细胞团。A 细胞分泌胰高血糖素；B 细胞分泌胰岛素。胰岛素的主要作用是调节糖、脂肪和蛋白质的代谢。血糖浓度是调节胰岛素分泌的最基本的因素。胰高血糖素的生物学作用与胰岛素相反。

（王晓静）

思考题

（一）单项选择题

1. 成对的内分泌器官是
   A. 甲状腺　　B. 垂体　　C. 肾上腺
   D. 松果体　　E. 甲状旁腺
2. 不属于内分泌腺的是
   A. 肾上腺　　B. 甲状腺　　C. 胰
   D. 垂体　　E. 甲状旁腺
3. 对垂体的描述，正确的是
   A. 是成对的器官　　B. 分泌催产素　　C. 可分为腺垂体和神经垂体
   D. 位于蝶骨体内　　E. 前下方临近视交叉
4. 储存和释放抗利尿激素的腺体是
   A. 甲状腺　　B. 甲状旁腺　　C. 肾上腺
   D. 垂体　　E. 胰岛素
5. 对肾上腺的正确描述是
   A. 为腹膜内位器官　　B. 位于肾的后方　　C. 肾下垂时可随之下降
   D. 位于肾的上端　　E. 位于肾的下端
6. 关于甲状腺的叙述，下列各项错误的是
   A. 可促进机体新陈代谢　　B. 可维持正常生长发育　　C. 甲状腺素不含碘
   D. 婴幼儿时期分泌不足，可导致身材矮小
   E. 是人体内最大的内分泌腺
7. 关于肾上腺的叙述，下列各项错误的是
   A. 有一对，位于肾上方　　B. 左肾上腺近似半月形，右肾上腺呈三角形
   C. 肾上腺髓质不能分泌激素　　D. 肾上腺皮质可分泌糖皮质激素
   E. 左侧略大于右侧
8. 维持正常生长发育，特别是对骨骼和神经系统的发育极为重要的是
   A. 甲状腺素　　B. 盐皮质激素　　C. 甲状旁腺激素
   D. 垂体　　E. 松果体
9. 调节机体的水、盐代谢是
   A. 甲状腺素　　B. 盐皮质激素　　C. 甲状旁腺激素
   D. 胰岛素　　E. 胰高血糖素

10. 调节血糖变化的是

A. 胰岛素　　B. 雌激素　　C. 甲状腺素

D. 盐皮质激素　　E. 甲状旁腺激素

(二)简答题

1. 简述甲状腺的位置、形态。
2. 简述甲状腺激素的生理作用。
3. 简述糖皮质激素的生理作用。
4. 长期大量使用糖皮质激素,为什么患者不能突然停药?

第十三章 生殖系统

★教学目标

1. 掌握：男、女性生殖系统的组成和功能；睾丸、卵巢的形态和功能；输精管、输卵管的分部与标志性结构；卵巢的功能及雌、孕激素的生理作用，月经周期的调节。

2. 熟悉：子宫的形态和固定装置；睾丸功能的调节。

3. 了解：男、女性尿道的特点；妊娠的过程、分娩及避孕。

4. 能运用所学知识指导女性产后通过正确的锻炼及理疗对盆底肌进行修复。

生殖是指生物体生长发育成熟后，能够产生与自己相似子代个体的功能。人的生殖是通过两性生殖器官的活动来实现的。生殖系统包括男性生殖系统和女性生殖系统。男、女生殖系统包括内生殖器和外生殖器两部分。内生殖器多位于盆腔内，包括产生生殖细胞的生殖腺、输送生殖细胞的输送管道和附属腺；外生殖器露于体表，是性的交接器官（表 13-1）。生殖系统的主要功能是产生生殖细胞、繁殖后代和分泌性激素。

表 13-1　男性、女性生殖系统组成概况

器官		男性生殖器	女性生殖器
内生殖器	生殖腺	睾丸	卵巢
	生殖管道	附睾、输精管、射精管、尿道	输卵管、子宫、阴道
	附属腺体	前列腺、精囊腺、尿道球腺	前庭大腺
外生殖器		阴囊、阴茎	女阴

★问题思考

患者，女，30 岁，生产后盆底肌松弛，在大笑或者打喷嚏时出现漏尿症状，到医院检查为盆底肌压力性尿失禁。干预措施：患者在康复治疗师监督下进行锻炼及理疗，结果：患者的漏尿症状有了明显的改善。

问题与思考：

1. 产后女性漏尿的原因是什么？

2. 如何预防在生产中盆底肌的损伤？

3. 盆底肌损伤后进行哪些修复？

第一节　男性生殖系统

男性内生殖器包括睾丸、附睾、输精管、射精管和附属腺。外生殖器包括阴囊和阴茎（图 13-1）。睾丸为男性生殖腺，具有产生精子和分泌雄激素的功能。睾丸产生精子，储存于附睾内，射精时再经输精管、射精管、尿道排出体外。附属腺的分泌物参与精液的组成，对精子起着营养、稀释及增强其活动的作用。

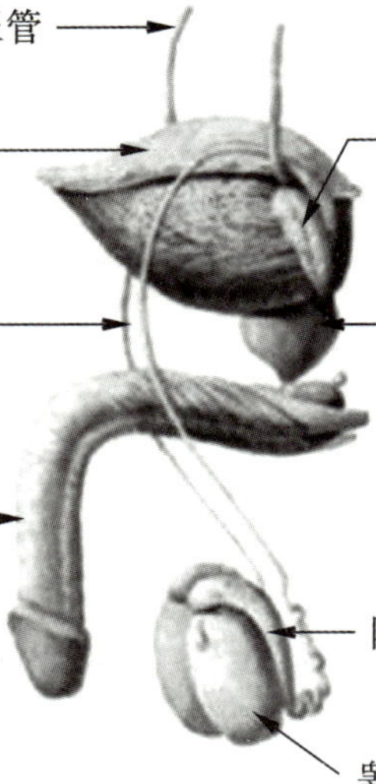

图 13-1　男性生殖器模式

一、内生殖器

男性内生殖器由生殖腺（睾丸）、生殖管道（附睾、输精管、射精管、尿道）和附属腺（精囊、前列腺、尿道球腺）组成。

（一）睾丸

睾丸呈卵圆形，左右各一，位于阴囊内。睾丸的形态呈扁椭圆形，分上下两端、前后两缘和内外侧两面。睾丸的上端及后缘有附睾附着；后缘附有系膜，故称系膜，有血管、神经和淋巴管等出入。

睾丸可随年龄而变化，新生儿的变化相对较大，在性成熟以前发育较慢，以后随着性的成熟而迅速发育，老年人则随着性功能的衰退而逐渐萎缩、变小。

睾丸表面有一层坚厚的纤维膜，称为白膜。白膜在睾丸的后缘增厚形成睾丸纵隔。从睾丸纵隔发出许多睾丸小隔，呈放射状将睾丸实质分成 100 ~ 200 个锥体形的睾丸小叶。每个睾丸小叶内含有 2 ~ 4 条盘曲的精曲小管。精曲小管的上皮具有产生精子作用。小管之间的间质细胞有分泌雄激素的功能。精曲小管逐渐向睾丸纵隔集中，在小叶的尖端汇合成精直小管。精直小管进入睾丸纵隔并相互吻合成睾丸网。由睾丸网发出 12 ~ 15 条睾丸输出小管，经睾丸后缘的上部入附睾，构成附睾头（图 13-2）。

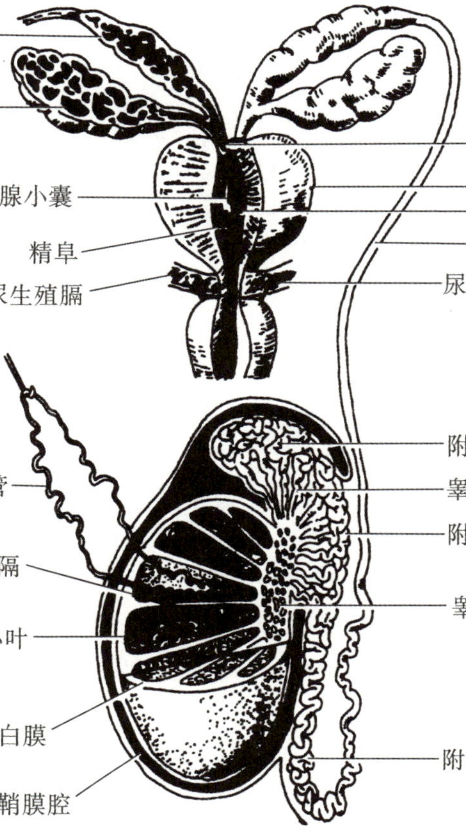

图 13-2　睾丸和附睾的结构及排精途径

（二）附睾

附睾呈新月形，紧贴睾丸的上端和后缘。主要由附睾管盘曲而成。附睾可分为附睾头、附睾体和附睾尾三部分。附睾为储存精子的器官，其分泌物可营养精子，促进精子进一步成熟。

（三）输精管和射精管

输精管长约 50 cm，起于附睾尾部，沿睾丸后缘上升入精索（睾丸后上方、阴囊根部的位置表浅，活体可触及）后经腹股沟部进入腹腔，走行至膀胱后面与精囊的排泄管汇合成射精管，输精管全程可分为睾丸部、精索部、腹股沟管部和盆部。其中，精索部位置表浅，输精管结扎术常在此进行。射精管由输精管末端和精囊的排泄管汇合而成，长约 2 cm，开口于尿道前列腺部。

（四）附属腺

精囊为一对囊状腺体，长椭圆形，位于膀胱后部，精囊分泌的液体参与组成精液。

前列腺形似栗子，位于膀胱颈和尿生殖膈之间，包绕尿道起始部，是一个肌性器官，由腺体和大量平滑肌纤维所组成，结构坚实，分为前叶、中叶、后叶和两侧叶。腺体后面的纵行浅沟称前列腺沟。当其肥大时，压迫尿道，导致排尿困难。前列腺的排泄管亦开口于尿道前列腺部，其分泌物参与组成精液，有稀释精液和利于精子活动的作用。

尿道球腺为一对豌豆大的球形腺体，位于尿生殖膈内，排泄管开口于尿道球部，分泌物参与精液的组成（图 13-3）。

精液包括精子及附睾、精囊、前列腺和尿道球腺的分泌液，呈乳白色。正常成年男性一次射精 2 ~5 mL，含精子 3 亿 ~5 亿个。

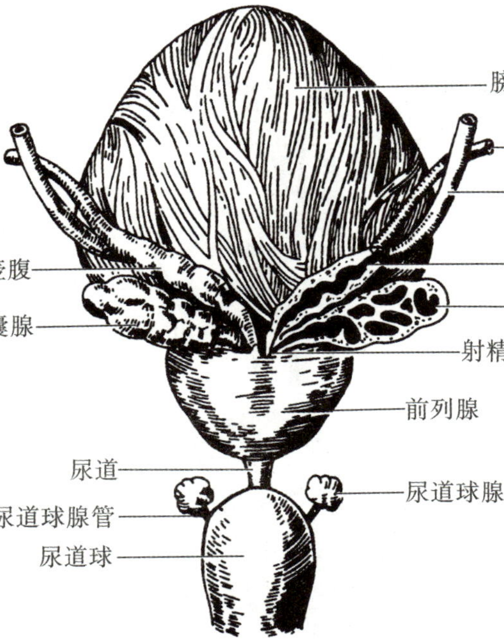

图 13-3 前列腺、精囊腺及尿道球腺后面观

二、外生殖器

(一)阴囊

阴囊为一皮肤囊袋,位于阴茎的后下方。阴囊的皮肤薄而柔软,有少量阴毛,色素沉着明显。阴囊壁由皮肤和肉膜等组成。肉膜含有平滑肌纤维。平滑肌随外界温度呈反射性的舒缩,以调节阴囊内的温度,有利于精子的发育。如外界温度升高时,平滑肌舒张;而外界温度降低时则收缩。肉膜在正中线向深部发出阴囊中隔将阴囊腔分为左、右两部分,分别容纳两侧的睾丸和附睾。

(二)阴茎

阴茎可分为头、体、根三部分。后端为阴茎根,藏于阴囊及会阴部皮肤的深面,中部为阴茎体,呈圆柱形,悬于耻骨联合的前下方,为可动部分。前端膨大部分为阴茎头,头的尖端处有矢状位的尿道外口。头后稍细的部分为阴茎颈。

阴茎主要由两个阴茎海绵体和一个尿道海绵体构成,外面包以筋膜和皮肤。阴茎海绵体为两端尖细的圆柱体,左、右各一,两者紧密并列,位于背侧,构成阴茎的基础。尿道海绵体位于阴茎海绵体的腹侧,尿道贯穿其全长。其中部呈圆柱形,前端膨大成阴茎头。每个海绵体的外面,包有一层坚厚的纤维膜。海绵体内部由许多海绵体小梁和腔隙组成,腔隙实际上是与血管相同的窦隙。当这些腔隙充血时,阴茎即变粗变硬而勃起;反之则变细变软。勃起是一种反射,来自许多感受器的刺激都可引起此反射。阴茎内的小动脉系由盆神经和腹下神经支配,当前者兴奋时,使血管舒张,引起勃起;后者兴奋可使阴茎疲软。勃起反射的基本中枢在脊髓骶段,但神经系统的高级部位特别是大脑皮层对它有明显的控制作用。

阴茎的皮肤薄而柔软,富于伸展性。皮肤至阴茎颈游离向前,形成包绕阴茎头的环形皱襞,称阴茎包皮。幼儿的包皮较长,包着整个阴茎头,包皮口也小。随着年龄的增长,包皮逐渐退缩,包皮口也逐渐扩大,若包皮盖住尿道口和阴茎头,称包皮过长,当包皮口过小,包皮完全包着阴茎头时,称包茎。

三、睾丸的生理功能及其调节

（一）睾丸的生理功能

1. 睾丸的生精功能　精曲小管的上皮有两类细胞，即生精细胞和支持细胞（图 13-4）。生精细胞是形成精子的细胞，支持细胞具有营养各级精细胞的作用。

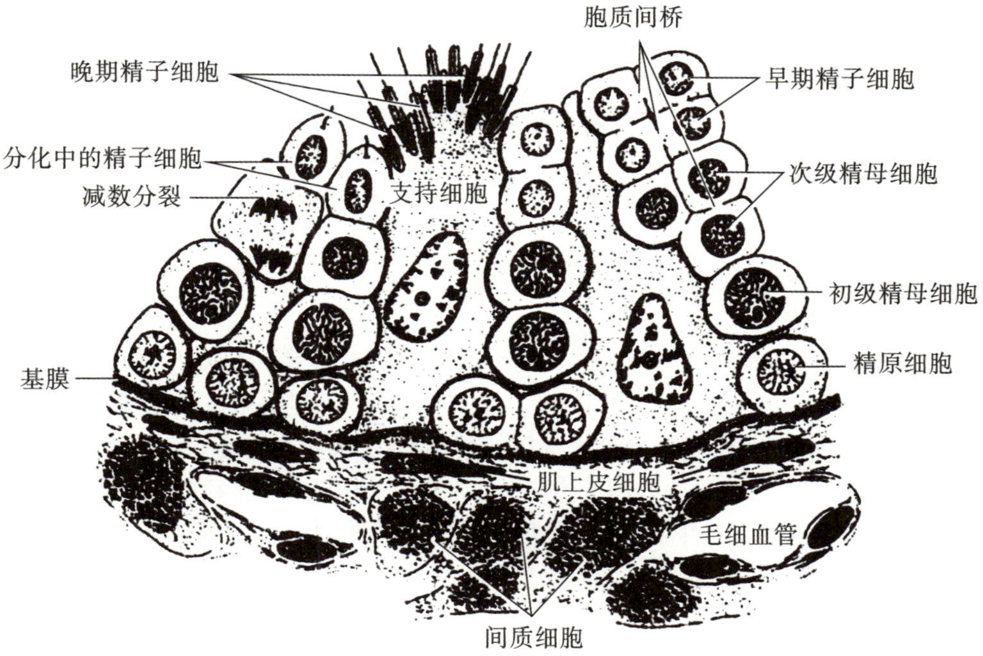

图 13-4　睾丸精曲小管的生精过程

（1）精子的生成过程　在生精小管管壁内可见不同发育阶段的生精细胞，从外向内依次为：精原细胞（原始生精细胞）、初级精母细胞、次级精母细胞、精子细胞和精子。睾丸的生精作用是指精原细胞发育为成熟精子的过程。从精原细胞发育成为精子的整个过程称为一个生精周期。人类的生精周期平均约需两个半月时间。1 g 成人睾丸组织每天可生成约 10^7 个精子，每天双侧睾丸可产生上亿个精子。精子是由精子细胞经过复杂的形态变化转变而来的，形似蝌蚪，分头、尾两部。头部主要是浓缩的细胞核，前 2/3 被顶体覆盖，顶体内含多种水解酶，在受精中发挥重要作用。精子的尾部细长，可以摆动，使精子向前游动。

新生成的精子进入精曲小管管腔后，本身并没有运动能力，而是靠小管外周肌样细胞的收缩和管腔液的移动被运送至附睾内，随后在附睾内停留 18 ~ 24 h 后才获得运动能力。

从青春期到老年期，睾丸都有生精能力，但在 45 岁以后，随着精曲小管的萎缩，生精能力将逐渐减弱。精子的生成需要适宜的温度，阴囊内温度较腹腔内低 2 ℃左右，适合精子的生成。正常男子每次射出精液 3 ~ 6 mL，每毫升精液含 $(0.2 \sim 4) \times 10^8$ 个精子。如果精子数量低于此值，则不易使卵子受精。

★知识链接

男性不育症原因

男性精液异常、生精障碍、输精受阻、射精障碍是引起不育的主要因素，除此之外还有免疫性因素、疾病因素等，如精子抗原性过强，精囊炎、前列腺炎等，另外隐睾症、吸烟、酗酒、放射线照射等也可导致精子畸形或者活力降低，甚至少精或无精，均可引起男性不育。

(2)支持细胞的作用　支持细胞位于精曲小管的管壁中，其体积较大，从精曲小管的基膜一直伸达腔面，在精子的生成和发育过程中具有非常重要的作用。

支持、营养和保护各级生精细胞的作用：支持细胞伸出一些细长的突起，包围着各级生精细胞，对生精细胞起着机械支持和保护作用。另外，支持细胞胞质中含有丰富的糖原和脂肪，可为发育阶段的各级生精细胞提供营养。

参与形成血-睾屏障：支持细胞之间的紧密连接是构成血-睾屏障(blood-testis barrier)的主要结构基础。血-睾屏障既可选择性地通透某些物质，为生精细胞营造适宜的微环境，又可防止生精细胞的抗原物质进入血液循环而引起自身免疫反应。

2. 睾丸的内分泌功能

(1)睾丸酮(睾酮)　由睾丸间质细胞分泌，生理作用有：①影响胚胎发育；②促进男子主性器官和副性器官发育、成熟，并维持其成熟状态，维持正常的性欲；③促进精子的生成与发育，与卵泡刺激素(FSH)共同调节生精过程；④激发和维持男性副性征；⑤促进蛋白质合成，特别是能促进肌肉、骨骼及生殖器官的蛋白质合成。此外还可引起钠水潴留，骨中钙、磷沉积增加和红细胞生成等。

(2)抑制素　由睾丸的支持细胞分泌，对垂体分泌的卵泡刺激素(FSH)有很强的抑制作用，而同样剂量的抑制素对黄体生成素(LH)的分泌无明显作用。

(二)睾丸功能的调节

睾丸的生精作用和内分泌功能均受到下丘脑-腺垂体的调节。下丘脑、腺垂体、睾丸在功能上联系密切，构成下丘脑-腺垂体-睾丸轴。睾丸分泌的激素又对下丘脑-腺垂体进行反馈调节，从而维持生精过程和各种激素水平的稳态。

1. 下丘脑-腺垂体对睾丸活动的调节　下丘脑通过释放促性腺激素释放激素(GnRH)，调控腺垂体中卵泡刺激素(FSH)和黄体生成素(LH)的分泌，进而影响睾丸的功能。

FSH 与 LH 对生精过程都有调节作用，FSH 促进精曲小管内生精细胞的发育和精子生成，还能促进支持细胞分泌抑制素。LH 是通过促进睾丸间质细胞分泌睾酮而间接发挥作用的。

2. 睾丸激素对下丘脑-腺垂体的反馈调节　睾丸分泌的雄激素和抑制素在血液中的浓度变化可对下丘脑和腺垂体的 GnRH、FSH 和 LH 分泌进行负反馈调节，从而维持生精过程和各种激素水平的稳态。

LH 促进间质细胞分泌睾酮，当血中睾酮浓度达到一定水平后，可作用于下丘脑和腺垂体，通过负反馈机制抑制 GnRH 和 LH 的分泌，最终使睾酮分泌减少，恢复到正常水平。FSH 促进支持细胞分泌抑制素，抑制素的分泌增加，分别抑制腺垂体分泌 FSH 和下丘脑分泌的 GnRH，最终抑制睾丸的生精作用，而对 LH 分泌无明显影响。

第二节　女性生殖系统

女性生殖系统包括内生殖器和外生殖器两部分。内生殖器包括卵巢、输卵管、子宫、阴道和附属腺(前庭大腺)。外生殖器即女阴(图 13-5)。

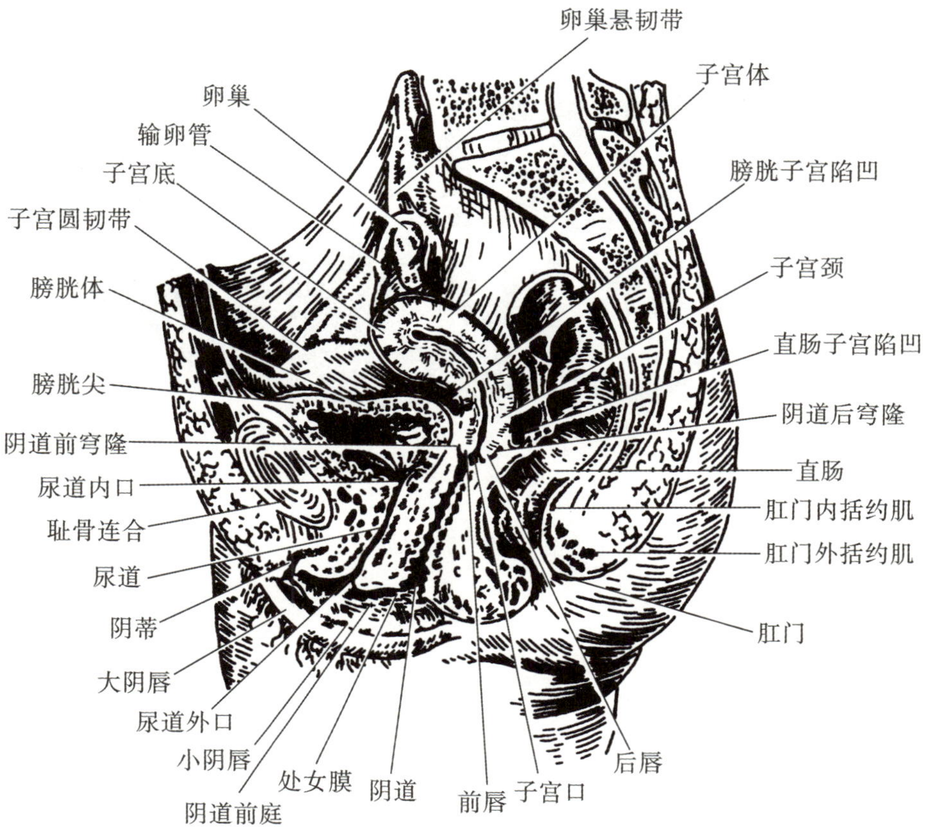

图 13-5　女性骨盆正中矢状面

一、内生殖器

（一）卵巢

卵巢是产生卵和分泌女性激素的器官，呈扁卵圆形，灰白色，其长、宽、厚约为 4 cm×2 cm×1 cm，左右各一，位于盆腔内子宫两侧。其一端以卵巢固有韧带与子宫相连，另一端靠近输卵管伞。卵巢的表面是一层立方(或扁平)上皮称生殖上皮，上皮下的致密结缔组织称为白膜。卵巢切面可区分为两部分，中央为髓质，由疏松结缔组织、血管、淋巴管和神经组成，周围较宽阔的部分称为皮质，由不同发育阶段的卵泡、黄体、闭锁卵泡及结缔组织组成(图 13-6)。

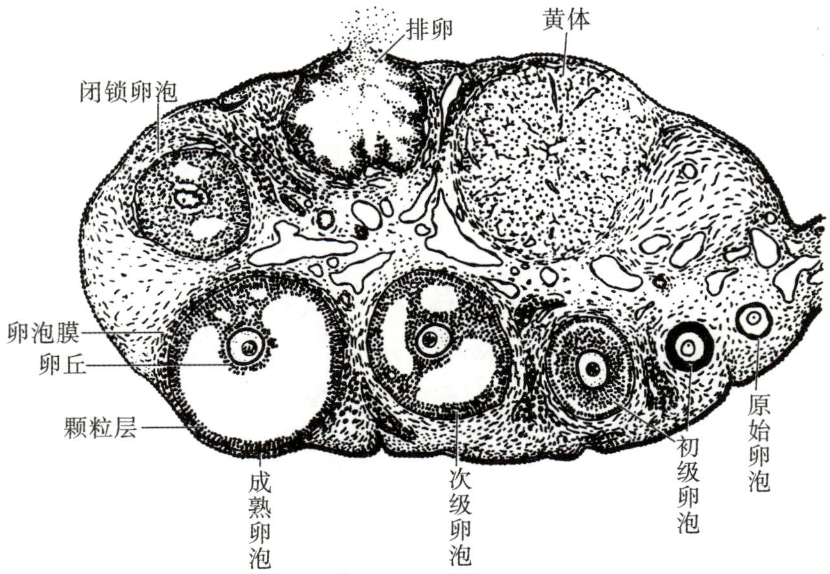

图 13-6　卵巢结构

（二）子宫

子宫为壁厚腔小的中空肌性器官，是胚胎发育及产生月经的场所。形态为前后略扁的倒置梨形，位于直肠与膀胱之间，正常姿势呈前倾前屈位，两侧上方与输卵管相连，下与阴道相接。子宫上2/3 称为子宫体，其高出输卵管的部分称为子宫底，下 1/3 呈圆柱形，称为子宫颈，子宫颈是癌的好发部位。子宫内腔分为子宫腔和子宫颈管两部分。子宫腔位于子宫体内，呈三角形；子宫颈管位于子宫颈内，上口通子宫腔，下口通阴道称子宫口。未产妇的子宫口为圆形，经产妇的子宫口呈横裂形（图 13-7）。

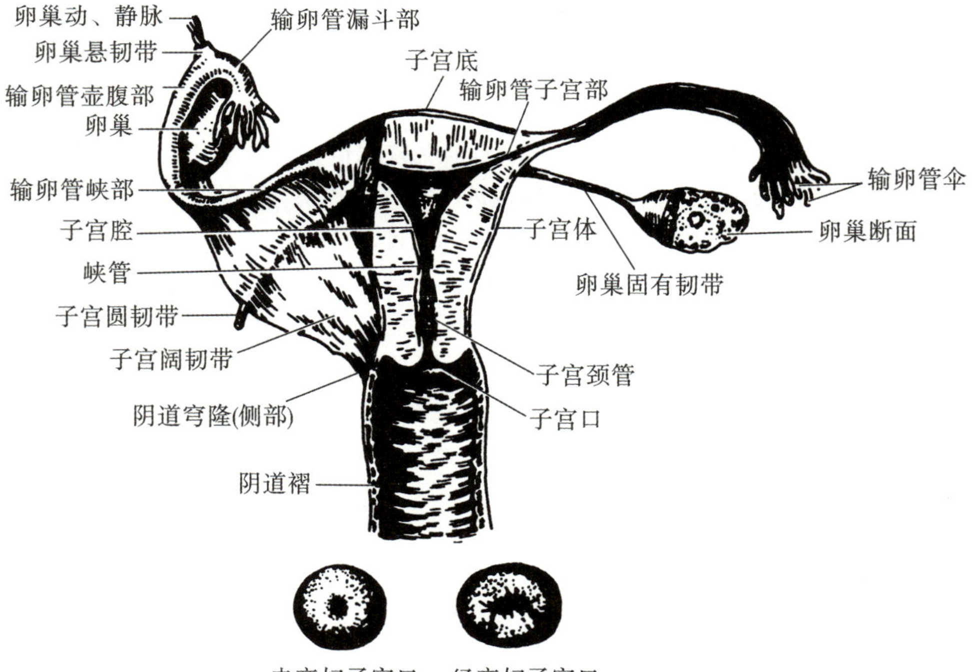

图 13-7　女性内生殖器

子宫壁分为内膜（黏膜）、肌层及外膜（浆膜）3 层。内膜由单层柱状上皮和结缔组织（又称固有膜）所组成。内膜内管状腺体称为子宫腺。固有膜中有丰富的小血管和淋巴管。肌层由纵横交错排列的平滑肌所组成，其中有血管贯穿其间。此层尚具有很大的伸展性，如妊娠时平滑肌细胞体积增大，以适应妊娠需要。分娩时，子宫平滑肌节律性收缩成为胎儿娩出的动力。由于它的收缩，还可压迫血管，制止产后出血。浆膜由单层扁平上皮和结缔组织构成。

固定子宫的韧带有子宫阔韧带、子宫圆韧带、子宫主韧带和骶子宫韧带。子宫阔韧带为子宫两侧的双层腹膜，由子宫前、后面的腹膜向两侧延伸至盆壁而形成，此韧带可限制子宫向两侧移动。子宫圆韧带呈圆索状，是维持子宫前倾的主要结构（图 13-7）。子宫主韧带位于子宫阔韧带下部的两层之间，从子宫颈连至骨盆侧壁，由致密结缔组织和平滑肌构成，有防止子宫脱垂的作用。骶子宫韧带向后上方牵拉子宫颈，并与子宫圆韧带协同维持子宫的前倾前屈位。通过上述 4 对韧带的牵引，辅以尿生殖膈、阴道和盆底肌的承托，使子宫保持其正常位置。如以上装置薄弱，可导致子宫脱垂。

（三）输卵管

输卵管为一对细长的肌性管道，是输送卵子进入子宫的弯曲管道，长 10 ~ 12 cm。外侧端游离，以输卵管腹腔口开口于腹膜腔；内侧端开口于子宫腔，称输卵管子宫口。

输卵管由外侧而内侧分为 4 部分。①输卵管漏斗部：为输卵管外侧端的膨大部分，呈漏斗形，口的周缘有许多指状突起，称输卵管伞，是手术时识别输卵管的标志。②输卵管壶腹部：约占输卵管全长的 2/3，粗而弯曲，通常是卵细胞受精的部位。③输卵管峡部：短而细，通常是输卵管结扎术的选择部位。④输卵管子宫部：是位于子宫壁内的部分（图 13-7）。

★知识链接

附件炎

临床上将卵巢和输卵管合称子宫附件，二者的炎症称附件炎。急性附件炎症状明显，如发热、寒战、下腹剧痛等。慢性附件炎有程度不同的腹痛，或小腹坠胀和牵扯感，时轻时重，伴有白带增多、腰痛、月经失调等症状。附件炎不但可使女性不孕、第二性征弱化消失，还可直接造成内分泌失调，致使皮肤早衰。

对于患有附件炎的患者而言，在患病之后是需要进行适量的锻炼的，通过有氧运动增强个人体质，并促进机体的代谢功能和血液循环，对附件炎的治疗很有帮助。

（四）阴道

阴道为一肌性管道，长 6 ~ 8 cm。位于盆腔的中央，子宫的下方，前邻膀胱、尿道，后邻直肠。上端包绕子宫颈下部形成阴道穹（临床上腹腔积液时，可经阴道后穹进行穿刺或引流，以协助诊断和治疗），阴道下端开口于阴道前庭。阴道壁由黏膜、肌层和外膜所构成，黏膜表面覆以复层扁平上支。

二、外生殖器

（一）阴阜

阴阜为耻骨联合前面的皮肤隆起，其深面富有脂肪组织，性成熟后生有阴毛。

（二）大阴唇

大阴唇是一对纵行的皮肤隆起，位于阴阜的后下方、阴道两侧，其前端和后端左右相互联合，分别称唇前联合和唇后联合。

（三）小阴唇

小阴唇是大阴唇内侧的一对较薄的皮肤皱襞，表面光滑无毛。小阴唇的前端形成阴蒂包皮和阴蒂系带；后端相互联合形成阴唇系带。

（四）阴蒂

位于阴道前庭前端，由2条阴蒂海绵体（相当于男性阴茎海绵体）构成，表面有阴蒂包皮，露于表面的为阴蒂头，含有丰富的感觉神经末梢。

（五）阴道前庭

阴道前庭是位于两侧小阴唇中间的裂隙，前部有尿道外口，后部有阴道口。阴道口有一层膜称为处女膜。阴道口两侧有前庭大腺的开口，分泌液体具有润滑阴道作用。

（六）乳房

乳房为人类和哺乳动物特有的结构。男性乳房不发达，女性乳房于青春期开始发育，妊娠和哺乳期有分泌活动。

乳房位于胸前部、胸大肌和胸肌筋膜的表面，在第3～6肋之间，内侧至胸骨旁线，外侧可达腋中线。

成年未产妇的乳房呈半球形，紧张而有弹性。乳房表面中央为乳头，乳头表面有许多小窝，内有输乳孔。乳头周围的色素沉着区，称乳晕，其表面有许多小点状隆起，其深部为乳晕腺，可分泌脂性物质，润滑乳头及其周围的皮肤，起保护作用。乳头和乳晕的皮肤较为薄弱，易于损伤。妊娠后期和哺乳期，乳房因乳腺增生而明显增大。停止哺乳后，乳房因乳腺萎缩而变小，老年妇女，乳房萎缩并下垂。

乳房由皮肤、皮下脂肪组织、乳腺和纤维组织构成。纤维组织包裹乳腺，并发出纤维隔将乳腺分割成15～20个乳腺叶。每1乳腺叶有1个输乳管，输乳管在近乳头处膨大形成输乳管窦，其末端变细开口于乳头。乳腺叶和输乳管均以乳头为中心呈放射状排列。乳房手术时应尽量采用放射状切口，以减少对乳腺和输乳管的损伤。

乳房的皮肤与深面的胸筋膜之间，连有许多结缔组织小束，称乳房悬韧带或Cooper韧带，对乳房起支持和固定作用。若癌细胞侵犯Cooper韧带，可使其缩短，乳房的皮肤被牵拉而出现不同程度的凹陷，呈现“橘皮”样外观，这是乳腺癌的早期征象之一。

（七）会阴

会阴通常指封闭骨盆下口的全部软组织，其境界呈菱形，与骨盆下口基本一致。通过两侧坐骨结节的连线，可将其分为前、后2个三角形区域。前方的称尿生殖区（尿生殖三角），男性有尿道、女性有尿道和阴道通过；后方的称肛区（肛门三角），有肛管通过。

临床上，常将肛门与外生殖器之间的狭小区域称为会阴，此为狭义会阴，或称产科会阴。助产时应注意保护此区域，以免造成撕裂。

★**知识链接**

产后会阴康复锻炼

PC肌是人体阴部的一组肌肉，由耻骨后向达尾骨，又称为耻尾肌。它能承托盆腔脏器，保持阴部的软组织张力。妇女怀孕及分娩会导致PC肌张力降低，严重的甚至会在大笑、咳嗽、运动、跑跳、紧张等情况下出现遗漏少许尿液的现象。这时候就需要锻炼PC肌达到恢复阴道紧致的效果。游泳是一个很好的锻炼方式，在游泳过程中，要潜进水里之前，保持深吸气、收缩腹肌、提肛、屏气收缩的状态，正好是锻炼PC肌的最好状态。可以使用例如磁力缩阴球这类康复器材配合瑜伽或者慢跑锻炼，也可以很好地达到锻炼PC肌的效果。

三、卵巢的生理功能及其调节

(一)卵巢的生理功能

1. 卵巢的生卵功能　出生后,两侧卵巢中有 30 ~ 40 万个原始卵泡,女性在 13 ~ 15 岁进入青春期,自青春期起,卵巢开始成熟进入生育期。正常女性一生中有 400 ~ 500 个成熟卵细胞被排出(图 13-8),生育期持续 30 ~ 35 年后,卵巢开始萎缩,功能渐渐衰退进入更年期,卵巢完全萎缩就进入绝经期。

成熟的卵巢活动有周期,亦称性周期,人体性周期约每月 1 次(图 13-8)。其生理功能主要受腺垂体促性腺激素卵泡刺激素和黄体生成素的调节。切除垂体,性腺萎缩。

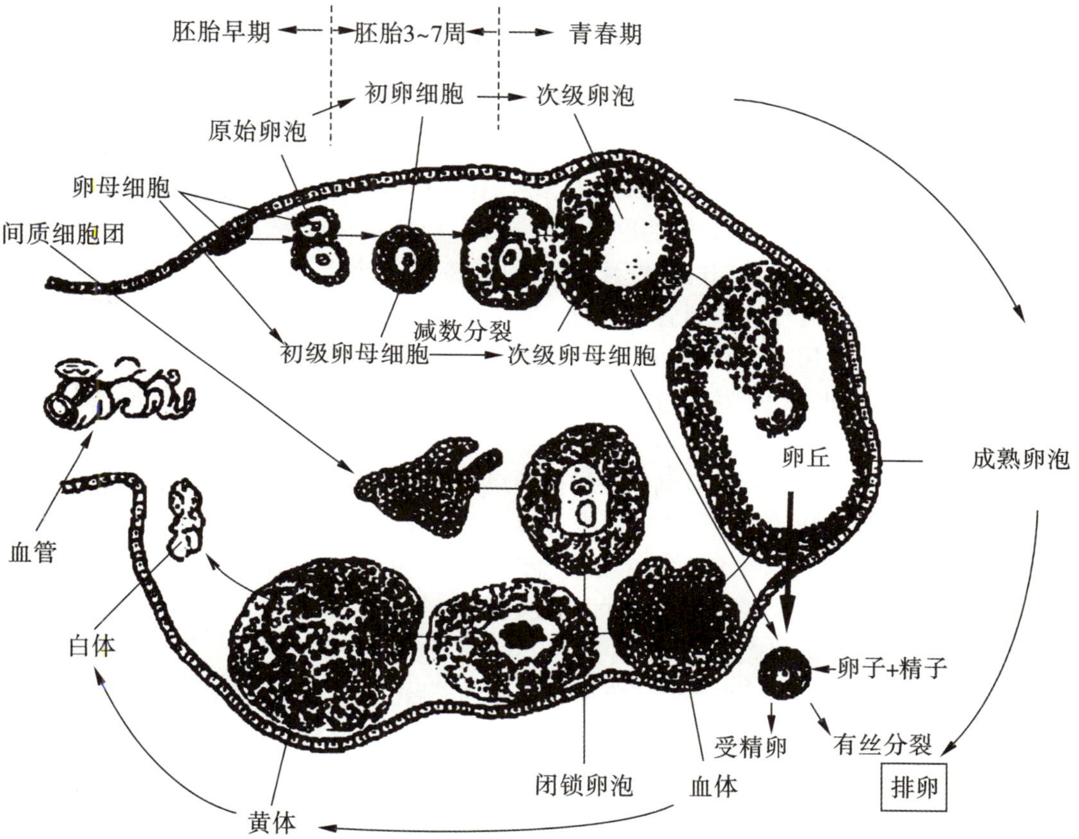

图 13-8　卵巢生卵过程示意

卵巢的表面为一层生殖上皮。生殖上皮在卵巢表面增殖成一团上皮细胞,陷入皮质,其中一个发育最大的细胞称为卵细胞,其余变为扁平的小细胞包围在卵细胞的周围,称为颗粒细胞(卵泡细胞),卵细胞和其颗粒细胞一起构成一个卵泡。仅有一层颗粒细胞的卵泡称为初级卵泡(此时的卵细胞称初级卵母细胞)。在促性腺激素作用下卵泡开始发育,以后体积不断增大,颗粒细胞增多,进而在颗粒细胞之间逐渐出现充满液体(卵泡液)的腔隙。卵泡液增多,卵泡腔扩大,卵细胞被挤到卵泡的一侧,此阶段的卵泡称为成熟卵泡。成熟卵泡周围,卵巢间质形成一层包围卵泡的卵泡膜。在充分发育的卵泡,它又分化为 2 层,分别称为内膜和外膜。在人类,卵泡一般需 12 ~ 14 d 发育成熟。同时有 10 ~ 20 个卵泡发育,但其中只有一个发育成熟,其余蜕变成闭锁卵泡。成熟卵泡即向卵巢表面移近和突出,从卵巢突出的部分破裂,于是卵细胞便从卵泡排出,称为排卵(排卵前初级卵母细胞完成第一次分裂，产生一个次级卵母细胞和一个第一极体，而且次级卵母细胞迅速进行第二次分裂，并休止于分裂中期，直到受精时才完成），此过程需黄体生成素的触发。

排出的卵经输卵管伞进入输卵管。如在 24 h 内受精，次级卵母细胞在精子穿入的刺激下，完成第二次分裂，产生一个成熟卵细胞和一个第二极体，卵母细胞经两次成熟分裂，其染色体数目减半，即 23+X。若在 24 h 内未受精，次级卵母细胞则退化吸收。

排卵后的卵泡，由于血管破裂而充满血液为血体，随后在黄体生成素的作用下，这些颗粒细胞增生肥大，出现黄色颗粒，成为黄体。黄体存在的时间以排出卵子是否受精而定，如卵细胞已受精开始怀孕，则黄体仍继续生长，直到怀孕 4 个月才逐渐萎缩，此时的黄体称妊娠黄体；如未受精，黄体仅维持 2 周就开始萎缩，称月经黄体，黄体萎缩成为结缔组织的瘢痕，称为白体。

2. 卵巢的内分泌功能　卵巢除分泌雌激素和孕激素外，还分泌少量雄激素。雌激素主要为雌二醇（E_2）；孕激素主要为孕酮。

（1）雌激素　卵巢中颗粒细胞是合成雌激素的场所。雌激素的主要功能如下。

1）对生殖器官的作用　雌激素具有促使青春期女子附属生殖器官（阴道、子宫、输卵管等）发育成熟的作用。雌激素可使阴道黏膜上皮细胞的糖原增加。糖原分解时，阴道内液成酸性（pH 值 4～5），利于阴道乳酸菌的生长，不利于其他细菌生长繁殖，故可增加局部抵抗力。雌激素还能刺激阴道上皮细胞分化，使上皮细胞增生和发生角质化的脱落。雌激素量愈多，角化程度也愈高。随着雌激素浓度的变化阴道细胞也发生相应的变化。因此，检查阴道涂片是了解雌激素分泌状态或性周期的一种方法。雌激素还可促进输卵管的蠕动，以利于受精卵向子宫内运行。但过量的雌激素则产生相反的效应。在月经周期与妊娠期间，雌激素能促进子宫肌增厚，子宫内膜增殖，腺体增多变长。子宫颈腺体分泌增加，以利于精子的通过。它与孕激素相配合，调节正常月经周期及维持正常妊娠。

2）对副性征的影响　雌激素具有刺激并维持乳房发育，促使骨盆宽大、臀部肥厚、音调高、脂肪丰满和毛发分布等女性特征的作用。它还有维持性欲等功能。

3）对代谢的作用　促进成骨细胞的活动，抑制破骨细胞的活动，加速骨的生长；可降低血浆胆固醇与脂蛋白含量；可促进肾小管对水和钠的重吸收。

（2）孕激素　在黄体生成素的作用下由黄体产生，主要为孕酮。

孕激素的功能主要是使子宫内膜和子宫肌为孕卵着床做准备，并维持妊娠。

1）对子宫的作用　使子宫内膜细胞体积进一步增大，糖原含量增加，腺分泌含糖原的黏液进入分泌期，以利于受精卵的着床。孕酮还可降低子宫肌的兴奋性和对催产素的敏感性，使子宫安静，故有安胎作用。

2）对乳腺的作用　孕激素能促使乳腺腺泡进一步发育成熟，为怀孕后分泌乳汁做好准备。

3）产热作用　女性体温随月经周期而变动。在清晨、空腹、静卧时测量体温（基础体温）发现排卵后可升高 1 ℃左右，在整个黄体期一直维持此水平。由于在排卵前体温较低，排卵后升高，故可将这一基础体温改变作为判定排卵日期的标志之一。排卵后体温升高的原因可能与孕激素和去甲肾上腺素对体温中枢的协同作用有关。

（3）雄激素　女性体内有少量雄激素，主要由卵泡内膜细胞和肾上腺皮质网状带细胞产生，适量的雄激素配合雌激素可刺激女性阴毛与腋毛的生长，能增强女性的性欲，维持性快感。雄激素过早出现会造成女性生殖器官的发育异常。女性体内雄激素分泌过多时，可出现阴蒂肥大、多毛症等男性化特征。

（二）卵巢功能的调节

卵巢的周期性活动受下丘脑-腺垂体的调节，而卵巢分泌激素的周期性变化又使子宫内膜发生周期性的变化，同时又对下丘脑-腺垂体进行反馈调节。

1. 下丘脑-腺垂体对卵巢活动的调节　正常情况下，下丘脑 GnRH 的分泌呈脉冲式释放，由此导致腺垂体 FSH 和 LH 分泌的波动性，进而导致卵巢性激素分泌和排卵的周期性。雌激素可以增加下丘脑 GnRH 脉冲式释放的频率，孕激素的作用则与雌激素相反。因此，在卵泡发育期，随着卵泡雌激素的分泌增加，下丘脑 GnRH 的分泌频率也渐渐增加，而逐渐增加的 GnRH 导致腺垂体出现 LH 分泌高峰，此高峰进一步导致卵泡的排卵和黄体的形成。黄体形成后，随着孕激素的分泌增加，下丘脑 GnRH 的分泌频率逐渐减少，腺垂体 LH 分泌也相应减少，导致黄体萎缩和孕激素分泌减少。随着孕激素分泌的减少，下丘脑 GnRH 脉冲式释放的频率逐渐得到恢复，这样又进入一个新的卵巢周期和子宫周期，如此周而复始。

2. 卵巢激素对下丘脑-腺垂体活动的反馈调节　除了 FSH 和 LH 对卵巢功能的调控外，卵巢分泌的激素如雌激素、孕激素和抑制素等对下丘脑和腺垂体的功能具有反馈性调控作用。一般认为，抑制素和孕激素对下丘脑和腺垂体功能的调节为负反馈调节，即随着抑制素和孕激素的分泌增加，腺垂体 FSH 和 LH 的分泌相应减少。雌激素对下丘脑和腺垂体的反馈调节则比较复杂，既有负反馈调节，也有正反馈调节。一般认为，在黄体期，当血液雌激素处于中等水平时，雌激素主要以负反馈的方式抑制腺垂体 LH 的分泌，但在卵泡成熟期，当血液雌激素较长时间处于高水平时，雌激素则以正反馈的方式促进下丘脑 GnRH 和腺垂体 LH 的分泌。

四、月经周期及其调节

（一）月经周期

女性从青春期开始，在整个生殖年龄期间，性周期另一个最明显的变化是子宫的周期性出血（称为月经），因此女性生殖周期称为月经周期，又称子宫周期。人类的月经周期一般为 28 d 左右。子宫的这种周期性变化是卵巢功能的外在表现。月经周期可分为 3 个时期（图 13-9）。

1. 增殖期（卵泡期、排卵前期）　由上次月经停止日开始至卵巢排卵日止，历时 10～12 d。此期卵泡的颗粒细胞在 FSH 和 LH 的作用下产生雌激素，在雌激素的作用下，子宫内膜迅速增殖，血管增生，腺体增宽加长，但不分泌。此期末，卵巢排卵。如果卵细胞成熟后，因故未能排出，也将进入下一期。

2. 分泌期（黄体期）　由排卵日算起，到月经到来之前，历时 13～14 d。这一期相当于排出卵的卵泡后的黄体期，在雌激素和孕激素的协同作用下，子宫内膜进一步增生、血管滋长、腺体开始分泌含糖原的黏液。这一期末，子宫内膜的增长达到极点，为受精卵的种植和继续发育准备了条件。

3. 月经期　卵子如未受精，黄体就逐渐萎缩而成白体，分泌孕激素与雌激素的功能消失。由于这两种激素的急剧减少，引起前列腺素（PG）的释放，特别是 PGF2α 的释放，可导致子宫内膜血管痉挛性收缩，同时溶酶体膜稳定性减小，放出蛋白水解酶，可使组织发生溶解，没有孕激素和雌激素的支持，子宫内膜细胞脱落、剥离而流血，即出现月经。经期可历时 4～5 d，出血量 30～100 mL。由于子宫内血液中纤维蛋白溶解系统功能特别活跃，故经血一般不发生凝固。如卵子受精而怀孕，黄体继续分泌激素，子宫内膜可不再脱落，不再出现月经。对于正常生育期妇女，这往往是怀孕的信号。

（二）月经周期的调节

月经周期主要是在大脑皮质的控制下，通过下丘脑-垂体-卵巢轴进行调节。

下丘脑的某些神经元具有内分泌功能，能分泌促性腺激素释放激素。促性腺激素释放激素作用于腺垂体，产生垂体促性腺激素（卵泡刺激素和黄体生成素），后者经血液循环至卵巢，促使卵泡发育并分泌雌激素。子宫内膜在雌激素的作用下呈增生期的变化。

排卵前，血中雌激素的浓度达到高水平，通过正反馈效应作用于下丘脑，进而使腺垂体分泌大量的促性腺激素，其中黄体生成素的增加最为明显。在高浓度的黄体生成素作用下，成熟的卵泡破裂排卵。

排卵后，黄体生成，分泌雌激素和大量的孕激素，使子宫内膜进入分泌期。当血中孕激素和雌激素的水平增高到一定量时，则通过负反馈效应抑制下丘脑和腺垂体，使其分泌的激素减少。于是，黄体退化，雌激素和孕激素骤减，月经来潮。卵巢激素的减少解除了对下丘脑的抑制，又促使其增加分泌促性腺激素释放激素，并开始新的周期循环。

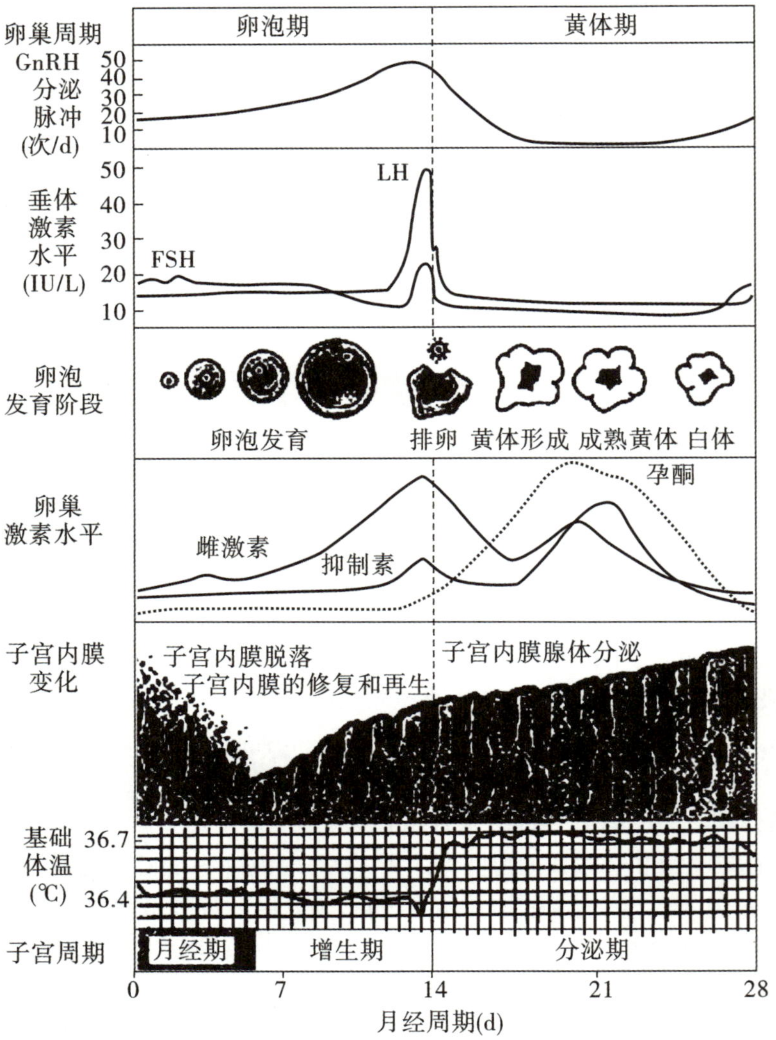

GnRH：促性腺激素释放激素　FSH：卵泡刺激素　LH：黄体生成素

图 13-9　性激素变化对子宫内膜的影响

★知识链接

预防痛经

痛经为最常见的妇科症状之一，指行经前后或月经期出现下腹部疼痛、坠胀，伴有腰酸或其他不适，症状严重影响生活质量。痛经分为原发性和继发性两类，原发性痛经指生殖器官无器质性病变的痛经；继发性痛经指由盆腔器质性疾病，如子宫内膜异位症、子宫腺肌病等引起的痛经。

预防痛经要做到以下几点：经期保暖，避免受寒及经期感冒；经期禁食冷饮及寒凉食物；经期禁游泳、盆浴、冷水浴；保持阴道清洁，经期卫生；调畅情志，保持精神舒畅，消除恐惧心理；如出现剧烈性痛经，甚至昏厥，应先保暖，再予解痉镇痛剂；多喝热牛奶可以缓解痛经；练习瑜伽，弯腰、放松等动作更能松弛肌肉及神经，且体质增强有助改善痛经；积极正确地检查和治疗妇科病，月经期应尽量避免做不必要的妇科检查及各种手术，防止细菌上行感染；患有妇科疾病，要积极治疗，以去除引起痛经的隐患。

第三节　生殖过程

女性生殖过程包括受精、植入、妊娠的维持及分娩等过程。

★知识链接

试管婴儿

试管婴儿是采用生殖辅助技术将精子、卵子和胚胎在体外进行操作处理后送入人体内以帮助不孕夫妇生育的一系列技术，包括人工授精、输卵管配子移植和体外授精——胚胎移植等。由英国产科医生帕特里克·斯特普托和生理学家罗伯特·爱德华兹合作研究成功，该技术引起了世界科学界的轰动。罗伯特·爱德华兹因此获得了2010年诺贝尔生理学或医学奖。目前全世界已经诞生的试管婴儿应有接近百万个，据统计其先天性异常比率并无特别高，约与一般自然怀孕的概率相当，是2%～4%。

一、受精

受精（fertilization）是指精子和卵子的结合过程。受精一般发生在排卵后24 h内，正常情况下，受精的部位在输卵管壶腹部。因此，只有精子和卵子都能适时到达这一部位，受精过程才有可能顺利实现。

（一）精子的运行

精子在女性生殖道内运行的过程较为复杂，需要穿过子宫颈管和子宫腔，并沿输卵管运行相当长的一段距离，才能到达受精的部位。当精液进入阴道后，精子依靠其尾部鞭毛摆动和女性生殖道平滑肌的收缩以及输卵管上皮细胞纤毛的摆动而运行。一次射精虽能排出数以亿计的精子，但最后能达到受精部位的只有15～50个。

（二）精子的获能

精子在女性生殖道内停留一段时间后，才能获得使卵子受精的能力，这一过程称为精子的获能。精子在附睾中移行的过程中，已具备了使卵子受精的能力，但由于在附睾和精液中存在一种抑制性物质，使精子失去让卵子受精的能力。精子进入女性生殖道后，子宫和输卵管中含有解除这种抑制作用的物质，因此，在正常情况下，精子只能进入女性生殖道后才能获得受精的能力。

（三）受精的过程

精子在女性体内保持受精能力的时间为1～2 d，卵子仅为6～24 h。当精子与卵子相遇时，精子头部释放顶体酶溶解卵子外周的放射冠和透明带，协助精子的头部进入卵子。当一个精子进入卵子后，立即激发卵母细胞中的颗粒释放某些物质，封锁透明带，使其他精子难以再次进入。因此，到达受精部位的精子虽然有数十个，但一般只有一个精子能与卵子结合形成受精卵。进入卵内的精子头部形成雄性原核，卵子形成雌性原核，两性原核融合成新的细胞核，形成一个具有46条染色体的受精卵。

受精的生理意义有下列三点：受精标志着新个体的开始；受精使染色体的数目恢复为23对，并使受精卵具有双亲的遗传物质；受精决定性别，带有X染色体的精子与卵子结合发育为女性；带有Y染色体的精子与卵子结合发育为男性。

二、着床

受精卵在移动至子宫腔的途中，继续进行分裂，大约4 d后抵达子宫腔，此时受精卵已经形成胚泡，大约在排卵后第8天，胚泡吸附在子宫内膜上，通过与子宫内膜的相互作用而进入子宫内膜，于排卵后10～13 d，胚泡完全被埋在子宫内膜中。这种胚泡通过与子宫内膜相互作用而植入子宫内膜的过程称为植入（implantation），也称为着床。成功植入的关键在于胚泡与子宫内膜的同步发育。正常着床受母体雌激素和孕激素的调节，这些激素的正常分泌使子宫内膜保持在分泌期。若母体内分泌紊乱或受药物干扰，子宫内膜周期性变化则与胚泡的发育不同步，着床就不能完成。着床还需要子宫内环境正常。子宫内膜有炎症或有节育环等异物，均可阻碍胚泡着床。

着床的部位常是形成胎盘的位置。若着床靠近子宫颈部，将形成前置胎盘，分娩时胎盘可堵塞产道，导致胎儿娩出困难。若着床在子宫以外的部位，称宫外孕，常见于输卵管。偶尔见于腹膜腔、肠系膜、卵巢等处。宫外孕胎儿多因营养供应不足，早期死亡，也可引起孕妇大出血。

三、妊娠

胚泡植入后，其最外层的一部分细胞发育成滋养层，其他大部分细胞则发育成胎儿。滋养层细胞发育很快，不久就形成绒毛膜，其绒毛突起可吸收母体血液中的营养成分供给胎儿。与此同时，子宫内膜也增殖形成蜕膜。这样，属于母体的蜕膜和属于胎儿的绒毛膜共同形成胎盘。胎盘既是母体和子体进行物质交换的重要结构，也是一个非常重要的内分泌器官，可以提供维持妊娠所必需的一些激素。人类的胎盘可以分泌多种激素，主要有人绒毛膜促性腺激素、雌激素、孕激素和人绒毛膜生长激素等。

（一）绒毛膜促性腺激素

该激素是胎盘绒毛膜组织的合体滋养层细胞分泌的一种糖蛋白，一般在受精后8～10 d开始分泌，随后血中浓度迅速升高，至妊娠8～10周达到高峰，以后逐渐减退，在妊娠20周左右降至较低水平，并一直维持至分娩。

其主要生理作用是：在妊娠早期发挥类似黄体生成素的作用，可以刺激卵巢的月经黄体转变为妊娠黄体，并使其继续分泌大量的雌激素和孕激素，以维持妊娠的顺利进行；抑制淋巴细胞的活性，防止母体对胎儿发生排斥反应，以达到“安胎”效应。

（二）雌激素和孕激素

胎盘和卵巢的黄体一样，能够分泌雌激素和孕激素。妊娠第8周后，绒毛膜促性腺激素的分泌减少，导致妊娠黄体萎缩退化，由它分泌的雌激素和孕激素也减少。此时胎盘所分泌的雌激素和孕激素逐渐增加，接替妊娠黄体功能以维持妊娠，直至分娩。胎盘所分泌的雌激素主要是雌三醇，它是胎儿和胎盘共同参与合成的。因此，检测孕妇尿中和血中雌三醇的含量，可以反映胎儿在子宫内的情况，如雌三醇突然降低，常常预示胎儿有危险或发生宫内死亡。

在整个妊娠中，孕妇血液中的雌激素和孕激素都保持在高水平，对下丘脑-腺垂体系统起负反馈抑制作用，卵巢内没有卵泡发育和排卵，因此妊娠期内不来月经，也不会再受孕。

（三）人绒毛膜生长激素

该激素是一种糖蛋白激素。主要作用是调节母体与胎儿之间的物质代谢，包括糖、脂肪和蛋白质的代谢，从而促进胎儿的生长。

四、分娩

分娩（parturition）是指成熟胎儿及其附属物从子宫娩出体外的过程。人类妊娠的维持大约在 280 d。妊娠末期，子宫平滑肌的兴奋性逐渐提高，最后引起强烈而有节律的收缩，驱使胎儿离开母体。分娩时，子宫颈受刺激反射性引起催产素释放，催产素进一步加强子宫平滑肌的收缩，使子宫颈受到更强的刺激，直至分娩过程完成为止。可见，分娩过程是一种正反馈过程。

自然分娩的过程可以分为 3 个阶段：首先子宫底部向子宫颈的收缩波频繁发生，推动胎儿头部紧抵子宫颈，然后子宫颈变软并开放完全，胎儿由宫腔经子宫颈和阴道娩出体外，最后胎盘与子宫分离并排出母体，同时子宫肌强烈收缩，压迫血管以防止过量失血。分娩是一个极其复杂的生理过程，子宫肌节律性收缩是分娩的主要动力，但临产发动的原因及确切机制尚不清楚。实验表明，糖皮质激素、雌激素、孕激素、催产素及儿茶酚胺类激素等都参与了分娩的启动和完成。

本章小结

生殖系统包括男性生殖系统和女性生殖系统。生殖系统的主要功能是产生生殖细胞、繁殖后代和分泌性激素。

男性内生殖器包括睾丸、附睾、输精管、射精管和附属腺。外生殖器包括阴囊和阴茎。睾丸由精曲小管与间质细胞组成。精曲小管是产生精子的场所；间质细胞分泌雄激素。睾酮的生理作用有：影响胚胎发育；促进男子主性器官和副性器官发育、成熟，并维持其成熟状态；维持正常性欲；促进精子生成与发育；激发和维持男性副性征；促进蛋白质合成。

女性内生殖器包括卵巢、输卵管、子宫、阴道和附属腺（前庭大腺），外生殖器即女阴。

子宫分为子宫体、子宫底和子宫颈。子宫内腔分为子宫腔和子宫颈管 2 部分。子宫壁分为内膜、肌层及外膜 3 层。输卵管是输送卵子进入子宫的弯曲管道，由外而内分为输卵管漏斗部、输卵管壶腹部、输卵管峡部和输卵管子宫部。

卵巢的功能是产生卵子和分泌雌性激素。排出的卵经输卵管伞进入输卵管。

雌激素的主要功能是促使青春期女子附属生殖器官发育成熟。它与孕激素相配合，调节正常月经周期及维持正常妊娠。

孕激素主要是使子宫内膜和子宫肌为受精卵着床做准备，并维持妊娠，而且孕激素和去甲肾上腺素对体温中枢有协同作用而发挥产热作用。

女性生殖周期称为月经周期，又称子宫周期。月经周期可分为增殖期、分泌期和月经期。月经周期主要是在大脑皮质的控制下，通过下丘脑-垂体-卵巢轴进行调节。

（王晓静）

思考题

(一)单项选择题

1. 不属于男性内生殖器的是
   A. 附睾　B. 睾丸　C. 输精管
   D. 阴囊　E. 射精管
2. 男性的生殖腺是
   A. 睾丸　B. 附睾　C. 精囊腺
   D. 前列腺　E. 尿道球腺
3. 精子产生于
   A. 精直小管　B. 睾丸白膜　C. 睾丸小隔
   D. 睾丸网　E. 精曲小管
4. 储存精子的结构是
   A. 精曲小管　B. 精直小管　C. 输精管
   D. 睾丸　E. 附睾
5. 关于输精管的描述正确的是
   A. 腹股沟管部是结扎输精管的良好部位
   B. 开口于尿道内口　C. 末端膨大形成射精管　D. 是附睾管的直接延续
   E. 输精管分为睾丸部、精索部、腹股沟部、盆部、射精管 5 部分
6. 女性内生殖器不包括
   A. 卵巢　B. 前庭大腺　C. 输卵管
   D. 子宫　E. 阴道
7. 产生卵子的器官是
   A. 卵巢　B. 前庭大腺　C. 乳腺
   D. 子宫　E. 输卵管
8. 关于卵巢叙述正确的是
   A. 是女性生殖腺　B. 借卵巢固有韧带吊于骨盆侧壁上
   C. 呈扁豆形
   D. 后缘为卵巢门
   E. 卵巢的形态、大小不会随着年龄变化
9. 输卵管结扎多在
   A. 输卵管子宫部　B. 输卵管峡部　C. 输卵管壶腹部
   D. 输卵管漏斗部　E. 输卵管伞
10. 维持子宫不向两侧移位的主要结构是
    A. 子宫阔韧带　B. 子宫圆韧带　C. 子宫主韧带
    D. 骶子宫韧带　E. 盆底肌

(二)简答题

1. 男性生殖器包括哪些器官？
2. 简述睾酮的生理作用。
3. 试述输卵管的位置、分部及意义。
4. 试述子宫的形态、分部和固定装置。
5. 在月经周期中卵巢和子宫内膜发生哪些周期性的变化？

康复治疗解剖生理基础实验指导

实验一　反射弧的分析

【实验目的】

1. 学习捉拿和破坏牛蛙大脑、脊髓的方法。

2. 通过实验观察，掌握反射弧结构的完整性与反射活动的关系。

【实验原理】

在中枢神经系统的参与下，机体对刺激所作的规律性应答反应称为反射。较复杂的反射需要较高级中枢部位的整合，而一些较简单的反射，只需通过中枢神经系统的低级部位就能完成。例如将动物的高位中枢切除，仅保留脊髓的动物称为脊动物（如脊蛙、脊猫），此时动物产生的各种反射活动为单纯的脊髓反射。反射活动的结构基础是反射弧，包括感受器、传入神经、神经中枢、传出神经和效应器五部分。反射弧的任何部分受破坏，均不能实现完整的反射活动。

【实验对象】

牛蛙。

【实验器材与药品】

1. 器材　蛙类手术器械1套（锌铜弓、蛙板、玻璃板、粗剪刀、眼科剪、镊子、探针、玻璃分针、蛙钉）、瓷盘、铁架台、肌夹、冲洗瓶、培养皿、100 mL烧杯、1 000 mL烧杯。

2. 药品　0.5%硫酸溶液。

【实验步骤及观察项目】

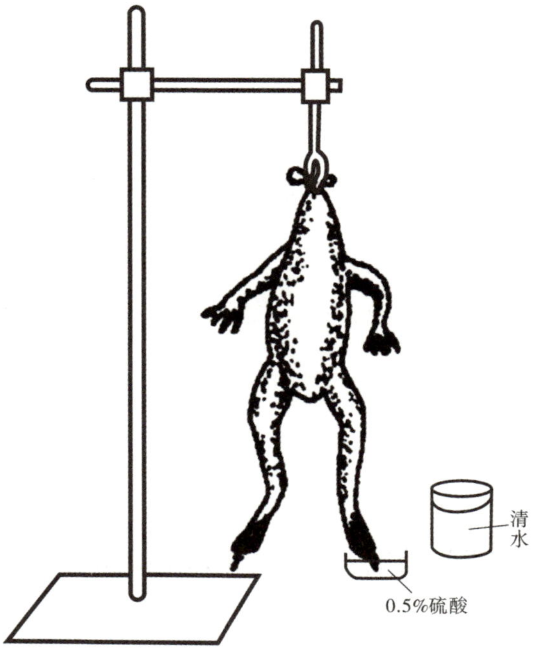

1. 制备脊蛙　取牛蛙1只，用自来水冲洗干净，左手握住牛蛙，用示指按压其头部前端，拇指按压背部，右手持脊髓探针从枕骨大孔垂直进针后横扫脊髓，再向上进针刺入脑组织中，左右搅动，充分破坏大脑组织。脊蛙制备好后，用肌夹夹住下颌，悬挂在铁架台上（如图）。

2. 观察项目

（1）用培养皿盛0.5%硫酸溶液，将牛蛙左后肢的脚趾尖浸于硫酸溶液中，观察屈肌反射有无发生。然后用冲洗瓶盛自来水，洗去皮肤上的硫酸溶液。

（2）绕左足中趾脚趾在趾间关节上方皮肤做1个环状切口，将趾间皮肤剥掉（趾尖皮肤一定要剥干净），重复项目1，观察屈肌反射有无发生。

（3）按项目1的方法以硫酸溶液刺激右侧中趾尖，观察屈肌反射有无发生。

(4)在右侧大腿背侧剪开皮肤。在股二头肌和半膜肌之间分离找出坐骨神经,在神经上做2个结扎,在两结扎线间剪断神经。重复项目(3),观察有无屈肌反射。

(5)用小纸片蘸取硫酸溶液贴于蛙腹部,观察搔扒反射有无发生。

(6)以探针捣毁牛蛙的脊髓后,重复项目(5),观察搔扒反射有无发生。

【注意事项】

1. 破坏大脑组织时,应找准枕骨大孔的位置。
2. 硫酸溶液刺激后,应迅速用自来水冲洗皮肤上残存的硫酸。
3. 浸入硫酸溶液的部位应限于一个趾尖,每次浸泡范围应恒定。

【实验结果及分析】

步骤	结果	结果分析
1. 刺激左足趾尖皮肤		
2. 去除左足趾尖皮肤,重复项目(1)		
3. 刺激右足趾尖皮肤		
4. 剪断右后肢坐骨神经,重复项目(3)		
5. 搔扒反射		
6. 捣毁脊髓后搔扒反射		

结论:

实验二　细胞和组织

【实验目的】

1. 观察上皮组织、结缔组织、肌组织与神经组织的结构特点及分布。

2. 学习体腔膜或肠系膜平铺片的制作方法。

3. 熟悉疏松结缔组织的结构特征，学会辨认其中的各种细胞和纤维。

4. 学习疏松结缔组织新鲜材料平铺片的制作方法及活体染色方法。

【实验材料】

1. 器材　解剖器械 1 套（手术剪、解剖针、眼科镊），注射器及针头，一次性刺血针，滴管，脱脂棉，载玻片，盖玻片，显微镜，HE 染色切片（小肠纵横切、气管、甲状腺、食管、肾、膀胱、跟腱、淋巴结、肠系膜、坐骨神经纵横切），骨磨片，铁苏木精染色骨骼肌纵横切片和心室肌切片，脊髓灰质涂片（Nissl 染色），脊髓横切片（Cajal 银染色），坐骨神经纵切片（银染色），人皮肤切片（银染色），大脑皮质切片（Golgi 或 Cox 法），各种电镜图片。

2. 药品　1% 硝酸银水溶液，1% 台盼蓝生理盐水溶液，瑞特染液，甘油，75% 乙醇，蒸馏水。

3. 动物　蛙，大鼠或小鼠。

【实验内容和方法】

1. 上皮组织

（1）单层扁平上皮

1）蛙体腔膜或肠系膜平铺片的制作和观察　将蛙双毁髓处死，取体腔膜或肠系膜放于载玻片上，以解剖针将其挑开展平，稍晾干；加 1% 硝酸银水溶液数滴于标本上，将标本浸盖；立即放在日光下晒 3 ~ 5 min（或在日光灯下照 10 ~ 15 min）；至标本变为浅褐色时，倾去载玻片上的溶液，用蒸馏水洗净，加上 1 ~ 2 滴甘油，盖上盖玻片，即可用于显微镜观察。低倍镜下选择染成淡黄色、标本最薄部分进行观察；高倍镜下观察体腔膜或肠系膜的间皮细胞，注意细胞的形态、细胞边界及细胞核的位置、形态和颜色。

2）肠、气管或其他器官切片（HE 染色）的观察　低倍镜下寻找一个血管横切面或纵切面，在血管的内表面观察了解单层扁平上皮在切面上的形态；高倍镜下观察细胞质的颜色、细胞核的形态和颜色。

（2）单层立方上皮

1）取肾的切片（HE 染色）观察　首先用低倍镜在切片上找到肾的髓质部；再用高倍镜观察细胞形态。

2）取甲状腺切片（HE 染色）观察　首先用低倍镜在切片上找到大小不等，内含红色胶状物质的甲状腺滤泡；再用高倍镜观察细胞质的颜色，细胞核的颜色、形态和位置。

（3）单层柱状上皮　取小肠切片（HE 染色）观察，首先用低倍镜在切片上分辨出肠腔面，观察黏膜面形成的突入管腔的指状突起；再用高倍镜观察指状突起上柱状细胞和杯状细胞的形态、颜色以及细胞核的位置和形态。

（4）假复层纤毛柱状上皮　取气管切片（HE 染色）观察，首先用低倍镜在切片上分辨出黏膜层，观察黏膜面上皮细胞的排列情况；再用高倍镜观察区分基细胞、梭形细胞、柱状细胞和杯状细胞，注意细胞形态、胞核位置、游离面的纤毛、基底面的基膜（呈亮白色的一层）。

（5）复层扁平上皮　取食管切片（HE 染色）观察未角化复层扁平上皮，首先用低倍镜在切片上分辨出黏膜层，观察黏膜面复层扁平上皮的细胞排列情况；再用高倍镜观察不同层次细胞的形态及胞核的形态。

（6）变移上皮　取膀胱切片（HE 染色）观察上皮形态特点，比较其与复层扁平上皮的区别。

（7）上皮细胞的特殊结构　用小肠上皮细胞纵切的透射电镜图片或小肠黏膜的扫描电镜图片观察小肠上皮细胞游离面伸出的细小的指状突起，即微绒毛。用气管上皮细胞的纵、横切的透射电镜图片观察上皮细胞游离面伸出的纤毛。

2. 结缔组织

（1）疏松结缔组织

1）疏松结缔组织活体染色标本的制作与观察　取小鼠（或大鼠）1 只，皮下注射 1% 台盼蓝生理盐水溶液少许，30 ~ 60 min 后，颈椎脱臼法处死。剪开皮肤，在注射处附近剪取一小块皮下结缔组织，置于载玻片上。双手各持一解剖针将组织挑开平铺于载玻片上。待标本稍干后，加 1 ~ 2 滴甘油，盖上盖玻片即可观察。

2）肥大细胞的观察　以小鼠（或大鼠）为材料，取少许皮下结缔组织制成平铺片。充分晾干后滴加瑞特染液（瑞特染料 0.1 g 溶于 60 mL 甲醇中），使染液将材料完全淹没。染 1 min 后，逐滴加等量蒸馏水，与染液混合均匀。静置 5 ~ 10 min 后，倾去染液，用自来水洗净，待干后，不经封固即可镜检。

先用低倍镜在平铺片的血管边缘找到成堆分布的肥大细胞，换用高倍镜观察。

3）疏松结缔组织切片的观察　取气管切片（HE 染色），低倍镜下在上皮的深层找到染色略浅的疏松结缔组织。高倍镜下观察纤维和细胞的形态，观察上皮形态特点，比较其与复层扁平上皮的区别。

（2）致密结缔组织　取跟腱纵切片（HE 染色）观察，低倍镜下可见染成红色呈平行而紧密排列的胶原纤维。高倍镜下观察胶原纤维的形态以及纤维之间被染成蓝紫色的成纤维细胞核（椭圆形或杆状）。

（3）网状组织　取淋巴结切片（HE 染色）观察，低倍镜下区分中央着色浅的髓质和周围着色深的皮质。高倍镜下观察网状细胞。

（4）脂肪组织　取小肠或气管切片（HE 染色）观察，低倍镜下可见小肠或气管最外层的疏松结缔组织中密集成群的圆形或多角形的空泡，即脂肪细胞。高倍镜下观察脂肪细胞核为扁圆形或半月形，偏于细胞的一侧。

（5）软骨组织　取气管切片（HE 染色）观察，显微镜下观察蓝紫色的软骨基质和陷窝内的椭圆形或圆形的软骨细胞，软骨周围包有淡红色的软骨外膜（致密结缔组织）。

（6）骨组织　取未经染色的人骨横磨片观察，由于骨组织内的软组织（神经、血管、淋巴管、结缔组织）及细胞都已腐烂，仅留下空腔和管道。长骨骨干部的横断面，在低倍镜下可见 3 ~ 4 层外环骨板、1 ~ 2 层内环骨板、内外环骨板之间的骨单位和间骨板。高倍镜下观察骨板内或骨板间的卵圆形骨陷窝及骨陷窝向四周发出的骨小管。

3. 肌肉组织

（1）骨骼肌　取骨骼肌纵、横切片（铁苏木精染色）观察，显微镜下观察肌纤维的形态、胞核的形状，纵切片上还可见明显的横纹，比较纵切和横切面上的胞核的位置和结构差异。

（2）心肌　取心室肌切片（铁苏木精染色）观察，镜下可见纵、横、斜等切面。

（3）平滑肌　取小肠纵、横切片（HE 染色）观察，显微镜下观察平滑肌纤维的形态、胞核的形状，比较纵切和横切面上的结构差异。

4. 神经组织

（1）多极神经元　取脊髓灰质横切片（Nissl 染色）观察，低倍镜下选择大而清晰的神经元，换用高倍镜观察。注意胞体、胞核突起的形态及胞质中的尼氏体的分布,轴突与树突的区分。

(2)神经原纤维及突触　取脊髓横切片(Cajal 银染色)观察,低倍镜区分灰质与白质、前角与后角,从灰质前角的多极神经元中找 1 个突起较多且含胞核的神经细胞,换用高倍镜观察。高倍镜下可见胞体和突起内的棕褐色细丝状神经原纤维。

用透射电镜图片观察突触的结构,注意观察突触前膜、突触间隙、突触后膜以及突触小泡和细胞器。

(3)神经纤维和神经　取坐骨神经纵切片(HE 染色)观察神经纤维的结构,低倍镜下选择切面较直的神经纤维换用高倍镜观察。高倍镜下观察轴突、髓鞘、神经膜以及郎飞结。取坐骨神经横切片(HE 染色)观察一条神经的结构,低倍镜下区分神经外膜、神经束膜、神经内膜。高倍镜下观察轴突、髓鞘、神经膜。

(4)神经胶质细胞　取大脑皮质切片(Golgi 或 Cox 法)观察星形胶质细胞。

【实验作业】

1. 上皮组织标本的制备,观察各种上皮组织的细胞层数、细胞形态、胞核位置并绘图。

2. 观察各种结缔组织的细胞种类、纤维种类和含量并绘图。

3. 观察肌肉组织,比较 3 种肌组织的结构特点。

4. 观察神经组织中神经元的胞体、胞核突起的形态、胞质中的尼氏体的分布、神经原纤维及突触的结构,绘制多级神经元图并注明各部结构。

实验三　坐骨神经-腓肠肌标本的制备及影响骨骼肌收缩的因素

【实验目的】

1. 学习蛙类动物单毁髓和双毁髓的实验方法。

2. 掌握坐骨神经-腓肠肌标本的制备方法。

3. 观察不同的刺激强度和频率与骨骼肌收缩形式之间的关系。

【实验材料】

1. 器材　蛙类手术器械 1 套(粗剪刀、组织剪刀、眼科剪刀各 1 把,大、小镊子各 1 把,探针 1 根,玻璃分针 2 根),培养皿,滴管,废物缸,棉球,小玻璃板、软木蛙板各 1 块,小烧杯 1 个,丝线,锌铜弓,BL-420 生物机能实验系统,张力环能器,电刺激器,肌槽等。

2. 药品　任氏液 100 mL。

3. 动物　牛蛙。

【实验内容和方法】

1. 破坏脑和脊髓　常用的有 3 种方法。

(1)俯式捣毁法　是最常用的方法。取牛蛙 1 只,用自来水冲洗干净。以左手持牛蛙,将其腹面朝向手掌心,前肢夹在示指和中指之间固定,示指将牛蛙头下压呈直角,后肢夹在环指和小指之间固定;然后右手持金属探针在两只眼之间沿中线向后触划,当触及一凹陷处即为枕骨大孔(此处与两只眼的连线成等边三角形)。将探针从枕骨大孔垂直刺入 1.0 ~ 1.5 mm,再向前刺入颅腔,左右搅动(可感觉到探针与颅骨壁的碰击),充分破坏脑组织,此时的动物为单毁髓动物。再将探针退回至进针处,但不拔出而是转向后方刺入椎管,破坏脊髓,彻底捣毁脊髓时,可看到动物的后肢突然蹬直,然后瘫软如绵,此时的动物为双毁髓动物。当脑和脊髓完全破坏时,牛蛙四肢松软,呼吸消失,四肢肌紧张消失。

(2)仰式捣毁法　将牛蛙仰卧于蛙板上，拉开下颌，右手持探针在颅底两只眼之间向前下刺入颅腔，用探针在颅腔内向四周捣毁脑组织，然后将探针退至黏膜下，针尖向后平行刺入椎管内以破坏脊髓。

(3)横断脊柱后捣毁法　左手持牛蛙，右手持粗剪刀，在两腋窝稍下横断脊柱，然后在脊柱呈白色的脊髓断面处，向上插入探针破坏脑，再向下插入探针破坏脊髓。以上方法破坏脑和脊髓成功后，牛蛙出现四肢(尤其是后肢)瘫软，并常有尿失禁现象。

2. 剪去躯干上部及内脏　用粗剪刀在两侧腋部稍下(或在骶髂关节以上 1.5～2.0 cm 处)剪断脊柱，用左手握住牛蛙后肢，拇指按压骶骨，使牛蛙头部及内脏自然下垂；避开腰骶神经丛后，右手用粗剪刀沿脊柱两侧剪开腹壁，在耻骨联合处将躯干上部及内脏剪掉，弃入废物缸内。

3. 剥皮　左手持眼科镊子夹住脊柱断端(不要握住或压迫神经)，右手捏住脊柱断端的皮肤边缘，逐步向下剥去全部后肢皮肤。将剥好的标本放置在盛有任氏液的培养皿中，或置于洁净的玻璃板上，滴加任氏液备用。然后洗手并清洗用过的手术器械。

4. 分离左右腿　用圆头镊子夹住脊柱并提起，背面朝上，避开坐骨神经，用粗剪刀剪去向上突出的骶骨，沿脊柱正中线将脊柱从上向下分成两半，再从耻骨联合中央剪开(注意：剪开时应避免剪刀走“S”形，以保证坐骨神经的完整)，将已分离的两条腿浸入任氏液备用。

5. 游离坐骨神经　取牛蛙腿 1 条，将腿标本背面朝上放置，用玻璃分针在大腿背面内侧沿坐骨神经沟(股二头肌与半膜肌之间)分离肌肉，暴露坐骨神经，向上将梨状肌及其附近的结缔组织剪断。然后将标本腹面朝上放置，用玻璃分针沿脊柱自上而下轻柔游离坐骨神经(坐骨神经呈亮白色束状)，用眼科剪刀剪断神经的所有分支，在近脊柱处穿线结扎，从脊柱根部将坐骨神经剪断，轻柔地将坐骨神经经梨状肌孔向下拉出(用玻璃分针在大腿根部沿神经的走行穿至腹侧，在确认玻璃分针上面无坐骨神经后，用眼科剪刀将玻璃分针上面的肌肉及结缔组织剪断暴露出整根坐骨神经)。也可以不结扎、不剪断神经，而保留一小块与神经相连的脊柱(约 0.5 cm×0.5 cm)，供握持神经用。

6. 制备坐骨神经——腓肠肌标本　用眼科镊子(或眼科剪刀)在跟腱下方穿一个洞，向上游离腓肠肌至膝关节处。穿线结扎腓肠肌跟腱，左手提线，在结扎线远端剪断跟腱。将膝关节以下的小腿其余部分全部剪去。如果所用动物个体大，可分离胫腓骨。即在分离出腓肠肌的基础上，移开腓肠肌，剪去胫腓骨上的肌肉，自膝关节以下保留 1 cm 长的胫腓骨并剪断后肢，然后自膝关节剪断股骨。以上过程应注意避免损伤神经，并随时滴加任氏液。

7. 检验标本　用沾有任氏液的锌铜弓触及一下(或电刺激)坐骨神经或用镊子夹持坐骨神经中枢端，如腓肠肌发生迅速而明显的收缩，说明标本的兴奋性良好。标本浸入盛有任氏液的培养皿备用。

8. 坐骨神经-腓肠肌标本安放　将坐骨神经-腓肠肌标本的股骨部分插入肌槽的固定孔内，拧紧固定螺丝，将坐骨神经放在电极上，将跟腱上的结扎线与张力换能器相连。

9. 连接实验系统装置　打开计算机→进入 MD3000 生物信号采集分析系统→点击实验项目→神经肌肉实验→刺激强度与反应的关系→调节刺激参数，设置参数。

10. 实验观察与记录

(1)给予神经一个最小单刺激后，观察肌肉是否收缩，若未收缩则逐渐增加刺激强度，直至肌肉发生收缩，记录刺激的阈强度，并观察肌肉收缩曲线的潜伏期、收缩期、舒张期。

(2)不断增大刺激强度，观察肌肉收缩强度和刺激强度的关系，找到最合适刺激强度。

(3)固定最合适刺激强度，调节刺激频率，观察刺激频率对骨骼肌收缩的影响，并找到发生不完全强直收缩的最小刺激频率和发生完全强直收缩的最小刺激频率。

【实验作业】

1. 观察蛙类双毁髓前后四肢肌张力的变化。

2. 观察不同刺激强度对肌肉收缩的影响,根据实验记录绘制肌肉收缩-刺激强度曲线,并说明刺激强度与肌肉收缩的关系。

3. 观察不同刺激频率下肌肉收缩的状态,并说明不完全强直收缩与完全强直收缩与刺激频率的关系。

实验四　骨学

【实验目的】

1. 观察全身骨,了解骨的不同形态,掌握骨的分类和骨的结构。

2. 观察躯干骨、上肢骨、下肢骨的位置、形态,掌握其构造和作用。

3. 能在活体上准确触摸出全身主要的骨性标志。

【实验材料】

1. 人体完整骨架和散骨标本。

2. 全身骨骼挂图。

【实验内容和方法】

1. 骨的分类　观察颅骨、躯干骨和四肢骨的形态。注意区分和辨认长骨、短骨、扁骨和不规则骨。

2. 骨的构造　观察新鲜骨标本中的骨质、骨膜和骨髓,观察长骨的骨质和骨髓腔,短骨、扁骨和不规则骨的骨质,尤其是骨松质。

3. 颅骨　颅位于脊柱的上方,由 23 块扁骨及不规则骨组成(不包括听小骨)。颅以眶上缘和外耳门的上缘连线为界,分为后上的脑颅和前下的面颅。脑颅骨共 8 块,包括成对的顶骨、颞骨和不成对的额骨、蝶骨、枕骨和筛骨,围成颅腔,容纳脑。面颅骨共 15 块,包括成对的上颌骨、颧骨、鼻骨、泪骨、腭骨及下鼻甲,不成对的犁骨、下颌骨及舌骨,构成骨性眼眶、鼻腔、口腔和面部的骨性支架。观察以上 23 块颅骨的位置和形态。

4. 躯干骨　观察椎骨、骶骨、尾骨、肋骨和胸骨。

(1)椎骨　包括 7 块颈椎、12 块胸椎、5 块腰椎、1 块骶骨和 1 块尾骨。肋骨与肋软骨连结成肋,共 12 对。

1)颈椎　椎体小呈椭圆形,上、下关节突的关节面几乎呈水平位。椎孔大,呈三角形。横突根部有横突孔,横突的末端前后各有结节。

2)胸椎　椎体断面呈心形,在椎体的后外侧上、下缘各有一半圆形的椎体肋凹(关节面),横突末端前面有横突肋凹;棘突细长向后下方倾斜,彼此掩盖成叠瓦状。

3)腰椎　椎体大,椎弓发达,棘突宽而短,呈板状,水平伸向后方。各棘突的间隙宽。

(2)骶骨　由 5 个骶椎融合而成,呈倒置的三角形。

(3)尾骨　由 3 ~4 块尾椎融合而成。

(4)肋　属扁骨,后端大称肋头,有关节面与胸椎肋凹相关节;外侧稍细称肋颈,肋颈外侧的粗糙突起称肋结节,有关节面与相应胸椎的横突肋凹相关节;肋体内面下缘处有一浅沟称肋沟,沟内有肋间神经、血管经过。

(5)胸骨　属扁骨，位于胸前壁正中央，自上而下可分为柄、体和剑突三部分。胸骨柄上缘中份为颈静脉切迹。胸骨柄与胸骨体连接处稍向前突称胸骨角，向两侧平对第2肋，可在体表扪及。

活体触摸躯干骨的主要骨性标志：第6颈椎颈动脉结节、第7颈椎棘突、颈椎棘突、骶角、肋、肋弓、胸骨颈静脉切迹、胸骨角和剑突等。

5. 上肢骨

(1)锁骨　呈“乙”形，位于胸廓前上方，全长均可在体表摸到，是重要的骨性标志。锁骨体内侧2/3凸向前，外侧1/3凸向后。

(2)肩胛骨　位于胸廓后外侧的上部，介于第2～7肋之间。为三角形的扁骨，可分为三个缘、三个角和前后两面。

(3)肱骨　分一体两端是典型的长骨。上端膨大，有朝向上内后方的肱骨头，与肩胛骨的关节盂相关节。

(4)尺骨　位于前臂内侧，分一体两端。上端粗大，前面有一半圆形深凹称滑车切迹，与肱骨滑车相关节。

(5)桡骨　上端称桡骨头，其上面有关节凹，头周围有环状关节面，与尺骨桡切迹相关节。

(6)手骨　包括腕骨、掌骨和指骨。

腕骨：共8块，近侧列由桡侧向尺侧依次为手舟骨、月骨、三角骨和豌豆骨。远侧列由桡侧向尺侧依次为大多角骨、小多角骨、头状骨和钩骨。

活体触摸上肢骨的重要骨性标志：锁骨、肩胛冈、肩峰、喙突、肩胛骨下角、肱骨大结节、肱骨内上髁、肱骨外上髁、尺骨鹰嘴、尺骨茎突和桡骨茎突等。

6. 下肢骨

(1)髋骨　是不规则骨，上部扁阔，中部窄厚，有朝向下的深窝，称髋臼；下部有一大孔，称闭孔，左右髋骨与骶尾骨组成骨盆。髋骨由髂骨、坐骨和耻骨三者构成。

(2)股骨　是人体最长的长骨，约占人身高的1/4，分为一体两端。上端球形的膨大为股骨头，与髋臼相关节。头的外下侧较细的部分称股骨颈。颈、体交界处上外侧的隆起为大转子，下内侧的隆起为小转子，有肌肉附着。大、小转子之间前面有转子间线，后面有转子间嵴。

(3)髌骨　是人体最大的籽骨，位于股骨下端的前方，包被于股四头肌肌腱内，略呈三角形，上宽为髌底，下窄为髌尖，前面粗糙，后面光滑为关节面，与股骨的髌面相关节，参与构成膝关节。

(4)胫骨　位于小腿内侧，对支持体重起重要作用。胫骨是典型的长骨，分一体两端。上端膨大向两侧突出，形成内侧髁和外侧髁，两髁上面各有关节面，与股骨的下端的内、外侧髁相关节。

(5)腓骨　位于小腿的外侧部，不参与支持体重，主要作为小腿肌的附着部，并与胫骨下端及距骨共同组成距小腿关节。

(6)足骨　包括跗骨、跖骨和趾骨。

活体触摸下肢骨的重要骨性标志：髂嵴、髂前上棘、髂后上棘、坐骨结节、耻骨结节、股骨大转子、股骨内上髁、股骨外上髁、髌骨、胫骨粗隆、腓骨头、胫骨前缘、内踝、外踝和跟骨结节等。

【实验作业】

1. 举例说明骨的形态分类。

2. 简述椎骨的一般形态和各部椎骨的特点。

3. 画出肱骨和股骨的形态，并标注重要结构。

实验五　关节学

【实验目的】

1. 观察椎间盘、胸锁关节、肩锁关节、肩关节、腕关节、髋关节、膝关节、距小腿关节的组成和运动方向。

2. 在活体上能准确触摸出全身主要的关节，能做出肩关节、肘关节、腕关节、髋关节、踝关节的运动方向。

【实验材料】

1. 全身骨架标本和模型，椎间盘模型及挂图，脊柱纵切、横切模型，胸廓模型及挂图。

2. 打开关节囊的肩关节、肘关节、髋关节、膝关节、桡腕关节和距小腿关节标本及挂图，男、女性骨盆标本或模型。

【实验内容和方法】

第一部分：躯干骨及其连结

1. 胸廓

(1)肋椎关节　包括肋头关节和肋横突关节。两个关节在功能上是联合关节，运动时肋骨沿着肋头至肋结节的轴线旋转，使肋上升或下降，改变胸廓的容量，帮助呼吸。

(2)胸肋关节　由第 2 ~ 7 对肋软骨分别与胸骨的外侧缘的肋切迹构成。

2. 脊柱

(1)椎体间连结　借椎间盘、前纵韧带和后纵韧带相连。

1)椎间盘　是连结相邻两个椎体之间的纤维软骨盘(第 1 与第 2 颈椎之间除外)。椎间盘由周围部的纤维环和中央部的髓核组成。

2)前纵韧带　位于椎体和椎间盘的前面，宽而坚韧，起自枕骨大孔前缘，下止于第 1 或第 2 骶椎椎体，有限制脊柱过度后伸和防止椎间盘向前脱出的作用。

3)后纵韧带　位于椎体和椎间盘的后面，窄而坚韧。起自枢椎椎体后面，下至骶管前面。

(2)椎弓间连结　包括椎弓板、棘突、横突间的韧带连结和上、下关节突间的关节连结。

1)黄韧带　连于相邻两椎弓板之间，又名弓间韧带。由黄色的弹性纤维构成。

2)棘上韧带　连于各个棘突的尖端，有限制脊柱过度前屈的作用。在项部的棘上韧带又名项韧带。

第二部分：上肢骨及其连结

整体观察：先在人体骨架标本上辨认四肢各关节的名称、位置及关系，查看四肢骨和躯干骨连结的部位，然后在活体上分别确认各关节的位置。

1. 胸锁关节　是上肢骨与躯干骨之间的唯一关节。由锁骨的胸骨端与胸骨的锁切迹构成。关节囊坚韧，周围有韧带加强，关节囊内有关节盘。可绕矢状轴做上下运动(提肩上下运动)；绕垂直轴作前伸后缩运动(扩胸运动)；绕冠状轴做回旋运动(振臂运动)。

2. 肩锁关节　由锁骨的肩峰端和肩胛骨的肩峰构成，活动度小，是肩胛骨活动的支点。

3. 肩关节　由肱骨头与肩胛骨的关节盂构成肱骨头大，关节盂小而浅，周围有关节盂唇，关节囊薄而松弛，囊内有起自盂上结节的肱二头肌长头越过肱骨头上方。肩关节运动灵活，运动幅度大，可做前屈和后伸、内收和外展、旋内和旋外、环转运动、水平屈伸。

4. 肘关节　肘关节关节囊的前、后壁薄而松弛，后壁尤为薄弱，故肘关节脱位时，桡、尺骨易脱向后方。关节囊两侧壁厚而紧张，有尺侧副韧带和桡侧副韧带加强。

5. 桡骨和尺骨的连结　包括桡尺近侧关节、桡尺远侧关节和前臂骨间膜。桡尺远侧关节由桡骨的尺切迹与尺骨头构成。

6. 腕关节　包括桡腕关节、腕骨间关节、腕掌关节、掌指关节和指骨间关节，各关节的名称均与构成关节各骨的名称相对应。

第三部分：下肢骨的连结

1. 髋骨与脊柱的连结　两侧髋骨的后部借骶髂关节、韧带与骶骨相连。骶髂关节由骶骨与髂骨的耳状面构成。

2. 耻骨联合　由两侧耻骨联合面借耻骨间盘连结而成。耻骨间盘由纤维软骨构成。女性在妊娠期耻骨联合稍有活动性。

3. 骨盆　由骶骨、尾骨和左、右髋骨及其间的骨连结构成。

4. 髋关节　由髋臼和股骨头组成。髋关节的结构特点是髋臼窝深，周围有髋臼唇加深，股骨头有2/3容纳在窝内。髋关节的关节囊厚而坚韧，股骨颈的大部分都被包入囊内，故股骨颈骨折有囊内骨折和囊外骨折之分。囊内有股骨头韧带，连于髋臼与股骨头之间，内有营养股骨头的血管通过。

5. 膝关节　由股骨下端和胫骨上端及髌骨共同构成，是人体最大、最复杂的关节。膝关节的关节囊宽阔而松弛，周围有髌韧带、腓侧副韧带、胫侧副韧带加强。

6. 胫骨和腓骨的连结

(1)小腿骨的连结　胫、腓骨之间，上端构成微动的胫腓关节；体之间借小腿骨间膜连结；下端由韧带相连；因此，胫、腓骨之间的活动度极小。

(2)足关节　包括距小腿关节、跗骨间关节、跗跖关节、跖趾关节和趾骨间关节。

1)距小腿关节　即踝关节，由胫、腓骨的下端与距骨滑车构成。关节囊的前、后壁松弛，两侧有韧带加强，其中内侧有内侧韧带，呈三角形，较为强厚；外侧韧带较为薄弱，由不连续的3条韧带组成。踝关节能做屈（跖屈）、伸（背屈）运动。

2)足弓　由跗骨、跖骨的拱形砌合，以及足底的韧带、肌腱等具有弹性和收缩力的组织共同构成的一个凸向上方的弓，可分为纵弓及横弓。纵弓又分为内侧纵弓和外侧纵弓。

【实验作业】

1. 试举例直接连结和间接连结各3个。

2. 试述肩关节、肘关节、腕关节、髋关节、膝关节、踝关节的组成和运动方向，画出这些关节的形态。

实验六　骨骼肌

【实验目的】

1. 掌握骨骼肌的形态特点和分布规律。

2. 观察面肌、咀嚼肌、胸锁乳突肌、胸大肌、腹直肌、竖脊肌、三角肌、肱二头肌、肱三头肌、臀大肌、股四头肌、缝匠肌、股二头肌的位置、形态、起止点及作用，做出这些肌收缩的动作。

【实验材料】

1. 全身骨骼肌标本、模型和挂图。

2. 头颈肌、躯干肌、四肢肌的标本，肌肉起止点模型和挂图。

【实验内容和方法】

1. 头肌　观察头肌的形态、位置、起止点，注意肌纤维的走行方向，做出这些肌收缩的动作。在活体上观察面肌和咀嚼肌的区别，辨认枕额肌、咬肌、颞肌的位置，做出肌收缩的动作。

（1）面肌（表情肌）　有枕额肌、眼轮匝肌、口轮匝肌，此组肌较细、薄弱，大多数一端附于骨，另一端则附于皮肤。

（2）咀嚼肌　在头部标本和模型上观察咬肌、颞肌的位置，起、止点。

2. 颈肌　观察颈肌的位置、起止点，注意肌纤维走行的方向；在活体上辨认胸锁乳突肌的位置，做出该肌收缩的动作。

（1）浅层　包括颈阔肌和胸锁乳突肌，主要观察胸锁乳突肌。

胸锁乳突肌以 2 个头分别起自胸骨柄前面及锁骨胸骨端，两头会合后斜向后上，止于乳突。作用：一侧收缩使头歪向同侧，面转向对侧；两侧同时收缩使头后仰。在活体，如将头歪向右侧、同时面转向左侧，则右侧胸锁乳突肌在体表隆起很明显，特别是其起点两头。

（2）深层　主要有前、中、后斜角肌，均起自颈椎横突，前、中斜角肌止于第 1 肋，并与第 1 肋围成三角形的间隙，称斜角肌间隙，锁骨下动脉和臂丛由此进入腋窝。

3. 躯干肌　观察躯干肌的位置、起止点，注意肌纤维走行的方向；在活体上辨认胸大肌、腹直肌、竖脊肌，三角肌、肱二头肌、肱三头肌、臀大肌、股四头肌、缝匠肌、股二头肌的位置，做出该肌收缩的动作。

（1）背肌　分浅、深两群，浅群多为阔肌，主要有斜方肌、背阔肌和肩胛提肌。参与背部的组成，稳定躯干。主要观察斜方肌。

斜方肌起于上项线、枕外隆突、项韧带、第 7 颈椎和全部胸椎的棘突止于锁骨外侧 1/3 部分、肩峰和肩胛冈。其作用是使肩胛骨向脊柱靠拢，上部肌束上提肩胛骨，下部肌束使肩胛骨下降。肩胛骨固定，一侧肌收缩使颈向同侧屈、脸转向对侧，两侧同时收缩可使头后仰。

（2）胸肌　可分为起自胸廓、止于上肢的胸上肢肌和起、止均位于胸廓的胸固有肌。前者为阔肌，主要有胸大肌、胸小肌和前锯肌；后者为短肌，主要有肋间外肌和肋间内肌，参与胸壁的构成。主要观察胸大肌。

胸大肌起于锁骨内侧半、胸骨和第 1 ~ 6 肋软骨，止于肱骨大结节嵴。其作用是使肩关节内收、旋内和前屈，上肢固定可上提躯干。在活体上胸前壁较膨隆的肌性隆起，其下缘构成腋前壁。

（3）腹肌　位于胸廓与骨盆之间，参与组成腹腔的前壁、侧壁和后壁。

主要有腹直肌及其外侧的 3 层阔肌（腹外斜肌、腹内斜肌和腹横肌），主要观察腹直肌。

腹直肌起自耻骨上缘，止于第 5 ~ 7 肋软骨前面和胸骨剑突。作用是使脊柱屈、骨盆后倾，维持腹压、协助呼吸、排便和分娩等。在体表前正中线两侧的纵形隆起，肌肉发达者可见脐以上有 3 条横沟，即腹直肌的腱划。白线、经腹直肌的旁正中线、腹直肌外缘为腹部手术中常用的切口。

（4）上肢肌　上肢肌数目多而细小，动作精细灵活。

1）分布在肩关节周围，能运动肩关节，并增强肩关节的稳固性。上肢带肌主要有三角肌、肩胛下肌、冈上肌、冈下肌、小圆肌、大圆肌等。主要观察三角肌。

三角肌起于锁骨外侧段、肩峰和肩胛冈，止于肱骨三角肌粗隆。作用是外展肩关节，前部肌束使肩关节屈、旋内，后部肌束使肩关节伸和旋外。在人体的肩部形成圆隆的外形，其止点在臂外侧中部呈现一小凹。

2）覆盖肱骨，分前、后两群。前群为屈肌，主要有肱二头肌、喙肱肌和肱肌；后群为伸肌，主要是肱三头肌。主要观察肱二头肌和肱三头肌。

肱二头肌长头起自肩胛骨盂上结节，短头起自肩胛骨喙突止于桡骨粗隆，作用是屈肘、屈肩，当前臂在旋前位时，使前臂旋后。肱三头肌长头起自肩胛骨盂下结节，外侧头和内侧头分别起自肱骨后面桡神经沟的外上方和内下方的骨面，止于尺骨鹰嘴，作用是伸肘，长头使肩关节后伸和内收。

(5)下肢肌　下肢肌数目少而强大有力，适于支持体重和行走。主要观察臀大肌、股四头肌、缝匠肌、股二头肌。

臀大肌起于髂骨翼外面和骶骨背面，止于臀肌粗隆及髂胫束，使髋关节伸及旋外，下肢固定，可伸直躯干，在体表的臀部形成圆隆外形；股四头肌中的股直肌起自髂前下棘，股内、外侧肌和股外侧肌分别起自股骨粗线内、外侧唇，股中间肌起自股骨体前面，向下形成肌腱包绕髌骨，续为髌韧带，止于胫骨粗隆，是膝关节强有力的伸肌，股直肌还可屈髋；缝匠肌起于髂前上嵴，止于胫骨上端外侧面，作用是屈髋屈膝，使已屈的膝关节旋内；股二头肌长头起自坐骨结节，短头起自股骨粗线，止于腓骨头，使屈膝、伸髋，小腿旋外。

【实验作业】

1. 在标本上找到面肌、咀嚼肌、胸锁乳突肌、胸大肌、腹直肌、竖脊肌、三角肌、肱二头肌、肱三头肌、臀大肌、股四头肌、缝匠肌、股二头肌，并做出这些肌收缩的动作。

2. 在体表摸出全身主要的肌性标志，并演示这些肌的作用。

实验七　中枢神经系统

【实验目的】

1. 观察脊髓的位置、外形，比较脊髓节段与椎骨的对应关系。
2. 观察脊髓灰质、白质的配布，辨认灰质的前角、侧角和后角。
3. 观察脑干外形，辨认脑干的腹侧面和背侧面的结构。
4. 观察小脑的外形，辨认小脑的分部和主要结构。
5. 观察间脑的位置、分部，辨认各部的主要结构。
6. 观察端脑的形态，辨认大脑半球的分叶及各叶的主要沟回。
7. 观察端脑内部结构，皮质、髓质、基底神经核和侧脑室的配布概况。
8. 观察脊髓、脑被膜及各层形成的主要结构。
9. 观察脑动脉的来源、主要分支分布，脑底动脉环的位置和形成。
10. 观察脑室系统各部及其连通，脑脊液循环。

【实验材料】

1. 脊髓、脑干、小脑、间脑、端脑及脑、脊髓的被膜标本。
2. 脊髓和脊神经、脑干、小脑、间脑、端脑、脑室的相关模型。
3. 脊髓、脑干、小脑、间脑、大脑半球的外形和内部结构挂图，脑和脊髓的被膜、血管、脑脊液的产生和循环的挂图。

【实验内容和方法】

1. 脊髓　脊髓的位置与外形：①观察中枢神经系统整体图片及脊髓解剖模型，复习脊髓的位置和外形。②观察标本、模型和挂图，脊髓节段的序数与椎骨的序数不完全对应，确认两者的对应变化。③在脊髓横断面上观察脊髓的内部结构，辨认其分部，位于中央颜色较深的部分为灰质，周围颜色较浅的部分为白质，灰质中纵贯脊髓全长的为中央管。

(1)灰质　辨认每侧灰质前端膨大部分的前角、后端较窄细部分的后角和在脊髓胸段灰质的前后角之间一有个向外突出的侧角。

(2)白质　包括前正中裂与前外侧沟之间的前索、后正中沟与后外侧沟之间的后索以及前、后外侧沟之间部分的侧索。

2. 脑干

(1)取脑模型　将左、右两半分开,从内侧面观察。可见脑干呈柱状,上方为间脑,大部被大脑半球覆盖,下方连脊髓,脑干的背侧、大脑后下方为小脑。脑干自下而上依次为延髓、脑桥、中脑。

(2)在脑干的放大模型上观察　脑干腹面观和背侧面的形态、结构,与脑干相连的脑神经。

1)腹面观　观察中脑、脑桥、延髓的分界线,腹侧的主要标志。

2)背侧面　脑桥和延髓的分界(髓纹),背侧的主要标志,第四脑室底。

3)与脑干相连的脑神经　在延髓有舌咽神经(Ⅸ)、迷走神经(Ⅹ)、副神经(Ⅺ)、舌下神经(Ⅻ);在脑桥有三叉神经(Ⅴ)、展神经(Ⅵ)、面神经(Ⅶ)和前庭窝神经(Ⅷ);在中脑有动眼神经(Ⅲ)和滑车神经(Ⅳ)。

(3)在脑干的模型上观察脑干的内部结构

1)脑神经核　①躯体运动核,动眼神经核、滑车神经核、展神经核、舌下神经核、三叉神经运动核、面神经核、疑核和副神经核;②内脏运动核,动眼神经副核、上泌涎核、下泌涎核、迷走神经背核;③内脏感觉核,孤束核;④躯体感觉核,三叉神经中脑核、脑桥核及脊束核、前庭神经核、蜗神经核。

2)非脑神经核　观察薄束核、楔束核。

3)白质　观察内侧丘系、脊髓丘系、三叉丘系、外侧丘系、皮质核束、皮质脊髓束的走行、位置。

3. 小脑　在小脑离体标本、小脑切面标本或模型上观察小脑的外形和分叶、小脑内部结构及第四脑室。

4. 间脑　在脑干的模型上观察间脑的位置、分部,各丘脑上的主要形态特征,第三脑室及其交通。

5. 端脑

(1)端脑的外形和分叶　观察大脑半球的外侧面、内侧面和底面的主要沟回,观察边缘系统。

(2)大脑的内部结构　在端脑的水平面、冠状面的标本和模型上观察大脑皮质功能定位:第一躯体运动中枢、第一躯体感觉中枢、听觉中枢、颞横回、视觉中枢、语言中枢等,基底核,侧脑室及其交通。

6. 脊髓和脑的被膜

(1)脊髓的被膜　观察硬脊膜、蛛网膜、软脊膜的特点,椎管内观察三层被膜之间的间隙:终池、硬膜外隙的形成及内容。

(2)脑的被膜　在离体的脑被膜上观察大脑镰和小脑幕的位置形态、硬脑膜静脉窦的位置及交通情况。在颅底带硬脑膜的标本上观察海绵窦的位置,通过的内容及交通。在脑的表面观察软脑膜。

7. 脊髓和脑的血管

(1)脊髓的血管　结合挂图,复习脊髓的血管。

(2)脑的血管

1)脑的动脉　在脑的模型和标本上观察椎动脉、颈内动脉的走行、分支和分布。在大脑底的标本上观察大脑动脉环的位置构成。

2)脑的静脉　观察挂图,复习脑的静脉回流。

8. 脑脊液的产生及其循环　结合模型和挂图,观察脑脊液的生成及其循环。

【实验作业】

1. 简述脊髓的位置及其外形。

2. 解释脊髓节段与椎骨的对应关系，有何临床意义？
3. 简述小脑的分部、功能及损伤后表现。
4. 简述大脑皮质的主要功能区。
5. 简述内囊的位置、分部、主要纤维及损伤后表现。
6. 简述脑和脊髓的被膜，硬膜外隙和蛛网膜下隙。
7. 简述脑动脉来源及分布特点。
8. 简述脑脊液的产生及其循环途径。

实验八　周围神经系统

【实验目的】

1. 观察颈丛、臂丛的组成、位置及主要分支和分布。
2. 观察肋间神经的行程及分布。
3. 观察胸、腹壁皮神经的节段性分布。
4. 观察腰丛、骶丛的位置、组成、分支和分布。
5. 观察 12 对脑神经连脑部位、出入颅的部位、行程、分支和分布。
6. 观察交感神经和副交感神经的低级中枢及周围神经节的名称、位置。

【实验材料】

1. 颈丛、臂丛、肋间神经、胸腹壁皮神经、腰丛和骶丛的标本、模型。
2. 脊神经分支分布、12 对脑神经的彩色挂图。
3. 12 对脑神经的连脑部位、分支、分布的模型。
4. 12 对脑神经的相关标本。
5. 颈、胸、腹、盆部显示交感干的标本。
6. 自主神经解剖模型、交感神经系统模型。
7. 交感神经、副交感神经分布模式图。

【实验内容和方法】

1. 脊神经

(1)脊神经构成、分部和纤维成分：利用脊神经构成模型观察组成脊神经前、后根的纤维性质。利用脊神经分支分布彩色挂图，观察脊神经的分支、分布。

(2)观察颈、胸、腰、骶和尾神经的对数，除 $T_2 \sim T_{11}$ 的前支外，其他神经前支分别组成的颈丛、臂丛、腰丛和骶丛的位置。

(3)在头颈标本上，于胸锁乳突肌上份深方观察颈丛的组成($C_1 \sim C_4$前支)。于胸锁乳突肌后缘中点处观察浅出的颈丛皮支，观察膈神经经前斜角肌前方下行于锁骨下动、静脉之间入胸腔，继而经肺根前方行向膈。

(4)在前斜角肌外侧观察臂丛的组成($C_5 \sim C_8$、T_1前支)，其 3 束经锁骨中点深方入腋窝，分别行于腋动脉的内侧、后方和外侧。观察重要的分支：肌皮神经、正中神经、尺神经、桡神经、腋神经的走行、分布。

(5)胸神经前支：肋间神经皮支较难保留，参照挂图复习其分布规律。

(6)腹后壁腰大肌深方观察腰丛的组成(T_{12}前支的一部分、$L_1 \sim L_3$前支、L_4前支的一部分)；观察外侧由上向下穿出：髂腹下神经、髂腹股沟神经、股外侧皮神经、股神经及内侧穿出的闭孔神经的走行、分布。

(7)盆部正中矢状切面上观察骶丛的位置、组成(腰骶干、骶尾神经的前支),观察从梨状肌上孔穿出的臀上神经,从梨状肌下孔穿出的神经从外侧向内侧为股后皮神经、坐骨神经、臀下神经和阴部神经。大体标本上观察坐骨神经的分支及胫神经和腓总神经的走行及分布。

2. 脑神经

(1)在端脑、脑干模型上观察12对脑神经的连脑部位。

(2)在硬脑膜的颅底标本上观察12对脑神经出入颅的部位。

(3)观察支配眼外肌的神经,并追踪3条神经出脑处,经海绵窦穿眶上裂进入眼眶。

(4)三叉神经:在去掉下颌支的面侧深区、颞骨岩部前端找到三叉神经节,向后追踪该神经出入脑处,向前追踪由该神经节前端发出的三大分支:眼神经、上颌神经、下颌神经。

(5)面神经:延髓脑桥沟内找出面神经,经内耳门入内耳道,进入面神经管经茎乳孔穿出,行于腮腺实质内,其面肌支从腮腺的上端前缘和下端穿出,分别有颞支、颧支、颊支、下颌缘支和颈支,分布于面部表情肌。

(6)舌咽神经:经橄榄后沟出入脑,穿颈静脉孔出颅腔,于颈内动静脉之间下降,主要的分支有舌支、咽支和颈动脉窦支。

(7)迷走神经:经橄榄后沟出入脑,穿颈静脉孔出颅腔,于颈动脉鞘内颈内动脉、颈总动脉和颈内静脉之后下降进入颈根部,经锁骨下动静脉之间进入胸腔,随后伴食管穿食管裂孔进入腹腔。该神经主要的分支有喉上神经和喉返神经。

(8)副神经:观察该神经附着于橄榄后沟的颅根和起于颈脊髓节段的脊髓根,二根汇合后经颈静脉孔出颅,颈根加入其余脑神经,脊髓根经胸锁乳突肌深方后,入斜方肌,发出肌支支配二肌。

(9)舌下神经:经锥体和橄榄之间出脑,经舌下神经管出颅腔,于颈内动静脉之间下降,经二腹肌后腹深方弓行向内行向舌,分布到所有舌内肌和大部分舌外肌。

3. 内脏神经

(1)交感神经　在模型上观察交感神经走行、分布、交感神经节位置。

1)中枢部　位于脊髓第1胸节到第3腰节灰质侧角内。

2)周围部　包括交感神经节、节前纤维和节后纤维。

(2)副交感神经　在标本、模型上观察副交感神经走行、分布及神经节位置。

1)中枢部　位于脑干副交感核和脊髓骶副交感核内。

2)周围部　包括副交感神经节、节前纤维和节后纤维。

【实验作业】

1. 颈丛皮支的浅出点位于何处?颈丛肌支是什么神经?分布到何处?

2. 臂丛的组成及主要分支有哪些?归纳上肢主要肌肉的神经支配。

3. 归纳手皮肤的神经支配。

4. 胸、腹前外侧壁肋间神经的皮支的分布有何规律?

5. 小结大腿肌和小腿肌的神经支配。

6. 分布到舌的神经有哪些?各有何作用?

7. 支配眼肌的神经有哪些?各有何作用?

8. 分布到面部皮肤的神经有哪些?头肌由哪些神经支配?

9. 结合标本模型,说出12对脑神经的连脑部位、出入颅的部位。

10. 比较交感神经和副交感神经。

实验九　ABO 血型鉴定和出、凝血时间的测定

【实验目的】

1. 掌握 ABO 血型鉴定的方法和原理。

2. 认识红细胞凝集现象，并能够根据凝集反应结果辨别血型。

3. 学习出、凝血时间的测定方法，了解出、凝血时间的概念。

【实验材料】

1. 物品　抗 A 血型定型试剂（抗 A 血清）、抗 B 血型定型试剂（抗 B 血清）、双凹载玻片、采血针、棉球、消毒棉签、吸管、小试管、试管架、生理盐水、75% 乙醇、秒表、滤纸条、大头针、玻片。

2. 器械　显微镜。

【实验内容与方法】

1. 原理　在 ABO 血型系统中，根据红细胞膜上是否含有 A 或 B 抗原而将人类血型分为：A 型、B 型、AB 型和 O 型 4 种血型。血型鉴定是将受试者的红细胞悬液分别加入抗 A 血清和抗 B 血清中，观察有无凝集反应，根据凝集反应的结果，确定红细胞膜上 A 或 B 抗原的有无和类型，从而确定血型。

出血时间（BT）是指从小血管破损出血到自行终止所需要的时间；凝血时间（CT）是指从血液流出小血管到血液中出现纤维蛋白细丝所需要的时间。

2. 步骤

（1）在双凹片的两端，分别标明“A”与“B”字样，在 A 端和 B 端分别滴加抗 A 血清和抗 B 血清 1～2 滴。

（2）先用 75% 乙醇棉签消毒环指或中指指腹和采血针，待乙醇干后，用采血针迅速刺入皮肤，深 2～3 mm，进针和出针速度要快，血液可自然流出。如血液过少或不出血，可在针口附近稍加挤压，让血液涌出，滴 1～2 滴血于盛有 1 mL 生理盐水的小试管中，混匀制成红细胞悬液（浓度约 5%）。

（3）用吸管吸取制备好的红细胞悬液，在双凹片两端凹处血清中各滴 1～2 滴，用手轻轻抖动双凹片，使红细胞悬液与抗体充分混合接触（注意严防 2 种血清接触）。

（4）5～10 min 之后用肉眼观察双凹片上有无凝集现象发生。

（5）以 75% 乙醇棉签消毒耳垂或指节末端，用消毒后的采血针迅速刺入皮肤 2～3 mm，让血液自然流出。立即记录时间，并每隔 30 s（建议 10 s）用滤纸条吸去血液，使滤纸条上的血点依次排列，直至流血停止。记录从开始出血到停止出血的时间，或数滤纸条的血点数除以 2 就是出血时间，成人正常值为 1～4 min。

（6）以 75% 乙醇棉签消毒耳垂或指节末端，用消毒后的采血针迅速刺入皮肤 2～3 mm，让血液自然流出。立即用玻片接住自然流出的第一滴血液，同时立即记下时间，并每隔 10～30 s 用大头针针尖挑血一次，直至挑出第一根细纤维血丝为止，记录时间为凝血时间（正常值）。

【实验报告】

1. 根据下表判定血型。

ABO 血型鉴定结果判定表

血型	抗 A 血清	抗 B 血清
A 型		
B 型		
AB 型		
O 型		

注:+表示凝集,-表示未凝集。

2. BT 时间 ____ min。

3. CT 时间 ____ min。

【注意事项】

1. 实验用具严格消毒,消毒采血针应是一人一针。
2. 每次用吸管滴加红细胞悬液后应立即将其冲洗干净,切不可混合使用,以免干扰结果。
3. 双凹片应仔细清洗干净,以避免出现假阳性。
4. 肉眼看不清楚凝集现象时,在低倍显微镜下观察。
5. 取血切勿过多,以防止在血清中形成团块,影响结果判定。
6. BT、CT 测定时采血针不宜过深,否则引起凝血时间缩短。
7. 针尖挑血应该一个方向横向直挑,不要多方向挑动或挑动次数过多,使凝血时间延长。

实验十　脉管系统

【实验目的】

1. 观察心脏的位置、形态和结构。
2. 观察全身主要的动、静脉和大的淋巴管。

【实验材料】

1. 胸腔解剖标本和模型。
2. 头颈、上肢的血管标本和模型。
3. 躯干后壁的血管标本和模型。
4. 盆部、下肢的血管标本和模型。
5. 腹腔脏器的血管标本和模型。
6. 肝门静脉系与上腔静脉系、下腔静脉系的吻合模型。
7. 腹部的解剖标本和离体脾标本和模型。

【实验内容和方法】

1. 实验情境　患者李某,因“转移性右下腹疼痛 1 d”入院。T 38.7 ℃、P 87 次/min、R 21 次/min、BP 120/85 mmHg,腹部压痛及反跳痛(+)。初步诊断:急性阑尾炎。小刘护士遵医嘱给予静脉滴注抗生素等保守治疗。静脉输液:是把无菌溶液或药物直接输入静脉的治疗方法。常用输液部位:周围浅静脉、头皮静脉、锁骨下静脉和颈外静脉等。

思考:在模型上指出并说出从手背静脉输液到药物到达阑尾所经过的途径。

2. 实验步骤

(1)仔细观察胸腔解剖标本，说出主动脉的起始、走行和分段，辨认主动脉弓上的3大分支。

(2)观察头颈、上肢血管标本和模型，说出左、右颈总动脉，左、右锁骨下动脉的起点、走行和重要分支，指认压迫止血点。

(3)观察头颈、上肢血管标本和模型，说出上肢各部分动脉的位置及走行。

(4)观察躯干腹部后壁的血管标本、腹腔脏器的血管标本，指认并说出腹主动脉的主要大分支。

(5)观察盆部、下肢的血管标本和模型，指认并说出髂总动脉及其分支的分布范围与下肢各部动脉的位置和走行。

(6)观看静脉输液操作视频，观察头颈、上肢血管标本和模型，指认并说出颈外静脉、手背静脉网、头静脉、贵要静脉、肘正中静脉。

(7)观察盆部、下肢的血管标本和模型，指认并说出大隐静脉、小隐静脉。

(8)观察腹腔脏器的血管标本，肝门静脉系与上腔静脉系、下腔静脉系的吻合模型，指认并说出肝门静脉及其属支和肝门静脉高压时侧支循环的途径。

(9)观察腹部的解剖标本和离体脾标本，描述脾的位置、形态。

(10)结合实践情境，讨论并分析手背静脉网给药时药物如何到达阑尾。

(11)讨论解释肝硬化晚期患者出现呕血、便血的原因。

【实验报告】

1. 主动脉全长可分为__________、__________、__________。主动脉弓的凸侧自左向右依次发出__________、__________、__________ 3个分支。

2. 左颈总动脉起点是__________，右颈总动脉起点是__________，至__________分为__________和__________。

3. 颈总动脉的主要分支有__________、__________、__________、__________。

4. 锁骨下动脉左侧起点是__________，右侧起点是__________，经__________到达颈部，继而行向外侧，至__________外缘移行为__________。

5. 上肢动脉主要分支有____________________。

6. 腹主动脉的脏支成对的主要有__________、__________、__________，不成对的主要有__________、__________、__________。

7. 肝门静脉多由__________和__________在胰头和胰体的交界处后方汇合而成。

8. 肝硬化晚期患者出现呕血、便血的原因是什么？

9. 结合实践情境，分析并写出手背静脉网给药，药物到达阑尾的途径。

实验十一　人体动脉血压的测量和心音听诊

【实验目的】

1. 了解测量人体动脉血压的原理，掌握测量人体动脉血压的方法。

2. 学习心音听诊方法，掌握第一心音和第二心音的特点。

【实验原理】

动脉血压是指流动的血液对血管壁单位面积的侧压力。测量人体动脉血压采用间接测量法，其原理是使用血压计的袖带在动脉外施加压力，根据血管音的变化来测量血压。通常血液在血管内流动时没有声音，如果血流经过狭窄处形成涡流，即发出声音。当缠于上臂的袖带内的压力超过收缩压时，完全阻断了肱动脉内的血流，此时听不到声音。当袖带内压力比肱动脉的收缩压稍低的瞬间，血液只能在血压达到收缩压时，才能通过被压而变窄的肱动脉，形成涡流，发出声音，可在肱动脉远端听到声音。此时袖带内的压力读数即为收缩压。当袖带内压力愈接近于舒张压时，通过的血量愈多，并且血流持续时间愈长，听到的声音愈来愈强而清晰。当袖带内压力降至等于或稍低于舒张压期间，血管内血流便由断续变为连续，声音突然由强变弱或消失，脉搏随之恢复正常，此时袖带内压力即为舒张压。

心音是瓣膜关闭及心肌收缩引起的振动所产生的声音，将听诊器置于受试者的心前区的胸壁上，直接听取心音。在每一个心动周期中一般均可听到两个心音，即第一心音和第二心音。

【实验对象】

人体。

【实验器材】

汞柱式血压计、听诊器。

【实验步骤及观察项目】

1. 上肢肱动脉间接测压法　具体如下。

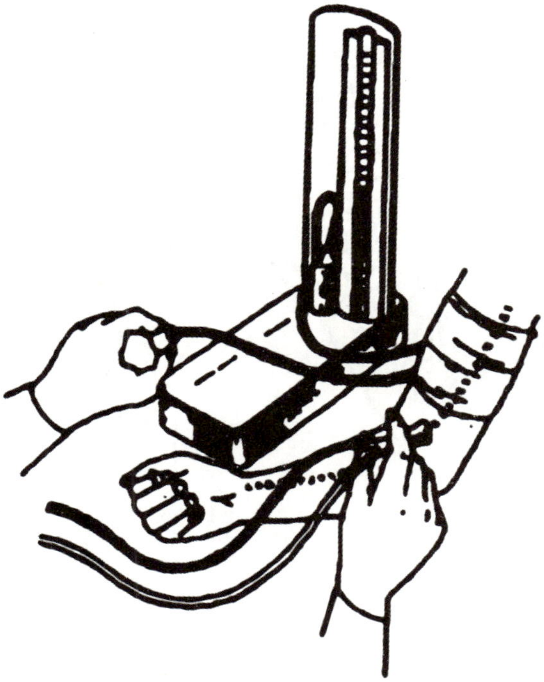

(1)受测者需平静坐位或平卧位 5 min 以上，环境要适宜。

(2)脱去一只上肢衣袖(常测右上肢，一般右上臂的动脉血压较左上臂的高出 0.67 ~ 13.3 kPa)，然后手掌向上，使前臂平放于桌面上，高度与心脏水平，外展 45°。

(3)在肘横纹以上 2 cm 处缠上袖带(应无残气、松紧适宜)，开启水银槽开关。

(4)将听诊器的耳件入外耳道，务必使耳件的弯曲方向与外耳道一致。

(5)在肘窝肱骨内上髁附近先用手触及肱动脉搏动最明显部位，将听诊器胸件放置其上，应充分接触、用力适宜。

(6)开始充气，触及肱动脉，看着水银柱，当充至肱动脉搏动消失后，再充气使水银柱上升 20 ~

30 mmHg(2.66~3.99 kPa)。

(7)松开气球螺丝帽,开始缓缓放气,以水银柱每秒下降0.27~0.67 kPa为宜。

(8)在水银柱缓缓下降的同时仔细听诊,在一开始听到"嘣嘣"样的第一声脉搏声音时,此时血压计上所表示水银柱刻度即代表"收缩压"。继续放气,此时声音有一系列变化,先由弱到强,而后由强突然变弱,最后则完全消失。在声音由强突然变弱的一瞬间,血压计表上所显示水银柱刻度即代表舒张压,也可以在声音突然消失时血压计所显示水银柱刻度代表之。

(9)记录血压,以"收缩压/舒张压 kPa(或 mmHg)"表示。

2. 听诊心音步骤　具体如下。

(1)受试者解开上衣,面向亮处静坐,检查者坐在对面。

二尖瓣听诊区:心尖部,位于左锁骨中线内侧第5肋间处。

三尖瓣听诊区:胸骨右缘第4肋骨或胸骨剑突下。

主动脉瓣听诊区:胸骨右缘第2肋间。

肺动脉瓣听诊区:胸骨左缘第2肋间。

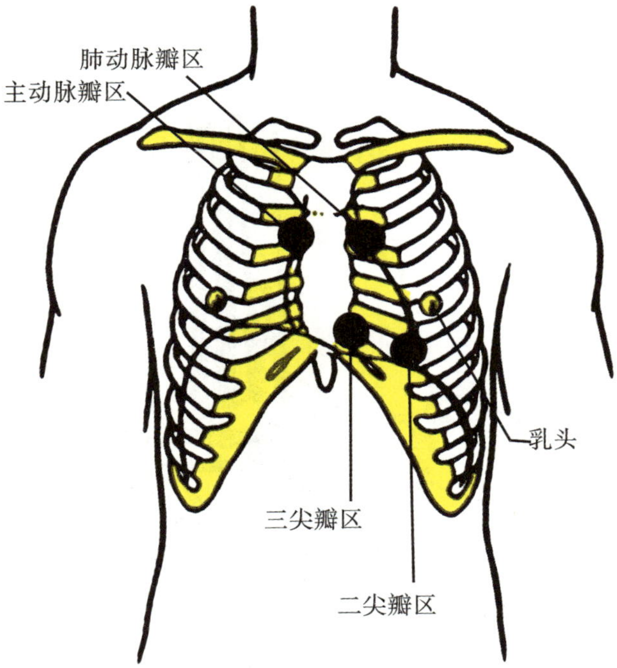

心音听诊部位

(2)听取心音检查者戴好听诊器,以右手的拇指、示指和中指轻持听诊器胸件,置于受试者胸壁上,按二尖瓣→主动脉瓣→肺动脉瓣→三尖瓣听诊区顺序依次进行听诊。

(3)听取心音的同时,根据心音音调高低、持续时间和间隔时间,仔细体会第一心音与第二心音的区别。

【注意事项】

1. 室内必须保持安静,以利听诊。

2. 测量血压时,无论采取坐、卧位,上臂位置必须与心脏同一水平,且上臂不能被衣袖所压迫。

3. 听诊器胸件放在肱动脉搏动位置上面时不能压得太重,更不能压在袖带底下进行测量;听诊器胸件不能与皮肤接触过松,否则听不到声音。

4. 动脉血压通常连测 2 ~ 3 次，取其最低值。重复测定时，袖带内的压力必须降至“0”后再打气。

5. 发现血压超出正常范围时，应让受试者休息 10 min 后复测。在受试者休息期间，可将袖带解下。

6. 血压计用毕，应将袖带内气体驱尽，以防玻璃管折断。关闭水银槽开关。

7. 如果呼吸音影响听诊心音时，可嘱受试者屏住呼吸。

8. 避免听诊器的胶管与他物摩擦产生杂音，影响听诊心音。

【实验报告】

本组同学动脉血压值

单位/mmHg

序号	姓名	性别	年龄	收缩压	舒张压
1					
2					
3					
4					
5					
6					
7					

讨论：

1. 试述动脉血压的形成机制及其影响因素。

2. 列表简述第一心音与第二心音的区别。

实验十二　呼吸系统

【实验目的】

1. 观察呼吸系统的组成。

2. 观察呼吸系统各器官的形态和位置，辨认其主要结构。

3. 观察胸膜的配布和胸膜腔的构成，肋膈隐窝的位置、形态，辨认胸膜顶、肺和胸膜下界的体表投影。

4. 辨认纵隔的境界和分部，观察其组成内容。

【实验材料】

1. 呼吸系统概观标本，头颈部正中矢状切面标本，胸腔解剖标本。

2. 鼻旁窦、喉软骨、喉肌标本和模型，喉腔后壁切开标本和模型。

3. 气管和左、右支气管标本和模型，左、右肺标本和模型。

4. 呼吸系统彩色挂图。

【实验内容和方法】

1. 观察呼吸系统概观　观察呼吸系统概观标本和彩色挂图，辨认呼吸系统主要器官及连续关系。

2. 鼻　在标本或模型上观察鼻，并在活体上指认鼻的结构。

(1)外鼻　鼻根、鼻背、鼻尖和鼻翼。

(2)鼻腔　鼻中隔、鼻前庭、固有鼻腔、鼻毛、上鼻甲、中鼻甲、下鼻甲、上鼻道、中鼻道、下鼻道。

(3)鼻旁窦　额窦、上颌窦、蝶窦、筛窦及其开口。

3. 喉软骨　在喉软骨标本或模型上辨认各喉软骨及其位置关系，体会吞咽时喉的运动。

(1)喉软骨　甲状软骨、环状软骨、杓状软骨、会厌软骨。

(2)喉软骨的连接　弹性圆锥、甲状舌骨膜。

(3)喉肌　开大声门肌、紧张声带肌。

(4)喉腔　在喉腔后壁切开的标本上观察喉口、喉腔、喉前庭、喉中间腔、声门下腔、前庭襞、前庭裂、声襞、声门裂。

4. 气管和主支气管　在胸腔解剖标本上辨认气管分颈、胸两部分，位居食管的前方，在胸骨角平面分叉。

气管为一软骨膜性管，管的后面扁平，与食管紧邻，起自环状软骨下缘(平第 6 颈椎下缘处)，下行至第 4 和第 5 胸椎体交界处(平胸骨角水平)分为左、右主支气管进入两肺。观察左、右主支气管的形态特点，右侧主支气管较陡直而粗短，左主支气管较平斜而细长。活体上在喉的下方触摸气管颈部。

5. 肺的形态与位置　在肺标本或模型上观察并描述肺的形态、分叶，以及左、右肺的形态差别，注意肺表面是一层光滑的脏层胸膜。观察肺门的位置，辨认出入肺门的结构。

肺位于胸腔内，两肺间隔以纵隔。观察肺标本，辨认左、右肺。左肺为 2 叶，右肺为 3 叶，左肺前缘有心切迹。观察肺的形态，肺有一尖、一底、两面和三缘，观察肺纵隔面的肺门和左肺前缘的心切迹。注意肺的分叶，左肺为上叶、下叶，右肺分上叶、中叶和下叶。

6. 胸膜与纵隔　在打开胸腔前壁的标本和模型上，观察肺的位置和胸膜的配布。

胸膜根据所在部位的不同，有不同的名称。紧贴在肺表面发亮而反光的一层叫脏胸膜，它与肺组织贴得很紧，不易撕开；贴在胸壁内面的叫壁胸膜，辨认壁胸膜分胸膜顶、肋胸膜、纵隔胸膜和膈胸膜 4 部：贴在肋骨与肋间肌内面的部分叫肋胸膜；贴在膈上面的叫膈胸膜；贴在纵隔上的叫纵隔胸膜；壁胸膜的最高部分超过锁骨内侧 1/3 上 2.5 cm 或第 1 肋骨之上 3 ~ 4 cm 达到颈根部，叫胸膜顶。将肺的前缘轻轻推向外侧，用手探试则可以看到脏胸膜与纵隔胸膜在肺根处直接连续，辨认构成肺根的结构。

在壁胸膜与脏胸膜之间的空腔就是胸膜腔。胸膜腔是封闭的浆膜囊，左、右各 1 个，左侧胸膜腔与右侧的胸膜腔彼此互不相通。正常时，胸膜腔内只有极少量液体，在壁胸膜相互移行之处，可留有一定的间隙，肺缘不深入其间，称胸膜隐窝。探测并辨认肋膈隐窝的构成、形态和位置；每侧肋胸膜与膈胸膜转折处有肋膈隐窝。

纵隔为两侧纵隔胸膜间的脏器与结缔组织的总称，主要包括心脏、心包、大血管、气管、支气管、食管等。纵隔通常以胸骨角和第 4 胸椎体下缘平面为界分为上纵隔和下纵隔。下纵隔以心包为界分为前纵隔、中纵隔、后纵隔。

【实验作业】

1. 用解剖学知识解释，鼻道出现积脓时，应考虑哪些鼻旁窦有炎症。

2. 叙述喉镜检查时，可见到喉腔内哪些结构。
3. 解释为什么误入气管的异物易进入右肺。
4. 叙述胸腔和胸膜腔有何区别，胸膜腔积液、积气时各易积于何处。

实验十三　呼吸功能的调节

【实验目的】

1. 学习呼吸运动曲线的记录方法，观察理化等因素的改变对家兔呼吸运动的影响。
2. 了解肺牵张反射在呼吸运动调节中的作用。

【实验原理】

呼吸运动能够有节律地进行，并能适应机体代谢的需要，是由于呼吸中枢调节的缘故。体内、外各种刺激可以作用于不同的感受器通过呼吸中枢反射性地调节呼吸运动。

【实验对象】

家兔。

【实验器材与药品】

1. 器材　生物信号采集处理系统，哺乳类动物手术器械 1 套，兔手术台，兔毛盒，气管插管，注射器(20 mL、5 mL、1 mL 各 1 只)，50 cm 长的橡皮管 1 条，张力换能器，纱布，线，保护电极，CO_2气袋，N_2气袋。

2. 药品　生理盐水，20% 氨基甲酸乙酯，3% 乳酸。

【实验步骤及观察项目】

1. 麻醉固定家兔　家兔称重后从耳缘静脉缓慢注入 20% 氨基甲酸乙酯(5 mL/kg)，待动物麻醉后仰卧固定于手术台上。

2. 手术操作

(1) 暴露气管：在家兔喉结下 1 cm 处剪去兔毛，沿颈部正中线切开皮肤，钝性分离颈部肌肉，直至暴露气管。

(2) 气管插管：分离并游离出气管，下方穿线备用。在喉头下 2 cm 处软骨环中间做一倒“T”字形切口，将气管插管插入并固定气管插管。

(3) 游离迷走神经：找出双侧颈总动脉鞘。用玻璃分针游离双侧迷走神经，穿线备用。

3. 连接到生物信号采集处理系统　于家兔呼吸最明显处(剑突下)用皮针引线穿在明显处并结扎，线的另一端连接于张力换能器，将换能器连接到生物信号采集处理系统通道上。

4. 观察项目

(1) 描记正常呼吸曲线做对照，观察吸气相、呼气相、呼吸运动的幅度和频率。

(2) CO_2对呼吸运动的影响：将装有 CO_2的气袋管口对准气管插管侧管(二者有一定距离)，并将气袋的夹子逐渐松开，使 CO_2气流不宜过急地随吸气进入气管。观察高浓度 CO_2对呼吸运动的影响。描记曲线。夹闭 CO_2气袋管，待呼吸恢复正常再进行以下观察。

(3) 缺 O_2对呼吸运动的影响：将气管插管的一侧与装有纯氮气的气袋相连，然后操作者用食指堵塞气管插管的另一侧，使吸入气中含较多的氮气造成缺氧，观察呼吸运动的变化。描记曲线。移去气囊。

(4) 增大无效腔对呼吸运动的影响：沿将长约 50 cm 的橡皮管连接在气管插管的一侧上，另一侧可用止血钳夹住,观察呼吸运动的变化。描记曲线。待呼吸恢复正常后进行下项观察。

(5)血液 H^+浓度升高对呼吸运动的影响:沿耳缘静脉较快地注入3%乳酸2 mL,观察呼吸运动的变化。描记曲线。待呼吸恢复正常后进行下项观察。

(6)迷走神经对呼吸运动的影响:先切断一侧迷走神经,观察呼吸运动变化,再切断另一侧迷走神经,观察呼吸运动的变化。然后以不同刺激强度刺激一侧迷走神经的中枢端,再观察呼吸运动的变化。描记曲线。

【注意事项】

1. 气管插管之前务必做两项检查以预防家兔突然死亡。①检查呼吸道:用1 mL无针头注射器于气管切开处伸入,吸取血液或用小镊子夹出气道中的血凝块,以保证呼吸道的通畅。②检查气管插管是否通畅。

2. 连接张力换能器时,在剑突附近皮肤呼吸幅度较明显处穿细线。细线不宜过长,以免影响张力换能器的使用。

3. 用刺激电极刺激迷走神经中枢端之前一定先检查刺激器的输出是否正常。

4. 气管插管侧管的夹子在实验全过程中不得变动,以做振幅前后比较。

【实验报告】

实验结果:

不同实验项目下呼吸曲线变化及分析

实验项目	呼吸曲线		结果分析
	实验前	实验后	
1. 增加吸入气中 CO_2 浓度			
2. 吸入氮气(缺 O_2)			
3. 增大无效腔			
4. 静脉快速注入3%乳酸2 mL			
5. 切断双侧迷走神经			
6. 电刺激一侧迷走神经的中枢端			

结论:

实验十四　消化系统

【实验目的】

1. 观察牙、舌的形态、构造，口腔腺的位置及导管开口部位，咽峡的构成。

2. 认识食管、胃、肝、胰的位置和形态。

3. 掌握咽的位置、分部及各部的结构和通路。掌握腭扁桃体的位置。

4. 掌握肝外胆道的组成及胆汁排出途径。

【实验器材】

1. 标本　大体标本、头颈部正中矢状断面标本、牙标本、腹腔脏器整体标本、肝离体标本、男女盆腔正中矢状断面标本。

2. 模型　头颈部正中矢状断面模型。

3. 其他　挂图。

【实验内容和方法】

1. 消化系统的观察　在大体标本上观察消化系统的组成，区分上、下消化道。

2. 口腔　以活体观察为主，辅以标本及图进行学习。

(1)观察牙列、牙龈、牙槽突构成的上、下牙弓。

(2)在标本上观察软腭后部斜向后下的腭帆及腭垂，在活体上观察咽峡的构成。

(3)丝状乳头、菌状乳头可在活体上观察，舌根、轮廓乳头、叶状乳头和舌扁桃体在标本上观察。舌下面的形态做活体观察时，只需将舌尖轻轻抬起，不易将舌系带绷得太紧。

(4)结合模型在活体上找到各口腔腺导管的开口位置，在颊黏膜上观察腮腺导管的开口。

3. 咽的观察　咽的观察和理解较困难但重要，先在头正中矢状断面标本上确定咽的位置和形态。咽上界为颅底，下界为第6颈椎体下缘，在标本上找到第6颈椎，确定咽的下界。咽的后方为颈椎，前方为鼻腔、口腔、喉腔，后壁、外侧壁完整，前壁自上而下因有鼻后孔、咽峡、喉口而不完整，咽是一个上宽下窄的扁漏斗状肌性管道，喉咽是咽腔最窄的部位。找到软腭和会厌上缘，确定咽的分部。

(1)鼻咽侧壁上的半环形隆起为咽鼓管圆枕，其前下方为咽鼓管咽口，其后上方的凹陷为咽隐窝。正对鼻后孔的咽后壁黏膜下有咽扁桃体。

(2)观察口咽侧壁上的腭扁桃体。把1个咽扁桃体、2个腭扁桃体和1个舌扁桃体连接一起，环绕鼻咽部、口咽部构成咽淋巴环，成为消化道、呼吸道入口处的第1道防线。

(3)找到喉口两侧的梨状隐窝。观察到以上结构后再观察各部咽的交通。

4. 食管的观察　食管的上端在第6颈椎体下缘与咽分界，颈部在气管后方寻找，食管第1处狭窄不易观察，观察与左主支气管交叉和穿膈肌处的第2、3处狭窄的形态。

5. 胃的观察　先将位置紊乱的腹腔器官复位于正常位置，全面观察胃的形态、分部和胃的毗邻关系。剑突左下方、肝下缘以下是胃前壁直接与腹前壁相贴处，是胃的触诊部位。胃后壁与胰、横结肠、左肾、左肾上腺相邻。胃底与膈和脾相邻。

6. 小肠的观察

(1)十二指肠　整体标本的十二指肠，除去腹膜后，大多已经离开了腹后壁原位，观察不到原貌的形态，可配合模型进行理解和认识。上部起始处为十二指肠球。降部后内侧壁上有一纵行皱襞，皱襞下端的突起为十二指肠大乳头(观察的重点)，有时在大乳头稍上方可见十二指肠小乳头。升部末端活动度较大，十二指肠悬肌临床上称十二指肠悬韧带(Treitz 韧带)，是手术中确认空肠起始部的重要标志。

(2)空肠和回肠　空肠管径较粗,肠壁较厚,血管较多,颜色较红(标本不明显),肠系膜内血管弓少,直血管长;回肠管径较细,肠壁较薄,血管较少,颜色较淡。空肠有散在的孤立淋巴滤泡;回肠除有孤立淋巴滤泡外,还有集合淋巴滤泡。

7. 大肠的观察

大肠分 5 部,其中结肠、盲肠除管径粗大、外形明显与小肠不同外,尚可看到肠壁表面有 3 条结肠带,许多囊状突起的结肠袋,结肠带两侧的有许多脂肪突起的肠脂垂。

(1)盲肠　位于右髂窝,盲囊状,腹膜内位器官,游离于腹后壁。回肠末端开口于盲肠处有上、下两片唇样黏膜皱襞为回盲瓣,不难找到盲肠。

(2)阑尾　蚯蚓状,连于盲肠的后内侧壁。

(3)结肠　围绕在小肠周围。

(4)直肠　位于小骨盆腔后部,沿骶骨、尾骨前面下行, 矢状面上有骶曲、会阴曲 2 个弯曲。直肠指诊可触到这些器官。

(5)肛管　肛柱下端之间半月状的黏膜皱襞为肛瓣。肛瓣与肛柱下端围成的小隐窝为 肛窦,齿状线下方略微凸起的环形带为肛梳,肛梳下缘为浅蓝色的环形线即白线。

8. 肝的观察

(1)肝下面的沟与叶　在肝的脏面,前为胆囊,后为下腔静脉;左纵沟较明显,但有时闭合而不存在。肝门附近的结构以肝门静脉为标志,其前方有肝管和肝固有动脉。

(2)胆囊　易于观察,但需注意其底、体、颈的位置关系是前、后关系。胆囊底在前,常于肝下缘露出,并与腹前壁相贴,且随呼吸上、下移动。

(3)胆总管　肝十二指肠韧带完整的标本,用左手示指伸入网膜孔,在韧带的右侧游离缘内可探查触摸到胆总管及其左侧的肝固有动脉,以及二者后方的肝门静脉。

9. 胰的观察　去除腹膜的标本,胰大多已经游离,离开了腹后壁的原位,不过长条形质地较软的胰仍然可以大致辨别出右端膨大的头,中间的体,左端的尾。

【实验作业】

1. 结合整体标本找出食管、胃、肝、胰、十二指肠、空肠与回肠。
2. 结合整体标本找出盲肠、阑尾、直肠、结肠。
3. 在头颈部正中矢状断面标本上找到鼻咽、口咽、喉咽、咽鼓管圆枕、咽鼓管咽口、咽隐窝、咽扁桃体。
4. 找出结肠上的结肠带、结肠袋、肠脂垂。
5. 找到喉口两侧的梨状隐窝。
6. 食管的 3 处生理性狭窄在何处? 有何意义?
7. 想一想胆汁的排出途径。

实验十五　泌尿系统

【实验目的】

1. 观察肾、膀胱、输尿管的位置、毗邻和形态。
2. 认识男(女)性尿道前后毗邻脏器的区别。
3. 学习肾的被膜及肾段。
4. 掌握输尿管的行程、分段及狭窄部位。

【实验器材】

1. 标本　泌尿系统整体标本，离体肾及肾冠状切标本，膀胱离体标本，男、女盆腔标本和男、女盆腔正中矢状断面标本。新鲜动物肾标本。

2. 模型　男、女骨盆矢状断面模型、肾冠状切模型、男性泌尿生殖器模型。

3. 其他　挂图。

【实验内容和方法】

1. 肾的观察

(1)形态　形似蚕豆，新鲜动物肾标本红褐色，质软，表面光滑。上端宽而薄，下端厚而窄(爬行动物不明显)；前面较凸，后面较扁平；外侧缘凸隆，内侧缘中部凹陷，形成肾门。在肾的离体标本及肾模型上一般不难分清肾的内、外两缘，前、后两面，上、下两端，从而分清是左肾还是右肾。个别标本由于形态特征不明显，辨认会有困难。主要是上、下端及前、后面分不清。这时找到肾盂和输尿管，二者延伸的方向是肾的下端。然后比较两个面，较隆凸者为前，若仍不明显，则需辨认肾门结构。肾静脉、肾动脉在前，肾盂在后，据此分清前、后面，即可确定左、右肾。

(2)位置　紧贴腹后壁的上部，因其前面有腹膜和其他脏器遮盖，在新打开腹前壁的尸体上，需要动手翻开升结肠或降结肠，再打开腹后壁的壁腹膜才能看清肾的位置。在整体标本上，触摸到和肾门相对的第1腰椎体及后面的第12肋。肾后面上部紧贴膈肌，和肋膈隐窝相邻，用手由胸膜腔伸入肋膈隐窝的后部，向前探查是否能摸到肾的后面，避免临床做肾的手术时，损伤膈，穿透胸膜腔，引起气胸。

(3)结构　新鲜动物肾的标本，表面有一层光滑透明的薄膜，易于剥离，这是肾的纤维囊。有时此囊外面尚有些脂肪组织，是脂肪囊的残余。接下来看切面，经肾门做的冠状切面标本上，肾实质的外周为肾皮质，新鲜标本的颜色为红褐色，而在固定的标本上是灰褐色。仔细观察，皮质部可见许多细小颗粒，为肾小体。皮质深部，由若干肾锥体组成的是肾髓质，锥体之间的皮质为肾柱。肾锥体的颜色与皮质不同，新鲜标本颜色较淡，固定标本颜色比皮质重。肾锥体的切面上可见致密呈放射状排列的条纹，它由肾的集合小管形成。肾锥体尖端的圆形突起为肾乳头，乳头上的小孔为乳头孔。接下来观察肾窦内容物，肾乳头被漏斗状的膜性小管包绕承接，为肾小盏。2～3个肾小盏合成1个肾大盏，2～3个肾大盏合成扁漏斗状的肾盂，肾盂渐渐变窄变细出肾门。肾窦内还有肾动脉的分支，肾静脉的属支，脂肪组织等。最后观察肾蒂内结构的排列关系，由前向后依次为肾静脉、肾动脉、肾盂；由上向下依次为肾动脉、肾静脉、肾盂。

2. 输尿管的观察　以腹膜后间隙器官标本，结合男、女盆腔正中矢状断面标本观察。输尿管从肾的下端平面附近，起始于肾盂末端最细处(为输尿管第1狭窄处)。腹段走行于腰大肌前面下行，越过骨盆上口时，两侧跨越结构不同。左侧跨越髂总血管，右侧跨过髂外血管入盆，沿盆壁弯曲向前到膀胱底。在盆腔，男性输尿管从输精管后外侧转向前内侧与之交叉后达膀胱底；女性输尿管由后向前，经子宫颈两侧达膀胱底。在距宫颈外侧约2 cm处，有子宫动脉由外向内从其前上方越过与之交叉。

3. 膀胱的观察

(1)形态　以膀胱模型观察为佳，若用标本观察，宜选用空虚状态的膀胱标本。膀胱的尖、底、体无明显分界。膀胱尖细小，朝前上，膀胱底宽大，朝后下。膀胱的最下部为膀胱颈。男性离体标本，膀胱颈下方往往带有部分或全部前列腺，不要把它误作膀胱颈。

(2)膀胱内面结构　可在离体并切开的膀胱标本上观察。观察膀胱三角，一定要先找准2个输尿管口和尿道内口，三者连线范围内即是。由于标本经过药液固定，有所萎缩，有些标本的三角区内会有少许皱纹，并非十分光滑。两输尿管口间的横行皱襞为输尿管间襞，活体为苍白色，标本上不明显。

(3)位置与毗邻　在男、女盆腔正中矢状断面标本上,对照挂图或模型,完成对位置与毗邻的观察。

(4)膀胱与腹膜的关系　空虚时膀胱是腹膜外位器官,它与腹前壁的腹膜返折线平齐耻骨联合上缘,不宜经耻骨联合上缘穿刺。膀胱充盈时是腹膜间位器官,其腹膜返折线高出耻骨联合上缘。可经耻骨联合上缘对膀胱进行穿刺或手术,不会伤及腹膜。

4. 尿道的观察　在女性骨盆正中矢状断面标本上观察,女性尿道位于耻骨联合与阴道之间,起于膀胱颈的尿道内口,止于阴道前庭内阴道口前方的尿道外口。有短、直、宽的形态特点,故女性易发生逆行性尿路感染。

【实验作业】

1. 在标本上找到肾门、肾的3层被膜,并找到输尿管。

2. 确定膀胱颈、膀胱三角的位置。

3. 就标本分别说明男、女性尿道的特点及临床联系。

实验十六　感觉器官

【实验目的】

1. 掌握视器的组成。眼球壁的构成,各部形态结构及其功能。眼球内容物的组成、形态结构,眼房的位置、分部,房水的产生和回流途径,眼的屈光系统的组成。结膜的形态和分部。泪器的组成、形态、位置和开口。眼外肌的名称、作用和神经支配。外耳道的位置、形态、分部和婴儿外耳道的特点。鼓室的6个壁的位置、构成、形态特点和交通。鼓膜的位置、形态和分部。咽鼓管的位置、形态、分部、开口。婴幼儿咽鼓管的特点。乳突小房和乳突窦的位置和交通。内耳的组成,骨迷路和膜迷路的形态、分布和功能。听觉和位置觉感受器的位置和功能。

2. 熟悉眼球的外形、位置和组成。视网膜中央动脉的走行、分支和分布。前庭蜗器的组成和各部的作用、中耳的组成。声波的传导途径。

3. 了解眼睑的形态和构造、眶脂体和眶筋膜的形态特点。眼动脉的走行和分布、眼静脉的回流。耳郭的形态,听小骨的名称和连接,鼓膜张肌和镫骨肌的作用,内耳的位置、形态。

【实验材料】

1. 眼球标本和模型。

2. 牛或猪眼球冠状切面和水平切面标本。

3. 泪器的解剖标本。

4. 眼球外肌的解剖标本和模型。

5. 耳离体标本及模型。

6. 听小骨标本。

7. 内耳模型。

8. 颞骨的锯开标本。

【实验内容和方法】

1. 眼球

(1)在眼球标本和模型上,观察眼球的外形和结构。

(2)在牛或猪眼球冠状切面标本的前半部上,由后向前依次观察以下结构:①充满于眼球内的透明胶状物，即为玻璃体。②玻璃体前方透明的晶状体。③晶状体周围的黑色环形增厚部为睫状体，其前份的后面，呈放射状排列的皱襞即睫状突。④晶状体与睫状突之间有纤细的睫状小带。⑤去除晶状体，可见到位于其前方的虹膜，虹膜中央的孔称瞳孔。⑥角膜是眼球壁外层前部的透明薄膜。角膜与晶状体之间的间隙称眼房，被虹膜分为前房和后房。

(3)在牛或猪眼球冠状切面标本的后半部上，由前向后观察下列内容：①透过玻璃体可见到乳白色的视网膜，易从眼球壁剥离。②在视网膜上可见红色细线状的视网膜中央动脉的分支，各支都来自视神经盘。③去除玻璃体和视网膜，可见一层黑褐色的薄膜即脉络膜。④脉络膜外周的一层乳白色结构即巩膜。

(4)在猪眼球或牛眼球水平切面的标本上，观察眼球的前房、后房、晶状体与玻璃体以及眼球壁的三层膜，即眼球纤维膜、眼球血管膜和视网膜。

(5)观察角膜、巩膜、虹膜和瞳孔。

2. 眼副器

(1)在活体上，观察以下结构：①上、下睑缘和睑毛；②内眦和外眦；③上、下睑缘在近内眦处的泪点；④睑结膜和球结膜及结膜上、下穹的位置。

(2)在泪器的解剖标本上，观察泪腺的形态和位置；泪囊、泪点、泪小管和鼻泪管的位置。

(3)在眼球外肌的解剖标本上，观察上睑提肌、上直肌、下直肌、内直肌、外直肌和上、下斜肌的位置。

3. 耳　在耳的解剖标本上并结合活体，观察耳郭的形态、外耳道分部和弯曲。

4. 颞骨　在颞骨的锯开标本和耳的解剖标本上，观察以下内容。

(1)鼓室的位置和形态；鼓室外侧壁即鼓膜的形态和分部；内侧壁上的前庭窗、蜗窗的形态；前壁与咽鼓管的连通关系；后壁与乳突窦的连通关系，乳突小房的形态；上壁(鼓室盖)与颅中窝的关系；下壁与颈内静脉的关系。

(2)听小骨的名称及连接关系。

5. 内耳　在耳的解剖标本上和内耳模型上，观察以下内容。

(1)内耳在颞骨中的位置以及骨迷路和膜迷路的位置关系。

(2)骨半规管、前庭和耳蜗的位置和形态。①每个骨半规管上膨大的骨壶腹；②前庭外侧壁上的前庭窗与蜗管；③蜗窗的位置及环绕蜗轴的骨螺旋管和骨螺旋板。

(3)膜迷路各部的形态和位置。①膜半规管内的壶腹嵴；②前庭内的椭圆囊和球囊，以及分别位于两囊壁上的椭圆囊斑和球囊斑；③耳蜗内的蜗管及位于蜗管基底膜上的螺旋器；前庭阶和鼓阶的位置。

【实验作业】

1. 在活体，能观察到眼的哪些结构？
2. 结合标本、模型观察眼球外肌，并做出这些肌收缩的动作。
3. 结合标本、模型试述内耳和中耳的形态和结构。

实验十七　生殖系统

【实验目的】

1. 掌握男性内、外生殖器的组成。睾丸的位置、形态、结构，附睾的形态、位置和功能。输精管的形态特点及分部。射精管的形成、穿经结构及开口部位。精索的概念、位置及组成。男性尿道的分部、扩大、狭窄和弯曲。女性内、外生殖器的组成。卵巢的形态、位置，了解其固定装置。输卵管的位置、形态、分部。子宫的形态、分部、位置及固定装置。

2. 熟悉前列腺的形态、位置及穿入结构，了解精囊腺和尿道球腺的位置。会阴的概念及分区。

3. 了解阴囊的位置、层次，了解阴茎的组成和分部。了解乳房的形态和构造。

【实验材料】

1. 男性生殖器概观标本。

2. 男性生殖器离体标本及模型。

3. 男性盆腔正中矢状面标本、模型。

4. 睾丸、附睾标本及睾丸削开标本。

5. 阴囊层次翻开示结构（横切和整体）标本。

6. 女性生殖器概观标本。

7. 女性生殖器离体标本及模型。

8. 女性盆腔正中矢状面标本、模型。

9. 显示子宫内腔及输卵管子宫部内腔的标本、模型。

10. 乳房标本或模型。

11. 男女会阴部解剖标本、模型。

【实验内容和方法】

1. 男性生殖器

（1）观察睾丸和附睾的位置、形态，辨认附睾的各部分，附睾尾移行为输精管。

（2）观察输精管的形态、行程和分部，辨认精索部的位置，输精管结扎部常用部位，射精管穿入前列腺，开口于尿道前列腺部。观察精索的形态、位置和内容（输精管、睾丸动脉、蔓状静脉丛等）。

（3）观察前列腺的位置、形态和毗邻，精囊、尿道球腺的位置和形态，观察输精管壶腹、精囊及前列腺与直肠前壁的位置关系。

2. 男性尿道　在男性盆腔正中矢状面标本、模型上观察男性尿道的走行、穿经的结构、分部、扩大、狭窄和弯曲。

3. 女性生殖器

（1）观察卵巢的位置、表面形态。寻找固定装置卵巢悬韧带、卵巢固有韧带及卵巢系膜，卵巢与子宫阔韧带关系。

（2）观察输卵管的位置、形态及分部（子宫部、峡部、壶腹部、漏斗部），识别输卵管的标志——输卵管伞。

（3）观察子宫的形态、内腔、位置及固定装置，并确认峡部的位置。观察子宫与膀胱和直肠的毗邻关系。寻找子宫阔韧带、子宫圆韧带、子宫主韧带和骶子宫韧带。

（4）观察阴道的形态、位置、开口及阴道穹，注意后穹与直肠子宫陷凹的关系。

（5）观察阴阜、大阴唇、小阴唇、阴道前庭、阴蒂、前庭球和前庭大腺，注意尿道口和阴道口的位置关系。

4. 女性乳房　观察女性乳房的位置、形态和构造，注意乳房悬韧带和输乳管的排列走向。

5. 会阴　观察广义和狭义会阴的范围和分区。确认尿生殖区内男性有尿道通过，女性有尿道和阴道通过。肛区内男、女性均有肛管通过。

【实验作业】

1. 结合标本、模型，能独立讲解出生殖系统各部位的名称和作用。

2. 在体表找出子宫和卵巢的体表定位。

3. 试述男性尿道的分部和特点。

思考题 单项选择题 参考答案

第一章

1. A　2. C　3. D　4. D　5. A　6. B

第二章

1. A　2. D　3. A　4. C　5. B　6. E　7. D　8. C　9. B　10. D

第三章

1. A　2. B　3. A　4. A　5. E　6. D　7. D　8. E　9. D　10. D
11. C　12. C　13. D　14. E　15. B　16. B　17. C　18. D

第四章

1. B　2. B　3. B　4. C　5. C　6. A　7. D　8. C　9. D　10. A
11. B　12. B　13. D　14. D　15. C　16. D　17. E　18. C　19. D

第五章

1. E　2. C　3. A　4. C　5. D　6. D　7. D　8. C

第六章

1. A　2. A　3. A　4. A　5. C　6. D　7. A　8. B　9. D　10. B

第七章

1. C　2. A　3. B　4. C　5. A　6. A　7. D　8. B　9. A　10. C
11. D　12. C

第八章

1. A　2. C　3. C　4. E　5. E　6. E　7. D

第九章

1. B　2. C　3. B　4. D　5. C　6. D

第十章

1. A　2. B　3. A

第十一章

1. B　2. C　3. A　4. A　5. C　6. C　7. A　8. B

第十二章

1. C　2. C　3. C　4. D　5. D　6. C　7. C　8. A　9. B　10. A

第十三章

1. D　2. A　3. E　4. E　5. D　6. B　7. A　8. A　9. B　10. A

参考文献

[1]任亚丽,范双莉.正常人体结构与功能[M].郑州:郑州大学出版社,2017.
[2]牟兆新,夏广军.人体形态与结构[M].北京:人民卫生出版社,2014.
[3]黄嫦斌.解剖生理学基础[M].北京:人民卫生出版社,2016.
[4]邢德刚,付元山.人体解剖生理学[M].北京:科学出版社,2016.
[5]吴建清,徐冶.人体解剖学与组织胚胎学[M].8版.北京:人民卫生出版社,2018.
[6]窦肇华,吴建清.人体解剖学与组织胚胎学[M].7版.北京:人民卫生出版社,2014.
[7]白波,王福青.生理学[M].8版.北京:人民卫生出版社,2018.
[8]王瑞元.康复生理学[M].3版.北京:人民卫生出版社,2018.
[9]陈尚,胡小和.人体解剖学[M].北京:人民卫生出版社,2019.
[10]贺伟,吴金英.人体解剖生理学[M].3版.北京:人民卫生出版社,2018.
[11]臧卫东.护理解剖学[M].郑州:郑州大学出版社,2017.
[12]刘荣志,曾永鸿.人体解剖学与组织胚胎学[M].郑州:郑州大学出版社,2014.
[13]丁文龙,刘学政.系统解剖学[M].9版.北京:人民卫生出版社,2018.
[14]艾洪滨.人体解剖生理学实验教程[M].3版.北京:科学出版社,2022.
[15]章稼,王于领.运动治疗技术[M].3版.北京:人民卫生出版社,2020.
[16]陈地龙,胡小和.人体解剖学与组织胚胎学[M].北京:人民卫生出版社,2016.
[17]唐强,张安仁.临床康复学[M].北京:人民卫生出版社,2012.